# 康复医疗质量控制管理手册

主编◎蔡华安　邓景贵

**图书在版编目（CIP）数据**

康复医疗质量控制管理手册 / 蔡华安，邓景贵主编. 北京：科学技术文献出版社，2025.5. -- ISBN 978-7-5235-2022-2

Ⅰ. R49-62

中国国家版本馆 CIP 数据核字第 202428PC27 号

康复医疗质量控制管理手册

策划编辑：张雪峰　责任编辑：郭　蓉　樊梦玉　责任校对：张吲哚　责任出版：张志平

| | |
|---|---|
| 出 版 者 | 科学技术文献出版社 |
| 地　　址 | 北京市复兴路15号　邮编 100038 |
| 编 务 部 | （010）58882938，58882087（传真） |
| 发 行 部 | （010）58882868，58882870（传真） |
| 邮 购 部 | （010）58882873 |
| 官方网址 | www.stdp.com.cn |
| 发 行 者 | 科学技术文献出版社发行　全国各地新华书店经销 |
| 印 刷 者 | 湖南雅嘉彩色印刷有限公司 |
| 版　　次 | 2025年5月第1版　2025年5月第1次印刷 |
| 开　　本 | 787×1092　1/16 |
| 字　　数 | 458千 |
| 印　　张 | 25.25　彩插2面 |
| 书　　号 | ISBN 978-7-5235-2022-2 |
| 定　　价 | 86.00元 |

版权所有　违法必究

购买本社图书，凡字迹不清、缺页、倒页、脱页者，本社发行部负责调换

# 编委名单

**顾　问**
周谋望　北京大学第三医院

**主　审**
赵卫华　湖南省人民医院（湖南师范大学附属第一医院）
肖亚洲　湖南省人民医院（湖南师范大学附属第一医院）

**主　编**
蔡华安　湖南省人民医院（湖南师范大学附属第一医院）
邓景贵　湖南省人民医院（湖南师范大学附属第一医院）

**副主编**
周　君　南华大学附属第一医院
尹　婵　邵阳市中心医院
刘楚娟　湖南省人民医院（湖南师范大学附属第一医院）

**编　委（按姓氏笔画排序）**
王　东　湘雅博爱康复医院
王　静　湖南省人民医院（湖南师范大学附属第一医院）
尹　婵　邵阳市中心医院
孔　瑛　中南大学湘雅二医院
邓景贵　湖南省人民医院（湖南师范大学附属第一医院）
方翠霓　湖南省人民医院（湖南师范大学附属第一医院）
田丽琼　常德市第一人民医院
刘楚娟　湖南省人民医院（湖南师范大学附属第一医院）

刘德红　湘西土家族苗族自治州人民医院（吉首大学第一附属医院）
孙光华　南华大学附属第一医院
肖　乐　长沙市第一医院（中南大学湘雅医学院附属长沙医院）
宋　宇　湖南省人民医院（湖南师范大学附属第一医院）
张　娟　湖南省人民医院（湖南师范大学附属第一医院）
张付秀　湖南省人民医院（湖南师范大学附属第一医院）
李旭红　中南大学湘雅三医院
李辉萍　湖南省人民医院（湖南师范大学附属第一医院）
李媚希　湖南省人民医院（湖南师范大学附属第一医院）
吴亚岑　湖南省人民医院（湖南师范大学附属第一医院）
罗　勇　株洲市中心医院
周　君　南华大学附属第一医院
陈爱连　湖南省人民医院（湖南师范大学附属第一医院）
尚云峰　中南大学湘雅二医院
明珍华　湖南省人民医院（湖南师范大学附属第一医院）
赵　飞　长沙市中医医院（长沙市第八医院）
郑丽君　湖南省人民医院（湖南师范大学附属第一医院）
胡继红　湖南省儿童医院（中南大学湘雅医学院附属儿童医院）
陶　希　湖南省人民医院（湖南师范大学附属第一医院）
唐雪琴　湖南省人民医院（湖南师范大学附属第一医院）
黄　蕾　湖南省人民医院（湖南师范大学附属第一医院）
黄　靓　湖南省人民医院（湖南师范大学附属第一医院）
符　鲲　湖南省人民医院（湖南师范大学附属第一医院）
谢　辉　郴州市中医医院
童晓轩　湘潭市第六人民医院
曾明安　邵阳市中心医院
蔡华安　湖南省人民医院（湖南师范大学附属第一医院）

## 主编简介

### 蔡华安

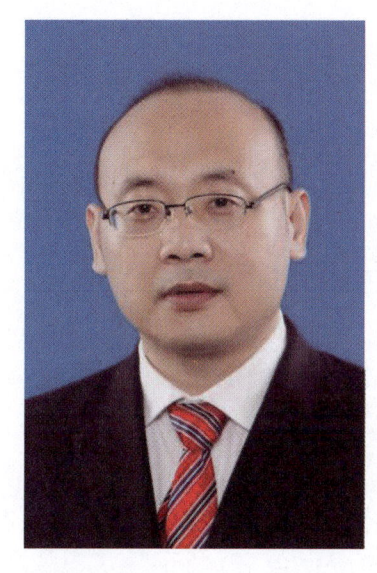

主任医师,教授,硕士研究生导师,湖南省人民医院名医,湖南省人民医院康复医学科主任,湖南省康复医学质量控制中心主任,湖南师范大学医学技术与转化学院康复治疗系主任、康复医学专业住培基地主任。担任国际创面治疗技术协会委员、中华医学会老年医学分会委员、中国康复医学会工伤康复工作委员会副主任委员、中国康复医学会康复机构管理专业委员会常务委员、中国康复医学会智能康复专业委员会常务委员、湖南省康复医学会康复医疗质量控制专业委员会主任委员、湖南省老年医学学会副会长兼慢性创面修复与再生医学分会主任委员、湖南省残疾人康复协会副会长兼肢体残疾康复专业委员会主任委员、湖南省预防医学会脊柱健康管理专业委员会主任委员、湖南省医学会物理医学与康复专业委员会副主任委员等职。

从事临床医疗、教学和管理工作34年,擅长急危重症早期康复、颅脑外伤、脑卒中、周围神经损伤、脊髓损伤、复合性创伤及复杂骨与关节损伤康复,以及糖尿病足等慢性创面的修复。承担国家临床重点专科重大科研专项1项,湖南省科学技术厅、湖南省卫生健康委员会、湖南省中医药管理局、湖南省残疾人联合会和长沙市科学技术局科研课题14项,横向课题4项;累计开展新技术、新项目20余项;主持国家级和省级医学继续教育项目10余项;近年来在国家、省级刊物公开发表论文40余篇,SCI收录论文6篇;获国家实用新型专利1项,计算机软件著作权1项,获湖南省科学技术奖三等奖1项,湖南医学科技奖三等奖1项。

## 主编简介

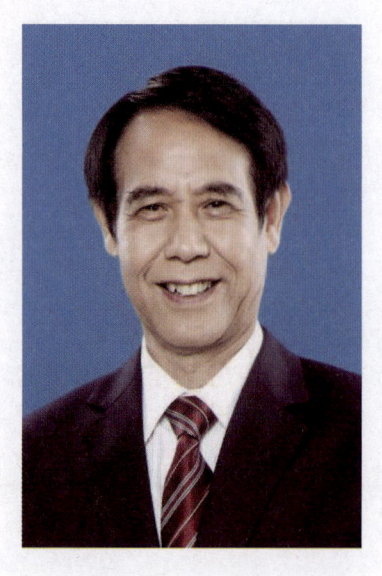

**邓景贵**

一级主任医师，医学领军人才，湖南省人民医院名医，湖南省人民医院特聘专家、湖南省康复医学质量控制中心顾问。全国卫生系统先进工作者，中国康复医学会终身成就奖获得者，中国康复医学会专家委员会成员，中国康复医学会神经康复专业委员会首任主任委员，中国康复医学会康复大数据工作委员会顾问，中国康复医学会地方康复医学会工作委员会顾问，中国卫生信息与健康医疗大数据学会康复专业委员会副主任委员，湖南省康复医学会副会长，湖南康复医疗协作联盟执行主席，《中国康复医学杂志》编委。

在五十年的医疗实践中，对脑血管病、帕金森病、老年期痴呆等疾病的治疗和康复有很深的造诣，先后发表医学论文50余篇，主编出版著作3部，参编著作3部；获得国家级、省级科学技术进步奖等奖项5项。是湖南省神经康复的创始人和奠基人。

## 内容简介

本书第一章和第二章系统介绍了康复医学质量管理体系标准化建设的意义、目标、任务和内容，对湖南省康复医学质量控制中心的建设结合湖南省卫生健康委员会有关质量控制中心管理办法要求进行具体论述，并制定了湖南省康复医学亚专科设置团体标准。第三章介绍了康复医学科的工作制度和岗位职责。第四章和第五章详细介绍了常见疾病康复诊疗技术操作规范与指南，并对康复医学科病历书写和质量控制提出了具体要求，同时对神经康复、骨科康复、心肺康复及疼痛康复等常见疾病康复进行病历书写示范。第六章和第七章对康复医疗服务质量管理包括诊疗流程优化、临床路径管理、康复治疗、康复护理质量控制及社区康复医疗服务质量建设等方面提出了针对性的方案与目标；同时对康复医疗质量进行检查、督导、评价，并对持续改进提出具体的措施和指标。

本书内容丰富，文字简明扼要，具有实用性和很强的可操作性，是系统全面介绍康复医学质量控制管理体系标准化建设的参考用书，主要供临床康复医学专业技术人员、护理及康复专科医院、康养中心、社区卫生服务中心、卫生行政管理等部门阅读参考，并作为质量控制的指导用书。

# 序言 1

医疗质量直接关系到人民群众的健康权益和对医疗服务的切身感受。持续改进医疗质量，保障医疗安全，是卫生事业改革和发展的重要内容和基础，对当前构建分级诊疗体系等改革措施的落实和医改目标的实现具有重要意义。近年来，在党中央、国务院的坚定领导下，在各级卫生行政部门和医疗机构的共同努力下，我国医疗质量和安全水平呈现逐年稳步提升的态势，但是医疗质量管理工作作为一项长期工作任务，需要从制度层面进一步加强保障和约束，实现构成医疗质量内涵的全要素、全环节、全流程的全覆盖，并制定出医疗质量科学化、规范化、标准化管理体系，从而提高不同地区、不同层级、不同类别医疗机构间的医疗服务同质化程度，更好地保障广大人民群众的身体健康和生命安全。

为贯彻落实《医疗质量管理办法》（中华人民共和国国家卫生和计划生育委员会令第 10 号）及《医疗质量控制中心管理办法（试行）》（卫医政发〔2009〕51 号）的指示精神，湖南省卫生健康委员会医政处相继印发制定了《湖南省卫生健康委关于组织落实 2022 年国家医疗质量安全改进目标工作任务的通知》《湖南省省级医疗质量控制中心管理办法》等文件，对指导湖南省各级医疗机构医疗质量管理、督导检查、效果评价、持续改进等方面，发挥了积极的作用。

康复医学是现代医学的四大重要组成部分之一。随着我国国民经济的快速发展，人民生活水平不断提高，人口逐步趋于老龄化，康复医学显得越来越重要，康复医学的发展也面临一个前所未有的大好时机。康复医学科作为一级临床科室，同样有建立和完善康复医疗质量管理与控制体系，加强学科发展、人才培养和能力建设，推进临床医疗服务规范化、标准化、制度化建设，促进医疗质量同质化和持续改进的重任。

在此背景下，由蔡华安和邓景贵两位教授主编的《康复医疗质量控制管理手册》为我们提供了一本全面系统论述康复医学质量控制管理的工具书。该书简明实用，重点围绕如何落实国家卫生健康委员会《关于加快推进康复医疗工作发展的意见》指示精神，就湖南省康复医学质量控制中心建设的工作任务、目标和工作实施方案进行了合理的规划布局和部署，并提出具体的指导意见。该书不仅收录了康复医学科主要的规章制度和岗位职责、常见疾病康复诊疗技术操作规范与指南，以及康复医学科病历书写规范，还汇聚了国内外医疗质量管理学发展中的最新成果、新观点和新理念，结合康复医学发展的自身特点，就康复医学质量管理、亚专科准入标准、诊疗技术操作规范和指南及质控中心标准化建设等方面提出了具体的思路、任务和目标，是对康复医学质量管理体系化建设进行的系统总结和补充完善。

相信《康复医疗质量控制管理手册》一书的出版，将对康复医学学科建设、康复诊疗流程规范和各级医疗机构康复医学同质化的管理提高提供较大帮助；同时，期待该书所涉内容在实践中不断得到完善和发展，为推动我国康复医学质量体系标准化建设、提高康复医学质量管理水平做出贡献。

北京大学第三医院　周谋望

2025 年 4 月 16 日于北京

# 序言 2

在现代医疗体系中，康复医学的重要性日益凸显，它如同修复生命机能的精细工匠，致力于帮助患者重拾健康、恢复功能、重返生活。而《康复医疗质量控制管理手册》的出版，无疑为这一领域的规范化、标准化与科学化发展奠定了坚实的基础，作为一名康复科医师，将从医50年的经验编写入本书，我深感荣幸。

随着人口老龄化的加剧、慢性病发病率的上升，以及人们对健康生活品质追求的提高，康复医学面临着前所未有的发展机遇与挑战。在这样的时代背景下，《康复医疗质量控制管理手册》的出版显得尤为及时与必要。此书将有力地推动我国康复医学事业在规范化的轨道上加速前行，促进各地区康复医疗服务水平的均衡提升，最终使广大患者受益于更加优质、高效的康复医疗服务。

质量控制是康复医学持续发展的生命线。通过严格的质量把控，我们能够最大限度地保障患者所接受的康复治疗是安全、有效且符合个性化需求的。本书所强调的质量控制理念，并非简单的流程约束，而是一种以患者为中心的全方位管理思维，它促使康复医疗团队中的每一位成员都深刻认识到自身在保障医疗质量中的重要责任，从而形成一种积极主动的质量文化氛围。

此外，本书还充分考虑康复医学在不同医疗机构、不同地域环境下的实际应用情况，具有很强的实用性与可操作性。无论是大型综合医院的康复医学科，还是基层社区康复机构，都能够从中获取适合自身发展需求的质量控制思路与方法。它不仅为康复专业人员提供了工作指南，也为医疗机构管理者在制定康复医学发展战略、监督医疗质量等方面提供了有力的参考依据。本书结合现代医疗质量管理学的最新成果、最新理念、最新观点，做出总结、规划和布局，以适应新形势下我省康复医学在质量管理、质控中心标准化建设领域的整体目标和任务的新变化。

《康复医疗质量控制管理手册》在编写过程中得到了多方面的支持和帮助：国家康复医学专业医疗质量控制中心主任、北京大学第三医院康复医学科主任周谋望教授审定后欣然作序；湖南省人民医院党委书记赵卫华教授、院长肖亚洲教授在百忙中对书稿进行了认真审定；湖南省卫生健康委员会医政处多位领导也对本书的出版给予了大力支持，在此一并致谢！

我衷心希望本书能够成为康复医学领域每一位从业者案头必备的工具书，成为大家在质量控制工作中的得力助手。让我们携手共进，以质量为引领，为康复医学的辉煌未来而努力奋斗，为无数患者重新点亮生活的希望之光！

2025 年 4 月 2 日

# 前言

近十年来，康复医学事业取得了长足的进步，从数量和规模来看，各省二级以上综合医院、中医医院都相继建立了康复医学科或康复医学科门诊，康复专科医院、养老康复医院、民营康复机构、日间照护/护理中心、社区康复、居家康复、残疾人康复中心等不断涌现，形成以公立康复医疗机构为主体、民营康复机构为补充的康复医学事业协同发展的良好局面。为加强对康复医学质量管理和质量控制体系标准化建设，促进康复医学事业向更高质量发展，同时也为了贯彻落实国家卫生健康委员会关于加强医疗质量管理及医疗质量控制中心管理的指示精神，湖南省卫生健康委员会医政处在2012年着手成立了湖南省康复医学质量控制中心。中心成立后，在湖南省卫生健康委员会的直接领导下，在湖南省医学会、湖南省康复医学会的支持指导和康复界各位专家的共同努力下，先后完成了湖南省医疗机构康复医疗质量自查工作，开展了全省康复医疗质量督查和技术帮扶，开办了质控管理和质控员培训班，针对康复医学科的现状和发展过程中存在的共性问题，举办各种形式的研讨和交流会，有力地推动了我省康复医学质量控制管理水平的提高。

为了在未来3~5年时间内基本建成符合湖南省康复医学事业发展的一整套全面质量管理、全要素覆盖、全员参与、持续改进的现代康复医学管理标准体系，基本形成康复诊疗规范有标可循、医患利益有标可保、创新驱动有标引领、专科同质化管理有标支撑的新局面，湖南省康复医学质量控制中心基于以往的经验总结，组织全省康复领域知名专家教授共同编撰了这本《康复医疗质量控制管理手册》。本书依据国家和省内有关文件精神和要求，从康复医学科的组建、人员资质和要求、科室管理、医疗质量控制等方面提出了全面的质量控制要求或具体操作规范；质量控制对象不仅包括综合医院康复医学科、康复专科医院，还包括康复医疗中心、护理中心、社区服务中心、民营机构康复医学服务等，另外重点强调了康复诊疗过程中的病历书写基本要求和基本格式，并列有不同病种的病历书写示范，还增加了社区康复医疗质控等相关内容。

为了更深入理解政府行政管理部门的有关要求，附录中还列出了国家相关法规等内容，以供参考。由于编写时间较为仓促，难免会有不足之处，期待康复医学同人在使用过程中提出修改意见和建议，以便日臻完善，也希望本书对所有从事康复医学管理和临床工作者都有所帮助。

湖南省康复医学质量控制中心主任　蔡华安

2025 年 4 月 20 日

# 目 录

第一章 康复医学质量管理体系标准化建设 ...... 1
    第一节 概 述 ...... 1
    第二节 康复医学质量控制体系标准化建设意义、目标、任务与内容 ...... 3
    第三节 康复医学质量控制中心建设 ...... 7

第二章 湖南省康复医学临床亚专科科目设置准入条件（团体标准） ...... 16
    第一节 引言 ...... 16
    第二节 湖南省康复医学临床亚专科科目设置准入条件 ...... 17
    第三节 各康复医学临床亚专科必备与推荐技术、设备（资料性附录） ...... 20

第三章 康复医学科主要的规章制度和岗位职责 ...... 27
    第一节 康复医学科规章制度 ...... 27
    第二节 岗位职责 ...... 38

第四章 常见疾病康复诊疗技术操作规范与指南 ...... 45
    第一节 神经系统疾病康复诊疗技术操作规范与指南 ...... 46
    第二节 骨科疾病康复诊疗技术操作规范 ...... 138
    第三节 儿童疾病康复诊疗技术操作规范 ...... 166
    第四节 心肺疾病康复诊疗技术操作规范与指南 ...... 192
    第五节 疼痛康复诊疗技术操作规范 ...... 210
    第六节 肿瘤康复诊疗技术操作规范 ...... 232

第五章 康复治疗质量控制管理 ...... 256
    第一节 康复治疗质量控制基本要求 ...... 256
    第二节 运动治疗管理制度与工作流程 ...... 257

第三节　物理因子治疗管理制度与工作流程 ......... 260
　　第四节　作业治疗管理制度与工作流程 ......... 263
　　第五节　言语与吞咽障碍治疗管理制度与工作流程 ......... 266
　　第六节　康复工程室管理制度与工作流程 ......... 267
　　第七节　心理康复治疗管理制度与工作流程 ......... 269
　　第八节　传统康复治疗管理制度与工作流程 ......... 269
　　第九节　康复评估室管理制度与工作流程 ......... 270

第六章　**湖南省康复医学科病历书写要求** ......... 271
　　第一节　门诊病历书写要求 ......... 271
　　第二节　住院病历书写要求 ......... 273
　　第三节　康复处方基本格式 ......... 285
　　第四节　康复治疗记录单基本要求 ......... 287
　　第五节　康复医学科各亚专科入院病历书写示范 ......... 290

第七章　**康复医疗服务能力与安全质量监测** ......... 306
　　第一节　康复医学科资源配置及质量控制指标 ......... 306
　　第二节　康复诊疗服务流程与临床路径管理 ......... 307
　　第三节　社区康复医疗服务质量建设 ......... 335

第八章　**医疗机构康复医疗质量控制检查与评价** ......... 340
　　第一节　医疗机构康复医疗质控检查制度 ......... 340
　　第二节　康复医学专业医疗质量控制指标 ......... 347

**参考文献** ......... 358

**附录1**　湖南省康复医学质量控制中心工作指南 ......... 365

**附录2**　湖南省省级医疗质量控制中心管理办法 ......... 374

# 第一章
# 康复医学质量管理体系标准化建设

## 第一节 概 述

### 一、医疗质量

医疗质量是一个涉及面广、影响力大的综合概念。传统医疗质量是指在现有医疗技术水平及能力、条件下，医疗机构及其医务人员对患者实施医疗服务的及时性、安全性和有效性，是通过临床医技科室和医务人员按照医疗规章制度、执行操作规程和技术规范、实施自我评价和控制所能达到的医疗技术效果，又称诊疗质量。主要指诊断是否正确、及时，诊疗时间的长短及有无差错，医疗工作效率的高低等。

随着医疗质量管理学的发展，医疗质量的概念与内涵发生了变化。国际医疗卫生机构认证联合委员会（Joint Commission on Accreditation of Healthcare Organizations，JCAHO）对医疗质量的定义是能提供良好服务，使患者伤害最小，医院在各个环节中应注意收益与亏损间的平衡。这种新的医疗质量概念的提出，是技术水平、管理方法与经济效益的综合体现。它不仅涵盖诊疗质量的内容，还强调患者的满意度、医疗工作效率、医疗技术经济效果（投入产出关系）及医疗的连续性和系统性，又称医院（医疗）服务质量。

1. 医疗质量的具体表现

（1）患者满意度（患者的满意度调查）。

（2）医院员工的工作效率（是不是以岗定人定责）。

（3）医院的经济效益（投入/产出比）。

（4）医疗的连续性和系统性（如患者出院后的服务）。

2. 医疗质量的要素构成

（1）诊断是否正确、及时、全面。

（2）治疗是否及时、有效、彻底。

（3）诊疗时间的长短。

（4）有无因医、护、技和管理措施不当给患者带来不必要（心理或生理）的痛苦、损害、感染和差错事故。

（5）医疗工作效率的高低。

（6）医疗技术使用的合理程度。

（7）医疗资源的利用效率及其经济效益。

（8）患者生存质量的测量。

（9）患者的满意度（医疗服务与生活服务）。

由此可以看出，医疗质量可概括为两个方面，一是质量的技术特征及技术质量，它反映医疗过程的技术含量，涉及患者的根本利益；二是服务特征及服务质量，它反映医疗的职业道德、服务流程、服务艺术，是以患者的满意度与满足患者心理需求为标准。与传统医疗质量概念相比，现代医疗质量概念的外延、内涵更加丰富，已涉及诸如工作效率、费用控制、服务态度、对患者个人需要的及时反应、对患者价值观的尊重、服务可及性等多方面因素，成为医疗机构人员素质、技术服务水平、设施环境条件、费用水平、管理水平的综合体现。

## 二、医疗质量管理

医疗质量管理是指按照医疗质量形成的规律和有关法律、法规要求，运用现代科学管理方法，对医疗质量构成诸要素（诊疗和服务质量）、过程和结果进行管理与控制，以实现医疗质量系统改进、持续改进的活动过程。现代医疗质量的管理充分体现运用科学管理工具（图1-1）：如根本原因分析（RCA）、失效模式与影响分析（FMEA）、全面质量管理（TQC）、质量环（PDCA循环，图1-2）、品管圈（QCC）、疾病诊断相关分组绩效评价、单病种管理、临床路径、5S管理等，强调全面质量管理、全要素覆盖、全员参与、持续改进、改进为主、处罚为辅的新理念。

质量管理常用的技术工具：流程图、因果分析图、排列图、直方图、控制图、甘特图。

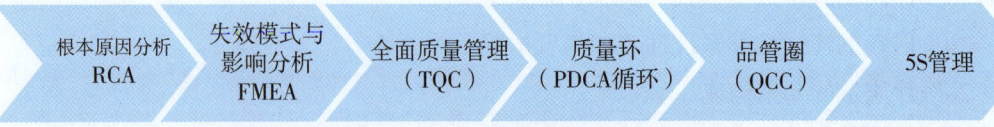

图1-1　医疗质量管理常用工具

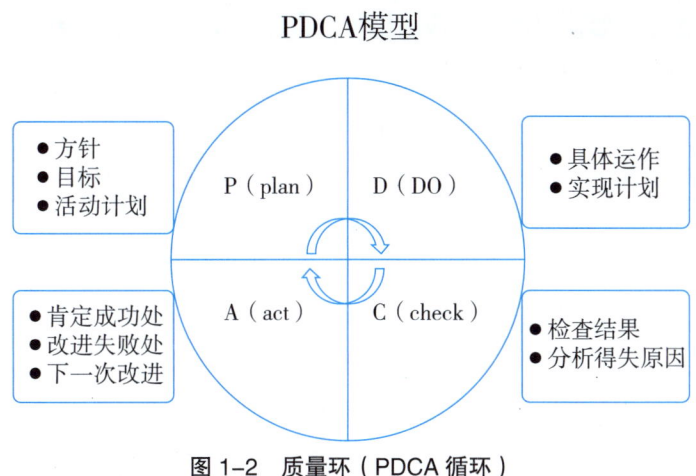

图1-2 质量环（PDCA循环）

只有树立现代医疗质量观，将医疗质量这些要素通过组织管理有机地结合起来，从多层次、多视角加强医疗质量管理，对医疗质量形成的全要素、全过程进行系统性、科学性和持续性的管理与控制，并制定规范化、标准化的评价与监管体系，才能符合现代医疗质量管理体系建设的新要求。

## 第二节 康复医学质量控制体系标准化建设意义、目标、任务与内容

### 一、康复医学质量控制体系标准化建设的意义

标准是经济活动和社会发展的技术支撑，是国家治理体系和治理能力现代化的基础性制度。何谓医疗质量管理（控制）标准化？是在现代管理理论指导下，以数理统计和经济科学方法为基本手段的新概念，它体现出现代医疗质量管理的科学性。采用临床路径、循证医学、JCAHO标准，在制度制定、流程评价等方面强调标准化管理、全员质量教育，科学评价持续改进的质量工作循环，对质量形成的全过程进行系统性的控制，形成以现代质量管理为主线的质量管理标准与评价体系。就是说要以数据为基础，用定义、测量、分析改进和控制方法解决问题，为我们医疗质量服务提供科学依据。

医疗质量标准化建设关系到医疗卫生行业发展，关系到医疗技术、管理能力和经济效益的全面提升，不仅在于能够有效减少医疗资源的浪费（如医疗资源的合理使

用），降低医疗成本（如合理检查、合理用药、合理治疗，针对医保和个人支付方面），而且能够提高医疗效率，增强医院竞争能力。

康复医学科经过数十年的发展，从单一的理疗+针灸医技部门，服务半径逐步扩大，现发展成为涵盖内、外、妇、儿等领域，拥有神经康复、骨科康复、心肺康复、重症康复、老年康复、疼痛康复、儿童康复等多个亚专科方向的临床一级学科，近年来，国家出台了一系列政策，2021年6月国家卫生健康委员会下发《关于印发加快推进康复医疗工作发展意见的通知》（国卫医发〔2021〕19号），紧接着同年10月国家卫生健康委员会办公厅下发《关于开展康复医疗服务试点工作的通知》（国卫办医函〔2021〕536号），极大地推进了我国康复医学事业的发展，目前已经进入高质量发展的阶段，在此背景下，有必要开展康复医学质量控制体系标准化建设的工作，建立起完善的从康复医疗质量全过程、全环节、全要素的系统性标准化控制体系。康复医学质量控制标准化体系打造的意义在于对康复医学科专科准入标准、诊疗流程、人员资质、场地设备条件等要素进行全方位的监督评价，提出持续改进目标，提升服务能力，提高患者的就医获得感和满意度，从而实现科室社会和经济效益的最大效能。

## 二、康复医学质量控制标准化建设的目标

以整体提升标准化发展的基础能力为目标，推进标准化核心工作能力、人才培养模式和技术支撑体系建设，发挥好标准在康复医学质量技术基础建设及康复医学发展、管理和评价体系中的支撑作用；加快强制性标准整合修订和推荐性标准体系优化，积极开展滞后老化标准复审修订工作；积极推动湖南省康复医学质量控制标准化实施战略。利用3～5年时间基本建成符合湖南省康复医学事业发展的一整套全面质量管理、全要素覆盖、全员参与、持续改进的现代康复医学管理标准体系，基本形成康复诊疗规范有标可循、医患利益有标可保、创新驱动有标引领、专科同质化管理有标支撑的新局面。

## 三、康复医学质量控制标准化建设主要任务

围绕康复医学质量控制标准化建设和标准修订全过程管理，推进标准化核心工作能力建设。依托湖南省卫生健康委医政处，充分发挥卫生行政部门在标准实施中的主导作用，整合优化湖南省康复医学技术专家委员会组织体系，建立专家技术委员会与行政管理部门协调沟通等机制，构建完整的覆盖湖南省各级各类医疗卫生机构分级负责、逐级管理、专家参与、相互协作的康复医学质量控制网络；完善标准制定程序，

夯实标准化人才培养、信息化建设等工作基础，促进医疗质量同质化和持续改进，缩小地区之间、学科之间、机构之间和不同医疗技术之间的差距，提高医疗质量和医疗服务水平；积极推动质量控制标准化工作与国内、国际接轨，建立起标准实施的监督和评估制度，提升标准化服务能力。

## 四、康复医学质量控制体系标准化建设的内容

（一）康复医学质量控制标准化建设的整体设计内容

包括一个目标、两个中心、三条主线、四个满意（图1-3）。

（1）一个目标：以医疗安全为目标，保证患者安全、医务人员安全。

（2）两个中心：以患者为中心，以员工为中心。以人为本，所有的流程设计以方便患者、方便员工为标准。

（3）三条主线：线上监管、线下监管、群众监督。

（4）四个满意：患者满意、员工满意、社会满意、政府满意。

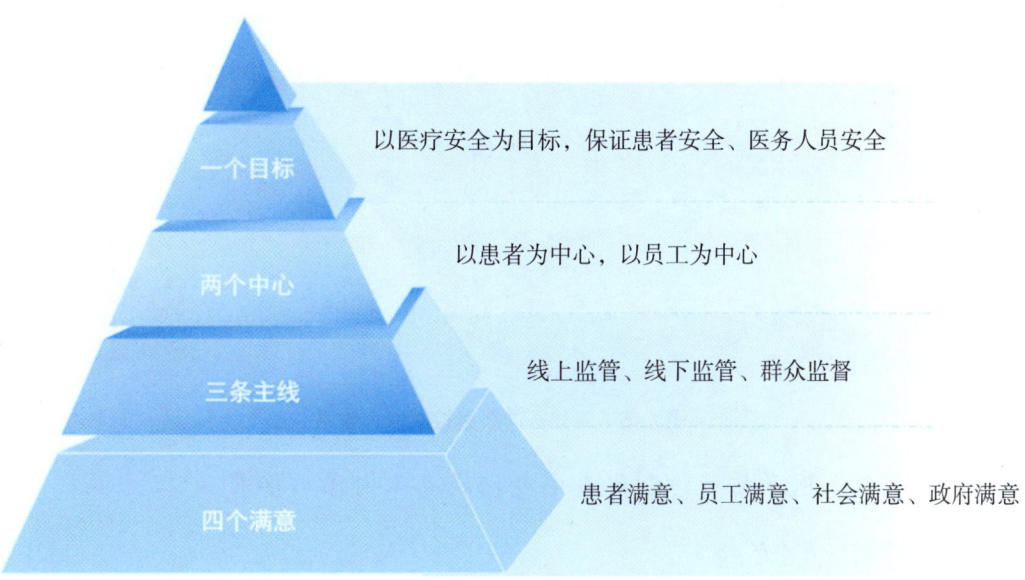

图1-3　医疗质量管理整体设计内容

（5）五级质量控制管理架构（图1-4）。

（6）六大体系保障：组织体系、标准体系、指标体系、评价考核体系、改进体系、信息化体系（图1-5）。

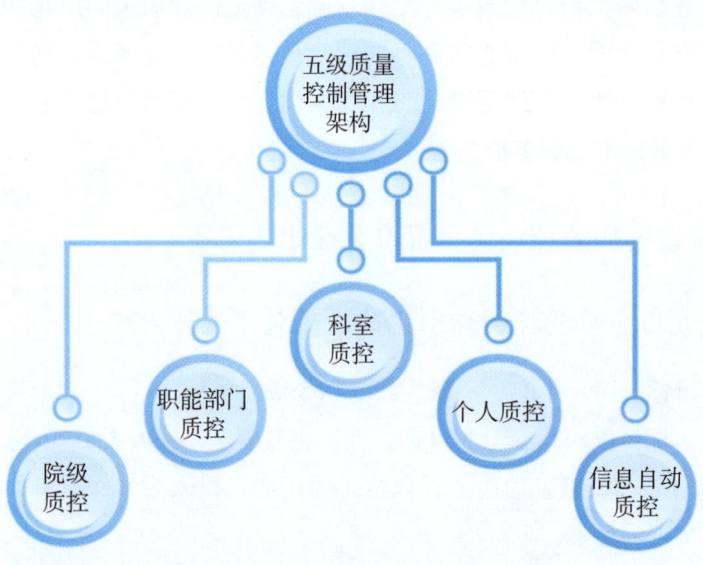

图 1-4　医院五级医疗质量控制管理架构

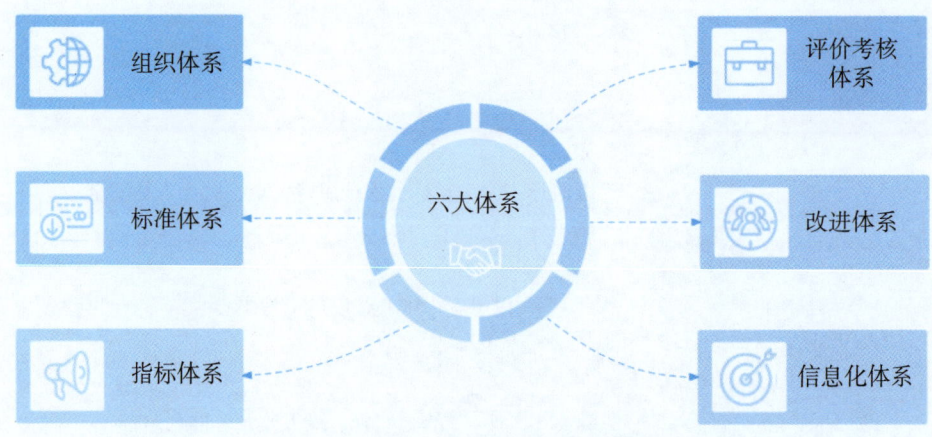

图 1-5　康复医学质量控制六大体系

（二）康复医学质量控制体系中包括的具体内容与要求

1. 医疗质量安全管理

康复医学科医疗质量安全管理也是全院医疗质量安全管理中的重要一环，医务人员在诊疗活动中应当严格遵守的 18 项医疗质量安全核心制度，同样适应于康复医学科医技护所有工作人员。具体包括：首诊负责制度、三级查房制度、会诊制度、分级护理制度、值班和交接班制度、疑难病例讨论制度、急危重患者抢救制度、术前讨论制度、死亡病例讨论制度、查对制度、手术安全核查制度、手术分级管理制度、新技术和新项目准入制度、危急值报告制度、病历管理制度、抗菌药物分级管理制度、临床用血审核制度、信息安全管理制度等。

2.康复护理质量安全管理

康复护理质量安全管理包括患者安全管理、环境安全管理、防火安全管理、用电安全管理、用氧安全管理、防盗安全管理、消毒隔离管理、医院感染与传染病管理和用药安全管理等。

3.医疗保险管理

严格遵守省、市医保管理局制定的基本医疗保险等规定开展相关诊疗活动，严格把握住院指征，贯彻好"四吻合，三合理"：费用清单、住院医嘱、治疗单和病程记录相吻合，合理检查、合理治疗、合理用药；严格做到执行医保三大目录，积极探索医保支付方式改革，建立新型医保支付方式的新模式如疾病诊断相关分组，康复病组按价值病种付费等。

4.康复医学设备管理

建立日常保养、预防性维护、故障处置与应急响应三级维保机制。对科室所有设备要有专门台账记录，安全说明书、操作规程标识要清晰，注意医疗器械不良事件的发生，定期培训，专人上报，要有记录和持续改进措施。

5.信息化管理

各医院根据自身的情况建立信息安全管理办法和规定，注意数据和患者隐私的保护。强化医院信息系统身份识别、访问权限分级等安全管理。康复医学科质控指标、临床路径、诊疗指南、技术规范和用药指南等数据的抓取和统计要符合医院信息安全管理的要求，才能保障医院网络和信息系统、电子病历、检查与检验系统的安全。

## 第三节　康复医学质量控制中心建设

### 一、医疗质量控制中心

医疗质量控制中心是指县级以上卫生健康行政部门根据医疗质量管理工作需要，为提升医疗质量水平、促进医疗质量同质化和持续改进、协助落实医疗质量管理与控制有关工作要求组建或指定的专业组织。质控中心的建立是医疗质量管理标准化建设中重要的一个环节，也是医疗质量管理非常重要的一个抓手。我国现阶段医疗质量管理与控制体系大多实行院、科二级质控（图1-6）。

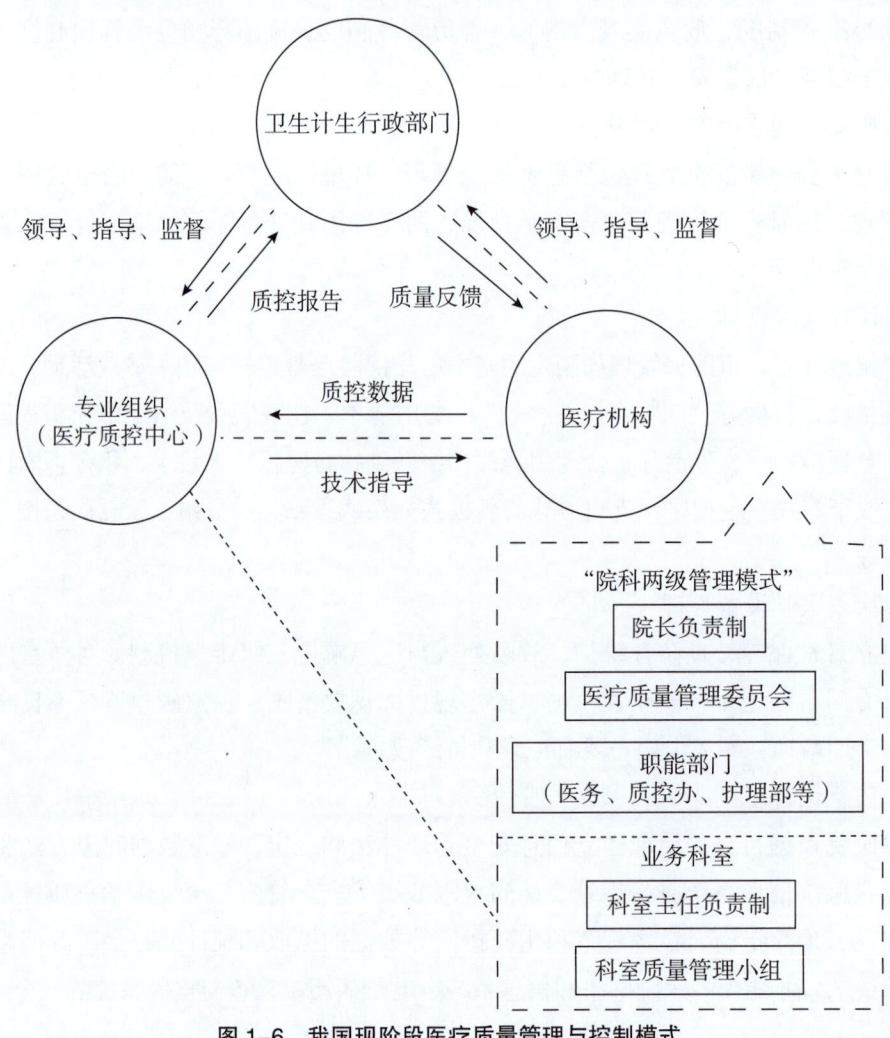

图 1-6　我国现阶段医疗质量管理与控制模式

为加强医疗质量管理与控制体制和体系，指导全国各级卫生行政部门加强对医疗质量管理与质控中心的建设，更好地保障医疗质量和安全，2009年卫生部专门制定并印发《医疗质量控制中心管理办法（试行）》（卫医政发〔2009〕51号）、2016年国家又组织制定了《医疗质量管理办法》（国家卫生和计划生育委员会令第10号）、2022年国家卫生健康委员会办公厅发布《关于印发2022年国家医疗质量安全改进目标的通知》（国卫办医函〔2022〕58号）等一系列文件，为落实国家卫生健康委员会关于《医疗质量管理办法》和《医疗质量控制中心管理办法》的指示精神，湖南省卫生健康委员会医政医管处组织相关专业人员，接连制定和发布《湖南省卫生健康委关于组织落实 2022 年国家医疗质量安全改进目标工作任务通知》《湖南省省级医疗质量控制中心管理办法》等重要的文件，以指导湖南省医疗质量管理和质控中心管理与建设工作的开展。实践表明质控中心的建立对进一步规范医疗服务行为，更好地维护人民群众健康权益，保障医疗质量和医疗安全，起到了极其关键的作用。以下为医院质量与安全管理委员会示例 1、2（图 1-7、图 1-8）。

因此，医疗质量控制中心建设是保障医疗质量的有效手段，是推进同级医疗机构同质化管理及缩小不同地区、不同级别医疗机构差距的重要基础与保障，是医疗质量管理与控制体系建设的重要组成部分，是深化医药卫生体制改革的重要内容，与人民群众切身利益息息相关。

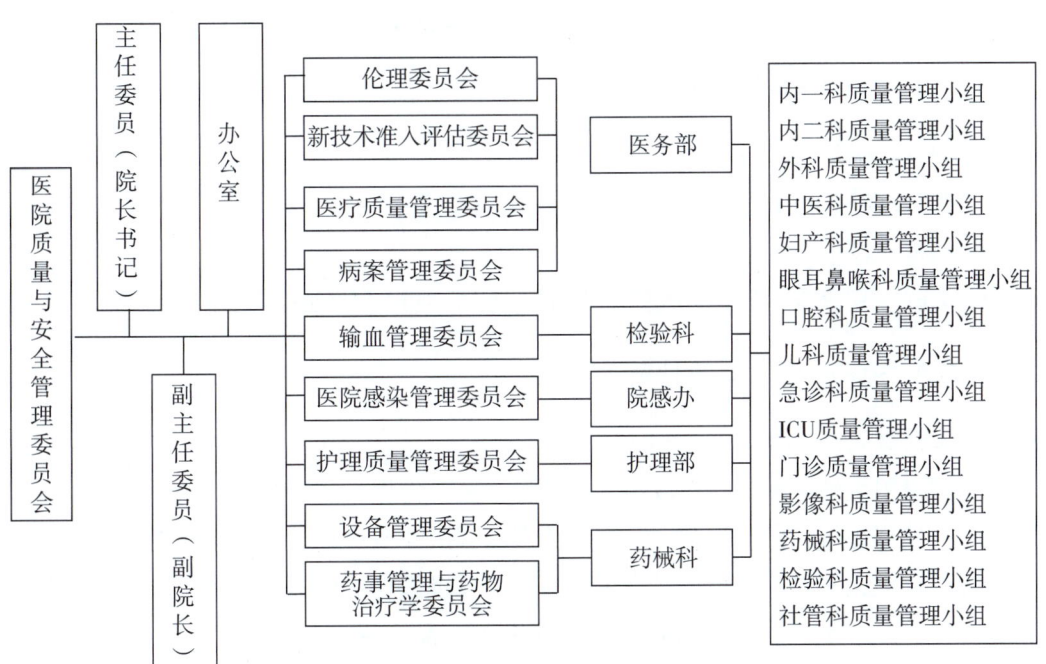

图 1-7　医院质量与安全管理委员会示例 1

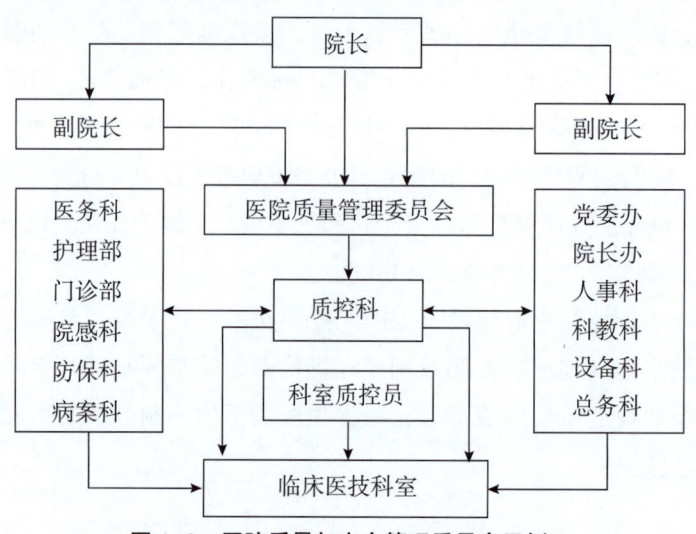

图1-8 医院质量与安全管理委员会示例2

## （一）质控中心的分类

1. 根据行政部门级别划分

分为国家级质控中心、省级质控中心、地市级质控中心、县（区）级质控中心。

2. 根据质控中心工作方向划分

分为临床专业质控中心、医技专业质控中心、管理专业质控中心。

## （二）各级质控中心的性质和作用

1. 国家级质控中心

由国家卫生健康委员会医政司统一领导，主要作用：一是监测我国医疗质量的基本现状，发现短板、发现问题；二是要负责国家医疗质量指标的制定和更新、关键绩效指标的调整，并进行干预；三是还要为全国各级医疗机构提供一些医疗质量改进的经验和一些行之有效的工具，包括传统的质量环、品管圈等工具。

2. 省级质控中心

由各省卫生健康委员会医政医管处统一管理。下设省级医疗质量控制管理办公室，挂靠在省卫生健康委员会医政医管处，负责质控中心的规划、设置、考核和管理，牵头指导全省医疗质量管理与控制工作，并对省级质控中心的规划进行审议。条件成熟的省份可酌情建立省级医疗质量控制中心专家委员会：由省医疗质量控制管理办公室组建，由知名度高、权威性大的专家担任主任、副主任和委员，协助开展全省质控管理工作。

3.地级市、县（区）级质控中心

分别归属于当地州市、县卫生健康委员会管理，负责本地的医疗质量控制与医疗安全管理，与省级质控中心一起共同组成本省三级医疗质控体系，形成分级负责、逐级管理、专家参与、相互协作的医疗质量控制网络，覆盖全省各级各类医疗卫生机构（图1-9）。

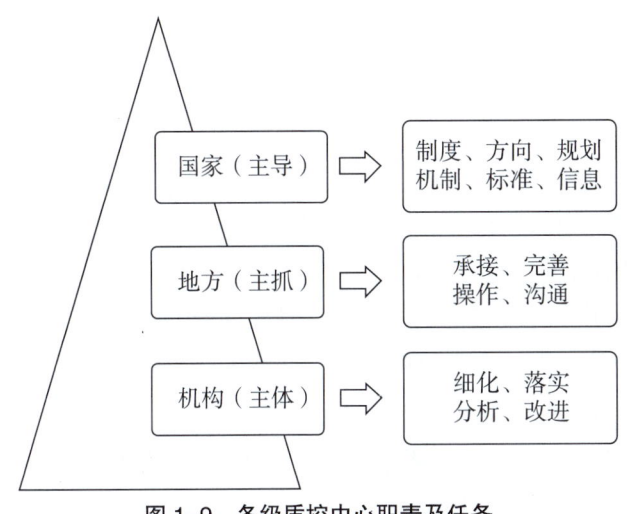

图1-9 各级质控中心职责及任务

（三）省级质控中心建设

1.省级质控中心设置原则

（1）省级质控中心按照公平、公开、公正原则组建。

（2）以临床医疗质量管理实际需要为基础，同一专业方向只设定一个省级质控中心，原则上不设立分中心。

（3）挂靠单位设立在省（部）级三甲医院，国家和省级区域医疗中心、国家和省级临床重点专科、优秀省级专科联盟等优先考虑。

2.省级质控中心的设置条件和要求

由各省卫生健康委员会医政医管处制定省级质控中心和中心主任的申请条件、申请和遴选流程、省级质控中心的架构等。所申请专业有较完善的质控管理体系、诊疗技术规范、诊疗控制标准和良好的质量管理成效，可以在行业内起到示范引领作用。

省级质控中心的设置，采取自主申报的形式，申请单位根据设置规划和条件，评估自身在该专业领域的实力，提出申请，省卫生健康委员会对拟同意成为省级质控中心挂靠单位的医疗机构和质控中心主任、成员进行审议。审议通过并公示无异议的，由省卫生健康委正式发文公布。

3.省级质控中心挂靠单位具备的条件

（1）三级甲等医疗机构。

（2）所申请的专业综合实力强，在全国或省内具有明显优势和影响力。

（3）具备指导全省各级医疗机构开展专业质控工作的经验和能力。

（4）所申请专业有较完善的质控管理体系，三年内未发生重大医疗质量安全事件。

（5）具备开展工作所需的办公场所、设施设备、经费和人员。

4.省级质控中心主要职责

（1）拟定相关专业的质控程序、标准和计划，制定专业考核方案和质控指标，报省卫生健康委员会发布实施；有上级质控标准和管理规范的，按上级质控要求开展工作；组织相应的质控培训，指导实施。

（2）负责质控工作的实施，组织对医疗机构进行专业质量控制和质量评价，本着科学、公正、客观的原则，至少每两年一次开展本专业医疗质量的质量评估工作；及时将评估结果和整改意见建议上报至省卫生健康委员会。

（3）对质控存在问题的医疗机构进行指导，督促医疗机构落实质控评估整改建议，追踪复查整改落实情况，对质控过程中发现的疑似违法违规情形应及时上报省卫生健康委员会。

（4）根据有关法律、法规、规章、诊疗技术规范、指南的要求，对本专业的学科设置、布局、制度建设、人员要求、相关设备和技术的应用、工作开展情况等进行调研和论证，建立质控信息资料数据库，推进本行政区域相关专业信息化建设，为行政决策提供依据。

（5）负责本专业医疗质量信息的收集、统计、分析和评价，并对质控的信息真实性进行抽查复核。

（6）逐步组建本专业质控网络，主动与国家质控中心联系，做好国家级质控工作的承接，指导市、县（区）质控中心开展工作。

（7）拟定相关专业人才队伍的发展规划，组织对行政区域内相关专业人员的培训。

（8）完成省级卫生健康行政部门交办的其他任务。

## 二、湖南省康复医学质量控制中心

湖南省康复医学质量控制中心属于省级临床专业质控中心，由湖南省卫生健康委员会医政医管处直接领导，依据《湖南省卫生健康委关于组织落实 2022 年国家医疗质量安全改进目标工作任务通知》《湖南省省级医疗质量控制中心管理办法》等重要文件的要求，对本行政区域内医疗卫生机构康复医学专业领域内质量组成的全环节、全要素，协助进行医疗质量管理与控制的无独立法人资格的、委托办事性质的专家委员会。湖南省卫生健康委员会负责省级质控中心的规范、设置、考核和管理，省卫生健康委主任办公会对省级质控中心的规划进行审议。

尽管近些年来，康复医学质量控制取得不少进步，相继在湘潭、郴州、邵阳、怀化、娄底、岳阳、常德成立了市级质控中心，对各区域内康复医学质控管理与建设发挥了一定作用，但仍然存在一些不足，具体表现在以下几个方面：全省质控体系建设不够健全；省级、地州市质控中心衔接不够，沟通协调机制不健全，另外不同地域、不同级别医疗机构质量管理水平参差不齐；部分质控中心工作效果不理想，挂靠单位的监管和支持力度不够；省级质控中心对地州市、县级质控中心指导不够；质控信息平台建设有待加强。因此，加强省级康复医学质控中心的科学化、标准化、规范化建设，将对湖南省康复医学质量控制与医疗安全的管理产生积极的推动作用。

（一）康复医学质控中心组织架构

依据《湖南省省级医疗质量控制中心管理办法》（以下简称《办法》），对康复医学质控中心的组织架构进行规定：质控中心设主任 1 名，副主任 2～4 名（其中挂靠单位人数不超过 1 名），秘书 1 名，可酌情设顾问 1 名。成员总数（含主任、副主任和秘书，不含顾问）原则上不超过 18 人，特殊情况可酌情增加，最多不超过 20 人，其中，挂靠单位人员总数原则上不超过 4 人（不含顾问）。

（二）康复医学质控中心工作要求

《办法》明确要求各质控中心应当根据职责定位，明确工作范围和工作要求，康复医学质控中心具体工作要求有以下几点。

1. 制订本专业质控工作规划和年度工作计划并组织实施。
2. 制订质控指标、标准、培训、调研、督查计划。
3. 开展督导检查、反馈检查结果、持续改进等。
4. 鼓励利用信息化手段开展质控工作，对数据安全提出要求。

同时《办法》也对省级康复医学质控中心挂靠单位的职责进行要求，要求省级质控中心挂靠单位负责对省级质控中心工作场所和日常经费的落实，要加大资金投入，配备专（兼）职人员，保障工作正常运作，并加强承担质控中心任务相关单位、相关专业的建设，培养专家人才，提高质控水平。质控中心成员所在单位负责对人员的日常管理。各级卫生健康行政部门需增加质控经费的投入，质控中心需按规定使用相关经费。

（三）康复医学质控中心工作职责

《办法》明确了省级质控中心，质控中心主任，质控中心成员，市、区（县）级质控中心的具体工作职责和工作内容。康复医学质控中心的工作职责主要有以下几点。

1. 拟定相关专业的质控程序、标准和计划，上报至省卫生健康委员会发布实施。
2. 负责质控工作的具体实施，组织对医疗机构进行专业质量控制和质量评价。
3. 对质控存在问题的医疗机构进行指导，督促医疗机构落实质控评估整改建议，追踪复查整改落实情况。
4. 对本专业的学科设置、布局、制度建设、人员要求、相关设备和技术的应用、工作开展情况等进行调研和论证，建立质控信息资料数据库，推进本行政区域相关专业信息化建设等。

《办法》还在组建全省康复医学质控网络方面对各级职责进行了要求，要求市、区（县）级质控中心应主动向上级质控中心汇报本级本专业情况，配合上级质控中心的工作，做好工作承接。各级卫生健康行政部门、各医疗卫生机构应指定专人担任质控工作联络员，负责与质控中心的沟通联系和本辖区、本单位的质控管理工作。各医疗机构要按照质控中心的要求，配合好质控和数据填报工作。

（四）康复医学质控中心管理与考核

《办法》明确规定省卫生健康委员会对康复医学质控中心及其成员履职情况进行监督管理，每年度对各质控中心年度工作、质控中心挂靠单位、质控中心主任进行动态管理与考核，对检查或考核结果不合格的，做出限期整改或取消相关资格等处理。康复医学质控中心考核重点有以下几点。

1. 工作计划

康复医学质控中心须制订本专业质控工作长期规划和年度计划并组织实施，每年向省卫生健康委员会报送本年度总结和下年度计划，包括质控指标、标准、培训、调研、督查计划，经审定后按计划开展工作。

2. 年度报告

推进本专业质控工作信息化及质控信息资料数据库建设，定期收集、汇总与分析，对医疗机构进行专业质量考核、评估，科学、客观、公正地出具(年度)质控报告。

3. 工作会议

质控中心每年至少开一次质控工作会议，应当重点围绕质控中心工作，严禁以质控中心名义召开与质控工作无关的学术会议，严禁质控中心挂牌与质控工作无关的会议。

4. 质控目标

拟定（修订）相关专业的质控指标、标准和计划，制定医疗质量管理与控制的规划、方案、具体措施和办法，上报至省卫生健康委员会审定后发布实施，有国家质控标准和管理规范的，在国家质控要求基础上，结合实际实施。

新质控中心成立后，应当在3个月内完成本专业质控指标，标准、工作规范、质量考核方案的制定，经试行，修订后上报至省卫生健康委员会发布。

5. 信息化监管

质控中心利用信息化手段开展质控工作，提升质控工作信息化、精细化、科学化水平，各质控中心要落实数据资源安全责任制，确保数据资源使用安全；未经省卫生健康委员会同意不得向第三方传输、公开、披露数据资源。

6. 质控指导、督导、培训会议

建立与国家级质控中心的信息沟通和联动机制，负责指导市、县级质控中心开展质控工作，各质控中心每年应参加省卫生健康委员会组织的医疗质量集中综合督导检查；各专科建设标准和医疗质量的日常督导、质控指标监测为主，一般不安排独立对医疗机构的检查督导，督查后形成质控报告，一个月内以书面形式上报至省卫生健康委员会。

每年需组织不少于一次本专业质量管理，疑难重症、规划培训。

另外《办法》对质控中心不可开展的活动也进行明确规定，如质控中心不得以质控中心名义开展与质控无关的活动，不得以质控中心的名义主办或向任何单位、个人暗示举办收费的营利性活动，不刻章、代章、印制红头发文稿纸等。

# 第二章

# 湖南省康复医学临床亚专科科目设置准入条件（团体标准）

## 第一节　引言

　　康复是指采用各种措施，消除或减轻康复对象（病、伤、残者等）身心及社会功能障碍，使其功能达到或保持在最佳水平，增强其生活自理能力，重返社会，提高其生存质量。医疗康复、社会康复、职业康复、教育康复、康复工程共同组成了全面康复的内容。从学术上看，康复、医学康复和康复医学概念具有不同的定义，康复是一个事业，医学康复是医学的一个领域或分支，康复医学是一个具体的专业或专科。世界卫生组织《国际功能、残疾和健康分类》强调以功能障碍为基础，把活动和个人社会参与水平、背景性因素（个体和环境因素）融入健康评估当中，与《国际疾病分类》配套使用，形成一整套国际通用的功能医学与残疾、健康分类的理论框架。

　　近20年来，康复医学逐渐与临床医学相互融合，催生了康复医学临床亚专科的形成和发展。我国自2011年卫生部颁发《综合医院康复医学科基本标准（试行）》（卫医政发〔2011〕47号）的通知后，有效规范了综合性医院的康复医学科设置与建设，大力推进了二级、三级综合性医院的康复医学科的发展。经过多年发展，康复医学从综合性的康复医学科建设逐渐向精准、纵深发展，康复医学临床亚专科细分、专科康复医院或中心建设成为目前发展的一大趋势。2021年国家卫生健康委员会等八部委联合下发了《关于印发加快推进康复医疗工作发展意见的通知》（国卫医发〔2021〕19号）、《关于开展康复医疗服务试点工作的通知》（国卫办医函〔2021〕536号）两个文件，明确提出要加快康复医学亚专科建设，要建立神经康复、骨科康复、心脏康复、呼吸康复、重症康复、脊髓康复、老年康复和儿童康复等亚专科。

　　然而由于目前缺乏康复医学临床亚专科的科目准入标准，使得康复医学临床亚专科设置与建设缺乏科学依据，存在亚专科命名混乱随意、康复技术不规范、康复医疗质量水平较低等问题，也直接影响了康复住院医师规范化培养制度和康复专科骨干医师、紧缺人才规范化培训的质量。

因此，为了进一步推进康复医学临床亚专科规范化发展，亟须对康复医学临床亚专科设置进行标准化建设，制定出相关的康复医学临床亚专科科目准入条件就显得尤其迫切和必要，这将有利于引导康复医学临床亚专科建设向着规范化、标准化发展，有利于进一步提高康复医疗水平、保障医疗质量与安全、深化康复医疗服务。

本标准主要参照卫生部颁发的《综合医院康复医学科基本标准（试行）》（卫医政发〔2011〕47号）、《康复医院基本标准（2012年版）》（卫医政发〔2012〕17号），国家卫生健康委员会颁发的《关于印发加快推进康复医疗工作发展意见的通知》（国卫医发〔2021〕19号）等文件，结合湖南省各级医院康复医学临床亚专科建设现状与需求，经湖南省康复医学质量控制中心、湖南省康复医学会各位专家共同协商及审议后起草。

本标准旨在建立湖南省康复医学临床亚专科科目设置准入条件，供卫生行政部门制定政策法规参考，以满足康复医学临床亚专科发展需求，同时引导康复医学临床亚专科规范化发展。

## 第二节　湖南省康复医学临床亚专科科目设置准入条件

1. 范围

本标准规定了湖南省康复医学临床亚专科科目设置的准入条件，包括康复医学临床亚专科设置命名方法、康复医学临床亚专科设置形式、准入条件细则方面的要求。

本标准适用于湖南省综合性医院康复医学临床亚专科科目设置。

2. 规范性引用文件

本标准无规范性引用文件。

3. 术语和定义

下列术语和定义适用于本文件。

（1）康复医学临床亚专科：康复医学的亚专业，是康复医学理论和技术在某一临床专科中的应用。如神经康复、骨科康复、心脏康复、呼吸康复、重症康复、老年康复、盆底康复、儿科康复、脊髓损伤康复、老年康复、中医康复、加速外科康复等。

（2）康复医学临床亚专科设置：综合性医院设置康复医学临床亚专科的部门。

（3）康复医师：医师资格类别为"临床"，医师执业范围为"康复医学"；具有康复医学住院医师规范化培训和康复医学专科医师规范化培训经历的医师，以及从事传统康复诊疗的中医师等。

（4）康复治疗师：具有国家卫生健康委员会和人力资源部颁发的卫生专业技术"康复治疗士"或"康复治疗师"资格证书。有条件的单位还可配备心理治疗师、社会工作者、矫形器或支具制作人员等。

（5）康复专科门诊：康复医学临床亚专科医疗行为发生在门诊。

（6）康复专科病房：康复医学临床亚专科的医疗行为发生在康复医学临床亚专科所属的病房或治疗区域。

（7）临床专科病房康复：康复医学临床亚专科的康复医疗行为发生在临床专科所属的病房或治疗区域。

4. 康复医学临床亚专科设置命名方法

康复医学临床亚专科设置命名方法宜按照以下方式进行。

（1）按照脏器、系统命名：如心脏康复、呼吸康复、神经康复、盆底康复等。

（2）按照疾病/病种名称命名：如脑卒中康复、肿瘤康复、运动损伤康复等。

（3）按照学科名称命名：如儿童康复、老年康复、骨科康复、精神康复、营养康复等。

（4）按照病程病期命名：如围手术期康复、围重症期康复、围孕产期康复等。

（5）按照场所、方式命名：如社区康复、居家康复、远程康复等。

5. 康复医学临床亚专科设置形式

康复医学临床亚专科设置包括以下几种形式。

（1）康复专科门诊。

（2）康复专科病房。

（3）临床专科整合门诊康复。

（4）临床专科病房康复。

（5）各类专科康复会诊。

6. 准入条件细则

（1）人员：康复医学临床亚专科应同时配备康复医师和康复治疗师，人员准入条件应考虑以下几方面。

1）内容：①康复医学临床亚专科的专业人员的专业资质和数量；②康复医师与康复治疗师配比；③床位与护士配比；④高级/中级/初级职称配比；⑤学科带头人资质；⑥康复工程及辅助人员配置建议的内容。

2）康复医师：①康复医师数量和结构：应符合三级医师责任制等医疗核心制度要求，第一执业地点为本康复医学临床亚专科机构；②康复专科门诊康复：应大于3人；副高以上、中级至少各1人；③康复专科病房康复：每床配备应大于0.25名康复医师；副高及以上应至少1人，中级和初级至少各2人；④临床专科病房康复：康复医学科会诊形式，宜配备中级以上康复医师。

3）康复治疗师：①康复专科门诊康复：康复治疗师应至少配备6人；②康复专科病房康复：康复治疗师/床位，每床配备应大于0.25名康复治疗师；③临床专科病房康复：康复治疗师/床位，每床配备应大于0.25名康复治疗师。

4）护士：康复病房护士/床位，每床配备应大于0.3名护士。

5）学科带头人资质：应是副高及以上职称，执业范围为康复医学。

6）康复工程及辅助人员：按需配置。

（2）技术：康复医学临床亚专科应具备的基本康复技术，包括功能康复评定、物理因子治疗、运动治疗、作业治疗、言语和吞咽治疗、传统康复治疗、康复工程等康复医学诊断和治疗技术。

（3）场地

1）康复专科门诊：门诊和治疗室总使用面积应大于500 $m^2$。

2）康复专科病房：康复床位应大于20张，每床使用面积应大于6 $m^2$，床间距应大于1.2 m。治疗室总使用面积应大于300 $m^2$。

3）临床专科病房康复：康复治疗室总使用面积应大于300 $m^2$。

（4）设备

1）康复评定设备

①应根据康复医学临床亚专科特点，配置对应的康复评定的设备。康复医学临床亚专科的康复评定设备应至少包括脏器或系统水平的康复评定设备，以及肌力和关节活动度评定设备、运动功能评定设备、作业活动评定设备；②康复医学临床亚专科的康复评定必备和推荐设备，参见附录A、附录B、附录C。

注：附录以神经系统康复医学临床亚专科、运动系统康复医学临床亚专科、呼吸循环系统康复医学临床亚专科为例。其他康复医学临床亚专科如重症康复、疼痛康复、盆底康复、老年康复和肿瘤康复等，以上设备基本满足专科设置要求，可以在此基础上增加一些专科评定设备；儿童康复评定设备推荐增设儿童身体发育和心理测评系统、感觉综合测评系统、认知言语测评系统等设备。

2）康复治疗设备

①运动治疗：应至少配备治疗床、肋木、训练用棍、沙袋和哑铃、肌力训练设备、功率车、训练用阶梯、训练用球、平衡训练设备、运动控制能力训练设备；②物理因子治疗：应至少配备低频电治疗设备、中频电治疗设备、高频电治疗设备、光疗设备、超声波治疗设备、生物反馈、传导热治疗设备；③作业治疗：应至少配备轮椅、助行器、上肢作业设备、转移设备；④康复医学临床亚专科治疗设备：参见附录

A、附录 B、附录 C。

注：附录以神经系统康复医学临床亚专科、骨科康复医学临床亚专科、心肺康复医学临床亚专科、儿童康复医学临床亚专科、疼痛康复医学临床亚专科为例。其他康复医学临床亚专科的治疗设备应在以上运动治疗、物理因子治疗、作业治疗设备的基础上，结合康复医学临床亚专科的特点增加治疗设备。

3）急救设备：应至少配备简易呼吸器、供氧设备、抢救车等急救设备和药物。

4）信息化设备：应至少配备 1 台能够上网的电脑。

（5）规章管理

1）科室管理：应制定各项规章制度，明确人员岗位责任制；有国家规定或认可的康复医学诊疗规范和标准操作规程、感染管理规范、消毒技术规范等。

2）质量管理：具备完整的院、科二级质量控制和医疗安全体系，建有较完善的诊疗技术规范、诊疗控制标准、学科中长期发展规划和医疗质量持续改进方案，具有医疗质量督导、检查、评价机制，均应接受湖南省康复医学质量控制中心管理。

## 第三节　各康复医学临床亚专科必备与推荐技术、设备（资料性附录）

### 一、神经康复相关技术及设备

1. 必备技术

（1）评估技术：运动功能评估（肌力、肌张力、平衡、协调、步态）、感觉功能评估、日常生活能力评定、言语能力评定、吞咽功能障碍评定、认知功能评估。

（2）治疗技术：抗痉挛体位摆放的指导训练技术、电动起立床训练、体位转换训练技术、关节活动度训练技术、关节松动技术、神经肌肉促通技术、平衡功能训练技术、协调功能训练技术、轮椅功能训练、作业疗法、日常生活活动能力训练疗法、手功能训练、言语训练、吞咽功能障碍训练、认知功能障碍训练、偏瘫肢体综合训练、膀胱测压技术、膀胱训练技术、截瘫肢体综合训练、呼吸功能训练技术、康复辅具与支具、传统针灸推拿技术、神经源性肠和膀胱的指导训练技术。

2. 推荐技术

神经调控技术、喉镜吞咽功能评估、吞咽造影评估、改良球囊扩张术、球囊膨肺技术、通气吞咽说话瓣膜运用技术、气道廓清技术、肌骨超声引导注射治疗技术、脑机接口技术、强制性运动疗法、康复机器人训练、高压氧治疗。

3. 推荐设备

## 附录 A
## 神经系统专科康复必备与推荐设备
### （资料性附录）

A1 本附录中神经系统专科康复指神经系统脏器的康复。

A2 神经系统专科康复必备与推荐设备参见表 2-1。

表 2-1 神经系统专科康复必备与推荐设备

| 设备类别 | | 设备名称 | 备注 |
| --- | --- | --- | --- |
| 康复评定 | | 肌力综合测评仪 | 必备 |
| | | 平衡测试与训练系统 | |
| | | 日常生活活动能力康复评估与训练系统 | |
| | | 握力计 | |
| | | 角度尺 | |
| | | 认知、言语评定设备 | |
| | | 临床神经电生理检查设备，如肌电图等 | |
| 康复治疗 | 运动治疗 | 多体位治疗床 | 必备 |
| | | 姿势矫正镜 | |
| | | 平行杠 | |
| | | 平衡板 | |
| | | 训练用阶梯 | |
| | | 交互式助行器 | |
| | | 肋木 | |
| | | 墙壁拉力器 | |
| | | 肩关节回旋器 | |
| | | 移动式哑铃架 | |
| | | 牵引网架和床 | |
| | | 电动升降起立床 | |
| | | 踝关节矫正器 | |
| | | 升降式单人站立架 | |
| | | 手指、腕、肩、踝、膝关节持续性被动活动（continuous passive motion，CPM）仪 | |
| | | 功率车 | |

续表

| 设备类别 | | 设备名称 | 备注 |
|---|---|---|---|
| 康复治疗 | 运动治疗 | 振动治疗台 | 必备 |
| | | 四肢联动康复训练器 | |
| | | 减重训练系统 | |
| | | 下肢走跑机（运动平板） | 推荐 |
| | | 步态分析训练系统 | |
| | | 康复机器人（上下肢） | |
| | | 智能运动训练系统（上下肢型） | |
| | 作业治疗（occupational therapy，OT） | 可调式砂模板及附件 | 必备 |
| | | OT综合训练工作台 | |
| | | 手功能组合训练箱 | |
| | | 上肢协调功能训练器（腕） | |
| | | 手指阶梯 | |
| | | 肩抬举训练器 | |
| | | 体操棒与抛接球 | |
| | 言语治疗 | 言语治疗 | 必备 |
| | | 言语治疗卡片 | |
| | | 言语认知康复系统 | |
| | | 非言语交流治疗设备 | 推荐 |
| | 物理因子治疗 | 脑功能障碍治疗仪 | 必备 |
| | | 痉挛肌治疗仪 | |
| | | 低频治疗仪 | |
| | | 中频治疗仪 | |
| | | 生物反馈治疗仪 | |
| | | 空气压力波治疗仪 | |
| | | 红外线治疗仪 | |
| | | 超声治疗设备 | |
| | | 经颅磁刺激（transcranial magnetic stimulation，TMS）治疗仪 | 推荐 |
| | | 镜像治疗系统 | |
| | | 经颅直流电（tanscranial direct current stimulation，tDCS）治疗仪 | |
| | | 体外反搏治疗仪 | |
| | | 水疗设备，如肢体水槽等 | |

续表

| 设备类别 | | 设备名称 | 备注 |
|---|---|---|---|
| 康复治疗 | 康复工程 | 上肢矫形器定配 | 推荐 |
| | | 下肢矫形器定配 | 推荐 |
| | 传统康复 | 针灸、推拿等中医康复设备 | 推荐 |
| 管理 | 信息化 | 电子病历、康复评定与康复治疗数字化系统、三级康复网络等信息化与数据库建设的相关软件和硬件设备 | 推荐 |

## 二、骨科康复相关技术及设备

1. 必备技术

（1）评估技术：关节活动度、肌力评定、肌张力评定、疼痛评定、平衡协调、步态分析、感觉评定（深感觉、浅感觉、复合感觉）、伤口评定、肢体维度及长度评定、日常生活活动能力评估、影像评估。

（2）治疗技术：运动训练、核心肌群稳定性训练、抗阻负荷训练、柔韧性训练、持续被动关节活动、物理因子治疗、关节活动范围训练、关节松动术、肌力训练、日常生活活动能力训练、电动起立床训练、体位转换训练技术、平衡功能训练技术、协调功能训练技术、轮椅功能训练、作业疗法、心肺耐力训练技术、康复辅具与支具、传统针灸推拿技术、矫形器使用及假肢使用的指导训练技术。

2. 推荐技术

（1）评估技术：神经电生理、超声检查、等速测试仪、心肺耐力评估等。

（2）治疗技术：关节腔注射、富血小板血浆注射治疗、软组织封闭治疗、周围神经阻滞技术、椎间孔神经阻滞技术、硬膜外注射治疗、局部注射治疗、射频消融、神经损毁技术、臭氧注射治疗等。

3. 推荐设备

### 附录 B
### 运动系统专科（骨科）康复必备与推荐设备
### （资料性附录）

B1 本附录中运动系统专科康复指运动系统脏器的康复。

B2 运动系统专科康复必备与推荐设备见表 2-2。

表 2-2　运动系统专科（骨科）康复必备与推荐设备

| 设备类别 | | 设备名称 | 备注 |
|---|---|---|---|
| 康复评定 | | 关节活动度测定设备：量尺 | 必备 |
| | | 肌力测试设备：数字肌力测试仪、握力测试、等速测试 | |
| | | 静态和动态平衡测试仪 | |
| | | 神经电生理检测 | |
| | | 姿态评估系统 | 推荐 |
| | | 肌骨超声诊断系统 | |
| | | 三维步态分析 | |
| 康复治疗 | 运动治疗 | 运动治疗辅助设备：肋木、肩梯、平行杠 | 必备 |
| | | 关节持续被动活动仪（髋、膝、踝、肩、肘） | |
| | | 肌力训练设备：弹力带、哑铃、抗阻运动设备、功率车、跑台、振动治疗台 | |
| | | 平衡与稳定性训练：平衡板、平衡仪 | |
| | | 步态反馈训练设备 | 推荐 |
| | 物理因子治疗 | 电疗设备：低频仪、中频仪、高频仪、生物反馈仪 | 必备 |
| | | 超声治疗仪 | |
| | | 光疗设备：红外线、紫外线、激光 | |
| | | 冷疗 | |
| | 作业治疗 | 手功能综合训练设备 | 必备 |
| | | 压力衣制作与使用 | 推荐 |
| | | 日常生活作业智能训练系统 | |
| | | 虚拟情景互动训练 | |
| | 康复工程 | 支具和矫形器的应用 | 必备 |
| | | 康复辅具应用（包括假肢-矫形器、轮椅、自助具、智能辅助装置等） | |
| | | 支具和矫形器的制作：手部支具、踝足矫形器、脊柱支具 | 推荐 |
| | 其他 | 冲击波治疗仪、针灸设备、推拿设备等 | 推荐 |
| 管理 | 信息化 | 电子病历、康复评定与康复治疗数字化系统、三级康复网络等信息化与数据库建设的相关软件和硬件设备 | 推荐 |

## 三、呼吸康复相关技术及设备

1. 必备技术

（1）评估技术：呼吸功能检测（呼吸频率/节律、呼吸音、潮气量、肺活量、咳嗽峰值流速等）、六分钟步行试验、血气分析、握力测试、代谢当量、呼吸肌肌力测定、吞咽功能评定、胸廓活动度测定、咳嗽反射、日常生活活动能力评定。

（2）治疗技术：气道湿化技术、咳嗽训练、抗阻呼吸训练、胸部排痰及体位排痰的指导训练技术、肌力与耐力增强的指导训练技术、特殊翻身与移动的指导训练技术、呼吸功能的指导训练技术、有氧运动训练、抗阻负荷训练、日常生活活动能力训练、电动起立床训练及轮椅、助行器使用的指导训练技术。

2. 推荐技术

（1）评估技术：活动平板试验、膈肌超声检查、心功能评估等。

（2）治疗技术：通气吞咽说话瓣膜运用技术、振动排痰、呼气末正压通气技术、高流量湿化氧疗、无创呼吸机辅助呼吸技术、膈肌起搏、运动负荷训练等。

3. 推荐设备

### 附录 C
### 呼吸循环系统（心肺）康复的必备与推荐设备
### （资料性附录）

C1 本附录中呼吸循环系统（心肺）康复指呼吸系统、循环系统脏器的康复。

C2 呼吸循环系统（心肺）康复的必备与推荐设备见表 2-3。

表 2-3 呼吸循环系统亚专业康复的必备与推荐设备

| 设备类别 | 设备名称 | 备注 |
| --- | --- | --- |
| 康复评定 | 肺功能测试仪 | 必备 |
|  | 心肺运动功能测试系统 |  |
|  | 呼吸肌评估仪 |  |
|  | 六分钟步行试验测试系统 |  |
|  | 指脉氧监测仪（便携式） |  |
|  | 便携式氧气小钢瓶 |  |
|  | 握力测试仪 |  |
|  | 人体体脂成分分析仪 | 推荐 |
|  | 膈肌超声诊断系统 |  |
|  | 数字肌力测试仪 |  |

续表

| 设备类别 | | 设备名称 | 备注 |
|---|---|---|---|
| 康复治疗 | 有氧训练 | 上肢功率车、下肢功率车 | 必备 |
| | | 重症监护室患者步行、转移辅助与训练系统 | |
| | | 床上主被动智能运动训练系统 | |
| | | 跑台、四肢联动、划船机 | 推荐 |
| | | 步态反馈训练设备 | |
| | 肌力训练 | 弹力带、哑铃等自由重量 | 必备 |
| | | 呼吸肌肌力训练仪 | |
| | 体位训练 | 站立床 | 必备 |
| | | 体位引流床 | 推荐 |
| | 物理因子治疗 | 低频电刺激 | 必备 |
| | | 体外膈肌起搏仪 | 推荐 |
| | 肺容积扩张 | 容量型呼吸训练器、流速型呼吸训练器 | 必备 |
| | | 重症患者肺复张扩张器、重症患者呼气末正压瓣膜 | 推荐 |
| | | 支具和矫形器的制作：手部支具、踝足矫形器、脊柱支具 | |
| | 气道清洁 | 震荡正压排痰器 | 必备 |
| | | 正压排痰面罩、辅助排痰仪、高频胸壁震荡排痰仪 | 推荐 |
| 管理 | 信息化 | 电子病历、康复评定与康复治疗数字化系统、三级康复网络等信息化与数据库建设的相关软件和硬件设备 | 推荐 |

# 第三章

# 康复医学科主要的规章制度和岗位职责

## 第一节　康复医学科规章制度

### 一、康复医学科主要规章制度

（一）门诊工作制度

1. 门诊接诊医师应认真询问病史，进行相应体检、康复评定及必要的实验室检查，做出明确诊断，提出康复医嘱和治疗方案，按规定书写门诊病历及康复治疗处方。坚持首诊负责制，对非本科诊疗范畴的患者及不适宜进行康复治疗的患者应及时转至相关科室。

2. 接收各临床科室需要康复治疗的患者和其他层级医疗机构转诊患者，经康复医学科医师会诊后，转入康复医学科治疗。

3. 门诊患者治疗项目停止1周以上或病情出现变化时，需经门诊医师再次诊断及评定后才可继续治疗或调整治疗方案。

4. 康复治疗师应根据康复医师医嘱进行相关康复评定和治疗并记录。

5. 完成阶段治疗后，康复治疗师对治疗效果和病情变化进行阶段评定后转本科门诊医师复查，以决定是否继续进行治疗或修改治疗处方。

6. 门诊医师应对接受治疗的患者定期复查，并及时与治疗师沟通，了解治疗效果及病情变化，及时调整治疗方案，并将复查情况记入专科病历，疗程结束后及时小结，并予记录。

7. 严格执行门诊各项诊疗、功能评定和治疗操作常规，避免医疗差错，杜绝医疗事故。

8. 诊室、评定室、治疗室要保持安静、整齐、清洁、通风良好、温度适宜，并采取必要防范措施，以保证患者诊治过程的安全。

9. 着装整洁，按时上班，提前5～10分钟到岗，做好开诊前准备。

10. 接诊患者要认真、仔细，做到文明服务、热情周到，不推诿、敷衍患者。

11. 书写病史要字迹清楚，内容规范，合格率≥90%，门诊处方合格率≥98%，康复功能评定率≥95%。

（二）病房工作制度

1. 住院医师应每日早、晚各查房1次。

2. 新患者入院时，由经管住院医师接诊（如经管医师休息，由值班医师接诊），询问患者病情、进行体格检查、查看辅助检查报告和治疗记录、决定诊治方案、开出医嘱，向患者及家属解答病情，并为上级医师查房做好必要的准备。

3. 在规定时间内（8小时内）完成首次病程记录，24小时内完成住院病历。主治医师和主任医师分别在48小时内和72小时内与经管住院医师和治疗师一起完成上级医师查房和必要的功能评定，制定和完善治疗方案。

4. 住院医师应每天到治疗室了解患者的治疗情况，与经管治疗师商讨进一步的治疗计划及具体措施的调整。

5. 主治医师负责指导、督促所辖医疗组的住院医师的医疗工作。每日至少查房1次，对本组患者的治疗情况应全面了解，对所分管患者进行系统查房，主持康复组工作讨论会，检查病历并纠正其中的错误，检查医嘱执行情况，评定治疗效果，决定患者的出（转）院或各级康复医疗机构的双向转诊。

6. 主任医师每周查房1次，重点检查新入院患者、疑难病例和危重患者，会同各级医师、治疗师、护士，对患者的康复目标、治疗方案进行指导，根据病情需要调整治疗计划和措施。

7. 科主任应定期进行全科大查房，根据情况组织疑难病例讨论，解决治疗中出现的难点，并指导和安排相应工作。

8. 对本科不能独立处置的疑难病例，由主治医师开出会诊单，请相关科室医师会诊。相关科室医师来科会诊时，本科医师须在场陪同，以便及时沟通。

9. 护士长除按照护理常规督查日常工作之外，还应组织护理人员每周进行一次康复护理查房，主要检查康复护理质量，研究解决康复护理的疑难问题，必要时及时与医师沟通。

（三）病房管理制度

1. 病房工作严格执行首诊负责制。严格执行病房各项诊疗、功能评定和治疗操作常规，避免医疗差错，杜绝医疗事故。

2. 在科主任领导下，由护士长负责病区日常管理，康复治疗部门负责人负责治疗室管理，医疗组长积极协助。

3. 保持病房整洁、舒适、安全，避免噪声。统一病房陈设，室内物品和床位摆放整齐，固定位置。保持清洁卫生，注意通风，每日至少清扫2次，每周大清扫1次。

4. 医务人员应穿工作服，着装整洁，佩戴统一工作证，易于患者辨识。

5. 对患者要亲切和蔼，言语温和，体贴关怀。在检查、治疗中要耐心、细致，不增加患者痛苦。注意保护患者隐私。

6. 定期向患者宣传讲解各项卫生、康复知识，协助患者做好生活管理等工作。

7. 对新入院的患者介绍医院的制度和情况、科室环境，了解患者及家属的思想及要求，鼓励患者树立战胜疾病的信心。

8. 定期召开座谈会，征求患者及家属意见，改进工作。

9. 根据患者不同的功能障碍，在床边醒目处贴上防范标签，如防跌倒、防误吸、防烫伤、防压疮、预防交叉感染等。

10. 康复病区或治疗室中应设置患者治疗内容的公示牌，包括患者姓名、治疗项目和治疗时间等。

11. 按时按质完成患者各项诊疗工作。

（四）医嘱制度

1. 医师开具各类治疗医嘱时，内容必须完整，符合规范要求。康复治疗医嘱需以康复评定为依据，开具康复治疗处方时要规范。

2. 除抢救外不得下达口头医嘱，如下达口头医嘱，护士需复诵一遍，经医师确认后执行，医师要及时补记医嘱。护士可视患者病情给予吸痰、吸氧等必要处理。

3. 治疗师应每天核对康复医嘱，确认无误后方可执行。康复治疗医嘱开出后治疗师应在24小时内实施各项康复评定和（或）治疗。

4. 病房护士每班要查对医嘱，整理后的医嘱，需经另一人查对无误并确认后，方可执行。凡需下一班执行的临时医嘱，需交代清楚，并在护士值班记录上注明。

（五）康复治疗室工作制度

1. 严格执行各项功能评定和治疗技术操作，避免医疗差错，杜绝医疗事故。

2. 治疗师在治疗前必须仔细核对康复治疗单，必要时需要询问患者相关情况，对康复治疗单存在疑问时，需及时与开医嘱医师沟通和确认；治疗过程中应经常巡视，了解情况，及时发现问题并处理，必要时通知医师。

3. 开始治疗前要做好各项准备工作，备好治疗用的仪器及其辅助用具。器材、被服、用品分工负责管理，定期检查，并及时领取、更换、报损或维修。

4. 根据患者的具体情况安排治疗时间，在医疗服务过程中体现人文关怀。按规定及时做好各项治疗记录并签名。

5. 工作完毕，清洁仪器，切断电源，关闭水、电、煤气等设施，锁好门窗后方可离去，贵重仪器应填写使用记录。

6. 被服每周至少更换一次，并注意保持治疗室的整洁，严格做好消毒隔离。

（六）疑难病例讨论制度

1. 凡遇疑难病例，由科主任或具有高级职称的医师主持，召集有关医务人员对诊断不明确或康复治疗疗效不佳的病例进行讨论，尽快明确诊断，提出康复治疗意见或修订康复方案。

2. 讨论时由管床医师汇报病史、治疗师汇报康复治疗情况及存在的问题。管床医师同时做好书面记录，另将讨论摘要记录在病历中，内容包括讨论日期、主持人及参加人员姓名、专业技术职务、讨论内容、结论意见等。

（七）值班与交接班制度

康复医学科的值班与交接班，应遵循和执行各医院的有关规定和要求，包括但不限于以下几点。

1. 医师在下班前应将当日新入院和危重患者的病情和处理事项写入交班本，并做好与值班医师的交班工作。值班医师对值班期间施行的医疗措施应做好病程记录，并扼要记入值班或交接班日志。

2. 值班医师负责各项临时性医疗工作和患者临时情况的处理；对新入院患者及时检查、书写病历，给予必要的医疗处置。

3. 值班医师遇有疑难、危重问题时，应及时请示上级医师或请相关科室会诊协助处理。

4. 值班医师不得擅自离开本病区。若有事临时离开，必须向值班护士说明去向并留下联系电话，且不能离院。

5. 节假日病房须设有值班医师，可根据科室病区规模，单独或联合值班。认真做好交接班工作，接班者未到岗前，交班者不得离岗。

6. 除节假日外，每天集体交接班一次（即晨会），全体在班医护人员及相关康复治疗师必须参加。先由交班者按交班本或病史记录进行口头或书面交班，报告患者流动情况和新入院、危重、特殊检查等患者的病情变化及康复治疗的变化。

7. 危重患者或有特殊情况的患者，必须进行床旁交班。接班者如有疑问，应及时提出，交接清楚，以免延误治疗或发生差错。接班后发生的一切问题，应由接班者负责和处理。病区组长或护士长可以在会上对病区工作进行布置和安排。

8. 在集体交接班时间外的交接班中，除一般情况外，对危重患者应做床边交班，书面交接班记录，交接双方均应签名。

9. 二线班医师接班后应巡视检查本病区危重患者。病区一线班医师应向二线班医师汇报情况。

（八）会诊制度

1. 康复医学科应在接到其他科会诊邀请单的 24 小时之内完成会诊。

2. 科间会诊医师必须由主治医师或以上职称医师担任。住院医师在上级医师的指导下，可以参与会诊工作。

3. 会诊时应对患者进行必要的检查评定，对需要进行本科治疗的患者，排除禁忌证后，确定到本科相应治疗室或在床边治疗，并将会诊意见（含会诊时的病情、诊断、康复评定及处理意见）记录在会诊单上，签名。同时开出康复治疗处方，并通知相关治疗师。

4. 会诊后需转入康复医学科的，则按康复医学科入院的相关流程进行。

5. 急会诊应在 10 分钟之内到达指定科室。

6. 有全院大会诊邀请时，及时安排副主任医师及以上人员外出会诊。会诊人员按会诊要求完成会诊记录。严格遵守院外会诊的相关法律、法规。

（九）多学科联合诊疗管理办法

1. "多学科联合诊疗"要求有四个及以上相关学科专家，形成相对固定的专家组，针对某一器官或系统疾病，通过进行定期定时的临床讨论会，提出诊疗意见的临床治疗模式，即多学科联合诊疗（multidisciplinary treatment，MDT）。

MDT 团队不具备独立人事权，不作为独立经济核算单位，原则上不新增工作场地和人员编制。团队的运行实行 MDT 负责人负责制。

2. 患者所患疾病涉及多学科、多系统、多器官，需要多个专科协同诊疗或综合解决时，需进行多学科联合诊疗，可申请 MDT 团队协助诊疗。

3. MDT 团队的建立应当满足以下条件。

（1）团队负责人原则上由核心科室专家担任，应为院内本专业领域专家，具有副高及以上职称。

（2）其他相关学科参与 MDT 的成员原则上应具备副高及以上职称，特殊情况下经验丰富的高年资主治医师（3 年及以上）也可参与。参与科室间有较强的专业互补性，其合作预期可提高临床诊疗水平。

（3）团队秘书应由核心科室主治及以上医师担任。

（4）团队成员自愿参加，人员、工作模式和工作流程相对固定，定期、定时、定址进行联合会诊，对诊疗相关病种有明确界定，通过讨论达成共识，针对个案疑难病例提出康复治疗方案；针对某类疾病制定相关疾病的康复治疗规范。

4. MDT 团队分为相对固定和临时组合两种情况。

（1）相对固定 MDT 团队：MDT 团队已形成一定规模，有明确的团队负责人，有固定的专家组成员，有明确的诊疗相关病种，可开展针对某一器官和系统疾病的院内多学科诊疗活动。

（2）临时 MDT 团队：MDT 团队处于萌芽阶段，没有固定组织和相应的专家组成员，尚未形成规范化诊疗常规及流程。临时需要开展针对某一器官和系统疾病的院内多学科诊疗活动时，需临时组建专家成员。团队成熟后可向医务部申请成为固定 MDT 团队。

5. MDT 团队的申报和审批遵循以下流程。

（1）团队负责人填写并提交申请表（表 3-1）。

（2）医务部审核备案并组织相关部门对申请 MDT 团队进行资格审核；各类疾病的多学科联合诊疗团队原则上院内只设置一个。

（3）报分管院长审核。

（4）医院网站上发布公告。

（5）MDT 团队人员增补流程：相对固定的 MDT 团队因病种诊疗技术的发展，需增加相关学科专家时，应向医务部报备。

6. 患者申请 MDT 流程如下。

（1）门诊需 MDT 的患者，若所患疾病属已经批准设立 MDT 团队诊疗的疾病，由患者或经治医师（须患者本人同意）提出，患者预约 MDT 团队秘书门诊号，由秘书根据患者疾病具体情况，确定进入 MDT 流程。

（2）门诊需 MDT 的患者，若所患疾病尚无相应 MDT 团队，由经治医师（须患者本人同意）向医务部提出申请，推荐相关专家并进入 MDT 流程。医务部通知相关科室及人员组成临时 MDT 团队进行会诊，提出最佳诊疗方案。

（3）住院需 MDT 的患者，若所患疾病属已经批准设立 MDT 团队诊疗的疾病，在完成相关检查及评估后，由诊疗组长与患者沟通，签署MDT知情同意书（表3-2）后，向相应的MDT团队提出申请，由该工作团队对该患者进行会诊，提出最佳诊疗方案。

表3-1　MDT团队申请表

| MDT负责人 | | 联系电话 | |
|---|---|---|---|
| 申请理由 | | | |
| 核心科室 | 专家姓名 | 职称 | 联系电话 |
| | | | |
| | | | |
| | | | |
| | | | |
| 参与科室 | 专家姓名 | 职称 | 联系电话 |
| | | | |
| | | | |
| | | | |
| | | | |
| | | | |
| MDT秘书 | | 联系电话 | |
| 拟就诊时间 | | | |
| 拟就诊地点 | | | |
| 申请日期 | | 年　月　日 | |
| 医务部审核 | | | |

表 3-2　多学科联合诊疗（MDT）知情同意书

| 姓名 | | 性别 | | 年龄 | | 住院号（或门诊号） | |
|---|---|---|---|---|---|---|---|
| 联系电话 | | | | 身份证号 | | | |
| 详细住址 | | | | | | | |
| 收费　　每例每次 MDT 会诊收费　　元，属全自费项目。各项其他检查、药费、治疗费等仍按普通收费标准收取，按医保政策执行 ||||||||
| 注意事项<br>1. MDT 本着患者自愿的原则开展服务<br>2. 有数位患者申请时按预约先后顺序进行会诊<br>3. 问诊时允许患者及家属陪同进入会诊室，专家讨论时患者及家属需暂时回避<br>4. 由于疾病的复杂性和目前医疗水平限制，某些疾病虽然经过多位专家会诊，但不一定能达到预期效果，或者可能发生无法预料的并发症<br>5. 某些病例可能需要二次 MDT 会诊，第二次会诊收费与第一次相同<br>6. 为保证 MDT 顺利开展，请按照预约时间到达指定地点，配合医务人员安排 ||||||||
| 我已充分了解 MDT 的收费和注意事项，我自愿申请多学科联合诊疗（MDT）<br><br>患者签名<br><br>代理人签名　　　　　　　与患者关系及联系电话<br><br>签名日期　　　年　　月　　日　　时　　分<br><br>经办人签名 ||||||||

（4）住院需 MDT 的患者，若所患疾病尚无相应 MDT 团队，在完成相关检查及评估后，由诊疗组长上报科主任同意后，与患者沟通，并签署 MDT 知情同意书。科主任向医务部提出申请，并推荐相关 MDT 专家，由医务部通知相关科室及人员组成临时 MDT 专家进行会诊，提出最佳康复治疗方案。

7.MDT 团队工作职责如下。

（1）负责人职责：①对 MDT 项目全权负责，主持并参与讨论，综合各专家讨论的意见，形成最终专业性意见，明确康复治疗方案；②负责审核 MDT 记录单并签名；③督导、追踪诊治意见的落实情况；④负责 MDT 的对外宣传、品牌建设；⑤负责组织相关讲座、学术会议；⑥如本人因故不能参与 MDT 会诊，需委托另外一位相应专家代替。

（2）支持科室专家职责：按时参加会诊讨论，解答其他专家的问题，并给出相关专业诊治意见。确因特殊情况不能参加时，需指派另外一位相应专家代替。

（3）秘书职责：①协助团队负责人进行MDT的全程操作，包括会诊前准备、会诊中协调、会诊后跟踪；②统一受理各专家推荐的患者预约、收集资料，安排讨论顺序；③负责与MDT成员的沟通联系，包括通知MDT成员会诊时间、注意事项、特殊安排等；④负责协调专家的参会、签到工作；负责MDT相关考核指标的收集整理工作；⑤负责保管、存档MDT讨论记录及相关资料，统计MDT病例临床资料；⑥负责建立和维护MDT微信群，该微信群包括参与MDT会诊的各科医师，成员应用真名，以便识别身份，可及时传达MDT相关的重要通知，如会诊时间或地点临时改动通知、待会诊患者资料及会诊目的、通知影像及病理科医师提前阅片，以及拟提前MDT专家讨论的问题等，从而提高会诊效率；⑦协助负责人做好MDT团队的其他工作；⑧如本人不能参加，需委托另外一位相应人员代替；⑨队秘书确定，由MDT团队讨论并认同，并向医务部报备。

## （十）差错事故预防、处理制度

1. 严格执行国家规定的诊疗和操作常规。严格执行安全防护制度、核对制度，掌握好各项治疗的适应证和禁忌证，年技术差错率≤1%。

2. 康复治疗前须进行医患沟通并签署知情同意书，治疗须知需在治疗室内醒目的地方公示，如有禁忌和不适宜治疗的情况及时反馈，并告知患者及其家属如何配合和参与康复治疗，以及可能发生的医疗风险。

3. 严格执行值班及交接班制度，严禁值班人员脱岗。

4. 落实疑难病例讨论制度和会诊制度，在诊疗过程中遇到疑难病例时，应当及时请相关科室会诊或举行疑难病例讨论会。

5. 对患者实施的重要诊疗措施，经治医师或治疗师应当具有相应的资质或临床经验；严禁进修或实习医师/治疗师在无上级医师或治疗师指导的情况下单独为患者采取诊疗措施。

6. 必须使用医院统一供应的药物和医疗用品用具，严禁擅自使用非医院供应的药物和医疗用品用具，对于必须使用但医院没有的药物和医疗用品用具，科室应请示相关主管部门批准。

7. 如果发生差错事故应及时处理，并向上级医师/治疗师和科主任汇报，及时登记。差错事故实施每月登记，对已发生的事件，1周内要组织全科进行讨论并做专项记录。

8.严重差错事故发生后,应立即报告科主任,并及时进行相应处理。同时报告医务处(科)。当天由事故责任人登记,详细记录事情经过、病情演变和处理经过,一周内全科讨论。必要时请相关专家参加。

(十一)突发事件处理制度

1.严格执行各级卫生和计划生育委员会和各医院的有关规定和流程。出现各种突发事件时,必须及时向有关职能部门及院领导汇报。

2.诊疗过程中出现的突发事件必须在第一时间汇报给科主任,及时予以处理,给予患者和家属必要的解释。同时向医务处(科)、护理部报告,下班时间向医院行政或医疗总值班报告。

3.在治疗中,疑似药物、输血、输液等引起的不良后果,应及时报告主管医师、科主任及相关部门,及时处理。

4.任何个人对突发事件不得隐瞒、缓报、谎报或授意他人进行相关行为;科室突发事件应急处理小组接到报告后应迅速组织力量对报告事项进行调查核实、取证、采取必要的控制措施,及时报告调查情况并决定是否启动突发事件的应急预案。

(十二)消毒隔离制度

1.不得在普通诊疗室内进行无菌操作,无菌操作时,要严格遵守无菌操作流程,无菌器械、敷料至少每周消毒1次。

2.康复医学科不接收急性传染病患者时,一经发现应及时隔离,并联系转科或转院治疗,患者离开后应及时通风、消毒。

3.严格执行标准预防。接触多重耐药菌感染患者,严格执行隔离措施。

4.凡与传染病患者接触过的电极套、衬垫、治疗巾等应严格消毒,各种感染伤口用过的敷料,应放到指定处,统一处理。各种感染伤口用过的器械、电极、敷料、被服等应严格按相关要求消毒。

5.紫外线的各种导子,每天用后要用75%乙醇浸泡至少2小时(或其他消毒液按相应要求时间浸泡),然后用冷开水冲洗,其他低、中频导子,如负压抽吸导子、电脑低频导子等每天用后要用消毒液按相应要求时间浸泡,然后用冷开水冲洗干净待用。

6.直流电电疗、低频电疗用过的布套、衬垫洗净后煮沸30分钟,晾干备用(直流电衬垫正、负极应分开清洗)或低频电疗使用一次性衬垫。

7.长波(火花)、短波、超短波电疗的体腔导子,每次用后先用清水洗净,用消毒液浸泡 30 分钟，取出后用蒸馏水冲洗。

8. 电疗专用导电橡胶垫治疗前用 75% 酒精擦拭或用清水擦拭。

9. 蜡疗用的塑料布每周用热水擦洗，电疗用的塑料布每周洗净、擦干。

10. 颈椎牵引带内应采用一次性内衬。

11. 各医院应有职业暴露事件处理流程，康复医学科发生职业暴露事件，按各医院规定处理。

（十三）康复设备使用与维护管理制度

1. 科室诊疗设备须设专人具体负责。

2. 保证各类康复设备良好，每周检查一次，并有相关记录，设备完好率 > 95%。

3. 各种仪器按其功能分类妥善保管，医疗仪器特别是贵重仪器应指定专人负责保管。每个评定室或治疗室应有仪器登记本，换班时要认真交接。

4. 所有评定和治疗仪器的使用者必须经专门培训合格后方可使用，实习和进修人员必须在操作熟练者指导下操作。

5. 仪器和设备应有说明书和操作常规卡片，卡片上应有操作程序，需挂在仪器上或容易查阅处。

6. 电器类仪器必须保证供电安全，如发现仪器有不正常情况，应立即停止使用，请专业人员检查修理。

7. 仪器摆放应固定位置，不宜经常移动，需要移动时应轻拿轻放，避免振动，在使用过程中禁止挪动，以免损坏或触电。

8. 所有仪器均须防潮、防晒、防震、防尘和防止过热，应放在干燥、通风、绝缘的地方，夏天需有散热降温设备。

9. 每日使用前应检查仪器电源插头、地线导线、电极夹子、电极、电极接线、灯管、灯泡、开关及各附件等是否完好，电流输出是否正常，仪器是否处在正常状态。发现异常及时修理，不得使用异常设备。

10. 仪器外壳应定期清洁，仪器上不得放置物品，长期不用时必须切断仪器电源。

11. 新购的仪器应先检查，保证安全后，方可使用。所有仪器必须三证齐全，性能明确、安全，有说明书、厂家或公司地址。

12. 必须使用医院统一供应的药物和医疗用品用具；严禁科室医技人员擅自使用非医院供应的药物和医疗用品用具；使用医院没有的药物和医疗用品用具前应请示相关主管部门批准。

13. 仪器设备、导线插头、电极板、附件等连接处应绝缘良好，并定期检查，如发现损坏或连接松动，应停止使用，及时检修。

14. 高频治疗室内根据需要设屏蔽。高压、高频电疗室内，地面、墙壁、治疗床、治疗椅等设备均应绝缘良好，治疗应在木床、木椅上进行。仪器使用过程中严禁打开仪器后面板。进行高压、高频电疗时，患者和工作人员均应保持身体和衣服干燥。装有心脏起搏器者禁入高频室，有金属异物者局部禁止高频治疗；治疗前，患者应去除佩戴特别是治疗部位的一切金属物品，治疗过程不得触摸治疗仪器及周围的人和物品。低频、中频电疗仪不得与高频电疗仪放在同一房间、使用同一电源线路。

15. 水疗室应有防滑防水设施，电源开关与照明开关须加防水罩。

16. 从事紫外线、激光、偏振光、超声波、微波的工作人员，须特别注意防护，如紫外线、激光、偏振光操作时须戴防护眼镜；微波操作时须戴铜网防护镜。

17. 从事光疗、高频电疗、蜡疗的工作人员应定期轮换。高频电疗室工作人员必要时应做体格检查。

18. 高级的康复医疗设备如机器人、虚拟现实、经颅磁刺激仪等应用于临床时，必须建立正确的操作流程，严格选择适应证，按照现代康复理论，选择合适的处方及操作规程。

19. 选择治疗方法如肉毒素、酚、酒精注射治疗等，必须严格选择适应证，必须签署知情同意书，保障患者安全。

（十四）康复医疗档案管理制度

1. 康复医学科医疗档案相关事项遵照《医疗机构管理条例实施细则》执行。

2. 康复医学科门诊和病房病历书写遵照《病历书写基本规范》（卫医政发〔2010〕11号）和《关于印发电子病历应用管理规范（试行）的通知》（国卫办医发〔2017〕8号）》执行，其中还应包括功能障碍的康复评定、近期和远期康复目标、治疗计划与方案。

## 第二节 岗位职责

### 一、病房岗位职责

（一）科主任职责

1. 在院长的领导下，全面负责康复科的医疗、教学、科研、预防及行政管理工作。

2. 制订本科工作计划，组织各康复科各片区贯彻执行，经常督促检查，定期收集各片区的工作汇报，密切留意工作开展状况并总结。

3. 领导本科人员，努力完成各项工作任务，不断提高医疗、康复、护理质量，提高工作效率及改善服务态度，定期召开康复科核心干部会议，研究、协调和落实各项工作。

4. 督促本科人员，严格履行各项卫生技术职务的职责，认真执行各项规章制度和技术操作常规，严防差错、事故并及时处理，妥善地解决医疗纠纷。

5. 组织、调配康复科医、技、护等工作岗位的人员，完成各项工作任务，如危重患者抢救、科研、门诊与病房、康复治疗与护理、赴院外会诊、挂钩医疗机构的技术指导工作。

6. 指导本科各岗位人员做好各项医疗、康复工作，定期查房及参加门诊工作（每周不少于一天），亲自参加并指导急、重、疑难病例的抢救及会诊，决定科内患者转院和邀请院外会诊，组织临床疑难病例讨论。

7. 指导康复病区患者康复计划的制订与修正，督促与检查护士长和全体护理人员认真完成护理工作。

8. 组织本科人员学习与运用国内外医学先进经验，不断开展新技术、新疗法，积极开展科研工作，制订本科专科建设与技术发展计划并组织实施，不断提高医疗技术水平。

9. 重视人才培养，制订本科人才培养计划并组织实施。领导本科人员的业务训练和技术考核，提出升、调、奖、惩意见，确定总住院医师候选名单。从全科层面上整体安排进修、实习人员的培训工作，组织并承担临床教学工作。

10. 科副主任在科主任的领导下，以协助科主任完成医疗、教学、科研、预防及行政管理工作为职责，并负责相应的工作。

（二）康复科主任医师／副主任医师职责

1. 在科主任领导下，指导全科医疗、教学、科研、技术培训与理论提高工作。

2. 定期查房，指导下级医师制订康复计划，并亲自参加和指导急、重、疑难病例的抢救处理与特殊疑难和死亡病例的会诊、讨论。定期参加门诊工作（每周不少于一天）。

3. 指导本科主治医师和住院医师做好各项医疗工作，有计划地开展业务培训与技术发展工作，完成继续工程教育计划。

4. 努力提高本专业的学术水平，吸取最新科研成果并应用于实际工作，学习和运用国内外医学先进经验，指导临床实践，不断开展新技术，新疗法，提高医疗技术水平。

5. 督促下级医师认真执行各项规章制度和技术操作常规，提高医疗质量，改善服务态度，不断提高科室的经济效益。

6. 根据需要和专业发展，确定本专业工作和科研方向，指导下级医师结合临床开展科研、新技术，担任教学和进修、实习人员的带教、培训工作。

7. 完成科主任安排的其他工作。副主任医师参照主任医师职责执行。

（三）康复科主治医师职责

1. 在科主任领导和正／副主任医师指导下，负责本科一定范围的医疗、教学、科研、预防工作。

2. 按时查房，每天查房一次，对本组患者的诊治和康复治疗全面负责，参加和指导住院医师进行诊断、治疗及特殊诊疗操作。

3. 掌握患者的病情变化，患者发生病危、死亡、医疗事故或其他重要问题时，应及时处理，并向科主任汇报。

4. 主持病房的临床病例讨论及会诊。检查、修改下级医师书写的医疗文件，决定患者出院，审签出（转）院病历。

5. 参加值班、门诊、会诊、出诊工作，并参加部分病床的直接管理。

6. 认真执行各项规章制度和技术操作常规，经常检查本病房的医疗护理质量，严防差错、事故发生。

7. 组织本组医师学习和运用国内外医学科学技术，开展新技术、新疗法，进行科研工作，做好资料积累，及时总结经验。

8. 担任临床教学工作，指导进修、实习医师工作。

9. 完成科主任和上级医师安排的其他工作。

（四）康复科总住院医师职责

1. 在科主任领导下和在正／副主任医师、主治医师指导下，负责安排康复科的日常医疗行政管理和各项业务工作。

2. 负责组织指导和督促检查科室住院、进修、实习医师对患者的诊疗与康复治疗工作，参加科内危、重、疑难等患者的诊治。负责科内管理资料的收集、保管和处理。

3. 适当参与病区部分床位的直接管理。

4. 加强对住院、进修、实习医师的管理和培训考核工作，除每周六、周日外，每天带领本科一线值班的住院、进修、实习医师进行重点查房或安排各种形式的学习活动。并检查他们24小时内完成出入院患者病历的书写情况。

5. 努力学习国内外先进医学技术，积极参加科研及带教工作，不断提高业务水平。

6. 协助督促检查本科住院、进修、实习等各级医务人员落实岗位责任制的情况，加强管理，不断提高医疗质量，改善服务态度，不断提高科室的经济效益。

7. 实行24小时在岗制，休息时间按各医院要求执行。值班期间负责组织和指导对危重患者的抢救。

8. 完成科主任及上级医师安排的其他工作。

（五）康复科住院医师职责

1. 在科主任领导下和在正/副主任医师、主治医师指导下，分管病床，担任值班，参与门急诊、会诊、出诊及急救等工作。

2. 按时制订与执行康复治疗计划，按时完成检查诊断、查房、医疗文件的书写和治疗工作，经上级医师同意，做好患者出（转）院工作。

3. 住院医师对所管患者应全面负责，每天查房两次。对术后和危重患者应加强巡视，积极抢救，向主治医师及时报告诊断、治疗上的困难及患者病情的变化，请他科会诊时应陪同诊视。下班前应将危重患者病情向值班医师交班。

4. 上级医师查房时，应做好查房前准备，并详细汇报患者的病情和会诊意见，记录上级医师的指示。

5. 随时了解患者的思想、生活情况，征求患者对医疗护理的意见，做好患者的思想工作。

6. 认真执行各项规章制度和技术操作常规，亲自操作或指导实习医师和护士进行各种重要的检查和治疗，严防差错、事故。

7. 认真学习和运用国内外的先进医学科学技术，积极开展工作和新技术、新疗法，参加科研工作，及时总结经验，完成继续工程教育计划。

8. 参加临床教学，根据情况，指导进修、实习医师工作，修改其书写的医疗文件。

9. 完成科主任及上级医师安排的其他工作。

（六）康复科护士长职责

1. 在医院统一安排下，在科主任领导下，全面负责本学科护理行政管理和临床护理、教学、科研工作。

2. 负责制订本学科护理工作中长期发展规划及年度工作计划并组织实施。

3. 统筹安排学科内护理人力资源调配，做好学科护理人员绩效管理，协助科主任做好学科日常管理。

4. 带领学科护理人员做好日常护理工作，落实护理会诊、查房、疑难病例讨论等护理核心制度，促进护理质量与安全管理的持续改进。

5. 组织参与本学科护理科研，积极引进和开展新技术、新项目，加强学术交流，推进护理学科的技术进步。

6. 组织制订本学科护理人才梯队建设、在职教育、专科护士培养及新进人员培训等工作计划并组织实施。统筹安排护理教学及临床带教工作。

7. 组织制定本学科专科护理质量关键指标及专科护理质量标准，定期组织修订更新本学科的疾病护理常规及专科技术规范。

8. 组织并参与本学科护理服务延伸及拓展工作，积极开展科普健康教育工作。

9. 协助科主任做好学科行风建设及安全生产工作。

（七）康复科主任／副主任护师职责

1. 在护士长指导下开展工作，提升能力，以专科护理能力为保障，落实风险控制、品质管理、专科技术、专科学习、专科患者管理五大目标。

2. 负责管理区域、物品、仪器的交接、保管、完善、清洁。

3. 护士长不在时负责本科室管理。

4. 负责一级护理、危重患者的病情观察、治疗、护理、康复指导、健康教育等工作。

5. 参与主治医师、住院医师会诊、护理病案讨论及业务学习、技术训练、专科技术。

6. 承担带教任务，参加护理缺陷、事故的讨论，加强护理质量控制。

7. 负责消毒隔离措施落实，指导初、中级责任护士和卫生员的工作。

（八）康复科主管护师／责任护师（组长）职责

1. 在护士长领导和专科护士、高级责任护士指导下进行工作。

2. 负责管理区域、物品、仪器的交接、保管、完善、清洁。

3. 参与本科室管理。

4. 负责分管一级护理、二级护理患者的病情观察、治疗、护理、康复指导、健康教育等工作，在高级护士指导下参与危重患者病情观察、治疗、护理、健康教育等工作。

5. 参与主治医师、住院医师查房。参加大手术或新开展手术、疑难病例、死亡病例的讨论。

6. 参加科室临床带教任务、护理查房、护理会诊、护理病案讨论、业务学习和技术训练。

7. 参加护理缺陷、事故的讨论，加强护理质量控制。

8. 负责消毒隔离措施落实，指导一级护士和卫生员的工作。

（九）康复科护师职责

1. 在护士长领导和中级、高级责任护士指导下进行工作。
2. 负责管理区域、物品、仪器的交接、保管、完善、清洁。
3. 参与本科室管理。
4. 管理二级护理的患者，落实基础护理，在上级护士指导下参与患者病情观察、治疗、护理、康复指导、健康教育的工作。
5. 参与主治医师、住院医师查房。参加新开展手术、疑难病例、死亡病例的讨论。
6. 参加护理查房、护理会诊、护理病案讨论、业务学习和技术训练。
7. 参加本病房护理缺陷、事故的讨论。
8. 负责消毒隔离措施落实，指导卫生员的工作。

## 二、康复治疗室岗位职责

（一）主任／副主任康复治疗师职责

1. 在科主任领导下，参与完成科室的医疗、教学、科研等各项工作并参与科室的部分管理工作。
2. 督促并认真执行各项规章制度和技术操作常规，并指导各级治疗师开展康复治疗工作，特别是新技术、新方法的应用和开发。
3. 积极参与康复组的讨论并督促讨论会所决定的康复治疗方案贯彻执行。

（二）主管康复治疗师职责

1. 在科主任领导下和上级治疗师的指导下，努力完成相关的医疗、教学和科研工作。
2. 协助上级治疗师搞好治疗室管理，认真执行各项规章制度和技术操作常规，经常检查本治疗室的康复治疗质量，严防差错事故。

3.协助科主任或上级治疗师安排治疗师岗位轮换，并做好青年治疗师的培养工作。

4.在科主任领导或上级治疗师指导下负责本科康复仪器的安装、保养和管理。熟悉各项仪器的性能原理，定期进行仪器测试和检修，维持仪器运作正常以保证治疗质量。

5.在上级治疗师指导下，学习运用国内外先进经验和技术，积极开展技术革新，不断提高治疗质量。

6.承担教学工作，指导进修、实习治疗师开展工作。

（三）康复治疗师（士）职责

1.在上级康复治疗师指导下遵医嘱进行各项康复治疗、评估工作，并做好康复治疗的登记、治疗记录和相关医疗文书书写。

2.严格按照各项操作常规进行康复治疗，遵守各项规章制度，严防差错事故。

3.指导实习治疗师进行工作。

4.熟练掌握各种康复治疗设备的基本理论、基本知识和基本操作。负责对有关康复设备进行简单维护和保养，如遇机器故障及时报修。

# 第四章
# 常见疾病康复诊疗技术操作规范与指南

本章节以临床康复各亚专科常见疾病康复诊疗技术操作规范为主,制定方法和步骤主要基于 2014 年 WHO 发布的《世界卫生组织指南制定手册》及 2016 年中华医学会发布的《制订/修订〈临床诊疗指南〉的基本方法及程序》,参考国家卫生部颁布的《综合医院康复医学科基本标准(试行)》(卫医政发〔2011〕47 号)、《常用康复治疗技术操作规范(2012 年版)》(卫办医政发〔2012〕51 号),以及国家卫生和计划生育委员会颁布的《四肢骨折等 9 个常见病种(手术)早期康复诊疗原则》(卫办医政发〔2013〕25 号)、《脑卒中等 8 个常见病种(手术)康复医疗双向转诊标准(试行)》(卫办医政函〔2013〕259 号)等文件,同时还根据中华医学会、中国康复医学会等国家一级学会各专业分会制定的常见疾病诊疗康复指南和专家共识的相关内容,以及人卫版本科教材、专著进行编写。

在编写过程中,有明确循证医学证据、国际国内权威杂志刊发的指南和专家共识、被行业内普遍认可和遵循的规范均纳入优先收录的范畴,所有指南均标注证据等级和推荐类别,专家共识有明确循证医学证据的提供推荐意见,操作技术规程按照国家有关文件和人卫版本科统一教材中的内容进行编撰。常用的分级方法有:①建议分级评估、制定和评价(grading of recommendaions assessment, development and evaluation, GRADE)方法对证据和建议进行分类,将证据的质量分为高(A 级)、中等(B 级)、低(C 级)或极低(D 级)。建议的强度分为强(第 1 类)或弱(第 2 类)。②证据等级按照以下的分级方式:a. 随机对照试验的荟萃分析;b. 至少一项随机对照试验;c. 准实验研究(如非对照试验、单臂剂量反应试验等);d. 观察性研究(如病例对照、队列和横断面研究);e. 专家意见。③证据等级参照英国牛津循证医学中心证据分级体系由高到低分为Ⅰ~Ⅴ5 个等级;推荐等级参考美国物理治疗协会(American Physical Therapy Association, APTA)使用的推荐等级标准,由强到弱分为 A~F 6 个推荐等级。但必须说明的是随着康复医学临床研究的逐渐开展,越来越多的高级别循证医学证据将使指南和专家共识日趋完善,现有的指南和专家共识有助于临床决策,但不能替代患者的个性化康复治疗,也不具备法律效力。

## 第一节　神经系统疾病康复诊疗技术操作规范与指南

### 一、脑血管病康复诊疗规范

说明：本专家共识参考中国卒中学会制定的《中国脑血管病临床管理指南——卒中康复管理》和《中国康复医学杂志》发布的《神经重症康复中国专家共识（2018版）》，中华医学会神经病学分会制定的《中国脑卒中早期康复治疗指南》等文件内容进行编写。检索数据库包括：知网、万方、CNM、医脉通、中国生物医学文献服务系统、PubMed、Embase、The Cochrane Library、Web of Science、PEDro、NGC、NICE、CIN、SIGN、WHO、CINAHL等。设定的主要检索关键词为"脑卒中"和"脑血管病"。

康复是降低卒中致残率最有效的方法，也是卒中组织化管理模式中不可或缺的关键环节。现代康复理论和实践证明，有效的康复训练能够减轻患者功能上的残疾，提高患者的满意度，加速卒中的康复进程，降低潜在的护理费用，节约社会资源。卒中康复指南最重要的目的是为康复治疗的实施和评价提供科学证据和基础，规范卒中康复的治疗行为，帮助医疗机构按照循证医学支持的治疗方案进行操作，提高康复疗效。

（一）早期康复

1. 建议卒中急性期患者入住综合医院神经内科或卒中单元，应立即给予全面的身体状况评估，由康复治疗团队提供早期康复（Ⅰ类证据，A级推荐）。

2. 卒中急性期患者应尽可能收入卒中单元，有条件的进行溶栓、机械开通血管等综合治疗，稳定病情后再经过康复科或康复中心评估后根据具体情况进行个体化和全面的康复治疗（Ⅰ类证据，A级推荐）。

3. 应用标准有效的量表给予相关的康复评定，制定个体化治疗方案，实施康复治疗。评价和预期结果都应告知患者及家庭成员/照顾者，以获取家庭支持（Ⅱa类证据，B级推荐）。

4. 卒中患者病情稳定（生命体征稳定，症状体征不再进展）后应尽早介入康复治疗，选择循序渐进的训练方式（Ⅰ类证据，A级推荐）。

5. 在卒中发病24小时内开始超早期大量活动会降低3个月时获得良好转归的可能性，目前不推荐（Ⅲ类证据，B级推荐）。

6. 卒中轻到中度患者发病24小时后可以进行床边康复、早期离床期的康复训练，早期采取短时间、多次活动的方式是安全可行的，以循序渐进的方式进行，必要时在监护条件下进行（Ⅱa类证据，A级推荐）。

7.康复训练强度要个体化，充分考虑患者的体力、耐力和心肺功能情况，在条件许可的情况下，开始阶段每天至少45分钟的康复训练，能够改善患者的功能，适当增加训练强度是有益的（Ⅱa类证据，B级推荐）。

（二）恢复期康复

1.卒中恢复期需要康复的患者，一般应入住综合医院康复科和康复专科医院，由多学科团队组成康复团队进行正规治疗与康复指导（Ⅰ类证据，B级推荐）。

2.建议应用标准有效的量表来评价卒中患者的相关功能障碍、认知功能及神经精神情况，制定个体化治疗方案、决定适当护理水平，并给予有针对性的康复指导与治疗。评价结果与预期效果应告知患者及家庭成员/照顾者，获取家庭支持并开展家庭训练（Ⅰ类证据，B级推荐）。

3.卒中恢复期康复的重点应该是全面的功能障碍康复，为下一步回归家庭、回归社会打下基础（Ⅰ类证据，C级推荐）。

（三）慢性期康复

1.有条件的社区医院也可以进行二级康复治疗内容（Ⅱa类证据，B级推荐）。

2.要充分考虑患者和看护者的愿望和要求，在专业机构康复治疗结束后，与患者居住地的对口康复机构衔接，实现三级康复的系统服务，使患者享有终身康复（Ⅰ类证据，A级推荐）。

3.没有足够的证据得出卒中后远程康复的有效性的结论（Ⅱa类证据，B级推荐）。

4.卒中患者出院后在社区内进行康复治疗同样具有康复疗效（Ⅰ类证据，A级推荐）。

5.社区康复中家庭成员参与患者自我管理计划可能是有益的（Ⅱa类证据，B级推荐），可以通过患者授权干预或网络健康管理平台方式加强患者自我管理的效能（Ⅱa类证据，B级推荐）。

6.推荐在社区康复中采用全科团队式康复管理模式、协同健康管理模式或群组管理模式以更好地提高康复效果（Ⅰ类证据，B级推荐）。

7.三级康复中，日常生活能力可明显改善，推荐加强日常生活能力治疗（Ⅰ类证据，A级推荐）。强制性运动治疗有助于改善日常生活能力（Ⅰ类证据，A级推荐）。

8.基于wild的运动疗法可以改善患侧的上肢运动，提高日常生活能力的独立性（Ⅱa类证据，B级推荐）。

9.经颅直流电刺激结合虚拟现实治疗可能有益于患者生活质量的改善（Ⅱb类证据，B级推荐）。

10. 职业康复应该由一个综合的、跨部门的多学科小组来提供，并且在卫生和其他部门之间进行综合协调（Ⅱa类证据，B级推荐）。

（四）卒中功能障碍的康复

1. 运动障碍康复

（1）卒中卧床期应将患者摆放于良肢位：鼓励患侧卧位，适当健侧卧位，尽可能少采用仰卧位，应尽量避免半卧位，保持正确的坐姿、站姿（Ⅰ类证据，C级推荐）。

（2）推荐卒中患者进行良肢位摆放，能有效降低肢体痉挛，提高患侧肢体功能康复疗效（Ⅱa类证据，B级推荐）。

（3）卒中卧床期患者应尽早在护理人员或康复师的帮助下渐进性地进行体位转移训练，并注意安全性问题（Ⅰ类证据，B级推荐）。

（4）卒中卧床期患者应坚持肢体关节活动度训练，注意保护患侧肢体，避免机械性损伤（Ⅰ类证据，B级推荐）。

（5）尽早进行体位转移及关节活动，可预防坠积性肺炎、深静脉血栓和压疮等并发症的发生（Ⅱa类证据，B级推荐）。

（6）急性期卒中肢体瘫痪的患者应在病情稳定（生命体征平稳，48小时内病情无进展）后尽快离床，借助器械进行站立、步行康复训练（Ⅰ类证据，B级推荐）。

（7）卒中急性期应重视瘫痪肢体的肌力训练，针对相应的肌肉进行渐进式抗阻训练，等速肌力训练可以改善卒中瘫痪肢体的功能（Ⅰ类证据，B级推荐）。

（8）针对相应的肌肉进行功能性电刺激治疗、肌电生物反馈疗法，结合常规康复治疗，可以提高瘫痪肢体的肌力和功能（Ⅰ类证据，B级推荐）。

（9）卒中偏瘫患者早期应积极进行站立训练及步行训练（包括抗重力肌训练、患侧下肢负重支撑训练、患侧下肢迈步训练及站立重心转移训练等），以尽早获得基本步行能力（Ⅱa类证据，B级推荐）。

（10）应用综合步态分析系统对偏瘫步态进行客观分析，是制定精细化步行康复训练方案、提高步行康复质量的有效方法（Ⅰ类证据，B级推荐）。

（11）可以借助下肢机器人、减重装置、矫形器等辅助步行能力的恢复（Ⅱa类证据，B级推荐）。

（12）痉挛的评估工具推荐改良Ashworth痉挛评定量表、改良Tardieu痉挛评定量表（Ⅰ类证据，B级推荐）。

（13）肌电图具有客观量化的指标，其操作较为费时、复杂，但仍可以推广使用（Ⅱb类证据，B级推荐）。

（14）卒中后痉挛状态治疗的原则是以提高功能任务为主要目的。治疗痉挛的方法是阶梯式的，首先采用保守疗法，逐渐过渡到侵入式的疗法（Ⅰ类证据，C级推荐）。

（15）推荐使用体位摆放、被动伸展、关节活动度训练、中医推拿治疗等来缓解痉挛（Ⅰ类证据，C级推荐）。

（16）推荐使用神经肌肉电刺激、局部肌肉振动治疗方法（Ⅰ类证据，B级推荐）。

（17）推荐使用口服药物包括乙哌立松、巴氯芬、替扎尼定，卒中后局部肌肉痉挛推荐使用局部肉毒毒素注射治疗（Ⅰ类证据，B级推荐）。

（18）经颅直流电刺激、重复经颅磁刺激、经皮电刺激、体外冲击波治疗等可以用于缓解痉挛，但需结合常规运动疗法选择性使用（Ⅱa类证据，B级推荐）。

（19）针灸治疗卒中痉挛的疗效与针灸方法、患者病程和针灸部位的选择有较大关系，需结合临床有选择性地使用（Ⅱa类证据，B级推荐）。

（20）鞘内注射巴氯芬、选择性脊髓后根切断术、酒精注射阻滞周围神经治疗目前不作为常规痉挛治疗手段推荐（Ⅱb类证据，B级推荐）。

2.感觉障碍康复

（1）推荐卒中患者进行感觉障碍评估，内容应包括躯体感觉、视觉和听觉等（Ⅰ类证据，C级推荐）。

（2）推荐对卒中患者根据脑部病变部位，预先进行相应的感觉检查（Ⅱa类证据，C级推荐）。

（3）推荐对卒中感觉障碍患者使用各种感觉刺激进行康复（Ⅱa类证据，B级推荐）。

（4）推荐对卒中感觉障碍患者使用经皮电刺激进行康复（Ⅱa类证据，B级推荐）。

（5）可考虑使用虚拟现实环境来改善感知觉功能（Ⅱb类证据，C级推荐）。

（6）代偿性扫视训练可考虑用于改善视野丧失后的功能缺损，提高功能性日常生活能力，但不能有效减轻视觉缺损（Ⅱa类证据，B级推荐）。

（7）结合棱镜可能有助于患者代偿视野缺损（Ⅱa类证据，B级推荐）。

（8）可考虑使用虚拟现实环境来改善视空间功能（Ⅱa类证据，B级推荐）。

3.吞咽功能障碍康复

（1）建议所有急性卒中患者经口进食、进水前均应完成吞咽功能筛查来鉴别是否存在误吸（Ⅰ类证据，A级推荐）。

（2）建议吞咽功能筛查由言语治疗师或其他经过培训的健康护理人员进行（Ⅰ类证据，C级推荐）。

（3）有可疑误吸风险的患者需进一步给予仪器检查来明确是否存在误吸及明确导致吞咽困难的原因，并指导治疗方案（Ⅱa类证据，B级推荐）。

（4）吞咽障碍的仪器检查方法需根据临床实际需要选择纤维光学内镜吞咽功能评估和（或）电视透视下吞咽能力检查，二者在评估吞咽障碍时相辅相成（Ⅱa类证据，B级推荐）。

（5）所有吞咽障碍患者均应在48小时内进行营养及水分补给的评价，定期检测患者体重变化（Ⅱa类证据，B级推荐）。

（6）在卒中吞咽康复/干预的过程中，应用神经可塑性的原则是合理的（Ⅱa类证据，C级推荐）。

（7）行为干预被认为可能是吞咽治疗的一部分，进行口腔卫生管理以降低卒中后吸入性肺炎风险（Ⅰ类证据，B级推荐）。

（8）针灸治疗被认为可能是吞咽障碍的辅助治疗（Ⅱa类证据，B级推荐）。

（9）药物治疗、神经肌肉电刺激、咽部电刺激、物理刺激、经颅直流电刺激、经颅磁刺激目前尚不能确定受益（Ⅱb类证据，B级推荐）。

（10）不能安全有效进食的卒中患者，应在卒中发病7日内开始肠内营养（管饲）（Ⅰ类证据，A级推荐）。

（11）不能安全有效进食的卒中患者，且病程＞4周，可以考虑放置经皮胃造瘘管（Ⅱa类证据，B级推荐）。

### 4. 构音障碍康复

（1）各种测验与各类仪器及软件结合使用更能够客观地描述构音障碍，以便确定更加有效的治疗方法（Ⅱa类证据，B级推荐）。

（2）运动性言语障碍的干预应个体化，包括针对下列目标的行为学技术和策略：言语的生理学支持，包括呼吸、发声、发音和共鸣；言语生成的全局方面，如音量、语速和韵律（Ⅰ类证据，B级推荐）。

（3）辅助性和替代性的交流装置和治疗方法应被用作言语治疗的补充手段（Ⅰ类证据，C级推荐）。

（4）可考虑环境调整，包括听众教育，以改善交流效果（Ⅱa类证据，C级推荐）。

（5）可考虑使用帮助促进社交参与和提高社会心理健康的活动（Ⅱa类证据，C级推荐）。

### 5. 失语症康复

（1）交流评估应包括访谈、对话、观察、标准化测试或非标准化项目，评估言语、语言、交流认知、语言运用、阅读和写作，识别交流的优势和缺点，以及确定有用的代偿策略（Ⅰ类证据，B级推荐）。

（2）当面对面评估不可能或不切实际时，远程康复是合理的（Ⅱa类证据，A级推荐）。

（3）使用个体化干预措施治疗认知交流障碍是合理的，治疗目标包括影响韵律、理解力、言语表达和语言运用的明显交流障碍；伴随或引起交流障碍（包括注意力、记忆力和执行功能）的认知缺陷（Ⅱa类证据，B级推荐）。

（4）推荐对失语症患者进行失语症康复治疗（Ⅰ类证据，A级推荐）。

（5）强化治疗很可能是有必要的，但关于最佳数量、强度、分布或持续时间尚未达成共识（Ⅱa类证据，B级推荐）。

（6）计算机治疗可作为言语和语言治疗的补充手段（Ⅱa类证据，B级推荐）。

（7）团体治疗在失语症的各个治疗阶段都可能是有用的，包括社区失语症团体的应用（Ⅱa类证据，B级推荐）。

（8）脑刺激技术作为行为言语和语言治疗的辅助手段被认为是实验性的，因此目前不推荐常规使用（Ⅱb类证据，B级推荐）。

（9）针灸用于治疗失语症可能是有益的（Ⅱa类证据，B级推荐）。

（10）音乐用于治疗失语症可能是有益的（Ⅱa类证据，B级推荐）。

6.认知障碍康复

（1）推荐对所有卒中患者进行认知损害筛查（Ⅰ类证据，B级推荐）。

（2）当筛查显示存在认知损害时，进行更详细的神经心理学评估，以明确认知的优势和弱势领域（Ⅱa类证据，C级推荐）。

（3）推荐使用丰富的环境以增加认知活动的参与（Ⅰ类证据，A级推荐）。

（4）使用认知康复提高注意力、记忆力和执行功能是合理的（Ⅱa类证据，B级推荐）。使用包括实践、代偿和适应技术的认知训练策略以增加患者独立性是合理的（Ⅱa类证据，B级推荐）。

（5）代偿策略被认为可能改善记忆功能（Ⅱa类证据，B级推荐）。

（6）虚拟现实训练可推荐用于言语、视觉和空间学习，但其有效性尚不完全确定（Ⅱa类证据，B级推荐）。

（7）锻炼可考虑作为改善卒中后认知和记忆的辅助疗法（Ⅱa类证据，C级推荐）。

（8）经颅直流电刺激提高复杂注意力（工作记忆）仍是实验性的（Ⅱa类证据，B级推荐）。

（9）针刺用于提高认知功能仍不完全确定（Ⅱa类证据，B级推荐）。

（10）可考虑对肢体失用症患者进行策略训练或姿势训练（Ⅱa类证据，B级推荐）。

（11）可考虑对肢体失用症进行有或无运动想象训练的任务实践（Ⅱa类证据，C级推荐）。

（12）可考虑对口面失用症进行自我管理的计算机治疗（Ⅱa类证据，C级推荐）。

（13）重复给予视觉干预措施，如棱镜适应、视觉扫描训练、视动刺激、虚拟现实、肢体活动、心理意象、棱镜适应联合颈部振动来改善忽略症状是合理的（Ⅱa类证据，B级推荐）。

（14）可考虑使用经颅磁刺激、经颅直流电刺激来改善忽略症状（Ⅱa类证据，B级推荐）。

（15）认知疗法的药物多奈哌齐、尼莫地平、美金刚在治疗卒中后认知损害中的作用尚不完全确定，可作为辅助治疗选择（Ⅱa类证据，B级推荐）。

7. 心肺功能障碍康复

（1）应评估卒中后体力活动水平和日常生活相关的活动，并确定在家务、职业和休闲娱乐方面的体力活动需求；评估卒中患者心肺功能康复的意愿、自信心、体力活动的障碍及能产生积极作用的社会支持（Ⅱa类证据，C级推荐）。

（2）意识障碍及吞咽困难状态下发生的误吸是导致卒中相关性肺炎的最主要原因，应尽早进行吞咽功能评定和心肺功能评定（Ⅰ类证据，B级推荐）。

（3）卒中后肺炎应首先选择经验性抗生素治疗，加强患者呼吸道分泌物的管理（Ⅱa类证据，B级推荐）。

（4）伴吞咽障碍的卒中患者，入院后予鼻饲喂养并进行吞咽功能训练，避免气管误吸；指导喂养时患者体位、食物的营养和性状等；做好营养支持，提高患者机体免疫力（Ⅰ类证据，B级推荐）。

（5）推荐为卒中存活者制定个体化的康复运动方案，以改善心肺功能（Ⅰ类证据，B级推荐）。

（6）卒中卧床患者应该尽早离床接受常规的运动功能康复训练，以提高患者的心血管能力，下肢肌群具备足够力量的卒中患者，建议进行增强心血管适应性方面的训练，如活动平板训练、水疗等（Ⅱa类证据，B级推荐）。

（7）重症卒中合并呼吸功能下降、肺内感染的患者，建议加强床边的呼吸道管理和呼吸功能康复，以改善呼吸功能、增加肺通气和降低卒中相关性肺炎的发生率和严重程度，改善患者的整体功能（Ⅱa类证据，B级推荐）。

（8）卒中后血氧分压、氧饱和度、肺活量和1秒用力呼气量可以作为评价肺功能的监测指标（Ⅱa类证据，B级推荐）。

8. 心理障碍康复

（1）在没有禁忌证的情况下，卒中后抑郁的患者应接受抗抑郁药治疗，并密切监测治疗效果，定期评估抑郁、焦虑和其他精神症状（Ⅰ类证据，B级推荐）。

（2）推荐使用结构式抑郁量表，如患者健康问卷-2，进行常规卒中后抑郁筛选，对患者进行卒中教育，并给出恰当的建议（Ⅰ类证据，B级推荐）。

（3）推荐用失语抑郁量表对卒中后抑郁患者进行心理评定，单次评定应在24小时内完成，建议每周评定一次（Ⅱa类证据，C级推荐）。

（4）推荐使用药物治疗来改善卒中后抑郁，可以选择5-羟色胺再摄取抑制剂治疗卒中后抑郁（Ⅰ类证据，A级推荐）。

（5）对于情绪不稳或假性延髓麻痹造成情绪困扰的患者，应用5-羟色胺再摄取抑制剂进行试验性治疗（Ⅱa类证据，A级推荐）。

（6）推荐对持续性情感障碍或残疾恶化的卒中存活者提供专业的精神或心理科医师会诊（Ⅱa类证据，C级推荐）。

（7）患者教育、咨询服务和社会支持可考虑作为卒中后抑郁治疗的组成部分（Ⅱb类证据，B级推荐）。

（8）推荐使用正念减压及正念认知疗法治疗卒中后抑郁（Ⅰ类证据，A级推荐）。

（9）可考虑联合药物与经颅直流电刺激、高压氧疗法、运动疗法及音乐疗法等康复治疗技术治疗卒中后抑郁（Ⅱa类证据，B级推荐）。

（10）推荐使用贝克焦虑量表对卒中后焦虑进行评定（Ⅱa类证据，C级推荐）。

（11）推荐使用5-羟色胺再摄取抑制剂对卒中后焦虑进行治疗（Ⅰ类证据，A级推荐）。

（12）推荐使用正念减压及正念认知疗法治疗卒中后焦虑（Ⅰ类证据，A级推荐）。

9. 日常生活能力、社会参与障碍和职业训练

（1）日常生活能力、社会参与障碍

1）推荐应用 Barthel 指数及改良版 Barthel 指数评估卒中患者的日常生活能力，适合应用于治疗的各阶段，包括入院后的初评、治疗中的复评及随访（Ⅰ类证据，B级推荐）。

2）功能独立性评定信效度高，评估内容全面细致，灵敏度高，推荐使用，但需要注意相关的版权问题（Ⅰ类证据，A级推荐）。

3）推荐早期康复、作业治疗、强制性运动疗法、虚拟现实康复训练、功能电刺激、重复经颅磁刺激等方法来改善日常生活能力（Ⅰ类证据，A级推荐）。

（2）职业训练与指导

采用半结构式访谈对患者重返工作进行评估，了解患者重返工作的影响因素及需求，在工作场所进行评估和训练可以提高重返工作的概率（Ⅰ类证据，B级推荐）。

（五）合并症

1. 皮肤破损

（1）卒中患者保持机体充足的营养和水分供给，动态体位管理，能有效减少相同骨隆突部位受压时间，降低皮肤破损风险（Ⅰ类证据，A级推荐）。

（2）建议使用专门的气垫床能减少或避免皮肤摩擦、减小皮肤压力、提供适当的支撑面、避免局部过度潮湿（Ⅰ类证据，B级推荐）。

2. 挛缩

（1）已经发生挛缩或挛缩高风险的患者，应提供积极的运动训练（Ⅱa类证据，B级推荐）。

（2）功能电刺激治疗、体外冲击波治疗可能对缓解挛缩有效（Ⅱb类证据，B级推荐）。

（3）口服降肌张力药物及局部肌肉进行肉毒毒素靶向注射治疗对长期肌张力过高造成的挛缩可能有效（Ⅱa类证据，B级推荐）。

（4）保守治疗无效时，可考虑行手术松解术或矫形器辅助治疗（Ⅱa类证据，B级推荐）。

3. 深静脉血栓形成

（1）深静脉血栓患者应接受正规抗凝治疗，包括普通肝素、低分子量肝素及维生素K拮抗剂及新型口服抗凝药物（Ⅰ类证据，A级推荐）。

（2）使用间歇性充气加压，通过对小腿肌肉和血管间歇性施加压力来刺激血液流动（Ⅱa类证据，A级推荐）。

（3）没有证据能证明使用加压弹力袜能治疗和预防深静脉血栓和肺栓塞的发生（Ⅲ类证据，B级推荐）。

4. 肠道和膀胱失禁

（1）推荐对住院的急性卒中患者进行膀胱功能评估，了解卒中发病前的泌尿系统病史，对尿失禁或尿潴留的患者通过膀胱扫描或排尿后间歇性导尿记录容量来评估尿潴留（Ⅰ类证据，B级推荐）。

（2）通过定时排尿及盆底肌训练可改善出院回家后卒中患者的尿失禁（Ⅱa类证据，B级推荐）。

（3）应对住院的急性卒中患者进行肠道功能评估，包括卒中发病前大便硬度、排便频率和时间，并收集卒中发病前肠道治疗史（Ⅱa类证据，C级推荐）。

5. 偏瘫性肩痛

（1）推荐向患者及其家属开展卒中后预防肩痛和肩部护理方面的教育（Ⅰ类证据，C级推荐）。

（2）临床评估可有效指导偏瘫性肩痛治疗方案的选择，包括肌肉骨骼评定、痉挛状态评估、肩关节半脱位识别及局部感觉障碍检查（Ⅰ类证据，C级推荐）。

（3）肉毒毒素注射能有效减轻肩部痉挛状态及痉挛相关性关节活动受限引起的疼痛；对于存在神经性疼痛的偏瘫性肩痛患者，建议使用神经调节性止痛药（Ⅱa类证据，A级推荐）。

（4）对于肩关节半脱位患者可考虑体位保持及使用支持性装置和肩带，不推荐使用高位滑轮训练（Ⅱa类证据，B级推荐）。

（5）超声可作为肩部软组织损伤的诊断工具，针刺、神经肌肉电刺激、肩胛上神经阻滞及肩峰下或肩关节注射皮质类固醇可作为治疗偏瘫性肩痛的一种辅助手段（Ⅱb类证据，B级推荐）。

6. 肩手综合征

（1）对肩手综合征患者，建议适度抬高患肢并配合被动活动，联合应用神经肌肉电刺激比单纯抬高患肢更有效（Ⅱa类证据，B级推荐）。

（2）对于手肿胀明显的患者可采取短期应用类固醇激素治疗（Ⅱa类证据，B级推荐）。

（3）外用加压装置有利于减轻肢体末端肿胀（Ⅱa类证据，B级推荐）。

7. 卒中后中枢性疼痛

（1）中枢性卒中后疼痛的诊断应基于已有的诊断标准且排除其他原因引起的疼痛；根据患者需要、治疗反应和不良反应来个体化选择中枢性卒中后疼痛的治疗药物；多学科疼痛管理联合药物治疗可能有效（Ⅰ类证据，C级推荐）。

（2）阿米替林和拉莫三嗪是合理的一线治疗药物；普瑞巴林、加巴喷丁、卡马西平或苯妥英钠被认为是二线治疗药物（Ⅱa类证据，B级推荐）。

8. 卒中后骨质疏松

（1）推荐对卒中患者定期进行营养评估，明确其对钙、维生素D和维生素K补充剂的需求（Ⅰ类证据，B级推荐）。

（2）建议为卒中患者制订个体化的有氧运动和肌力训练计划，可降低卒中后骨质疏松症和骨折的风险（Ⅱa类证据，B级推荐）。

（3）对于有骨折病史的女性卒中患者，推荐应用双膦酸盐类药物治疗骨质疏松，促进骨折愈合（Ⅱa类证据，B级推荐）。

## （六）康复护理

1. 康复护理、健康教育及心理护理

（1）推荐在康复期间实施全面的康复护理干预措施，以满足卒中患者的特殊需求（Ⅰ类证据，B级推荐）。

（2）推荐对轻度卒中患者进行健康教育，以提高患者本人对自身健康状态变化的意识、参与康复主动性和康复信心，同时可以提高卒中患者的整体康复质量（Ⅰ类证据，C级推荐）。

（3）推荐对患者进行激励性访谈、个性化教育，以确定个人危险因素，可能有利于卒中危险因素的长期控制（Ⅱa类证据，B级推荐）。

2. 呼吸道管理

卒中患者合并呼吸功能下降、肺内感染的患者，应加强床边的呼吸道管理和肺功能康复（Ⅱa类证据，B级推荐）。

3. 预防跌倒

（1）住院期间对每例卒中患者进行跌倒风险评估，提供个体化的跌倒预防方案；建议进入社区生活的卒中患者参加平衡训练预防跌倒，如太极拳等（Ⅰ类证据，B级推荐）。

（2）平衡功能较差、自信心低、害怕跌倒或有跌倒风险的患者应接受平衡功能训练（Ⅱa类证据，C级推荐）。

（3）改进卒中患者的生活和居家环境；每年进行一次跌倒风险的评估，降低跌倒风险（Ⅱa类证据，B级推荐）。

4. 体位管理及口咽护理

（1）建议对卒中患者进行口咽护理及健康评估，在经口进食前应常规评估吞咽能力（Ⅰ类证据，B级推荐）。

（2）建议卒中患者卧床时床头可抬高20°~45°，以减少体位不当引起的反流误吸（Ⅱa类证据，C级推荐）。

5. 压疮

（1）建议对卒中患者进行压疮危险性评估，至少每天检测一次，可采用标准的评价方法如Braden量表（Ⅰ类证据，B级推荐）。

（2）建议通过摆放适当的体位、定时翻身、应用气垫床和海绵垫、酌情使用预防压疮的辅料、及时清理大小便、改善全身营养状况来预防压疮，应避免使用圆形气圈（Ⅱa类证据，B级推荐）。

## 二、颅脑损伤康复中国专家共识

说明：本共识参考中华医学会神经外科学分会、中国神经外科重症管理协作组制定的《中国重型颅脑创伤早期康复管理专家共识（2017）》，中国医师协会神经修复学专业委员会制定的《慢性意识障碍诊断与治疗中国专家共识（2020）》，中华医学会创伤学分会、《中华神经外科杂志》发布的《颅脑创伤患者脑脊液管理中国专家共识（2019）》，《中国康复医学杂志》发布的《神经重症康复中国专家共识（2018）》，中国康复医学会高压氧康复专业委员会、中国人民解放军总医院第六医学中心制定的《颅脑创伤高压氧治疗的专家共识》等文件集成编写。

在编写过程中文献并没有对所有的评估、干预方案进行证据等级和推荐强度的分类，故只对颅脑损伤的康复评估和治疗方案提出了专家推荐建议。

颅脑损伤是因外力导致大脑功能改变或病理改变引起的暂时性或永久性神经功能障碍。颅脑损伤发病率仅次于四肢创伤，主要见于交通事故、坠落、跌倒和运动损伤等。颅脑损伤是现代社会影响人类健康的重要疾病，幸存者大多遗留有各种不同程度的残疾，尤以大脑功能和神经系统受损症状最为常见。常见的功能障碍主要有意识障碍、心肺功能障碍、言语障碍、认知障碍、吞咽障碍、运动障碍、痉挛及并发症的康复管理等。早期规范、合理、个性化的康复治疗能够有效地降低残疾率，提高患者的生存质量。

### （一）颅脑损伤康复介入时机

1. 血流动力学及呼吸功能稳定后，立即开始。

2. 入ICU/NICU 24~48小时后，符合以下标准：心率＞40次/分或＜120次/分；收缩压≥90 mmHg或≤180 mmHg，和（或）舒张压≤110 mmHg，平均动脉压≥65 mmHg或≤110 mmHg；呼吸频率≤35次/分；血氧饱和度≥90%，机械通气吸入氧浓度≤60%，呼气末正压≤10 cmH$_2$O；在延续生命支持阶段，小剂量血管活性药支持，多巴胺≤10 μg/（kg·min）或去甲肾上腺素/肾上腺素≤0.1 μg/（kg·min），即可实施康复介入。特殊体质患者，可根据患者的具体情况实施。

3. 生命体征稳定的患者，即使带有引流管（应有严格防止脱落措施），也可逐渐过渡到每天选择适当时间做离床、坐位、站位、躯干控制、移动活动、耐力训练及适宜的物理治疗等。

## （二）颅脑损伤康复暂停时机

1. 生命体征明显波动，有可能进一步恶化危及生命时宜暂停康复治疗。具体指标见表 4-1。

2. 存在其他预后险恶的因素：或有明显胸闷痛、气急、眩晕、显著乏力等不适症状；或有未经处理的不稳定性骨折等，亦应暂时中止康复技术操作。

表 4-1　暂停康复治疗的生命体征参数

| 心率 | 血压 | 呼吸频率和症状的改变 | 机械通气 |
| --- | --- | --- | --- |
| 最大心率的预计值 < 40 次/分或 > 130 次/分 | 收缩压 > 180 mmHg 或舒张压 > 110 mmHg | < 5 次/分或 > 40 次/分 | 吸入氧浓度 ≥ 0.60 |
| 新发的恶性心律失常 | 平均动脉压 < 65 mmHg | 不能耐受的呼吸困难 | 呼气末正压 ≥ 10 $cmH_2O$ |
| 新启动了抗心律失常的药物治疗或合并心电或心肌酶谱证实的新发的心肌梗死 | 新启动的血管升压药或者增加血管升压药的剂量 | 氧饱和度 < 88% | 人机不同步机械通气变为辅助或压力支持模式，人工气道难以固定维持 |

## （三）意识障碍的定义及分类

1. 定义与临床分类

（1）意识障碍（disorders of consciousness，DOC）是指人对周围环境及自身状态的识别和感知能力出现障碍。颅脑外伤是 DOC 的首位病因，非外伤病因主要包括脑卒中和缺氧性脑病（如心肺复苏后、中毒等）。DOC 发病机制目前尚不十分清楚，一般认为脑干上行网状激活系统和大脑皮质广泛损害是主要原因。意识障碍评估主要包括两个方面：觉醒状态和知觉状态（意识内容）。按照觉醒状态分类：分为嗜睡、昏睡和昏迷，昏迷根据损伤程度又分为浅昏迷、中昏迷和深昏迷；按照意识内容分类：分为谵妄、意识错乱和朦胧状态。

（2）慢性意识障碍（prolonged disorders of consciousness，pDOC）是指意识丧失超过 28 天的意识障碍。慢性意识障碍又分为植物状态/无反应觉醒综合征（vegetative state/unresponsive wake-fulness syndrome，VS/UWS）、最小（或微小）意识状态（minimally conscious state，MCS）。

推荐意见：正式的病案系统及法律文书中建议统一使用 ICD-10 诊断，即"持续性植物状态"。一般性医学文件及学术交流中，建议使用意识状态+时间，如 MCS 3 个月、VS 6 个月等。

2. 临床表现

(1) 嗜睡:嗜睡是最轻的意识障碍,患者意识清醒程度降低较轻微(言语刺激就清醒)。呼叫或推动患者肢体,患者可立即清醒,并能进行一些简短而正确的交谈或做一些简单的动作,但刺激一消失又入睡;患者吞咽、瞳孔、角膜等反射均存在,觉醒和觉知都正常。

(2) 昏睡:昏睡是指较嗜睡更严重的意识障碍状态,表现为意识清晰度明显降低,精神活动极迟钝,仅对强烈的或重复的刺激可能有短暂的觉醒。给予强烈刺激可唤醒,但很快又陷入昏睡。醒时回答问题含糊不清或答非所问,各种反射活动存在。

(3) 昏迷:昏迷是严重的意识障碍,表现为患者觉醒状态、意识内容及随意运动严重丧失。昏迷患者对自身和周围环境不能认识,患者对外界刺激反应很弱或完全无反应,无自主睁眼或完全无睁眼运动,无自发性语言,生理反射正常、减弱或消失,生命体征稳定或不稳定。

临床根据昏迷程度又分为:浅昏迷、中昏迷及深昏迷(包括脑死亡)。

1) 浅昏迷:患者表现为意识丧失,对呼唤无响应,对一般刺激全无反应,对强疼痛刺激如压眶、压甲根等有简单的反应,浅反射消失,腱反射、吞咽反射、角膜反射、瞳孔对光反射等存在,生命体征一般平稳,呼吸、脉搏无明显变化。

2) 中昏迷:介于浅昏迷及深昏迷之间的意识状态。对强烈疼痛刺激可出现防御性反射,眼球无运动,瞳孔反射、角膜反射、吞咽反射及咳嗽反射明显减弱,呼吸减慢或增快,脉搏、血压也可有改变,但呼吸和循环的功能一般尚可,有大小便潴留或失禁,可伴有或不伴有四肢强直性伸展。

3) 深昏迷:指患者对各种刺激均无反应,完全处于不动的姿势,角膜反射和瞳孔对光反射均消失,病理征消失,大小便失禁,生命体征不稳定。呼吸不规则,血压下降,此时可有去大脑强直现象。后期患者肌肉松弛,眼球固定,瞳孔散大,濒临死亡。

4) 脑死亡:脑死亡是一种不可逆的脑损害,其主要表现为全脑功能不可逆丧失、脑循环及脑生物电活动终止,神经系统已不能维持机体内环境的稳定性,无自主呼吸,生命需呼吸机支持,各种反射消失,脑电图呈不可逆的电静息。

(4) 谵妄状态:又称急性精神错乱状态,为一种急性意识障碍,患者表现为觉醒水平差、定向力障碍、注意力涣散,以及知觉、智能和情感等方面发生严重紊乱,多数伴有激惹、焦虑、恐怖、错觉、幻觉和片段妄想等。症状常表现为日轻夜重的波动,患者有时白天嗜睡、夜间吵闹。由于受到错觉或幻觉的影响,患者可产生自伤或伤人的行为。可由多种原因引起,最常见于急性弥漫性脑损害或脑的中毒性病变,也可见于感染、外伤、严重代谢或营养障碍等。

（5）意识错乱：又叫意识混浊，是一种较轻的意识障碍。对外界刺激不能清晰地认识；空间和时间定向力障碍，理解力、判断力迟钝，或发生错误；记忆模糊、近记忆力更差；对现实环境的印象模糊不清，常有思维不连贯、思维活动迟钝等。其中对时间定向障碍最明显。多见于老年人、缺血性卒中、肝肾功能障碍引起的代谢性脑病、精神创伤、营养缺乏等。

（6）蒙眬状态：临床表现较为复杂，主要表现为意识范围缩小，同时伴有意识清晰度降低。有明显的精神运动性迟滞、反应迟钝等。患者的意识活动集中于较狭窄而孤立的范围以内，只对这部分体验能够感知。可以出现定向力障碍，片段的幻觉、错觉和妄想，并可在幻觉、妄想支配下产生攻击行为。意识蒙眬状态一般是发作性的，持续时间一般不长，发作后一般多陷入深度睡眠，意识恢复后对病中体验仅能片段回忆或全部遗忘。多见于癫痫、器质性精神障碍（如颅脑损伤）或癔症。

（7）VS/UWS 表现为有睡眠觉醒周期，有自发睁闭眼，貌似清醒；患者虽然处于觉醒状态而无感知能力（无意识、思维情感、记忆、意志及言语完全丧失，对自身及外界环境不能理解）。VS 患者皮质功能严重受损，但下脑及脑干网状上行激活系统的功能全部或部分被保留。VS 患者没有可辨识的语言理解能力，以及言语或姿势交流能力，视觉、听觉、触觉或伤害性刺激不能够诱发出有目的的行为反应。脑外伤患者 VS 超过 1 个月，非脑外伤 VS 超过 3 个月，即为一种持续性植物状态。

（8）MCS 有严重的意识障碍，但出现具有不连续和波动性的明确意识征象，现有行为证明这种局限的认知与外界刺激有明确的逻辑关系，且可以与反射行为区分开来。根据行为反应程度又分为低水平行为反应 MCS- 和高水平行为反应 MCS+。MCS- 指临床上出现视物追踪、痛觉定位、有方向性的自主运动，但无法完成遵嘱活动；MCS+ 指出现了眼动、睁闭眼或肢体的稳定遵嘱活动，但仍无法完成与外界的功能性交流或不能有目的地使用物品。

（四）诊断依据

1. 目前谵妄的诊断标准可以参考 2013 年美国精神病学会颁布的 DSM-5 标准。

（1）注意障碍（如注意的指向、集中、维持和转换能力下降）和意识障碍（对环境的定向力下降）。

（2）注意障碍和意识障碍的症状在短时间内进展（通常数小时或数天），且 1 天内病情的严重程度呈波动性表现。

（3）伴有认知功能障碍（如记忆力减退，定向力障碍，语言、视空间觉或感知觉障碍）。

（4）注意障碍、意识障碍和认知功能障碍不能用其他已经存在的神经认知障碍解释，且不是在昏迷等严重意识水平下降的情况下。

（5）从病史、体检或实验室结果可找到引起谵妄的证据（如其他疾病状态的直接生理结果，如药物中毒或戒断、暴露于毒素、多种病因引起）。此外，根据患者的精神运动状态，可将谵妄分为活跃型、抑制型及混合型3种类型。

2. VS的临床诊断标准，国际上多采用美国MSTF标准。

（1）患者对自身和周围环境失去认知，不能与他人交流沟通。

（2）对视觉、听觉、触觉或有害刺激无持续性、重复性、目的性或随意性的行为反应。

（3）不能理解语言表达。

（4）存在睡眠-觉醒周期。

（5）在医疗与护理下完全保留丘脑与脑干的自主功能。

（6）大小便失禁。

（7）不同程度地保留脑干反射及脊髓反射，如瞳孔对光反射、头眼反射、前庭眼反射和咳嗽反射等。

3. MCS的诊断标准符合以下至少一项条件后方可明确诊断。

（1）出现可重复的但不协调的按吩咐做的动作。

（2）有可被理解的言语。

（3）通过可辨别的语言或手语来进行沟通。

（4）根据环境刺激做出相应的动作和情感行为。

4. 鉴别诊断

（1）VS与MCS的相同点：①可以无意识睁眼；②拥有睡眠-觉醒周期。二者的区别：MCS不仅存在睡眠-觉醒周期，还存在一个最小但是清晰的认知自我和行为上的证据，且要在检查中至少重复出现一次。

在慢性意识障碍患者中，尤其需要判定是否为VS和MCS，因为MCS不单是意识障碍的最终结局之一，也可能是意识进一步复苏向意识正常过渡的重要阶段。

（2）昏迷与VS和MCS之间的关系：昏迷是暂时性意识障碍，不是意识障碍的最终状态，它会转化为其他状态的意识障碍：昏迷→植物状态→最小意识状态→脱离最小意识状态→意识模糊→意识恢复。

（五）意识障碍评估

1. 临床行为评估

是颅脑损伤后脑功能障碍评估的基础，评定要点是通过鉴别对刺激的反应是反射性，还是来自部分觉知能力参与的主动行为，来确定患者的意识水平。pDOC 患者每日觉醒状态及意识水平存在明显的波动性，需要系统、细致的检查和多次重复评定。评定前需排除镇静、抗癫痫、神经兴奋等药物对意识的影响，此外感觉缺失、运动障碍、失语和抑郁等会限制或影响患者对检查做出的反应，需要加以鉴别。

（1）pDOC 程度评定量表：修订版昏迷恢复量表（CRS-R）是目前 pDOC 检查与评估的标准临床量表，能够客观评定 pDOC 患者意识状态尤其是鉴别 VS 与 MCS。由 6 个子量表构成，涉及听觉、语言、视觉、交流、运动和觉醒水平，包括 23 项分层有序的评分标准。CRS-R 对 VS、MCS 和昏迷的鉴别具有良好的效度、信度和诊断实用性；格拉斯哥昏迷量表（GCS）评分是一种统一的、快速判定昏迷程度的方法，主要适用于早期 DOC 的评定，但区分 VS 和 MCS 不够敏感。

（2）pDOC 结局评定量表：格拉斯哥预后评分量表（GOS）及扩展版（GOS-E）是目前预后的主要评定工具，但无法区分 VS 和 MCS。鉴于 DOC 患者意识由 VS 提高为 MCS- 或 MCS+ 对预后及临床干预判定具有重要意义，建议使用 CRS-R 量表作为预后评定的主要工具。残疾评定量表使用相对较少，它只对评定 GOS-E 3 分以上的患者更具优势。

推荐意见：采用 CRS-R 作为 pDOC 检查与评估的标准临床量表。使用 CRS-R 作为预后评估首选工具，GOS-E 作为预后评估的辅助量表。

2. 神经影像学评估

（1）MRI：结构成像 T1、T2 检测，可以明确 pDOC 患者的脑萎缩程度、脑损伤部位、缺血缺氧性病变、脑室扩张、脑积水情况及弥漫性轴索损伤等病变程度。

弥散张量成像：检测关键区域（脑干、丘脑、皮层下等）的各向异性分数是预测 pDOC 预后的参考指标。

功能性磁共振成像术（fMRI）：其默认网络连接强度与 pDOC 患者的意识水平显著相关。后扣带回区域的激活强度可区别 MCS 与 VS 诊断，并可间接提示患者预后水平。fMRI 全脑多网络综合分析有助于提高预测准确度。磁共振波谱成像（MRS）是目前能够无创检测活体组织器官能量代谢、生化改变和特定化合物定量分析的唯一方法。研究结果揭示，MRS 异常与解剖的 MRI 无关，联合运用 MRI 和 MRS 评价 VS／MCS 预后，有很强的互补性。

（2）正电子发射计算机断层显像（PET-CT）：可通过测量关键脑区（内侧前额叶皮层、后扣带回等）的葡萄糖摄取与代谢水平，采用标准摄取值等指标有效评估 pDOC 患者不同脑区活动水平及相应的残余意识，帮助预测预后。结合 fMRI 脑网络分析可能提供更多预测信息。

3. 神经电生理评估

（1）标准脑电分析：标准脑电分析可通过观察波幅、节律及对外界条件刺激（疼痛、声光等）的反应性来评估 pDOC 患者的病情，通常清醒状态下的反应性枕部 α 节律对评估意识水平有帮助。各种脑电模式的发生如睡眠纺锤波、慢波活动和脑电节律的变化与患者的意识水平相关。Synek 分级标准与 Young 分级标准对于早期 DOC 患者的脑功能水平的划分和预后判断有一定帮助。

定量脑电图（QEEG）通过对脑电图信息进行识别与量化分析，可获得更为丰富的判断信息。振幅整合反映了振幅的变异，其分级越差则预后不良可能性越大。功率谱分析提示意识水平差的患者高频能量减少而低频能量增加。谱熵、脑电复杂度、功能连接等相关的指标也可在组间水平上区分 VS 和 MCS，但 QEEG 对分析技术及人员有一定要求。

（2）经颅磁刺激联合脑电图：经颅磁刺激联合脑电图（TMS-EEG）能够直接检测 TMS 刺激下的大脑活动及反应性。通过扰动复杂性指数（PCI）来描述不同意识水平下 TMS 诱发脑活动的复杂程度，PCI 能够在个体水平区分意识程度，清醒状态 MCS 的 PCI 值 > 0.3，而深度睡眠和 VS 的 PCI 值 < 0.33。

（3）诱发电位：早期成分如视觉诱发（VEP）、听觉诱发（ABR）和躯体感觉诱发电位（SEP）有助于评定意识相关传导通路的完整性，但对高级认知活动的评价意义有限。N100 是反映患者脱离 VS 的敏感指标，事件相关性诱发电位（ERP）中的 P300 能反映 pDOC 患者的意识状况；N400 主要反映与语言加工有关的过程。失匹配负波（MMN）反映了听觉刺激被大脑加工的过程，对于辅助诊断具有量化提示作用，波幅参考值：≤ 0.5 μV 为昏迷，0.6 ~ 0.9 μV 为植物状态，1.0 ~ 1.7 μV 为微意识 MCS- 状态，1.7 ~ 2.0 μV 为 MCS+ 状态。

推荐意见：由 CRS-R 量表、多模态脑成像技术及神经电生理技术联合的综合评估体系可减少临床误诊，提高预后预判。必须进行的评估项目包括多次 CRS-R 量表评分、头部 MRI、脑电图；应该进行的评估项目为 fMRI、ERP、MMN、QEEG；对提高诊断准确性有帮助的评估项目为 PET-CT、MRI、TMS-EEG、ABR、SEP。

（六）pDOC 的治疗

pDOC 目前缺乏确切而有效的治疗方法，尽管缺乏系统性研究及足够的循证医学证据，但鉴于大量的 pDOC 患者群及巨大的治疗需求，临床对 pDOC 治疗的研究与尝试一直在进行。

1. 目前尚无足够的证据支持使用药物能提高 pDOC 患者的意识水平。有报道显示一些药物可在 pDOC 患者身上观察到暂时或长期的改善。一项大型Ⅰ类随机对照试验证明金刚烷胺（多巴胺受体激动剂和 N-甲基-D-天冬氨酸拮抗剂）可加速外伤后 DOC 患者的意识恢复。唑吡坦[非苯二氮 γ-氨基丁酸（GABA）受体激动剂]可改善部分 pDOC 患者意识并恢复其功能。以上 2 种药物通过调节中央环路促进意识的复苏，金刚烷胺的临床改善与额顶叶脑代谢的增加有关。唑吡坦可能通过抑制苍白球而产生广泛兴奋。鞘内巴氯芬（GABA 受体激动剂）主要用于痉挛的治疗，但在少数非对照研究和病例报告中被作为一种潜在的促进意识恢复的药物。其他报道对 pDOC 患者意识有改善作用的药物包括溴隐亭、左旋多巴、咪达唑仑、莫达非尼和纳美芬等。哌甲酯、拉莫三嗪、舍曲林和阿米替林等更适用于脑损伤但意识仍存在的患者，可分别产生短或长期效应以改善注意力缺陷。

常用辅助药物包括神经营养与扩血管药物两个大类。中医中药通过辨证施治，施以醒脑开窍的单药或组方（如安宫牛黄丸等），虽在国内临床经常使用，但机制及疗效均缺乏充分证据。

2.高压氧治疗可提高脑组织氧张力，促进脑干-网状结构上行激动系统的兴奋性，促进开放侧支循环，有利于神经修复、改善认知，是 pDOC 治疗中广泛使用的一种方法，建议在 pDOC 早期 1~3 个月开始实施，具体治疗次数尚无定论。

3.神经调控治疗是通过特定的设备，有针对性地将电磁刺激或化学刺激物输送到神经系统特定部位，来改变神经活动的治疗方法，包括无创与植入方式。由于直接参与了神经环路的功能调制，又具有可逆可控的优点，近年来在难治性神经系统疾病的治疗中扮演越来越重要的角色。

（1）无创神经调控治疗

1）重复经颅磁刺激（rTMS）：TMS 基于电磁感应原理在大脑中形成电场，诱发去极化神经元，达到调节皮层兴奋性的效果。在原发病情稳定及脑水肿消退后可尽早实施，对存在靶区不稳定病变、癫痫病史、治疗部位颅骨缺损或体内有金属植入物的患者不建议应用。MCS 患者经 rTMS 治疗后总体获益好于 VS 患者，严重并发症并不常见。目前 rTMS 治疗 pDOC 参数尚无一致意见，推荐使用 5~20 Hz rTMS 刺激背外侧前额叶（dLPFC）、顶枕交接区或运动区 M1 区，刺激强度为 90%~100%（可小剂量开始逐渐增加）运动值，总刺激 300~1500 个脉冲，疗程为 1~20 日，也可针对病情恢复特点进行多疗程治疗。

2）经颅直流电刺激（tDCS）：利用微弱的直流电来调节皮层的兴奋性及连接性，MCS 可更多从治疗中受益。长时程 tDCS 调控的累积效应可重塑意识网络。目前关于 tDCS 治疗 pDOC 患者的刺激部位、时间、参数及疗程尚无统一标准，推荐刺激部位选择 dLPFC 或后顶叶皮层，10～20 分钟/次，电流强度 1～2 mA，连续 10～20 日。有癫痫病史或颅内有金属植入物的患者慎用。

3）外周神经电刺激：正中神经电刺激（MNS）增加脑血流量，增强脑电活动，影响神经递质的分泌，提高觉醒及觉知水平，可早期使用。选用右侧 MNS，电流强度 10～20 mA，频率 40～70 Hz，1 次/日，30 分钟～8 小时/次，连续 7～30 日。经皮迷走神经电刺激通过迷走神经耳支进入脑干孤束核，加入上行网状激活系统，参与意识环路的调制。目前尚无大样本量的研究，推荐刺激多为双侧耳甲缘中和脑干穴位，电流强度 6 mA，连续刺激，20 分钟/次，10 日为 1 个疗程。

（2）有创神经调控治疗：pDOC 的神经调控手术应作为常规治疗的补充手段。进入手术评估前，应推荐患者优先接受常规康复促醒治疗。手术前应向家属充分解释评估结果，并明确告知可能的疗效。

手术适应证包括：①患者为突发意识障碍且符合 MCS 诊断；②患病时间须超过 3 个月且连续 4 周以上意识无进行性提高或恶化者；外伤建议手术时间延至伤后 6 个月，且连续 8 周无意识改善者；③无严重并发症及手术禁忌证者。

有创神经调控治疗具体方式包括以下几种。①脑深部电刺激（deep brain stimulation，DBS）：DBS 基于意识的中央环路机制，通过刺激环路关键节点双侧中央丘脑，提高脑损伤后低下的神经活动水平。基本手术原则及方法同其他 DBS 手术。程控参数推荐设置为频率 25～100 Hz，脉宽 100～200 μs，电压 1.0～4.0 V。颅内结构破坏严重或脑萎缩明显的患者不适宜 DBS 方式；②脊髓电刺激疗法（SCS）：SCS 通过在脑干网状激活系统增强刺激输入、增加脑血流量等，提高意识环路的兴奋性。一般采取俯卧位或侧卧位。将外科电极放置于 C2～C4 水平硬膜外正中部。频率 5～100 Hz，脉宽 100～240 μs，电压 1.0～5.0 V；③其他刺激方式：皮层电刺激、迷走神经电刺激、多感官综合刺激及巴氯芬泵植入促醒，仅见个案报道或缺乏随机大样本多中心循证研究，疗效尚未明确。

（七）人工气道管理

人工气道管理，目的是保持气道通畅、预防和纠正低氧血症、充分引流痰液及预防误吸，为尽早拔除气管导管、恢复生理性通气做准备。

1. 气道评定

人工气道建立并辅以呼吸支持后，应定期评估患者呼吸及氧合情况。判断缺氧是否得到缓解，气道是否通畅。若呼吸时听到哨鸣音或呼吸困难或吸痰时吸痰管进入不畅，均应进一步检查确定气道内状况。定期评定痰液黏稠度，过黏或有痰痂提示气道湿化不足；痰液清稀，量多，需不停吸引，提示湿化过度。

2. 气道分泌物管理

规范气道分泌物吸引操作，有利于提高气道廓清术的效果。

（1）吸痰指征和时机：当肺感染，出现氧饱和度下降，双肺听诊出现大量的湿啰音，当呼吸频率骤变、血氧饱和度下降、呼吸机显示锯齿状流速和（或）波形等，听诊可闻及较多湿啰音或局部痰音甚至"寂寞肺"征时，不宜定时吸痰，应按需吸痰。

（2）吸痰管和负压的选择：推荐采用有侧孔的吸管，当吸管的管径超过人工气道内径的 50% 时，将显著增加气道阻力和呼气末肺容积。文献报道，吸痰时成人负压应控制在 0.02 ~ 0.04 MPa，痰液黏稠者可适当增加负压。

（3）吸痰前后患者给氧：在吸痰操作前后短时给患者吸入高浓度的氧，可减少吸痰过程中氧合降低及由低氧导致的相关并发症，联合肺开放可使低氧风险降低 55%，肺开放操作可通过简易呼吸器或呼吸机实现。

（4）封闭式吸痰及时间：封闭式吸痰可降低肺塌陷和低氧的程度，降低吸痰所致心律失常的发生率。封闭式吸痰可缩短机械通气时间，但对呼吸机相关肺炎的发生率无影响，吸痰时间越长，吸痰导致的肺塌陷和低氧也越严重。吸痰时间宜限制在15秒以内。

（5）口鼻腔吸引：持续口腔吸引可降低呼吸机相关性肺炎（ventilator-associated pneumonia，VAP）的发生率、延迟 VAP 的发生时间。在翻身前给予口腔吸引，亦可降低 VAP 的发生率。经鼻吸引困难时或出血风险较大的患者，可建立并通过口咽通气道行气管内吸痰。

（6）声门下吸引：声门下吸引可有效地清除积聚在气囊上方的分泌物，降低 VAP 的发生率，缩短机械通气时间。

（7）气管镜吸痰：使用气管镜在可视的条件下吸引，能较好地避免气道损伤，且能在气道检查的同时进行气道内分泌物吸引，尤其是对常规吸痰不畅的患者临床效果更好。

（8）吸痰时应尽可能减少对气道的刺激，减轻对血压和颅内压的影响，操作过程中要监测生命体征的变化。

3. 气囊管理

应定期监测人工气道的气囊压力。过低会出现漏气和误吸，过高则可导致气管壁受压，严重时发生缺血、穿孔，也可诱发气道痉挛。一般气囊压力应控制在 25 ~ 30 $cmH_2O$（1 $cmH_2O$ = 0.098 kPa）。

（八）预防肺部感染的护理干预措施

1. 防止误吸

使用带有气囊上吸引功能的导管，及时吸引声门下分泌物及反流物，可以更有效地避免误吸。对吞咽障碍、食道反流、频繁呕吐有明显误吸风险的患者，建议短期留置鼻肠管。

2.保持口鼻清洁

采用带冲洗及吸引功能的专用牙刷做好口腔护理，每天 2~4 次，及时吸引口鼻腔分泌物。

3.落实隔离措施

根据院感管理制度，所有治疗及康复的仪器注意单人单用或前后消毒。

（九）呼吸机脱机困难和人工气道拔除

延迟呼吸机脱机和人工气道拔除，或脱机失败后再插管则会导致颅脑损伤重症患者 ICU 住院及康复时间延长，增加死亡率。

1.影响因素

原发病未得到有效治疗，肺实质功能下降，呼吸肌无力，长期机械通气致膈肌功能障碍及脱机诱发的心功能不全都是导致脱机失败的重要原因。超声检查和 B 型利钠肽可预测左心功能障碍而用于预测脱机。

2.呼吸机脱机标准

呼吸衰竭基础病因得到一定程度缓解；氧合改善：$FiO_2 \leq 0.5$，$PEEP \leq 10\ cmH_2O$，$PaO_2/FiO_2 \geq 200\ mmHg$；心血管功能相对稳定：心率 ≤ 140 次/分，血压稳定，没有或小量血管活性药；精神状态良好，代谢状态稳定，自主咳痰能力良好等。很多机械通气参数可用来辅助决策脱机和拔管，包括呼吸频率、分钟通气量、最大吸气压和呼吸浅快指数等。分钟通气量等于呼吸频率与潮气量的乘积，可用来衡量呼吸需求，呼吸需求越高，成功撤机的可能性越低；最大吸气压代表呼吸肌的强度，浅快呼吸指数即呼吸频率与潮气量的比值，是较准确的预测脱机失败的指标。准备脱机时应每日进行评估。

3.拔管失败高危因素

原发病导致的气道保护能力受损，不能维持正常的自主呼吸，高碳酸血症，充血性心力衰竭，炎症未彻底控制，气管切口部有肉芽增生，套管过大，套管压迫气管前壁致套管上部的气管前壁向后陷，气管套管上部气管变狭窄，气管前壁缺损或气管软骨环内陷或气道食管瘘，高位气管切开，重度营养不良，声带麻痹，神经症等。

4.临床处理

（1）实施早期目标性脱机械计划，对于机械通气时间超过 24 小时的急性住院患者，建议建立早期脱机策略，早期进行康复治疗。管理程序需运用循证实践，如优化镇静程序和自主呼吸试验（spontaneous breathing trial，SBT）。SBT试验通常采用吸气压力增加模式（PS 5～8 cmH$_2$O），而不是T管或持续气道正压通气模式。对于满足拔管标准的机械通气患者，建议行气囊漏气试验，若结果呈阳性，提示存在喉头水肿和气道痉挛的风险，拔管后有喘鸣风险的患者，在拔管前4小时使用激素。

（2）存在拔管失败高危因素的患者，推荐应用无创机械通气及高流量鼻导管氧疗，可以预防再插管的发生。机械通气时间超过24小时，在通过SBT后拔管，立即行预防性无创机械通气（non-invasive ventilation，NIV）；应用高流量氧疗，预防再插管效果亦不劣于NIV。

（3）气切留置套管的患者，拔管前应评估意识水平、咳嗽能力、分泌物量及上气道内部结构；对咳嗽能力弱、肺部感染未控制和（或）吸频率＞1次/2小时至1次/3小时者，应延迟拔管；气囊漏气试验是预测拔管后呼吸窘迫的常用方法，此种呼吸窘迫与气道水肿、狭窄、塌陷或息肉相关，应请呼吸科或五官科会诊，转专科处理。对气囊漏气试验阳性、氧饱和度＜90%（如存在持续呼吸肌无力、低氧血症、高碳酸血症）等，均应延迟拔管。气管拔管流程见图4-1。

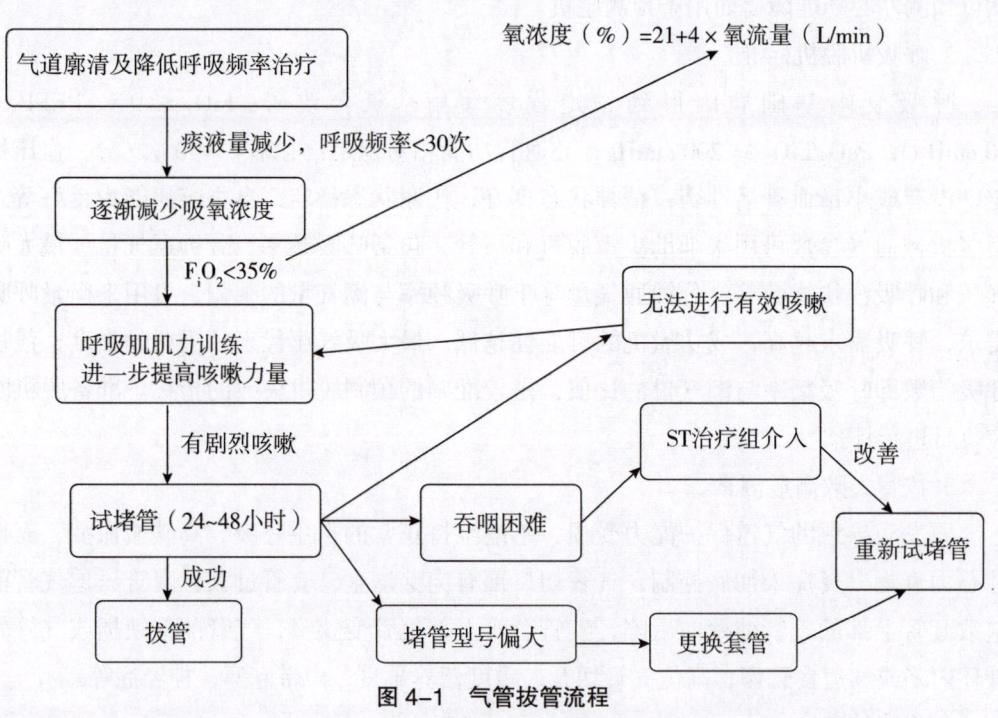

图4-1　气管拔管流程

### (十)重症肺炎

肺炎是颅脑损伤重症疾病常见的并发症之一,可恶化加重成为重症肺炎,该类患者病情变化快、死亡率高,应早期进行危险因素筛查,积极防治。

1. 重症肺炎危险因素

①吞咽障碍;②意识障碍;③高龄(>70岁);④长期卧床;⑤预防应激性溃疡药物使用;⑥其他:鼻胃管喂养、气管插管和机械通气、大剂量镇静药使用。其中前三项是并发肺炎的独立危险因素。

2. 重症肺炎评定

(1)一般情况:生命体征、肺部听诊;实验室检查:感染指标、血气分析;影像检查:胸部 CT 等。

(2)临床评定:推荐采用美国 IDSA/ATS 制定的重症肺炎判定标准,或采用2016年中国新版成人重症肺炎判定简化诊断标准。主要标准:①需要气管插管行机械通气治疗;②脓毒症休克,需要血管活性药物治疗。次要标准:①呼吸频率 ≥ 30 次 / 分;②氧合指数 ≤ 250 mmHg;③多肺叶浸润;④意识障和(或)定向障碍;⑤血尿素氮 ≥ 7.14 mmol/L。

3. 肺炎预防

①积极采用气道廓清技术;②尽早离床,若卧床进食,1 小时内床头抬高35°~ 40°;③困难患者严格预防误吸;④保持口腔卫生,减少口咽部细菌定植;⑤规范营养支持;⑥缩短气管插管或机械通气时间;⑦减少镇静剂、肌松剂和制酸剂应用。

4. 临床处理

(1)积极治疗原发病。

(2)抗生素的选择:神经系统疾病并发肺炎的病原体中,细菌仍占主要地位。前 5 位的病原菌为鲍曼不动杆菌、肺炎克雷伯菌、铜绿假单胞菌、金黄色葡萄球菌、大肠埃希菌。多重耐药菌(multi drug resistant organisms,MDRO)感染问题突出。建议在初始经验治疗前应判断患者是否具有 MDRO 病原菌感染的危险因素,高危患者尽量选择能覆盖 MDRO 的药物,待培养及药敏试验结果回报后进行针对性目标治疗。

(3)痰液引流:参见第二部分人工气道管理。

(4)营养支持:参见营养管理。

(5)神经系统疾病合并重症肺炎:应密切观察,积极治疗。合并急性呼吸窘迫综合征的患者及时转入 ICU 予机械通气并按照相关指南处理。

(6)合并休克:按照感染性休克指南积极救治。

## （十一）颅脑损伤功能障碍的康复

### 1. 运动管理

运动管理是指对颅脑损伤患者常见的运动功能减退评定方法及改善技术的管理。在进行运动功能评定前需进行 Richmond 躁动镇静评分（Richmond agitation sedation scale，RASS）或标准化 5 问题问卷（standardized five questions，S5Q）测评，了解患者的意识状态和配合程度，并按康复介入及暂时中止时机的标准判断是否允许运动康复的介入。

（1）运动功能评定：颅脑损伤患者运动功能评估是判断患者适合开展哪种运动功能干预的前提。常见功能问题的评定包括肌张力、肌力、关节活动度和活动能力、运动模式、协调性和平衡等。其中肌张力和关节活动度无论患者清醒与否均可评定。其他评估则须在意识清醒条件下实施。评定量表推荐采用常用的标准量表。量表的测定要考虑重症患者的意识、使用药物、诊疗措施等多种因素的影响。

1）肌张力评定：推荐采用改良 Ashworth 量表。

2）肌力评定：推荐徒手肌力评定（manual muscle test，MMT）。

3）关节活动度评定：推荐采用关节活动测量仪进行主动和（或）被动关节活动度评定。

4）活动能力评定：包括转移、行走和体力活动消耗水平。转移和行走能力评定推荐采用 DE Morton 活动指数评定。

5）体力活动消耗水平：推荐采用自觉疲劳程度量表（rating of perceived exertion，RPE）。

6）运动功能恢复评定：对于脑损伤的患者推荐采用 Brunnstrom 运动功能恢复六阶段分级评定，对于合并脊髓损伤的患者，采用美国脊髓损伤学会制定的标准评定。对于存在医师障碍、严重认知障碍、严重情感障碍或生命体征不稳定等情况的患者不适用。

（2）运动功能技术：在神经重症患者运动功能康复训练治疗前及全程中，要观察分析运动功能改善技术可能给患者带来的潜在危险和益处，选用适宜的康复治疗技术，严格控制康复训练的强度。

1）对于神经重症无反应或不能主动配合的患者（RASS < −2，S5Q < 3），早期运动参考方案包括良肢位摆放，床上被动体位转换，全时段；关节肌肉被动牵伸，被动四肢及躯干关节活动度维持；床上被动坐位，不同角度体位适应性训练，电动斜床站立；神经肌肉电刺激。

2）对于反应良好或可以主动配合的患者，运动治疗包括床上转移、床上被动或主动坐位适应性训练、床边坐位、床椅转移等，每次自觉疲劳程度 11～13，可安排日常生活活动（activity of daily living，ADL）相关练习、运动控制及平衡能力训练、生活活动能力前期训练等。

3）肌肉骨关节康复管理。参见肌骨管理。

2. 循环功能管理

康复过程中的循环管理是在对颅脑损伤患者意识、配合度及肢体运动功能等综合评估基础上，制定并实施相应的物理治疗，改善心脏和全身功能低下的状态，预防治疗过程中心血管事件的发生。

（1）心脏康复禁忌证：在参照概述中提及的康复介入及暂时中止时机的基础上，心脏康复治疗还应关注禁忌证：2小时内体重变化 +1.8 kg 以上；不稳定型心绞痛发作时；导致血流动力学不稳定的恶性心律失常；确诊或疑似动脉夹层手术前；重度主动脉瓣狭窄手术前；心力衰竭急性期。

（2）心脏运动康复程序：通过基本安全性评估，根据患者 S5Q 评估分级，确定不同层级心脏康复介入。内容涉及体力耐力、行为能力及心脏负荷训练。

0级：不能配合 S5Q=0。2小时翻身 1 次；良姿位置摆放；被动关节活动 2～3 次/日；神经肌肉电刺激。

1级：少量配合 S5Q<3。2小时翻身 1 次；良姿位置摆放；支具运用；Fowler 体位（抬高床头 30～50 cm）；被动关节活动 3 次/日；床边被动单车训练；神经肌肉电刺激；气压治疗（排除深部静脉栓塞）。

2～3级：中度配合 S5Q=3。每隔 2 小时翻身 1 次；良姿位置摆放；支具运用；床上直立坐位 20 分钟/次，3 次/日；被动床椅转移；被动/主动关节活动及肢体训练 3 次/日；被动/主动床边下肢单车训练；神经肌肉电刺激。

4～5级：完全配合 S5Q=5。MMT 评分 =48；伯格平衡量表（Berg balance scde，BBS）坐位 =2～3；BBS 坐到站 =0～2；BBS 站立 =0～2。主动进行床椅转移；床边坐 20 分钟，3 次/日；被动/主动关节活动 3 次/日；上下肢主动及抗阻训练；主动床边或坐位上下肢单车训练；1 人辅助下站立—自主站立—步行（辅助）；日常生活活动训练；神经肌肉电刺激。

（3）心律失常和心功能不全：心律失常和心功能不全会不同程度地影响血流动力学，预防和处理是循环管理的重要内容，应予以高度重视。

（4）深部静脉血栓：深部静脉血栓是长期卧床制动患者的常见问题，预防处理参见并发症处理。

3.呼吸功能管理

颅脑损伤患者肺通气和（或）换气功能下降，动脉血氧分压低于正常范围，伴或不伴二氧化碳分压升高，提示存在呼吸功能障碍，是死亡率增高及住院时间延长的重要原因，必须及时介入呼吸管理。

呼吸康复是呼吸管理的重要环节。有意识障碍、呼吸困难、咳排痰能力下降、机械通气、ICU滞留预期较长、存在ICU获得性肌病等重症患者，均是呼吸障碍的高危人群，应列为重点关注对象，予尽早评定，介入呼吸康复。

（1）呼吸功能评定

1）一般评定：呼吸频率及节律、呼吸运动模式、胸廓活动度、对称性、呼吸肌等评估；咳嗽及咳痰能力的评估；肺部听诊。

2）实验室评定：血液生化、血气分析、血氧饱和度监测。

3）影像学及超声评定：胸部X线、CT、超声等。

4）量表评定呼吸功能评定：如潮气量、肺活量及气道阻力等；生活质量评定、吞咽能力评定等。心肺运动负荷试验是对意识改善已逐渐下床活动的患者评估呼吸功能的重要手段。

5）机械通气相关指标：对于机械通气患者的评估至关重要。

（2）呼吸康复技术

1）体位训练：调整体位在呼吸康复中非常重要。患者处于特殊训练体位，可增高呼吸气流流速，促进痰液清除，改善氧合和患者的血流动力学状态，但可能引起心血管变化，尤其对危重患者应严密监测。

2）气道廓清技术：气道廓清技术可以在短期内有效地清除气道分泌物，改善呼吸功能。研究表明，呼气正压仪、主动循环呼吸技术（包括呼吸控制、胸廓扩张运动和用力呼吸技术）、体位引流、高频胸壁震荡等气道廓清技术均能获得较好疗效。

3）呼吸训练：有一定认知功能、情绪稳定的重症患者在胸廓放松基础上，可以通过各种呼吸运动和治疗技术来重建正常的呼吸模式。包括腹式呼吸训练、抗阻呼吸训练、深呼吸训练、呼吸肌训练等多种方法和技术。

4）咳嗽训练：对神志清晰、依从性好、咳痰能力下降的患者，应训练正确的咳嗽、排痰方法，常用的咳嗽训练有手法协助咳嗽、物理刺激诱发咳嗽法等。

5）运动训练：在严密监测的基础上，建议对没有禁忌证的危重患者尽早进行运动训练，包括主动运动和被动运动，对于气管切开机械通气的患者进行颈部屈伸抬举训练，对撤离呼吸机有辅助作用。

6）物理治疗：膈肌电刺激和超声等物理治疗可以作为呼吸康复治疗的辅助手段。

临床常用的超短波肺部抗炎治疗应该谨慎，因为有引起肺纤维化的可能。

7）中医传统疗法：合理运用中医传统疗法作为综合治疗方案的一部分。

8）穴位按压、针灸推拿等，都可以发挥有效的作用。

9）其他呼吸管理

呼吸康复技术应严格把握介入及暂时终止时机，除概述提及的内容外，还应排除伴急性肺栓塞、未经处理的气胸和咯血等。

气道管理主要侧重于护理，已列入康复护理章节。气管切开及机械通气患者脱机拔管困难是呼吸康复要面对的问题之一。

4. 吞咽功能管理

吞咽功能管理包括对颅脑损伤患者吞咽障碍的评定、康复技术的运用和误吸/隐性误吸的防范。

（1）吞咽障碍评定：对于神经重症患者，机械通气时间＞24小时，神经肌肉病变、气道或食管损伤等（如外伤、肿瘤放疗），无论有无意识障碍，都建议进行吞咽功能评估。

1）临床评定：意识障碍患者，可以通过吞咽器官或咽反射等检查间接了解吞咽功能状态。对于清醒患者，还需要进一步评估进食与吞咽能力。

2）洼田饮水测试：意识水平下降、不能听从指令的重症患者，饮水测试不适用。

3）量表法：推荐采用改良曼恩吞咽能力评估量表。

4）染料测试：主要用于意识障碍、有气管切开患者的误吸风险评定。

5）摄食评估：经口喂半流质食物，观察评估口腔控制情况、进食前后咽部声音变化、吞咽动作的协调性等。

6）其他临床检查：反复唾液吞咽试验、分级饮水试验等。

7）仪器评定：吞咽X线造影录像、内镜、食管动力学检查等常被选择性采用。软式喉内窥镜吞咽功能检查（flexibleendo-scopic examination of swallowing，FEES）是吞咽功能评估的首选仪器检查方法。有助于判断重症患者是否可以拔除气管套管。FEES可以直接观察吞咽动作及有无误吸和残留，了解咽喉部感觉功能和结构有无异常，可明确异常的吞咽模式，评估吞咽动作的有效性和安全性。国外也推荐采用标准化FEES吞咽功能检查流程，有助于判断重症患者是否可以拔除气管套管。

（2）吞咽障碍改善技术：推荐采用吞咽肌低频电刺激、口腔感觉运动训练（包括舌肌被动训练、冰酸刺激、气脉冲感觉刺激、K点刺激、口面部震动刺激）等。推荐使用通气说话瓣膜，有助于促进吞咽及生理气道功能恢复，减少肺炎发生。对于气管切开患者，多数建议先拔除气管套管，再考虑经口进食。

（3）隐性误吸的筛查及预防：重症患者吞咽障碍所致的误吸中10%～20%为隐性误吸或微量误吸。除食物外更为常见的是口咽部分泌物的误吸。建议存在口咽部分泌物增多、持续留置鼻饲管、胃食管反流、不明原因发热、反复支气管炎或肺炎、嗓音改变等情况的患者均应行进一步的吞咽功能评估。保持良好的口腔卫生、半卧位、人工气道导管气囊的有效管理等是重症患者预防隐性误吸的关键。

5. 膀胱管理

颅脑损伤重症患者的膀胱问题大部分都是由于神经源性膀胱引起的尿潴留和（或）尿失禁。神经源性膀胱是神经系统病变导致膀胱和（或）尿道功能障碍［储尿和（或）排尿功能］，进而产生一系列下尿路症状及并发症的总称，不同病因导致的神经源性膀胱发病率在4%～84%，不及时处理，特别是尿潴留患者，将会发生膀胱过度膨胀伴充溢性尿失禁、尿路感染，严重的可威胁上尿路安全，导致肾功能障碍。

（1）神经源性膀胱评定

1）临床评定：了解病史，进行针对性的感觉、运动及球海绵体反射检查，可以进行排尿日记记录并分析。

2）临床实验评定：氯贝胆碱超敏实验、冰水试验等。

3）辅助检查评定：膀胱尿道造影、尿路超声、磁共振水成像等。尿动力学检查中影像尿动力学是诊断评估神经源性膀胱尿路功能的金标准。

（2）神经源性膀胱的分类：神经系统病变不同部位、水平、病变的不同时期均表现出不同的下尿路病理生理变化。通常表现为尿失禁、尿潴留或尿失禁与尿潴留并存。建议按Madersbacher分类法将神经源性膀胱分为：①逼尿肌过度活跃伴括约肌过度活跃；②逼尿肌过度活跃伴括约肌活动不足；③逼尿肌活动不足伴括约肌活动不足；④逼尿肌活动不足伴括约肌过度活跃。

（3）康复管理及处理流程

1）目标

①首要目标：保护上尿路功能（肾脏功能），确保储尿期和排尿期膀胱压力处于安全范围内（膀胱内压力长时间高于$40\ cmH_2O$，将造成上尿路引流不畅，损害肾功能）。

②次要目标：恢复部分下尿路功能，提高控尿/排尿能力，减少残余尿量（残余尿量< 100 mL），预防泌尿系感染，提高患者生活质量。

2）治疗管理

①颅脑损伤重症患者早期留置导尿管，预防膀胱过度储尿；保持引流通路的密闭性，以免细菌逆行感染。采用间歇性导尿协助膀胱排空，导尿频率4～6次/日，导尿时膀胱容量< 400 mL（有条件可采用B超监测膀胱容量）。积极创造条件尽早拔除经

尿道留置的导尿管。

②需较长时间留置尿管的患者可选择经耻骨上膀胱造瘘。

6. 肌骨管理

肌肉骨关节康复管理主要包括肌痉挛、肌腱挛缩、骨关节僵直畸形及骨化性肌炎的评估和防治。

（1）肌痉挛

1）肌痉挛评定：主要包括对肢体痉挛程度（改良 Ashworth 量表）评估，另外，还包括痉挛累及关节的主、被动活动度评估、痉挛肢体疼痛程度评估、痉挛肢体功能状态评估。

2）预防和康复技术

①对尚未发生肌痉挛的患者，要注重瘫痪肢体良好姿位摆放。体位姿势不良、小便潴留、感染、压疮等并发症及不适均会诱发或加重痉挛，积极防治并发症有助于减轻肌痉挛。

②药物治疗：NICE 推荐巴氯芬为一线用药，替扎尼定和丹曲林为二线用药，苯二氮䓬类有显著嗜睡等不良反应，需严格把握其适应证和用法用量。

③肉毒毒素局部注射：肉毒毒素注射是治疗局灶性痉挛的首选方法。

④物理因子治疗：可选的抗痉挛治疗包括体外冲击波、经皮电刺激、经颅磁刺激、经颅直流电刺激治疗等。站立训练有利于减轻肌痉挛程度。

⑤辅具治疗：佩戴支具可有效缓解或预防肌痉挛。

⑥手术治疗：药物治疗无效的严重痉挛和肌腱挛缩可采用外科手术方法进行治疗，手术方法包括肌腱延长术、肌腱转移术和肌腱切断术。

（2）关节僵直

1）关节僵直评定：除受累关节的主被动活动度测量、疼痛程度 VAS 评估外，还应完善日常生活能力评估等。

2）预防和康复技术：对于患者不能保持正常主动活动的关节，避免将其长时间保持同一位置，应按一定时间间隔加强肢体被动活动。加强对瘫痪肢体的监护，发现关节活动受限时应积极处理，避免僵直加重。受累关节主被动活动以不明显加重患者疼痛为度，避免过度暴力牵伸关节导致软组织损伤。物理因子如蜡疗、磁热疗法、超声波及低频电疗等可改善软组织延展性。

7. 骨化性肌炎

（1）骨化性肌炎评定：包括对骨化性肌炎状况的评估、局部疼痛评估和骨化性肌炎对肢体活动影响的评估。骨化性肌炎评估应包括 X 线检查评估了解肌炎范围及成熟程度。

（2）预防和康复技术：骨化性肌炎常出现于严重的继发性创伤，创伤后血肿的肢体部位应积极抽吸并加压包扎，以预防和减少骨化性肌炎的发生；对于创伤部位不要盲目进行推拿按摩。一旦发生骨化性肌炎应积极应对，当患者伴随明显疼痛症状时可适当制动受累肢体，加用非甾体抗炎药和（或）活血通络、化瘀散结中药外敷。原则上应避免早期对骨化性肌炎部位进行温热治疗，可轻柔被动活动受累肢体，受累肢体摆放要求尽量减少对骨化性肌炎处的刺激。其他物理治疗手段包括超短波、超声波等。保守治疗无效可考虑手术治疗。

8. 皮肤管理

营养不良、被动或被迫卧位、特别消瘦或肥胖的患者，常会发生骨隆突处皮肤深层组织损伤、水疱或溃疡；会阴部潮湿、严重低蛋白水肿；大便失禁和腹泻等情况都需要加强皮肤护理。

（1）颅脑损伤患者皮肤护理策略：及时评定压疮风险并去除风险因素、关注营养状况对预防压疮有积极作用，避免皮肤长时间受压，骨突处予以减压保护；对大小便失禁受累皮肤，落实 ABCDE 五大护理重点：Air（保持皮肤通风）、Barriers（使用保护隔离产品防止皮肤受损）、Cleaning（规范化皮肤清洁）、Diaper（适时更换污染的尿布，使用防回渗的尿布）、Education（患者及照顾者教育）；预防医源性损伤。

（2）压疮的处理：对压疮进行危险因素分析，采用压疮国际分级法分级，根据评定结果换药，换药原则是先清创，根据创面分泌物微生物培养选用抗菌敷料，或同时使用敷料促进局部新鲜肉芽组织及上皮生长。

## （十二）并发症防治

1. 颅骨缺损

尽早颅骨修补有助于恢复颅腔正常结构和容积，解除大气压对脑组织直接压迫，纠正脑脊液循环失常或受阻，避免脑组织牵拉摆动间接促进意识的恢复。建议病情稳定后尽早实施颅骨修补，后应注意颅内压变化情况，必要时进行分流手术。

2. 脑室扩大与脑积水

pDOC 患者脑室扩大以脑萎缩引起的被动性牵拉最为常见，临床需与脑积水仔细甄别。除影像学证据外，腰椎穿刺压力测定应常规进行。若压力不高但临床仍高度怀疑脑积水时，可多次进行腰穿测压及放液实验，必要时进行腰大池引流，观察引流期间临床症状变化。一旦确诊脑积水，应及早实施手术，推荐脑室-腹腔分流术，建议选择可调压分流装置。术后根据临床症状进行动态压力调节。

### 3. 阵发性交感神经过度兴奋

阵发性交感神经过度兴奋（paroxysmal sympathetic hyperactivity，PSH）以阵发的交感神经兴奋性增加（心率增快、血压升高、呼吸增快、体温升高、出汗）和姿势或肌张力障碍为特征。临床上与全身性发作的癫痫或癫痫持续状态极易混淆。量化的 PSH 评估量表能明确诊断并做出分级。常用药物有苯二氮䓬类药物咪达唑仑、氯硝西泮及 β 受体阻滞剂普萘洛尔，也可以给予加巴喷丁、巴氯芬等。

### 4. 癫痫

有临床发作并经脑电图确诊的 pDOC 患者。选择单一药物治疗或多药联合治疗。临床还常有脑电图见少量痫样放电，但无临床症状的临床小发作一般不建议进行过强干预，以防止对意识恢复的干扰。

### 5. 疼痛与精神异常

由于长期的不当体位过度的被动运动、持续的痉挛发作，可能导致严重的疼痛问题。当临床出现难以控制的体位诱发痉挛发作时，需要进行必要的疼痛评估与干预。当无明确诱因出现意识水平的再次下降，需排除脑损伤后意识障碍合并精神、情绪、认知异常。目前缺乏有效的评定量表。试验性治疗可考虑非典型抗精神病药物，如抗抑郁药物。

### 6. 深部静脉血栓

pDOC 患者长期卧床而被动活动不充分时，易出现静脉血栓栓塞（venous thromboembolic events，VTE），包括深静脉血栓、肺栓塞、肌间静脉血栓形成等，早期给予弹力袜、肢体气压、运动等措施预防，一旦诊断深静脉血栓需暂停肢体主被动运动并进行抗凝治疗。

### 7. 获得性神经肌病

获得性神经肌病，即危重症多发性神经病（critical illness polyneuropathy，CIP）。危重病性肌病（critical illness myopathy，CIM）是由多种原因损伤周围神经、神经肌肉接头或肌肉而导致的一种病变，是 ICU 等病房危重患者较严重的并发症之一。多项研究表明约 40% 的重症患者会发生此病。机械通气患者中发生率约为 25%，激素应用患者中发生率约为 30%，神经阻滞剂应用患者中发生率约为 46%，脓毒血症患者发病率为 50% ~ 100%。

有研究表明获得性神经肌病发生与周围神经及肌肉的微循环障碍密切相关。神经重症患者由于制动、机械通气电解质紊乱、继发的脓毒血症、全身炎症反应、大量激素及神经肌肉阻滞剂的应用，可以直接引起微循环供血减少、神经肌肉组织缺血缺氧或代谢异常。内皮细胞激活、炎性因子分泌及血管通透性增加、白细胞浸润等，均可造成神经轴突、神经肌肉接头及肌肉损伤。

（1）获得性神经肌病评定：主要依据高危因素和临床症状的发现，肌电图和肌肉活检为诊断的金标准。

1）临床评定：存在上述危险因素的危重患者，临床表现为对称性四肢无力，脱机困难及腱反射减退或消失等，就应该考虑此病可能性。

2）实验室评定：血清肌酸激酶测定、电生理检查及肌肉活检。

3）电生理评定：CIP 肌电图可见复合肌肉动作电位（compound muscle action potential，CMAP）及感觉神经动作电位（sensory nerve action potential，SNAP）波幅减低，静止时可见不同程度的自发电位。CIM 的肌电图可见运动单位波幅降低及时程缩短，CMAP 波幅减低，SNAP 波幅及神经传导速度正常。

4）量表评定：有肌萎缩患者可运用英国医学研究委员会评估量表测量肌萎缩程度。

（2）临床处理

1）运动疗法：研究证实运动疗法防治获得性神经肌病安全有效。根据患者不同状况选择合适的被动、辅助或主动运动训练。如床上体位转移训练、卧坐、坐站转移训练等。

2）其他治疗：神经肌肉电刺激、气压治疗、体外反搏治疗及针刺、按摩中药等传统康复均有助于患者改善机体微循环，阻断发病的病理生理环节，从而减少获得性神经肌病的发生。

3）危险因素控制：危险因素控制尤为重要，包括多器官功能衰竭的治疗、有效控制感染、尽早营养支持、严格控制血糖、避免使用大剂量激素或神经肌肉阻滞药物、减少机械通气等。

（十三）营养不良管理

中重度脑损伤后出现的神经内分泌改变，导致能量消耗与蛋白质分解增加、胰岛素抵抗与葡萄糖代谢障碍；有研究报道中重度颅脑损伤患者吞咽障碍发生率达 62%，由此长时间的进食减少，能量与蛋白质摄入不足，出现难以纠正的低蛋白血症，肌肉萎缩、营养不良发生率可达 68%；反流误吸高风险患者反复肺部感染及全身性炎症反应营养过度消耗与营养缺乏更为突出。病程长者除大营养素缺乏外，常伴有微营养素的缺乏。这些都会直接影响机体与脑功能的修复，降低生存质量。由此可见，营养不良是神经重症康复中的基础问题。

1. 营养筛查及评定

神经重症患者虽是营养高风险和营养不良高发群体,但在许多情况下并未得到足够重视和恰当的营养支持,从而延长了病程。因此,对于神经重症患者,诊疗初始阶段即应进行营养筛查与营养评估,常用筛查工具有营养风险筛查 2002(nutritional risk screening 2002,NRS 2002)、营养不良通用筛查工具、主观全面评定(subjective global assessment,SGA)等。

2. 营养支持原则

依据能量需求喂养;优先供给肠内营养;应早期足量给予;肌萎缩应供给标准能量营养;监测和补充电解质、维生素及微量元素。

(1)间接能量测定(代谢车测定):是国内外营养指南共同推荐的评估能量需求的金标准,提供实际能量消耗量数据,可避免过度喂养与喂养不足。除此之外,Faisy 预测公式和 Penn State 预测公式也是很好的选择,研究显示,二者与代谢车测定结果接近。

(2)优先肠内营养:经胃管或鼻肠管管饲肠内营养是意识障碍、吞咽困难、反流误吸高风险及高龄患者首选的符合生理的最理想营养供给方式,应尽早开始。早期经胃肠道补充营养有助于降低远期不良预后与死亡风险。

管饲喂养时间超过 4 周,可考虑行内镜或 CT 引导下经皮穿刺胃肠造瘘术。重症患者康复治疗效果良好、吞咽障碍改善、经口摄食超过 75% 目标时,应停止管饲喂养而改为完全经口摄食。

(3)肠外营养:早期肠内营养被认为优于早期肠外营养,但当存在各种肠内营养支持禁忌证或胃肠道不耐受、肠内营养不能满足营养目标时,应给予补充性肠外营养。

(4)营养供给量:20~30 kcal/(kg·d)总热量供给及 1.2~2 g/(kg·d)蛋白质补充有助于防止进一步的肌肉萎缩,应动态监测营养治疗反应,调整营养供给量,以实现理想的营养支持效果。

(5)监测和补充电解质、维生素及微量元素,对于高营养风险或合并明显营养不良的重症患者,应注意电解质、血磷与维生素 $B_1$ 的监测,化验结果低于正常指标时应积极补充钾、钠、磷和维生素 $B_1$,并注意预防再喂养综合征。

3. 肠内营养喂养流程

颅脑损伤重症患者血流动力学稳定后,建议在胃肠功能评估(表 4-2)基础上,依据胃肠功能等级、肠内喂养耐受性和误吸风险高低,选择合适的肠内喂养方式。

表 4-2 简易胃肠功能评分

| 评价内容<br>分值<br>（损害程度） | 0 分<br>（功能正常） | 1 ~ 2 分<br>（轻度损害） | 3 ~ 4 分<br>（中度损害） | 5 分<br>（重度损害） |
| --- | --- | --- | --- | --- |
| 腹胀腹痛 | 无 | 轻度腹胀、无腹痛 | 明显腹胀或腹痛自行缓解或腹内压 15 ~ 20 mmHg | 严重腹胀或腹痛不能自行缓解或腹内压 > 20 mmHg |
| 恶心 / 呕吐 | 无 | 恶心但无呕吐 | 恶心呕吐（不需要胃肠减压）或 GRV > 250 mL | 呕吐，且需胃肠减压或 GRV > 500 mL |
| 腹泻 | 无 | 稀便 3 ~ 5 次 / 日，且量 < 500 mL | 稀便 ≥ 5 次 / 日，且量 ≥ 1500 mL | 稀便 ≥ 5 次 / 日，且量在 50 ~ 15000 mL |

## （十四）康复护理

参照脑卒中康复护理。

## 三、脊髓损伤康复诊疗规范

说明：本共识参考中国残疾人康复协会脊髓损伤康复专业委员会制定的《创伤性脊柱脊髓损伤诊断与治疗专家共识（2022 版）》及《创伤性脊柱脊髓损伤的系统管理及常见并发症处理专家共识（2022 版）》，中华医学会物理医学与康复学分会、中国医师协会康复医师分会水疗康复专业委员会制定的《脊髓损伤水疗康复中国专家共识》，《中国康复理论与实践》发表的《"创伤性脊柱脊髓损伤评估、治疗与康复"专家共识》等文献汇编而成。以 WHO 证据质量评价推荐强度评级的 GRADE 系统作为证据强调推荐等级，评价证据质量，确定推荐意见分级，由专家委员会做出骨髓损伤（spinal cord injury, SCI）康复治疗的规范化评定和治疗方法的推荐意见。

脊髓损伤是指由于各种原因导致的椎管内神经结构（包括脊髓、神经根和马尾神经）的损害，并出现损伤水平及以下的感觉、运动、反射及大小便等功能障碍。根据致病因素分创伤性及非创伤性两大类，均会造成不同程度的四肢瘫或截瘫，是一种严重致残性损伤，给患者、家庭和社会造成巨大负担。脊髓损伤后几乎累及人体的每一个系统，并发症多，因此，治疗具有复杂、困难、时间长、费用高和效率低等特点。

（一）疾病诊断

创伤性脊柱脊髓损伤诊断：具备以下三个条件，即可诊断创伤性脊柱脊髓损伤。

1. 存在脊柱创伤病史，伤后出现神经症状。

2. 影像检查显示脊柱损伤和（或）脊髓异常改变（MRI 检查）。

3. 脊柱损伤水平与脊髓损伤水平定位相符合。

（二）脊髓损伤分类

目前，对脊柱不同部位、不同节段的损伤，尽管已提出了许多分型分类系统并得到不同程度的应用，但仍存在争议。

1. 按照损伤是否完全性分类

（1）不完全性脊髓损伤：神经损伤平面以下，包括最低骶髓节段（S4～S5）保留任何感觉和（或）运动功能（即存在骶残留）。

（2）完全性脊髓损伤：最低骶髓节段（S4～S5）感觉和运动功能丧失（即没有骶残留）。完全性脊髓损伤应在脊髓休克结束后确定，脊髓损伤 48 小时后仍表现为脊髓休克，检查确认鞍区无感觉和运动功能，按完全性脊髓损伤诊断。

2. 按照损伤部位分类

（1）对于成人急性下颈段损伤患者，推荐采用 AO 分型或 Allen 分型方法进行影像学分型（低级证据，弱推荐）；推荐采用 SLIC 分型、CSISS 分型或新 AO 分类系统进行综合评估（高级证据，强推荐）。

（2）对于成人急性胸腰段脊柱损伤患者，推荐使用 AO 分型或 Denis 分型方法进行影像学评估（中级证据，强推荐）；推荐采用 TLICS 系统进行综合评估（高级证据，强推荐）；载荷分享评分可作为评估胸腰段脊柱损伤严重程度的辅助手段（低级证据，弱推荐）。

（三）脊髓损伤残损分级

推荐采用 2019 版美国脊柱损伤协会（American Spinal Injury Association，ASIA）残损分级进行脊髓神经功能损害程度及残损分级评定（中级证据，强推荐）。

据美国脊髓损伤协会残损分级分为 A、B、C、D、E 五个等级。脊髓损伤后，神经系统检查及残损分级参考《脊髓损伤神经学分类国际标准》。ASIA-A 级（完全损伤）为 S4～S5 无感觉或运动功能保留；ASIA-B 级（不完全感觉损伤）为神经平面以下包括 S4～S5 无运动但有感觉功能保留，且双侧运动平面以下均无 3 个节段以上的运动功能保留；ASIA-C级（不完全运动损伤）为单个损伤平面1/2以上的关键肌肌力 < 3级；ASIA-D级（不完全运动损伤）为单个损伤平面约1/2或以上的关键肌肌力 ≥ 3级；ASIA-E级（正常）为既往脊髓损伤后出现神经功能障碍，脊髓损伤神经学分类国际标准（International Standards for Neurological Classification of Spinal Cord Injury，ISNCSCI）检查提示感觉和运动功能均正常。其中，C级和D级患者保留肛门括约肌自主收缩功能或S4~S5感觉功能，且一侧运动平面以下3个节段以上运动功能。

（四）康复评定

1. 身体功能与结构层面的评定

（1）肌力。推荐徒手肌力检查。

（2）肌张力。推荐改良Ashworth肌张力分级量表和Tardieu量表。

（3）关节活动度。推荐测量主动和被动关节活动度。

（4）平衡。推荐Berg平衡量表。

（5）疼痛。推荐视觉模拟评分法、数字评分量表或简化McGill疼痛问卷。

（6）水肿推荐肢体周径测量。

（7）感觉。推荐参考ISNCSCI，推荐根据需要进行温度觉和疲劳严重程度量表（fatigue severity scale，FSS）。

（8）肺功能。推荐进行全面肺功能检测，无法实现时选用肺活量作为主要指标。

（9）心功能。推荐进行心功能检测，无法实现时选用纽约心脏病学会心功能分级和心率作为主要指标。

（10）心理。推荐贝克抑郁量表、贝克焦虑量表、汉密尔顿抑郁量表和汉密尔顿焦虑量表等。

（11）睡眠。推荐匹兹堡睡眠质量指数。

（12）压疮。推荐Braden量表。

（13）身体成分和营养状况推荐计算体重指数（body mass index，BMI）。

（14）认知。如果需要，如并发脑外伤时，可进行简易精神状态检查（mini-mental state examination，MMSE）。

2. 活动层面的评定

（1）日常生活活动能力。推荐改良Barthel指数、功能独立性评定量表和脊髓独立性量表等。

（2）步行能力。推荐10米步行试验、6分钟步行试验、脊髓损伤步行指数、脊髓损伤功能步行量表和起立 – 行走计时试验等。

3. 参与层次的评定

推荐采用访谈法或问卷法对水疗康复为患者在工作、娱乐、家庭等方面带来的影响进行评定，如健康调查量表36（short form 36，SF-36）等。

### （五）脊柱脊髓损伤的系统管理及常见并发症

1. 脊髓损伤后呼吸系统管理

（1）呼吸功能障碍评估：颈髓损伤患者常常存在呼吸功能障碍，其评估内容如下。

1）病史：脊髓损伤水平，损伤程度，有无胸部合并伤，既往肺部疾病史及吸烟史。

2）膈肌活动度：可在X线或超声下评估。

3）呼吸类型：患者胸式呼吸或腹式呼吸的强度、有无反常呼吸及其反常呼吸的类型。

4）咳嗽力量：可分为有效（能自己用力将分泌物咳出）、作用减弱（需经他人辅助将分泌物咳出）和无作用（需医务人员用吸痰管等将气道中的分泌物吸引出）。

5）血液检查：包括血常规、电解质、生化、凝血及动脉血气分析等。

6）胸部X线或CT检查。

7）肺功能检查：动脉血气分析、肺活量和潮气量、肺通气功能、肺换气功能及呼吸肌功能。

（2）机械通气

1）适应证：行机械通气的适应证包括（低级证据，弱推荐）：高位颈髓损伤，膈肌麻痹，无自主呼吸；单侧膈肌麻痹，呼吸加快，出现膈肌疲劳；颈髓损伤水平进行性上升，呼吸情况恶化；老年颈髓损伤，伴呼吸系统病史，出现呼吸困难症状；虽有自主呼吸，但有肺部感染、肺不张等并发症，出现呼吸衰竭；颈髓损伤患者出现呼吸衰竭，排除呼吸道梗阻，确诊为呼吸肌无力所致。

2）人工气道的选择：建立人工气道可通过经口气管插管、经鼻气管插管、气管切开三种方式。口、鼻气管插管用于紧急处理或短期插管；当患者需要持久的机械通气时需做气管切开。

3）呼吸机控制模式的选择：最常用的呼吸机控制模式为压力控制模式和容量控制模式，容量控制模式适合无自主呼吸的脊髓损伤患者。

4）呼吸机的撤离过程：当肺活量＞800 mL，气道内无炎性分泌物，没有水电解质失衡或其他未得到控制的肺部或内科并发症时，可以开始间断撤离呼吸机。撤机过程中最常用的两种通气支持方式是同步间歇指令通气（synchronized intermittent mandatory ventilation，SIMV）和压力支持通气（pressure support ventilation，PSV）。撤机方法有直接停机法、T管撤机法、SIMV撤机法、PSV撤机法、SIMV+PSV撤机法及简单撤机法。

（3）气管切开

1）适应证：可以行气管切开的情况有呼吸衰竭，气管分泌物较多、排出困难，有呼吸衰竭倾向；有复合伤的胸脊髓损伤患者，可能需要机械通气；存在上呼吸道阻塞、误吸、肺炎等，血氧饱和度降至95%以下，常规处理不能缓解症状，不能恢复血氧饱和度；预期机械通气时间在7天以上的患者（低级证据，弱推荐）；神经损伤水平在C4及以上的ASIA-A/B级脊髓损伤（低级证据，弱推荐）；ISS评分＞32分的患者（低级证据，弱推荐）；格拉斯哥昏迷评分≤8分的患者（中级证据，弱推荐）。

2）拔管指征：拔除气管切开套管前，需要内镜检查确定气道正常或气道狭窄小于＜30%。在此基础上，需要连续观察并满足如下情况至少3天：能连续封堵气管套管；能自主吞咽口水；血流动力学稳定；无发热和活动性感染；无精神错乱或精神障碍；动脉血气结果在正常范围内；呼吸频率＜25次/分；能够自主或辅助下咳嗽、排痰并清除肺部分泌物。

（4）体内植入式膈神经刺激器（或膈肌起搏器）依赖呼吸机的高位颈髓损伤患者（C3水平或以上），且膈神经保持传导性，可选择体内植入式膈神经刺激器，帮助患者脱离呼吸机。

（5）呼吸系统并发症处理：脊髓损伤后呼吸系统常见的并发症有支气管炎、肺炎、肺不张等，其预防及治疗措施如下。

1）体位引流：规律地翻身及变换体位。

2）助咳：将手掌放在患者剑突下，在患者咳嗽时用一个向内、向上的动作对患者腹部加压助咳。

3）呼吸锻炼：呼吸锻炼先从缓慢的、放松的腹式呼吸开始，逐渐过渡到对膈肌进行抗阻训练；同时训练残存的胸锁乳突肌、斜方肌以补偿胸式呼吸。

4）增加胸壁运动：通过深呼吸锻炼、助咳、被动的手法牵引和关节运动法及间歇正压通气等，可以维持或改善胸壁的运动幅度。

5）胸部物理治疗：用一定的手法振动和叩击患者胸背部，通过振动和叩击将分泌物从小的支气管内移动到大的支气管内，然后被咳出体外。

6）弹性腹带的应用。必要时应用药物治疗，如敏感抗菌药物、扩张支气管及化痰药物等。

2.脊髓损伤后心血管系统管理

（1）心动过缓主要见于颈脊髓和上胸段脊髓损伤患者（T4以上），伤后2～3周内最易出现，常在6周后恢复。常见诱发因素有咽部刺激、气管切开、气管插管、吸痰操作、低氧、Valsalva动作、嗳气和排便等。可以通过吸氧、给予阿托品预防。在治疗方面，当心率低于50次/分可应用阿托品治疗（单次常规剂量是0.5 mg，最大剂量是3 mg）。对于顽固病例可联合应用去氧肾上腺素或多巴胺，或给予心脏起搏器。

（2）基础血压降低在急性和慢性脊髓损伤患者中都会出现基础血压降低，受损平面越高，可能基础血压值越低。基础血压降低的处理措施：维持患者平均动脉压在85 mmHg以上；用晶体液或胶体液恢复循环血量；头低卧位；应用血管加压药，如多巴胺、去甲肾上腺素、去氧肾上腺素等。慎用具有导致低血压不良反应的药物，如奥昔布宁、阿米替林等。

（3）直立性低血压

1）诊断：从仰卧位到直立位体位变换过程中或变换后3分钟内，收缩压下降至少20 mmHg或舒张压下降至少10 mmHg，伴有或不伴有临床症状（如头晕、头痛、恶心或颈痛、疲劳等）。

2）预防：直立性低血压的预防措施：避免血管舒张的因素；避免应用利尿剂；避免长期卧床及突然的体位改变；避免排便或排尿时用力过猛；避免膀胱排空过快等。增加液体摄入量，补充丢失的血容量。改变膀胱管理方法（自我间歇导尿的患者由于每天限制液体摄入量，更易出现低血压）。

3）治疗：①非药物治疗：发生直立性低血压时，先采取非药物治疗。症状初发时采取平卧或半卧位。睡觉时上半身保持在抬高10°～20°。少食多餐，水盐补充。体位训练，如斜床站立，逐渐增加角度。腹带、弹力袜、踏车、下肢气压助动。通过体力活动增强体质，提高立位耐力。臂力训练，等长收缩训练和握力训练等。②药物治疗：对非药物治疗无效的患者使用药物治疗，使用增加血管阻力的药物，如盐酸米多君、麻黄碱等。③其他治疗：如纠正贫血等。

（4）静脉血栓栓塞症

1）分类：包括深静脉血栓和肺栓塞。下肢深静脉血栓按照发生部位可分为中心型（腘静脉及其近侧部位）和周围型（小腿肌肉静脉丛）。

2）预防措施：推荐联合使用物理措施和药物预防深静脉血栓，预防时间持续3个月，具体措施（中级证据，强推荐）如下。①基础预防措施：静脉血栓栓塞症的风险教育，建议改善生活方式（如戒烟戒酒、控制血糖和血脂等），鼓励早期下地活动或床上踝泵运动，避免过度脱水等。②物理预防措施：梯度弹力袜、间歇充气加压装置。③药物预防措施：低分子量肝素（如依诺肝素、达肝素钠等）、普通肝素、Xa因子抑制剂（如利伐沙班、阿哌沙班等）或维生素K拮抗剂（如华法林）。有高出血风险患者应慎用药物预防措施。

3）治疗：包括基础措施、抗凝治疗、溶栓治疗、手术取栓和下腔静脉滤器等（中级证据，强推荐）。

①基础措施：卧床休息2周，抬高患肢，鼓励多饮水。

②抗凝治疗：无抗凝治疗禁忌证者，应在确诊后立即启动抗凝治疗，抗凝治疗时间持续3个月及以上。药物有低分子量肝素、Xa因子抑制剂或维生素K拮抗剂等。

③溶栓治疗：包括导管接触性溶栓或系统溶栓。适用于急性中央型下肢深静脉血栓、全身状况好、预期生命＞1年和低出血并发症的患者。药物有尿激酶、重组链激酶和rt-PA等。

④手术取栓：包括经皮机械性血栓清除术或开放式手术。中央型血栓静脉回流严重受阻，临床表现为股青肿时应立即手术取栓。

⑤下腔静脉滤器：对于急性下肢深静脉血栓抗凝治疗有禁忌证或并发症，或在充分抗凝治疗的情况下仍发生肺栓塞者，建议植入下腔静脉滤器。

（5）自主神经过反射

1）诊断：通常发生于包括T6以上的SCI，是对损伤平面以下诱发因素的反应，可出现一系列症状和体征，收缩压升高（较基础血压升高＞20 mmHg），可出现头痛、损伤平面以上潮红、竖毛、鼻塞和出汗，损伤平面以下血管收缩及心律失常。

2）诱因：自主神经反射经常由一些诱发因素引起，常见诱发因素：①泌尿生殖系统：膀胱充盈（最常见）、肾或膀胱结石、尿路感染、尿道或阴道膨胀、睾丸－附睾炎和性交等。②消化系统：粪便充盈（次常见原因）、肠管扩张、灌肠剂、肛裂肛瘘、手指刺激直肠或排便；消化性溃疡，急腹症如胆囊炎、胃穿孔和阑尾炎等。③其他：衣服或护具过紧、嵌甲、皮肤烧伤、压疮、异位骨化、深静脉血栓、骨折、功能电刺激、月经、分娩、哺乳（皮肤刺激）、膀胱镜检查、尿动力学检查、手术和麻醉诱导等。

3）治疗：有严重自主神经反射异常发作的患者，推荐患者随身携带工具包。工具包内装有信息卡（标注患者身份信息、联系电话、联系地址、所患疾病、服用药物、基础血压值）、急救药品（硝酸酯类和硝苯地平）、血压计、手套、尿管、注射器、盐水、纱布和2%利多卡因凝胶等。

发生自主神经过反射时，患者取坐位，松开紧的衣服或护具；监测血压和脉搏，紧急寻找诱发因素并予以排除。如为膀胱充盈刺激所致，应尽快排空膀胱。在插尿管之前，在尿道中注入 2% 利多卡因凝胶并等待 2 分钟。如为粪便嵌塞刺激所致，收缩压低于 150 mmHg，用局部麻醉药如 2% 利多卡因凝胶注入直肠，等待 2 分钟，检查直肠并清除粪便。如果收缩压高于 150 mmHg，在检查直肠有无粪便前应使用降压药物，可选药物有硝酸酯类药物，嚼服或舌下含服，此药禁用于 24 小时内服用过西地那非或伐地那非，或 48 小时内服用过他达那非的患者；硝苯地平，嚼服或吞服，本药慎用于有冠状动脉疾病的老年患者。

3.脊髓损伤后疼痛管理

（1）疼痛分类：脊髓损伤患者的疼痛分类：伤害性疼痛（骨骼肌肉疼痛、内脏疼痛、其他），神经病理性疼痛（损伤水平神经痛、损伤水平以下神经痛、其他），其他类型疼痛（如Ⅰ型复杂区域疼痛综合征、纤维肌痛等）和原因不明的疼痛。

（2）疼痛评估：对患者疼痛强度进行评估，多次评估取平均值是临床评定的常用方法，比较常用的工具有 VAS、NRS 和简化的 MCGill 疼痛问卷。

（3）疼痛管理

1）骨骼肌肉疼痛处理措施：①脊柱不稳定者，休息、避免不正确的姿势；进行肌肉力量、耐力及平衡训练，短时间的腰围固定，经足够时间的康复治疗无效的严重不稳者可手术稳定脊柱。②肌肉疲劳或损伤相关，休息、避免不正确的姿势；进行肌肉力量、耐力及平衡训练。③若疼痛缓解不佳，建议辅助药物治疗：非甾体抗炎药、阿片类药物（慎用，防止成瘾性）和盐酸乙哌立松等。

2）内脏痛处理措施：①感染相关：应用抗生素控制感染。②泌尿道梗阻相关（如肾、输尿管、膀胱结石）：予以手术解除梗阻、碎石术等。③肠道嵌塞相关：解除嵌塞。④肠道痉挛相关：解痉药物及调整肠道管理。

3）神经病理性疼痛：脊髓损伤后神经病理性疼痛的治疗，应以安全、有效、经济为原则，先应用药物等保守治疗；如保守治疗效果不理想，必要时进行手术治疗或神经调控治疗，处理措施：①抗癫痫药物，如加巴喷丁或普瑞巴林（一线用药）。②抗抑郁药物，如三环类抗抑郁药物（阿米替林），选择性去甲肾上腺素能再摄取抑制剂（文拉法辛和度洛西汀等），该类药物更适合伴有抑郁症状的神经病理性疼痛患者。③阿片类药物，当一线药物治疗失败时可考虑使用。④认知行为治疗。⑤局部麻醉药，如使用利多卡因阻滞。⑥神经调控技术，包括经皮电刺激、脊髓电刺激（不完全性脊髓损伤）和运动皮层刺激等。⑦手术途径，包括神经减压术（神经压迫）、室管引流或分流术（脊髓空洞形成）、手术松解神经粘连（神经粘连）、背根入口区手术阻断痛觉传导和脊髓前侧柱切开术阻断痛觉传导。⑧神经修复治疗。

4.脊髓损伤后痉挛管理

（1）痉挛评估量表改良 Ashworth 评分、踝阵挛评分或阵挛 Penn 评分及其他评分均可用，要重视患者本人或照顾者的信息采集。

（2）痉挛治疗临床上常用综合方法进行治疗，以提高患者舒适度、肢体功能和日常生活活动能力，具体措施有以下几点。

1）减少诱发因素：常见的有膀胱和直肠功能障碍，包括泌尿系感染、膀胱结石、尿管阻塞、痔疮和肠梗阻。其他可能的原因还包括嵌甲、骨折、压疮、深静脉血栓和异位骨化等。

2）运动疗法和物理因子治疗、体位摆放、被动牵伸、经皮神经电刺激、肌电生物反馈、热疗和水疗等（极低级证据，弱推荐）。

3）药物治疗：如巴氯芬、地西泮、替扎尼定和 A 型肉毒毒素等（低级证据，弱推荐）。

4）外科干预：对于严重影响功能和康复、保守治疗无效者，根据具体情况可选用周围神经选择性缩窄术或肌支切断术、选择性脊神经背根切断术、肌腱延长术、肌腱移位术和关节融合术等（低级证据，弱推荐）。

5.脊髓损伤后压力性损伤的预防

压力性损伤又称为褥疮、压疮。其预防应根据 Braden 压疮危险因素评分表，制定程序化压疮预防方案，至少每天 1 次对可能发生压疮的部位进行视、触诊，每 2～4 小时重新检查是否存在新压迫的区域（中级证据，弱推荐）。

（1）避免皮肤持续压迫。翻身频率应个体化（中级证据，强推荐），间隔时间最长不超过 2 小时；对于卧床患者，30°侧卧位优于 90°侧卧位（低级证据，弱推荐）；轮椅坐位患者定时抬起臀部减压（间隔时间不超过 0.5 小时，持续时间不少于 30 秒）。

（2）翻身护理。翻身时防止皮肤与床面摩擦，翻身后体位合适，枕垫位置适当，避免骨突部位之间接触（如膝盖）。

（3）其他。选择良好的床垫和坐垫，局部骨突部位使用合适的软枕、海绵垫。改善全身营养状况。保持良好的个人卫生。

（六）脊髓损伤康复干预推荐意见

1.物理疗法

（1）综合性意见

推荐意见 1：急性期患者先从适应性训练开始。

推荐强度：强推荐，证据质量：低级（C）。

说明：急性期患者先从卧床到坐位的适应性训练开始，逐步过渡到功能性训练。

推荐意见2：在急性期主要采取床边康复训练，恢复期开始进行离床康复训练，慢性期的康复治疗策略主要为回归家庭和回归社会创造条件，注重心理干预和社会支持。

推荐强度：强推荐，证据质量：中级（B）。

说明：①急性期主要内容包括：正确的体位摆放，对全身关节进行被动活动，对残存肌力及损伤平面以上的肌肉进行肌力增强和耐力训练，重视呼吸排痰训练和间歇导尿膀胱训练，预防压疮、泌尿系感染、肺部感染、深静脉血栓形成等并发症的发生。②恢复期主要内容包括：关节活动度和肌力被动训练、主动肌力训练、疼痛治疗、膀胱训练与直肠管理、呼吸和排痰训练、预防骨质疏松，从而促进患者更大程度的功能恢复。③慢性期主要为回归家庭和回归社会创造条件，注重心理干预和社会支持。

推荐意见3：采用物理疗法如抗阻训练、手法辅助、步态指导等对SCI患者进行训练。

推荐强度：强推荐，证据质量：中级（B）。

说明：①物理疗法对残存肌力增强有确切效果。②物理疗法同时可以改善心肺功能，降低抑郁发生，提高生活质量和独立生活能力。

推荐意见4：建议采用减重平板步行训练和机器人步态训练改善患者的步行和移动能力，增强下肢肌力。

推荐强度：弱推荐，证据质量：低级（C）。

说明：减重平板步行训练和机器人步态训练可以有效提高部分SCI患者的步行能力和下肢的肌力。

推荐意见5：急性期患者保持良肢位和使用夹板，定时变换体位，早期进行主动与被动关节活动度训练，以及早期进行肌力维持与强化训练。

推荐强度：强推荐，证据质量：中级（B）。

说明：早期进行肌力维持与强化训练：对于离损伤部位较近的肌肉推荐选用等长收缩方式进行训练。

推荐意见6：生活能基本自理的C7、C8损伤患者进行肌力训练。

推荐强度：强推荐，证据质量：高级（A）。

说明：基本能够生活自理的C7、C8患者进行肌力训练的重点放在三角肌、胸大肌、肱二头肌、背阔肌、腕屈伸肌、肱三头肌及手的简单抓握与侧捏训练。

推荐意见7：伤后或术后4周的SCI患者进行水中肢体功能训练。

推荐强度：强推荐，证据质量：中级（B）。

说明：①水中运动治疗对脊髓损伤的最大治疗价值在于可以让患者进行许多陆地上无法完成的运动训练并加强治疗效果。对于瘫痪患者，浮力明显减轻脊柱重力轴向压力和剪切力，水中阻力控制运动速度，还可以借助训练器具设计动作，从而扩大安全活动范围。水疗还具有缓解疼痛、调节肌张力、减轻痉挛、提高舒适度、缓解疲劳等作用，有利于 SCI 患者的康复。②水疗康复的介入需要患者生命体征稳定，症状不再加重，并进行了一定时间的基础性康复治疗后进行。需要强调的是，脊髓损伤患者病情复杂，具体介入时间需要仔细评估损伤程度、损伤节段、是否进行过手术治疗等因素，必须与临床医师、患者本人和家属充分沟通，认真评估，在确保患者安全的前提下进行。

推荐意见 8：围手术期术后体位摆放宣教。

推荐强度：强推荐，证据质量：中级（B）。

推荐意见 9：围手术期术后翻身、起床等床上转移方法及肢体主被动训练方法宣教。

推荐强度：强推荐，证据质量：中级（B）。

推荐意见 10：定时翻身（≤ 2 小时）。

推荐强度：强推荐，证据质量：中级（B）。

说明：除定时翻身防止压疮外，还要在体位转移时防止皮肤与床面摩擦损伤。

推荐意见 11：患肢被动活动练习，以防止关节挛缩。

推荐强度：强推荐，证据质量：中级（B）。

推荐意见 12：肢体运动功能训练（人工辅助、机器人、外骨骼等）。

推荐强度：强推荐，证据质量：中级（B）。

2. 呼吸训练

推荐意见 1：对 SCI 患者进行吸气肌力量训练。

推荐强度：强推荐，证据质量：中级（B）。

说明：①吸气肌训练可提高主要吸气肌（膈肌）及辅助吸气肌（肋间肌）的力量，推迟吸气肌（膈肌）疲劳发生的时间，降低其疲劳程度，最终改善呼吸功能，减少肺炎的发生。②呼吸肌训练可提高肺活量、最大随意通气、最大呼气压和最大吸气压。这些数据可以说明呼吸肌耐力和力量均显著提升，其中吸气肌训练已被多篇研究证实效果显著，建议纳入 SCI 患者的训练中。

推荐意见 2：心肺功能训练。

推荐强度：强推荐，证据质量：中级（B）。

说明：改善心肺功能的训练方法：每周 2 次中至高强度 20 分钟有氧训练，同时每周 2 次膈肌、肋间肌、腹肌、斜角肌、胸锁乳突肌等主要肌群的 3 组力量训练，如吸气肌抗阻训练、发声训练等。

推荐意见 3：对 SCI 患者进行音乐治疗。

推荐强度：弱推荐，证据质量：低级（C）。

说明：音乐治疗联合常规呼吸肌康复治疗，可有效改善患者呼吸功能，增加呼气动力，改善呼气和排痰能力。

推荐意见 4：唱歌训练，以训练呼吸肌，同时激活口部肌肉运动；对比常规训练，可显著改善肺功能。

推荐强度：强推荐，证据质量：中级（B）。

推荐意见 5：呼吸功能练习宣教。

推荐强度：强推荐，证据质量：中级（B）。

推荐意见 6：呼吸、排痰训练，体位引流，呼吸功能锻炼。

推荐强度：强推荐，证据质量：中级（B）。

说明：呼吸、排痰训练，体位引流，呼吸功能锻炼可以防治呼吸道感染、肺不张。

3. 移动训练

推荐意见：SCI 患者进行体能训练、轮椅移动训练。

推荐强度：强推荐，证据质量：中级（B）。

说明：①体能训练可以帮助 SCI 患者提高自身的活动耐力，完成更高层次和难度的训练，恢复更多的功能。②轮椅移动训练可以帮助患者进行自我移动，提高在复杂环境中移动的能力，避开一系列的障碍物，提高患者独立的日常生活活动能力。

4. 物理因子疗法

推荐意见 1：对 SCI 患者早期进行高压氧治疗。

推荐强度：强推荐，证据质量：低级（C）。

说明：高压氧治疗对于急性创伤性 SCI 患者有效。建议在早期急救时应积极转运至有高压氧的地区或医院尽早治疗。

推荐意见 2：不完全性 SCI 的患者采用功能电刺激（functional electrical stimulation，FES）治疗。

推荐强度：强推荐，证据质量：高级（A）。

说明：对于不完全性 SCI 的患者，FES 对失神经支配的肌肉进行刺激，可提高患者手的抓握及自主运动功能。

推荐意见 3：不推荐经皮脊髓电刺激治疗 SCI 后心血管功能障碍。

推荐强度：弱推荐，证据质量：中级（B）。

说明：经皮脊髓电刺激治疗可能是 SCI 后恢复自主心血管控制的可行疗法，但目前尚无足够研究证实其作用。

推荐意见 4：经颅、经硬膜外、经皮电刺激促进肌力和肌肉自主控制能力恢复。

推荐强度：弱推荐，证据质量：低级（C）。

推荐意见 5：经颅磁刺激可减轻脊髓损伤后神经病理性疼痛。

推荐强度：弱推荐，证据质量：中级（B）。

说明：虽然有系统性分析研究显示经颅磁刺激在减轻脊髓损伤后神经病理性疼痛方面具有短期疗效，但异质性较大，且无标准的可以推广的处方，无大样本的随机双盲对照研究，无长期疗效的确切证据。

5. 作业疗法

推荐意见 1：急性期过后尽早进行作业疗法训练。

推荐强度：强推荐，证据质量：中级（B）。

说明：作业疗法训练应贯穿于患者康复训练的全过程，直至出院后的居家和社区生活中。

推荐意见 2：以"生活能力重建"的小组式作业治疗。

推荐强度：强推荐，证据质量：低级（C）。

说明：生活重建是指采用社会康复训练方法，从一种更积极的角度出发，针对完成医疗康复的 SCI 伤友，为其现实生活不同阶段的需求，设计相关培训课程。生活重建培训是指 SCI 伤友组织开展的一种适合心身状况的全方位的生活能力培训项目。SCI 伤友培训后不仅可以重新认识自己的能力并能予以发挥，还可以找回失去的自我照顾、行动、经济等能力，从而减轻伤友整个家庭和社会的心理及经济负担。

推荐意见 3：SCI 患者进行手功能训练。

推荐强度：强推荐，证据质量：中级（B）。

说明：手功能训练可以有效提高患者手的精细运动功能，让患者运用手功能完成部分日常生活活动。

推荐意见 4：C5 损伤患者学习使用腕手矫形器。

推荐强度：强推荐，证据质量：低级（C）。

说明：对手指屈、伸肌均无力的患者，戴上腕手矫形器后，在手指的背部轻碰对侧手或附近物品时，即能完成抓捏动作，需松开时用另一手触碰开关即可完成。

推荐意见 5：能部分生活自理的 C6 损伤患者，由于存在肩关节内收及腕关节背伸功能障碍，推荐开展渐进抗阻训练。

推荐强度：强推荐，证据质量：低级（C）。

说明：重点训练背阔肌、三角肌、肩胛骨周围肌群、腕伸肌，以提高上肢近端肌肉的稳定性，以及在轮椅上转移和变换重心时的能力。推荐患者在肘关节完全伸展状态下，利用肘关节的锁住功能在前臂旋后的状态下完成双臂支撑动作。这个动作对于皮肤的保护，特别是转移动作的获得具有重要意义。

推荐意见6：对于基本能生活自理的C7、C8损伤患者，利用肱三头肌的强伸肘作用完成双臂支撑，抬起身体进行臀部减压及床和轮椅之间的转移动作。推荐治疗师指导患者在各种环境和条件下进行轮椅操作训练，必要时到院外进行实地训练，如崎岖不平的路面、坡道、人员密集的街道、狭窄的路段等。

推荐强度：强推荐，证据质量：中级（B）。

推荐意见7：对出院后回归家庭的患者的生活环境进行改造。

推荐强度：强推荐，证据质量：低级（C）。

说明：一般情况下，针对脊髓损伤患者的生活环境，需要做以下几方面的调整：①洗手池下方需要足以容纳坐在轮椅上的双下肢的空间，便于患者的身体更接近洗手池。②水龙头需要进行相应的调整和更换。根据患者手功能状况，选择便于使用的水龙头类型，如触摸式、感应式，以及各种形状的开关把手。③指甲刀及梳子等的改造，如将梳子、勺子、叉子或牙刷的把手加粗加长，指甲刀的一侧固定在木板上，另一侧加大加宽便于患者按压。

推荐意见8：作业治疗师根据患者的实际情况选择适合该患者的个性化治疗方案。

推荐强度：强推荐，证据质量：低级（C）。

说明：随着医学与科技的进步和多学科的联合发展，适合脊髓损伤患者进行的作业活动，如传统的滚筒、木钉盘、磨砂板、木工、皮革、编织、陶艺、马赛克、园艺等都得到了逐步改进；新式的作业活动如虚拟情景互动训练、外骨骼式上肢机器人、智能手套、BTE系统、高压氧舱环境下的作业治疗等逐步被引入；推荐作业治疗师根据患者的实际情况选择适合该患者的个性化治疗方案，将传统作业疗法与新式器械相结合，提高治疗效率，同时也增加治疗的趣味性，充分调动患者的积极性。

6. 心理干预

推荐意见1：对SCI患者在康复训练过程中结合心理干预。

推荐强度：强推荐，证据质量：中级（B）。

说明：康复训练过程中及时进行疼痛、抑郁、心理干预，有利于改善SCI患者的心理状态和康复结局，提高训练的积极主动性，促进其功能恢复。

推荐意见2：给挥鞭伤亚急性期患者发放介绍疾病和恢复活动重要性的健康教育手

册，并提供有助于改善疾病的简易训练建议。

推荐强度：强推荐，证据质量：中级（B）。

说明：这有助于减少患者恐惧和改善患者颈部功能。

推荐意见3：建议让挥鞭伤慢性期患者阅读教育手册，在物理治疗师的最低限度指导（口头或物理）下练习，并解释患者提出的疑问或顾虑，然后让患者开始执行物理治疗师的建议，并通过电话咨询训练过程中遇到的问题。

推荐强度：强推荐，证据质量：中级（B）。

说明：这样可保证在对挥鞭样损伤患者进行治疗的时候，得到与全面的物理治疗训练相似的效果。

推荐意见4：术前常规行心理健康教育。

推荐强度：强推荐，证据质量：中级（B）。

推荐意见5：心理疏导，配合应用抗抑郁药物改善患者抑郁症状。

推荐强度：强推荐，证据质量：中级（B）。

7. 职业康复

推荐意见：对SCI患者进行职业康复，职业康复是实施以患者为中心的康复理念的重要体现。

推荐强度：强推荐，证据质量：中级（B）。

8. 生殖康复

推荐意见：对SCI患者进行生殖康复。

推荐强度：强推荐，证据质量：中级（B）。

说明：对于SCI患者，运动和感觉功能的恢复固然重要，但是性功能和生殖功能也是他们关注的一个方面。因此，性功能和生殖康复教育应贯穿整个康复过程。

9. 矫形器或辅助器具

推荐意见1：SCI患者应用轮椅，佩戴和使用矫形器、自助器具进行训练和完成日常生活的活动。

推荐强度：强推荐，证据质量：中级（B）。

说明：轮椅是部分SCI患者必备的辅助器具。颈SCI患者可选择电动轮椅，胸SCI患者可选择手动轮椅。矫形器可以帮助急性期SCI患者保护脊柱的稳定。颈SCI患者可选择上肢矫形器帮助患者完成日常生活动作。胸腰段SCI患者可使用下肢矫形器辅助进行站立和行走训练。颈SCI患者可使用自助器具如万能袖带、盘子挡圈、带吸管的水杯等，辅助完成进食、写字等日常生活动作，提高独立生活水平。

推荐意见2：髋部储能行走矫形器可作为截瘫患者往复步态矫形器步行训练的一种

替代方法。

推荐强度：弱推荐，证据质量：低级（C）。

说明：髋部储能行走矫行器比往复步态矫行器穿戴更方便，能够提高步行速度并降低能耗。

推荐意见3：颈SCI患者使用手支具。

推荐强度：弱推荐，证据质量：中级（B）。

推荐意见4：支具穿脱方法宣教。

推荐强度：强推荐，证据质量：中级（B）。

## （七）出院及社区康复

推荐意见：康复医师对SCI慢性期患者每年最少进行一次随访。

推荐强度：强推荐，证据质量：中级（B）。

说明：对SCI慢性期患者每年最少进行一次随访，以预防和处理各种并发症，如神经源性膀胱和肠功能障碍、压疮、骨质疏松、低能骨折、直立性低血压、心血管和呼吸功能障碍等。

## 四、神经源性膀胱康复诊疗规范

说明：目前国际尿控协会（International Continence Society，ICS）、欧洲泌尿外科学会已制定了关于神经源性下尿路功能障碍的名词规范和相关《神经源性下尿路功能障碍诊治指南》，中华医学会泌尿外科学分会也发布了《神经源性膀胱诊断治疗指南》，中国康复医学会康复护理专业委员会也于2011年发布了第1版《神经源性膀胱护理指南》，为进一步规范神经源性膀胱的护理行为，为临床护理工作者提供关于神经源性膀胱护理实践的新观点，由中国康复医学会康复护理专业委员会组织专家，对第1版《神经源性膀胱护理指南》进行修订。

### （一）定义

神经源性膀胱是由于神经控制机制出现紊乱而导致的下尿路功能障碍，通常需在存有神经病变的前提下才能诊断。根据神经病变的程度及部位的不同，神经源性膀胱有不同的临床表现。此外，神经源性膀胱可引起种并发症，最严重的是上尿路损害、肾衰竭，神经源性膀胱功能障碍是动态进展的，必须对患者的储尿及排尿功能、临床表现及全身情况进行动态评估和分型，并以此为依据选择适宜的膀胱管理方法。

## （二）神经源性膀胱的病因、病理生理及分类

1. 病因

（1）中枢神经系统因素

1）脑血管意外尿失禁是常见症状，46.7%的患者存在膀胱储尿功能障碍，23.3%的患者存在膀胱排尿功能障碍。

2）脊髓病变

①创伤性脊髓损伤：脊髓损伤平面越高，逼尿肌过度活动、逼尿肌-外括约肌协同失调和逼尿肌-膀胱颈协同失调的发生率越高。②非外伤性脊髓损伤：a.脊髓发育不良，逼尿肌过度活动和逼尿肌-括约肌协同失调是此病患者产生上尿路严重损害的最主要原因；b.脊髓栓系综合征，56%的脊髓栓系综合征患者存在下尿路功能障碍，患者逼尿肌可以表现为收缩减弱，也可表现为逼尿肌过度活动；c.脊柱肿瘤，约20%的脊柱转移瘤患者合并有脊髓损伤，导致神经源性膀胱，22%的肾癌脊髓转移患者伴有神经源性膀胱。

（2）颈、腰椎间盘突出及椎管狭窄症

1）1%~15%的腰椎间盘突出症患者的骶神经根会受到影响，最常见的症状为尿潴留。

2）腰椎管狭窄：伴有难治性下肢疼痛的腰椎管狭窄患者中约50%有可能发生神经源性膀胱。

3）颈椎病：严重的脊髓型颈椎病患者会发生神经源性膀胱。

（3）外周神经系统因素

主要为糖尿病，病程在10年以上时，神经源性膀胱的患病率会明显增高，随着Ⅱ型糖尿病自主神经病变严重程度的增加，发生神经源性膀胱的概率也越来越高。

（4）感染性因素

1）获得性免疫缺陷综合征引起神经系统病变的发生率较高，故发生神经源性膀胱的概率也较高。经过抗病毒、抗感染、抗胆碱药物治疗后，患者的排尿功能可有所改善。

2）急性感染性多发性神经根炎患者排尿异常多为运动麻痹性膀胱，急性期患者通常需留置导尿管。

（5）医源性因素

脊柱手术因骶骨脊索瘤实施骶骨切除术后导致神经源性膀胱的发生率高达74%，一些术前因脊柱疾病导致神经源性膀胱的患者，术后有部分病例能恢复正常。

根治性盆腔手术包括以下 3 种。①直肠癌根治切除术：主要原因是手术损伤了盆神经支配逼尿肌的纤维、阴部神经或直接损伤了尿道外括约肌；②根治性子宫全切术：此手术对下尿路功能的影响较单纯性子宫切除更大；③前列腺癌根治术：保留神经的前列腺癌根治切除术可以更好地保存外括约肌功能，缩短术后达到控尿的时间。

2. 病理生理

下尿路（膀胱和尿道）的两个主要功能是在适当的时机进行储尿和排尿。

（1）脑桥上病变临床上多表现为尿失禁，由于脑桥排尿中枢是完整的，逼尿肌-括约肌协同性通常为正常，很少发生逼尿肌-括约肌协同失调，因此对上尿路的损害较小，常见于脑卒中、帕金森病和痴呆等。

（2）骶髓以上脊髓损伤所致下尿路功能障碍的典型形式是逼尿肌过度活动及逼尿肌-括约肌协同失调，产生逼尿肌高压、残余尿增加、尿失禁及泌尿系感染等表现，进而导致膀胱输尿管反流、输尿管扩张、肾积水及肾脏瘢痕化等上尿路损害，严重者导致肾功能不全，甚至尿毒症。

（3）骶髓损伤。如果逼尿肌神经核损伤而阴部神经核完整，表现为逼尿肌松弛或无反射、膀胱容量增大且压力低，由于外括约肌痉挛，从而导致尿潴留，这类患者对上尿路损害相对较小，出现尿失禁情况也少。如果阴部神经核损伤而逼尿肌神经核完整，则表现为括约肌松弛、逼尿肌过度活动或痉挛、膀胱容量降低，由于膀胱出口阻力较低，很少引起上尿路损害，但尿失禁症状比较严重。如果逼尿肌神经核和阴部神经核同时损伤，则出现混合的改变。

（4）骶髓以下及周围神经病变。排尿骶反射中枢受损或相关外周神经受损，均可累及支配膀胱的交感和副交感神经，或同时累及支配尿道括约肌的神经，导致逼尿肌反射及收缩力减弱或消失和（或）尿道内外括约肌控尿能力减低，出现排尿困难或尿失禁。

3. 临床分类

随着对排尿生理机制认识的日益深化，对神经源性膀胱的诊断性膀胱功能障碍的分类亦在发展，国际常用的分类包括根据临床表现和尿流动力学特点制定的分类方法：欧洲泌尿外科学会提供的 Madersbacher 分类方法（图 4-2）及 ICS 下尿路功能障碍分类（表 4-3）。

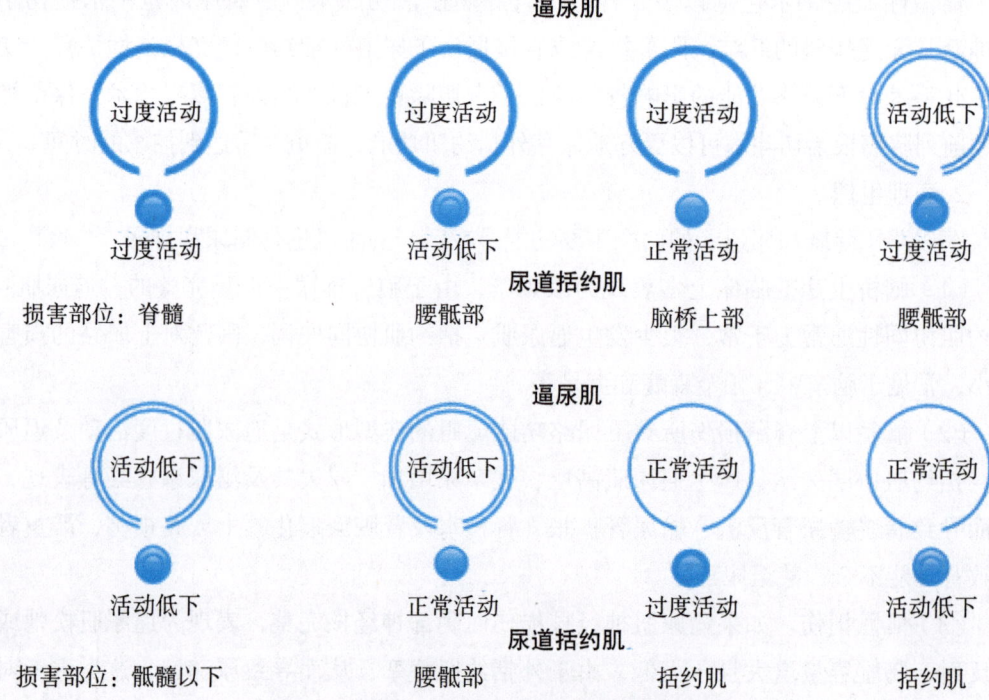

图 4-2 Madersbacher 下尿路功能障碍类型

表 4-3 ICS 下尿路功能障碍分类

| 储尿期 | 排尿期 |
|---|---|
| **膀胱功能**<br>逼尿肌活动性（Detrusor activity）<br>正常或稳定（Normal detrusor function）<br>过度活动（Detrusor overactivity）<br>特发性（Idiopathic）<br>神经源性（Neurogenic）<br>膀胱感觉（Bladder sensation）<br>正常（Normal）<br>增强或过度敏感（Increased or hypersensitive）<br>减弱或感觉低下（Reduced or hyposensitive）<br>缺失（Absent）<br>非特异性（Non-specific）<br>膀胱容量<br>正常（Normal）<br>高（High）<br>低（Low）<br>顺应性<br>正常（Normal）<br>高（High）<br>低（Low）<br><br>**尿道功能**<br>正常（Normal）<br>不全（Incompetent） | **膀胱功能**<br>逼尿肌收缩性<br>正常（Normal）<br>低下（Underactive）<br>无收缩（Acontractile）<br><br>**尿道功能**<br>正常（Normal）<br>梗阻（Obstruction）<br>过度活动（Urethral overactivity）<br>机械梗阻（Mechanical obstruction） |

因以上2种神经源性膀胱分类方法均为下尿路功能障碍分类,未对上尿路功能障碍进行评估,有学者将国际反流分级标准与ICS下尿路功能障碍分类相结合,提出神经源性膀胱患者全尿路功能障碍分类方法,其有助于全面评估、了解与描述上、下尿路的病理生理变化。

(三)神经源性膀胱的诊断

1.导致膀胱尿道功能障碍的神经系统病变的诊断

如病变的性质、部位、程度、范围、病程等,应通过神经系统疾病相关的病史、体格检查、影像学检查和神经电生理检查明确,必要时请神经科医师协助诊断。

2.下尿路功能障碍和泌尿系并发症的诊断

如下尿路功能障碍的类型、程度,是否合并泌尿系感染、结石、肿瘤,是否合并肾积水、输尿管积水、膀胱输尿管反流等,应从相应的病史、体格检查、实验室检查、尿动力学检查和影像学检查、膀胱尿道镜加以明确。

3.其他相关器官、系统功能障碍的诊断

如是否合并性功能障碍、盆腔脏器脱垂、便秘或大便失禁等,应通过病史、体格检查、实验室检查、影像学检查加以明确。

(四)康复评定

包括询问病史、症状评估、体格检查、实验室检查及专科评估等方面。

1.神经源性膀胱的评定推荐意见(表4-4)。

表4-4 神经源性膀胱的评定推荐意见

| 推荐意见 | 证据等级 |
| --- | --- |
| 病史采集:必须进行详细的病史采集,注意泌尿系、肠道、神经系统及性功能等既往史及现病史。注意有无血尿、尿频、尿急、尿痛及发热等可提示特异性诊断的症状,了解社会心理也是必要的 | A |
| 体格检查:详细检查神经系统,尤其会阴部、鞍区的感觉及反射,检查肛门直肠的感觉、肛门括约肌的收缩功能及盆底功能 | A |
| 辅助检查:①所有神经源性下尿路障碍患者应进行尿液分析和残余尿(PVR);②尿细菌培养、泌尿系超声、膀胱尿道造影、肾功能检查;③上尿路泌尿系MR成像或CT三维重建成像,可以显示肾盂输尿管积水扩张程度及迂曲状态,也能显示肾皮质的损害程度 | B<br>A<br>A |

续表

| 推荐意见 | 证据等级 |
|---|---|
| 尿流动力学检查：①排尿日记，记录内容包括饮水时间、饮水量、排尿时间、排尿量、伴随症状、残余尿量、排尿方式，连续7天；②充盈期膀胱压力，行容量测定时，充盈膀胱速率应与生理状态尿液生成速度相似（推荐为10 mL/min），充盈膀胱所用生理盐水应加热至体温；③影像尿流动力学检查，是诊断评估神经源性膀胱尿路功能障碍的金标准 | A<br>B<br>A |
| 风险分层及流程：治疗临床医师应将患者确定为高、中或低风险患者，并为患者提供适当的初始治疗，可考虑如图4-3所述的泌尿外科监测计划 | B |

2. 专科评估

（1）排尿日记：反映每次排尿量、排尿间隔时间、患者的感觉、每日排尿总次数及总尿量，能客观反映患者的症状。

（2）尿流动力学检查：尿流动力学检查能客观地反映逼尿肌、尿道内外括约肌各自的功能状态及其在储尿、排尿过程中的相互作用。它能对下尿路功能状态进行科学、客观及定量的评估。通常排尿后残余尿量在100 mL以下，被认为是可以接受的。充盈期正常的膀胱顺应性好，充盈过程中膀胱压力变化很小，通常为20～40 mL/$cmH_2O$。逼尿肌漏尿点压（detrusor leak point pressurv，DLPP）测定可用以预测上尿路损害风险，当DLPP≥40 $cmH_2O$时，继发上尿路损害的风险显著增加。影像尿流动力学检查也能判断膀胱输尿管反流和DLPP。目前推荐神经源性膀胱患者尽可能接受此项检查。还可以做尿道压力测定、尿道肌电图检查，用以评估尿道括约肌的收缩舒张功能是否有逼尿肌-括约肌协同失调。

（五）风险分层及流程

神经源性下尿路功能障碍患者的初步调查和风险分层，见图4-3。高危患者被认为是那些患有脊髓损伤、脊柱裂、晚期多发性硬化症或选择其他神经源性疾病的患者，这些疾病除有以下证据外，还有显著的泌尿系统并发症或发病率。①膀胱管理技术：Valsalva/crede/反射性排尿；②已知的尿流动力学高危特征，但治疗后未确认适当的衰减（逼尿肌括约肌协同功能障碍、神经源性逼尿肌过度活动、顺应性受损（<20 mL/$cmH_2O$）、逼尿肌泄漏点压>40 $cmH_2O$、膀胱输尿管反射）；③新的/恶化的肾脏成像（肾积水、萎缩、瘢痕形成）；④新发/恶化的肾功能不全。无高危特征的脊髓损伤、脊柱裂或晚期多发性硬化患者被视为中度风险。

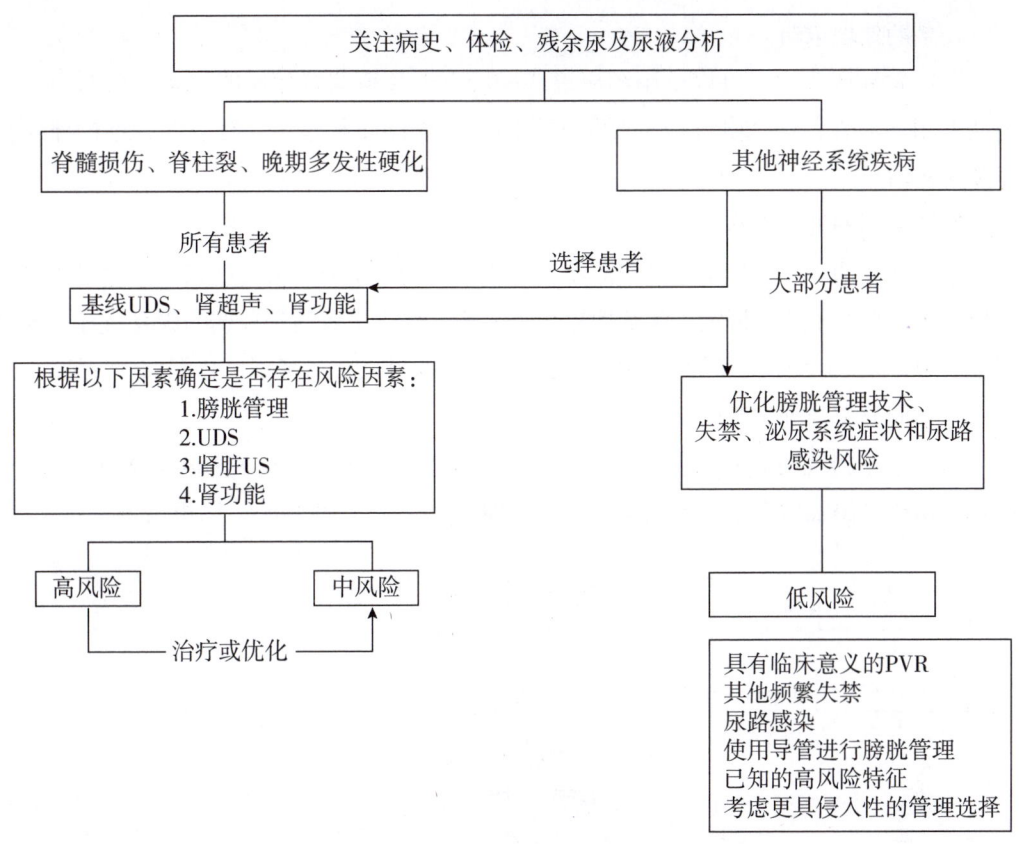

图 4-3 风险分层及流程

## (六) 处理策略 (表 4-5)

表 4-5 神经源性膀胱处理策略推荐意见

| 推荐意见 | 证据等级 |
| --- | --- |
| 神经源性膀胱治疗的首要目标是保护肾脏功能、使患者能够长期生存，次要目标是提高控尿能力、提高生存质量 | A |
| 治疗原则是确保逼尿肌压力在储尿期和排尿期都保持在低压、安全范围内 | A |
| 间歇性导尿是膀胱训练的重要方式，是协助膀胱排空的金标准；膀胱间歇性充盈与排空有助于膀胱反射的恢复，间歇性导尿具有实施原则、应用条件与标准方法，必须遵循 | A |
| 任何辅助膀胱排空的方法或手法辅助、腹部加压排尿等都必须谨慎其不良后果，必须在尿流动力学检查允许下实施并定期随访，且随访时需做影像尿流动力学检查或膀胱尿道造影 | C |
| 留置尿管及膀胱造瘘在原发神经系统疾病急性期的短期应用是安全的，但长期使用均有较多并发症 | B |

1. 早期处理策略

以留置导尿为主，可以采用经尿道或经耻骨上瘘道留置导尿的方式，短期内不必定期夹闭导尿管，这个阶段最主要是预防膀胱过度储尿和感染，有条件者进行神经营养及康复治疗。

2. 恢复期的处理策略

进入恢复期后，应尽早进行尿流动力学检查评价膀胱尿道的功能状态，尽早拔除留置导尿管，采取膀胱再训练、间歇性导尿等方法，促进患者达到预期的康复目标。残余尿量＜100 mL 或为膀胱容量的 20%，无其他泌尿系并发症可考虑停止间歇性导尿。

3. 不同分类与处理策略

（1）根据膀胱功能障碍表现的处理策略和流程，参照美国 Cardenas 和 Mayo 医院根据膀胱功能障碍临床表现，制定神经源性膀胱处理流程（图 4-4），以供借鉴。

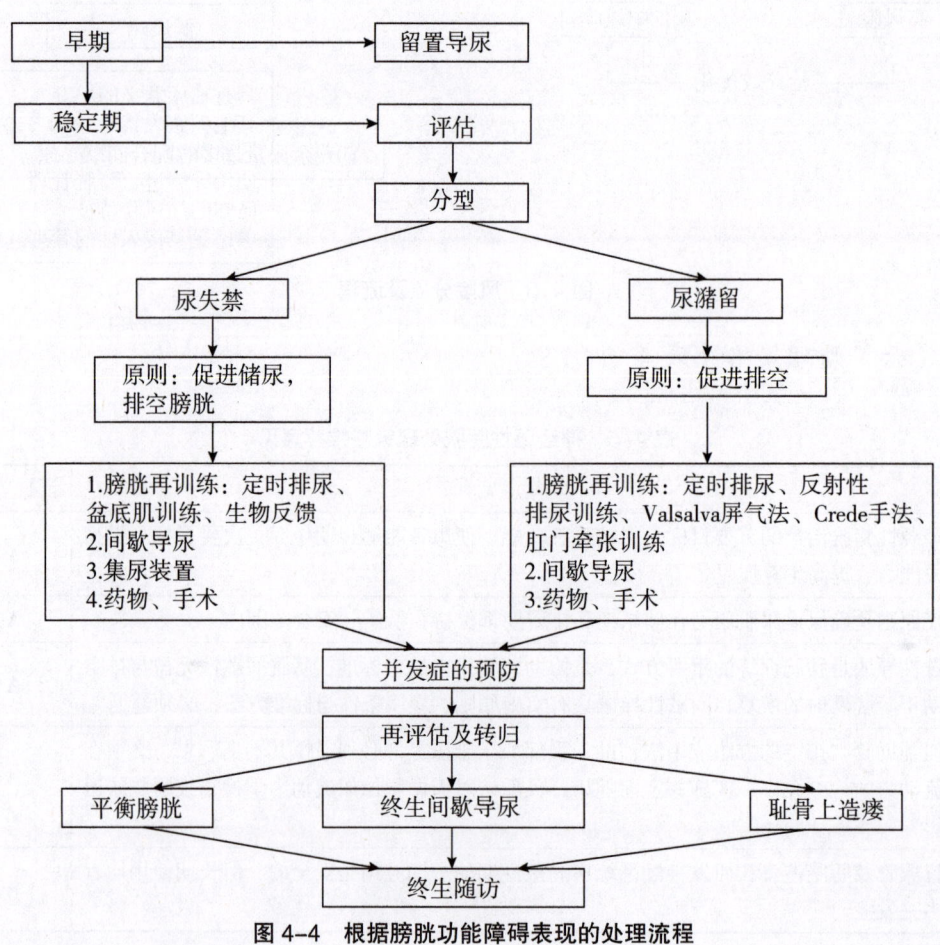

图 4-4　根据膀胱功能障碍表现的处理流程

（2）根据 ICS 下尿路功能障碍分类将膀胱功能障碍依据尿流动力学特点分为储尿期及排尿期功能障碍，处理策略及流程见图 4-5、图 4-6。

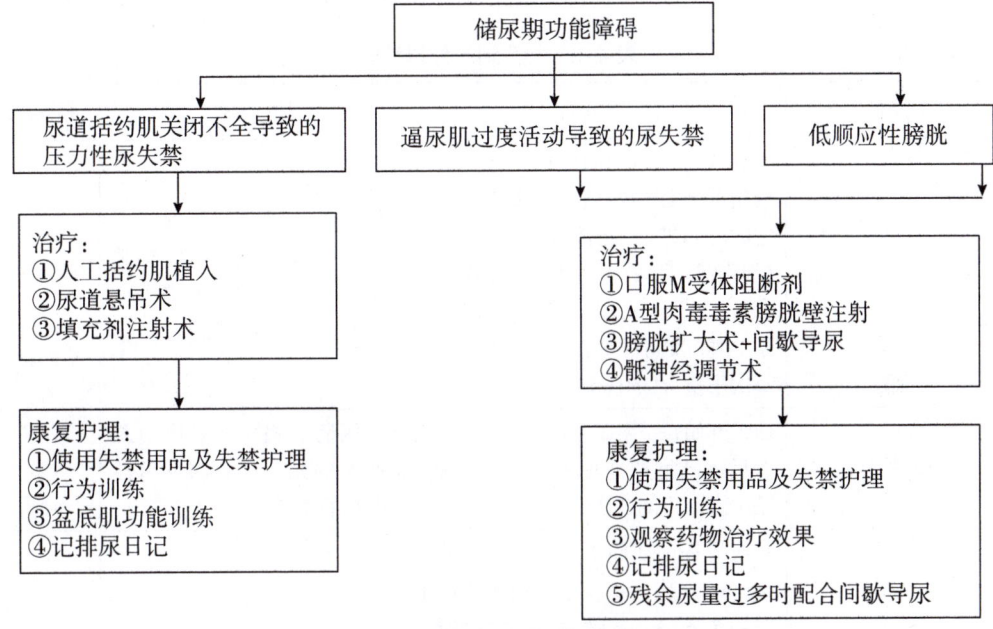

图 4-5　储尿期功能障碍处理流程

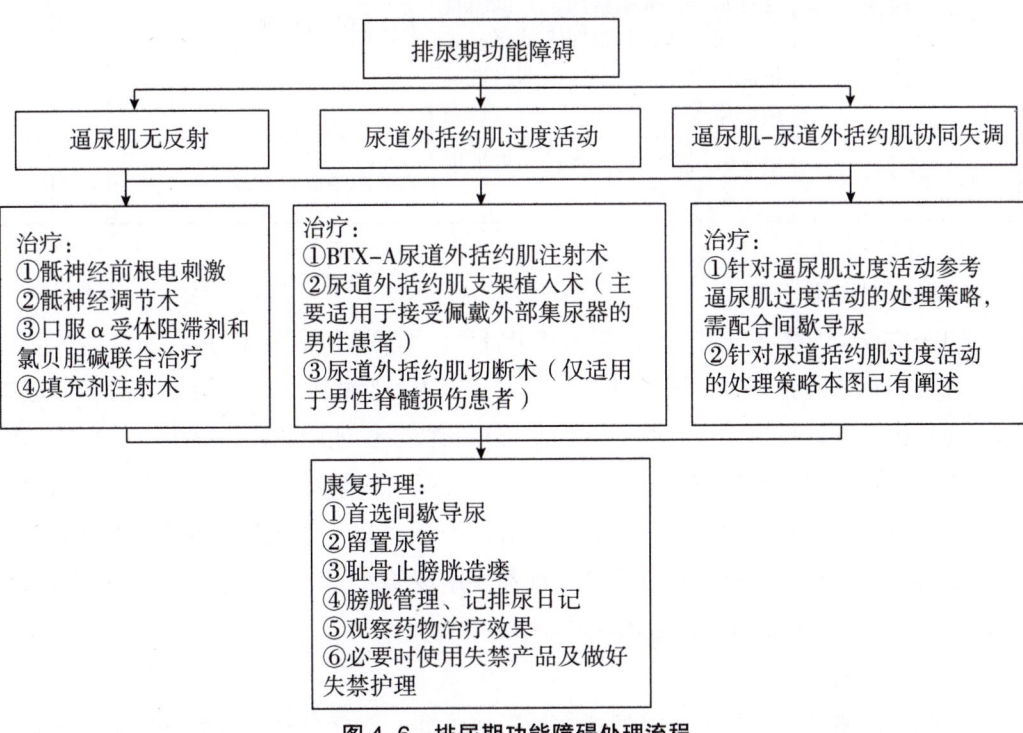

图 4-6　排尿期功能障碍处理流程

## （七）康复训练

1. 行为训练（表 4-6）

表 4-6　行为训练处理策略

| 方法 | 处理策略 | 适应证 | 证据等级 |
| --- | --- | --- | --- |
| 定时（提示）排尿 | ①在规定的时间间隔内排尿，养成定时排尿的习惯，训练应在特定的时间进行，如餐前 30 分钟、晨起或睡前，鼓励患者入厕排尿。②一般情况下，日间每 2 小时排尿 1 次，夜间每 4 小时排尿 1 次，每次尿量＜ 350 mL | ①认知或运动障碍导致尿失禁者。②大容量、膀胱感觉减退者的首选训练方法（如糖尿病神经源性膀胱） | A |
| 延时排尿 | 白天开始每 1 ~ 2 小时排尿 1 次，以后逐渐增加到每 3 ~ 4 小时排尿 1 次，夜间 2 次 | 对于因膀胱逼尿肌过度活跃而产生的尿急症状和反射性尿失禁的患者 | A |
| 意念排尿 | 每次排尿前或间歇性导尿前 5 分钟，指导其全身放松，想象自己在一个安静、宽敞的卫生间，听着流水声，准备排尿，并试图自己排尿，然后由陪同人员接尿或排尿；想象过程中，强调患者利用全部感觉 | ①间歇性导尿前。②留置尿管的患者排尿前 | A |
| 肛门牵张技术 | 牵张肛门使盆底肌放松，再采用屏气法排空膀胱 | 盆底肌痉挛的患者 | B |

2. 盆底肌锻炼

（1）Kegels 训练：应用于产后尿失禁患者，以加强盆底肌收缩力。

（2）阴道重力锥训练：阴道锥置入患者阴道内、肛提肌以上，当重物置于阴道内时，会提供感觉性反馈，通过收缩肛提肌维持其位置保证阴道锥不落下，依次增加阴道锥重量，从而提高盆底收缩力。其优点在于可以自我学习且不需要仪器的监测。缺点为阴道锥置入困难、阴道不适感、阴道流血等。对于不完全去神经化的神经源性尿失禁及神经源性逼尿肌过度活动患者，推荐使用该类方法以增强盆底与括约肌力量，从而改善尿失禁、抑制逼尿肌过度活动。

3. 盆底电刺激

盆底电刺激的目的是促进盆底肌的反射性收缩，教育患者如何正确收缩盆底肌并提高患者治疗的依从性。对于盆底肌及尿道括约肌不完全去神经化的患者,推荐使用经阴道或肛门电极进行盆底电刺激,以改善尿失禁,同时抑制逼尿肌不稳定收缩。盆底电刺激结合生物反馈治疗可以在增加盆底肌觉醒性的同时使肌肉被动收缩。

4. 生物反馈

生物反馈是一种评价和治疗盆底功能障碍的高级训练方法。生物反馈作为盆底肌康复训练的一部分,可以让患者了解盆底肌的生理状态。生物反馈的形式包括视觉、触觉、听觉和语言。由于去神经病变可能导致感觉障碍,医师和患者可能无法感觉到肌肉活动,推荐应用肌电图生物反馈指导训练盆底肌,能够加强肌肉收缩后放松的效率和盆底肌张力,巩固盆底肌训练的效果。

5. 辅助排尿

(1)扳机点排尿:通过叩击耻骨上膀胱区、挤压阴茎、牵拉阴毛、摩擦大腿内侧、刺激肛门等方法,诱发逼尿肌收缩和尿道括约肌松弛,产生排尿。扳机点排尿的本质是刺激诱发骶反射排尿,其前提是具备完整的骶神经反射弧。扳机点排尿并不是一种安全的排尿模式,仅适用于少数骶上脊髓损伤的患者,方案实施前需要运用尿流动力学测定来确定膀胱功能状况,并在尿流动力学检查指导下长期随访,以确保上尿路安全。

(2)代偿性排尿训练

① Crede 手法排尿:用拳头于脐下 3 cm 深按压,并向耻骨方向滚动,动作缓慢柔和,同时嘱患者增加腹压帮助排尿。

② Valsalva 排尿:指排尿时通过 Valsalva 动作(屏气、收紧腹肌等)增加腹压将尿液挤出。

应严格按指征慎重选择,只适用于骶下神经病变患者,但除外已有膀胱输尿管反流的病例。应在尿流动力学检查允许的前提下才能施行,并严密随访观察上尿路安全状态。对已经接受尿道括约肌切断术、A 型肉毒毒素尿道括约肌注射术等降低膀胱出口阻力治疗的患者,可通过 Crede 手法和 Valsalva 法联合使用促进排空。

由于辅助排尿可能导致膀胱压力超过安全范围,容易导致膀胱输尿管逆流,导致上尿路损害,临床上不推荐常规使用。该类方法的禁忌证主要包括存在膀胱输尿管反流、膀胱出口梗阻、逼尿肌－括约肌协同失调、肾积水、盆腔器官脱垂、症状性泌尿系感染、合并疝气等。

6. 口服药物

药物是神经源性膀胱治疗的重要方法,包括药物治疗在内的联合治疗,能够取得最大治疗效果。

(1)治疗神经源性逼尿肌过度活动的药物：受体阻断剂（高度推荐）是治疗神经源性逼尿肌过度活动的一线药物。控制神经源性逼尿肌过度活动所需的药物剂量较控制特发性逼尿肌过度活动要大。该类药物在减少神经源性逼尿肌过度活动的同时，也会降低逼尿肌收缩力，导致残余尿量增加，因此部分患者需要加用间歇导尿。

托特罗定、奥昔布宁、盐酸曲司氯铵、盐酸丙哌维林对于治疗神经源性逼尿肌过度活动具有肯定疗效，但均显示出不同程度的口干等不良反应；而新一代 M 受体阻断剂索利那新等以其较高的 M 受体亚型及膀胱组织选择性，在神经源性膀胱治疗中展现出良好的应用前景。这些药物具有不同的耐受曲线，若一种药物无效或不良反应过大，仍可尝试另一种该类药物。黄酮哌酯（不推荐）对于治疗神经源性逼尿肌过度活动无效。

(2)治疗逼尿肌收缩无力的药物：对于无膀胱出口梗阻的逼尿肌无反射患者选择使用氯贝胆碱（可选），可以有限地改善逼尿肌收缩力，减少残余尿量。但神经源性膀胱患者残余尿量增多可能源于逼尿肌-括约肌协同失调，因此对于存在逼尿肌-括约肌协同失调的患者不推荐使用。目前尚无有效的药物能够治疗逼尿肌收缩无力，间歇导尿仍是治疗逼尿肌无反射的首选方法。

(3)降低膀胱出口阻力的药物：α 受体阻滞剂（推荐）可以降低膀胱出口阻力，显著降低逼尿肌漏尿点压力，不良反应较少。

(4)增加膀胱出口阻力的药物：目前尚无有效药物能够治疗神经源性尿道括约肌功能不全。

7. 导尿治疗

(1)间歇性导尿术（intermittent catheterization，IC）（证据等级 A）：IC 被国际尿控协会推荐为协助神经源性膀胱患者排空膀胱最安全的首选措施，是协助膀胱排空的金标准（表 4-7）。包括无菌间歇导尿和清洁间歇导尿（CIC）。CIC 对于神经源性膀胱患者近期和远期都是安全的，无菌间歇导尿更有助于减少泌尿系感染和菌尿的发生。推荐使用 12～14 Fr 的导管，导尿频率 4～6 次/日，导尿时膀胱容量＜400 mL。推荐加强患者对于 IC 的教育与训练，使其掌握并长期坚持间歇导尿。推荐间歇导尿时使用润滑剂以避免尿道损伤等并发症的发生。间歇导尿的患者推荐每年至少随访一次，随访内容包括体检、实验室检查、影像学和尿动力学检查。

表 4-7 间歇性导尿术处理策略

| 策略 | 推荐意见 | 证据等级 |
| --- | --- | --- |
| 导尿方法 | 在医院推荐采用无菌或消毒/无接触技术<br>在家庭和社区，家属/患者执行导尿术时，推荐采用清洁/无接触技术 | A<br>A |
| 导尿管种类 | 考虑到医院感染的风险，推荐使用一次性无菌导尿管 | A |
| 导尿管（润滑） | 首选使用亲水涂层导尿管，有效减少尿道感染，降低尿道损伤，减轻患者插管不适和疼痛感 | A |
| 导尿管型号（尺寸） | 选择能自由引流又能最大限度降低创伤风险的导管，细腔导尿管应成为首选，推荐男性使用 10～12 cm，女性使用 12～14 cm | B |
| 评估 | 导尿前完善病史评估、症状评估、实验室评估、辅助仪器评估 | B |
| 时机 | 间歇性导尿开展的时间并不一致，应视具体疾病原因、临床表现及间性导尿目的不同而决定。病情基本稳定后尽早开始 | C |
| 频率 | 推荐根据评估结果选择每天导尿 4～6 次 | A |
| 安全导尿量 | 每次导尿量不超过患者的最大安全容量 | A |
| 饮水计划每日饮水量 | 1500～2000 mL | B |
| 排尿日记 | 评估下尿路功能状况最简单的方法，推荐详细记录排尿日记；排尿日记记录时间为连续 7 天 | A |
| 患者的健康教育 | 加强患者及陪护对于间歇性导尿的宣教及指导患者进行自我间歇性导尿训练，使其掌握并长期坚持 | A |
| 持续支持和随访 | 每年至少随访 1 次，内容包括体格检查、实验室检查、泌尿系 B 超，病情稳定者可定期接受尿流动力学检查 | A |

（2）留置导尿（急性期短期留置推荐）和膀胱造瘘：经尿道留置导尿是用无菌技术经尿道将大小合适的导尿管插入膀胱以引流尿。对长期留置导尿或膀胱造瘘的患者每年至少随访一次，随访内容包括尿流动力学检查、肾功能检测、全尿路影像学检查（表 4-8）。

表 4-8 经尿道留置导尿处理策略

| 策略 | 推荐意见 | 证据等级 |
| --- | --- | --- |
| 插入尿管 | ①应用无菌技术和无菌器材插管<br>②护理尿管部位或操作导尿管器械前后均应洗手<br>③留置尿管后要加强固定以预防滑动和牵引尿道<br>④插管时准备手套、手术孔巾、纱布，选用合适的灭菌液清洁尿道周围，使用一次性包装的润滑凝胶 | A<br>A<br>A<br>B |

续表

| 策略 | 推荐意见 | 证据等级 |
|---|---|---|
| 密闭式无菌引流 | ①维持持续的密闭无菌引流系统<br>②不要分离导尿管和引流管，除非必须冲洗尿管<br>③如果违反了无菌操作、出现分离或渗漏，应消毒导尿管和引流管连接处，再用无菌术重新放置集尿系统 | A<br>A<br>A |
| 冲洗 | ①尽量避免冲洗，除非预测会发生阻塞（如前列腺或膀胱手术后可能出血），采用密闭持续冲洗。为解除由凝块、黏液或其他原因造成的阻塞，可采用间断冲洗法<br>②尚未证明持续抗生素膀胱冲洗的有效性，故也不应作为常规预防感染的措施<br>③大容量无菌注射器和无菌冲洗器缓慢冲洗（滴速＜80滴/分），使用后应丢弃。冲洗应使用无菌技术<br>④如果导尿管出现阻塞，可通过反复的冲洗保持通畅，尿管堵塞的原因如为凝结物的生成，则更换尿管 | A<br><br>B<br><br>B<br><br>B |
| 尿液引流 | ①维持通畅的尿液引流（有时为了收集标本或其他医疗目的可暂时夹住导尿管）<br>②为达到通畅的尿液引流<br>a. 导尿管和引流管均应避免扭结<br>b. 集尿袋应定时排空在专用收集容器内（引流管不能接触未灭菌的容器）<br>c. 导尿管功能不良或阻塞时应予以冲洗或必要时重新放置<br>d. 集尿袋应放置在膀胱水平以下 | A<br><br>A |
| 尿道口护理 | 不推荐每天2次用聚乙烯吡咯烷酮碘消毒或清洁尿道口，可用温水清洁会阴 | B |
| 标本采集 | ①如果需要少量新鲜尿液做检查，需取中段尿液<br>②如果需要大量尿液做特殊分析，应运用无菌操作从引流袋内获取 | A<br>A |
| 插管患者空间隔离 | 留置尿管感染患者和非感染患者不应住同一房间或住相邻的床位 | C |
| 细菌学监测 | 插管患者常规细菌学监测作为感染控制措施的意义还未确立，故不推荐常规细菌学监测 | C |
| 操作人员要求 | ①定期对医务人员进行在职培训，强调尿管插入术的正确技术和潜在并发症<br>②只有掌握无菌插管正确技术和尿管护理的人员才能操作尿管 | A<br><br>B |
| 尿管选择 | ①成人长期膀胱引流时（留置时间＞30天），亲水性乳胶尿管比硅胶尿管更易耐受<br>②使用引流通畅而外径细的尿管以减少尿道的损伤 | A<br><br>B |

续表

| 策略 | 推荐意见 | 证据等级 |
|---|---|---|
| 留置时间 | ①只有病情需要时才留置尿管，根据需要决定留置时间。一般情况留置尿管不宜超过2～4周，医务人员、患者和陪伴者不能为了方便而留置尿管 | B |
| | ②一旦临床症状解除应立即拔除尿管 | B |

#### 8. 外部集尿器

男性尿失禁患者可选择使用阴茎套和外部集尿器，对于已经接受尿道外括约肌切断术的男性患者推荐使用外部集尿器，但过度肥胖、阴茎萎缩或回缩的患者佩戴外部集尿器会比较困难。为防止乳胶过敏，可选择使用具有自粘功能的硅胶外部集尿器。长期使用外部集尿器会导致菌尿，但其引起泌尿系感染的风险并不比其他方法高。应定期检查佩戴外部集尿器后是否能够低压排空膀胱，是否有残余尿。通过定期更换器具、维持膀胱低压、良好的卫生护理，能够减少并发症的发生。

#### 9. 常见并发症的处理要点

随着病程进展，神经源性膀胱患者可能会出现一系列泌尿系并发症，早期预防、及时处理并发症对于改善神经源性膀胱预后具有重要意义。如在严重尿道损伤的情况下，留置导尿管的患者应转为耻骨上导尿管（A级推荐），神经源性膀胱常见并发症及处理推荐意见如下（表4-9）。

表4-9 神经源性膀胱常见并发症及处理推荐意见

| 常见并发症 | 推荐意见 | 证据等级 |
|---|---|---|
| 膀胱输尿管反流（VUR） | ①影像尿流动力学检查可以确诊有无VUR、判断反流程度、确定反流时膀胱压力、了解膀胱功能障碍类型 | A |
| | ②在实施抗反流治疗前或抗反流治疗时应纠正导致VUR的诱发因素 | A |
| | ③在诱因去除后VUR仍不消失者，应进行外科治疗 | A |
| | ④定期影像学随访，每年至少应进行2次B超检查、1次影像尿流动力学检查，根据情况决定进一步检查 | B |
| 泌尿系感染（UTI） | ①尿路感染被定义为尿样本来源具有适当菌落计数的菌尿，以及相关体征/症状（如发烧、尿失禁/控制失败或导管周围渗漏、痉挛加剧、不适、嗜睡或不安感、尿液混浊、恶臭、背痛、膀胱疼痛、排尿困难和自主神经反射障碍）。混浊或恶臭的尿液不应单独用于确定临床相关的UTI | A |

续表

| 常见并发症 | 推荐意见 | 证据等级 |
|---|---|---|
| 泌尿系感染（UTI） | ②大量研究清楚地表明，应避免筛查和治疗神经源性膀胱患者无症状菌尿（除怀孕和某些泌尿外科预干预措施外），因为它会促进微生物耐药性，并可能增加症状性 UTI 的可能性 | A |
| | ③由于医院内和耐多药微生物的风险增加，应始终在抗菌治疗前进行尿液培养 | A |
| | ④建议患有 UTI 且有临床反应的神经源性膀胱患者服用 7 天抗菌药物；对于那些有严重感染或临床反应迟缓的患者，应使用 10～14 天的治疗 | A |
| | ⑤反复发作的 UTI 可导致神经源性膀胱患者肾功能损害、生活质量下降、预期寿命缩短，必须积极控制 | A |
| | ⑥神经源性膀胱患者 UTI 有许多病因、诱因及危险因素，在开始治疗 UTI 前或治疗和预防过程中应积极寻找并去除 | A |
| | ⑦在可能的情况下，应使用清洁的间歇性导管术，以将尿路感染风险降至最低 | A |
| | ⑧每日饮水 2000 mL 有利于预防 UTI | A |
| 膀胱结石 | ①尽早拔出导尿管，尽量缩短尿管留置时间 | A |
| | ②积极预防 UTI | A |
| | ③每周更换导尿管可以减少结石发生 | C |
| | ④大量饮水（2000～3000 mL/d） | C |
| | ⑤残余尿超过正常膀胱容量的 20% 时应采取间歇性导尿 | B |
| | ⑥膀胱结石的标准治疗是膀胱镜直视下粉碎和移除结石 | A |
| | ⑦不推荐常规膀胱冲洗，当患者尿液存在血块或有残渣时建议使用 50 mL 的注射器进行冲洗 | C |

10. 终生随访（表 4-10）

表 4-10　神经源性膀胱随访推荐意见

| 推荐意见 | 证据等级 |
|---|---|
| ①将尿常规每 2 个月 1 次、泌尿系超声及残余尿量测定每 6 个月 1 次、肾功能及尿流动力学检查每年 1 次作为基础随访检查项目 | A |
| ②随访期发现危险因素出现或处于危险进展期，患者必须接受影像尿流动力学检查 | A |
| ③患者上尿路及下尿路病理状态发生变化时应及时调整随访时间，间隔应缩短 | B |
| ④神经源性膀胱患者治疗后应定期、终生随访，病情进展时应及时调整治疗及随访方案 | A |

神经源性膀胱上尿路、下尿路都可能随着自然病程延长而变化，尤其是脊髓损伤患者。随访的目的是尽可能地保护上尿路的安全，降低泌尿系并发症的风险，使患者能主动参与膀胱的管理，使用间歇性导尿替代留置尿管，提高生活质量。神经源性膀胱随访推荐意见见患者出院前告知随访时间表，全面检查评估的间隔时间一般不超过1年。推荐复查至少应做到：尿常规每2个月1次；泌尿系超声及残余尿量测定每6个月1次；肾功能及尿流动力学检查每年1次；高度推荐采用影像尿流动力学检查，如果没有条件，也应进行非同步的膀胱尿道造影结合尿流动力学检查。如患者有不适或发现尿液颜色、性状等异常应及时就诊。

11. 常用的手术治疗方法

神经源性膀胱的手术治疗方法分为治疗储尿功能障碍的术式、治疗排尿功能障碍的术式、同时治疗储尿和排尿功能障碍的术式和尿流改道术式四大类。

重建储尿功能可以通过扩大膀胱容量和（或）增加尿道控尿能力两条途径实现，重建排尿功能可以通过增加膀胱收缩力和（或）降低尿道阻力两条途径实现。需要特别指出的是，鉴于神经源性膀胱的病因、病理生理机制、临床症状及病程演进的复杂性和多样性，治疗的首要目标是保护上尿路功能而不是单纯提高控尿和（或）排尿能力，因此在选择任何手术治疗方法之前都应与患者充分沟通，将患者的治疗期望值控制在合理的范围以内。

扩大膀胱容量的术式：针对神经源性膀胱患者，施行该类术式的目的在于扩大膀胱容量、抑制逼尿肌过度活动、改善膀胱壁顺应性，为膀胱在生理安全的压力范围内储尿创造条件，从而降低上尿路损害的风险。术式的选择要遵循循序渐进的原则。

（1）A型肉毒毒素膀胱壁注射术（高度推荐）：A型肉毒毒素是肉毒杆菌在繁殖中分泌的神经毒素。其注射于靶器官后作用在神经肌肉接头部位，通过抑制周围运动神经末梢突触前膜乙酰胆碱释放，引起肌肉的松弛性麻痹，这是一种可逆的"化学性"去神经支配过程，注射后靶器官局部肌肉的收缩力降低，随着时间推移，神经轴突萌芽形成新的突触接触，治疗效果逐渐减弱直至消失。

（2）自体膀胱扩大术（逼尿肌切除术）（推荐）：自体膀胱扩大术（逼尿肌切除术）通过剥除膀胱壁肥厚增生的逼尿肌组织，同时保留膀胱黏膜的完整性，形成一"人工憩室"，从而改善膀胱顺应性、降低储尿期膀胱内压力，达到保护上尿路的目的。该术式的主要目的在于抑制逼尿肌过度活动，术中应切除脐尿管周围膀胱顶、后壁、两侧壁的占总量至少20%的逼尿肌组织，以期更有效地抑制逼尿肌过度活动。

12. 健康教育

（1）建议加强患者及陪护者对膀胱功能训练、间歇性导尿的宣教，使其掌握并长期坚持。

（2）实施间歇性导尿应配合饮水计划和排尿日记进行，建议制订合理的饮水计划，每日饮水量1500～2000 mL。

（3）排尿日记作为评估患者下尿路功能障碍的工具，建议患者排尿日记连续记录时间为7天。

（4）建议将尿常规检查每2个月1次、泌尿系超声及残余尿量测定每6个月1次、肾功能及尿流动力学检查每年1次作为基础随访检查项目。

（5）建议每年至少随访1次，随访期发现危险因素或处于危险进展期，患者必须接受影像尿流动力学检查。

## 五、神经源性直肠康复诊疗规范

神经源性肠道功能障碍（neurogenic bowel dysunction，NBD）指各类原因所致的支配肠道的神经功能受到影响，导致肠功能丧失或缺失的疾病。其临床体征主要表现为患者便秘或大便失禁、腹痛、腹胀等，严重影响其生存质量和原发疾病的预后康复。

### （一）基本诊断

1.病史（例如，大便数量和浓度、大便频率、对"需要排便"的看法、通过数字刺激引发排便、排尿持续时间、排便时间、饮食、药物、大便失禁、排尿失败）

（1）粪便性状：使用比利斯托尔粪便评定量表观察粪便。

（2）腹部：用触诊和听诊评估腹部。

（3）肛门直肠检查：检查肛周区域，包括盆底评估，以评估皮肤状况和确定直肠疾病，如裂隙/肛门结节/肛周血栓/畸形。

1）敏感性测试。

2）在直肠指诊评分系统中检查、评估和记录肛周和肛门深部敏感性，以及静止和自愿收缩后的括约肌张力。

3）肛门反射和球海绵体肌反射试验。

4）壶腹检查括约肌张力。

2.诊断与评估

对病史和肛门括约肌张力的评估应是初步诊断的基本方面（专家共识100%）。

（1）神经源性肠道功能障碍的高级诊断（包括大便方案、进食和饮水方案、腹部超声、直肠镜和结肠镜检查及其他成像程序）根据临床和个人情况进行。

（2）肛门直肠测压可用于不完全性脊髓损伤患者盆底功能障碍的详细评估手段（B级推荐）。

（3）无线运动胶囊可以通过评估胃排空时间、小肠转运时间和结肠转运时间来提供更多关于患者NBD的信息（A级推荐）。

（4）结肠传输试验可客观地反映结肠内容物推进的速度，从而判断是否存在结肠传输减慢（B级推荐）。

（5）腹部X射线／计算机断层扫描可用于评估粪便负荷程度、因大便溢出引起的大便失禁以及其他肠道问题（A级推荐）。

（6）常用评估量表（A级推荐）：美国脊髓损伤协会损伤量表、神经源性肠功能障碍评分、国际脊柱损伤肠功能基本和扩展数据集、Cleveland临床患者便秘评分量表、Wexner大便失禁评分量表、Bristol粪便性状量表。

3.分类

根据排便反射是否存在，神经源性肠道分为反射性肠道和弛缓性肠道2类（A级推荐）。

（二）肠道管理

1.基本肠道管理

（1）指导排便的最佳频率，应考虑患者病前的生活方式和病前排便史（A级推荐）。

（2）推荐个性化的方案来进行肠道管理（A级推荐）。

（3）排便体位以卧位和坐位最佳，对于长期卧床患者建议采用左侧卧位尝试排便（A级推荐）。

（4）在晨起或餐后20～40分钟尝试排便，此时胃结肠反射最强，有助于排便（A级推荐）。

（5）鼓励便秘患者进行适合自己病情的低强度体力活动，每周至少3次30～60分钟的活动（允许情况下），以帮助改善便秘（A级推荐）。

（6）站立训练可能有益于肠道功能改善，但应与其他体力活动方式及安全开展活动的预防措施进行权衡（B级推荐）。

2.保守肠道管理

应询问并记录患者饮食史，包括患者服用的所有膳食补充剂；推荐每日纤维素的摄入量为20～30 g，限制或避免导致患者出现过度胀气、腹胀和（或）排便改变的食物；建议患者保持水分摄入正常(1500～2000 mL/d)，避免脱水，以减少便秘倾向(A级推荐)。

除了营养管理，直肠排空技术和物理措施构成了肠道管理的保守部分。

（1）肠道排空技术：以下衡量标准未进行排名。必须考虑禁忌证。根据专业指导正确执行是必须的。一次性手套是所有直肠手术所必需的。推荐在排空肠道之前先排空膀胱。

1）增加腹部压力：通过使用仍有神经支配的腹部肌肉来增加腹部压力（改变坐姿，将上半身向前弯曲，将胳膊或腿压入腹部，收拢膝盖，使用腹部绷带或咳嗽）。

2）监测/检查壶腹：即对直肠壶腹进行指诊，以确定排空前后的充盈状态。

3）扩张肛管：释放括约肌痉挛或触发排尿反射。

4）肛门和会阴敲击：即通过施加外部刺激进行反射性排便来刺激排便。

5）直肠清扫：患者或护理人员用手指进行直肠壶腹清扫术。

6）对于基础肠道管理效果不佳的患者，建议经肛门灌洗（A级推荐）；灌肠（升降式垂直灌肠，高位灌肠），在体温下用水或现成的灌肠液逆行灌肠直肠和左半结肠。微量灌肠/灌肠（现成溶液）：灌肠提供化学和（或）物理刺激，刺激蠕动，使直肠内的大便变软。

7）肛门冲洗：通过直肠导管（气囊或锥形导尿管）引入单独确定的水量，触发排尿反射和直肠-肛门抑制反射。灌溉可通过重力或手动或电动抽水系统进行。熟练和反复的操作指导及充分的故障排除是成功应用的先决条件。

8）数字刺激：反射性NBD患者应使用直肠机械刺激，用戴着手套的手指在肛门括约肌上方做圆周运动进行数字刺激15~20秒。然后，等待5~10分钟，看看排便反射是否能被触发。可以重复2~3次（A级推荐）。

9）弛缓性NBD的患者应使用手动排便，或其他物理刺激和口服或直肠泻药都无法排空直肠时使用（A级推荐）。

（2）物理测量：除排便的坐姿外，任何形式的运动都可以对大便的排出过程产生积极的影响。可以有针对性和支持性的方式使用下列实际措施。

1）盆底运动/生物反馈治疗不完全脊髓损伤/疾病（SCI/D）：成功的盆底训练最重要的先决条件是能够感知盆底，并能够有针对性地紧张和放松。盆底训练主要在指导下进行，必要时可通过功能性电刺激或生物反馈进行支持（A级推荐）。

2）手工或机器腹部按摩：刺激蠕动，缩短结肠通过时间，增加大便频率（B级推荐）。

3）骨骼肌电刺激或磁刺激作为改善SCI结肠传输时间的一种方式，对腹壁肌肉的外部电刺激可以改善四肢瘫痪患者的肠道管理（A级推荐）。

4）功能磁刺激用于刺激脊神经和收缩深部肌肉，导致直肠压力显著升高，抑制直肠过度活动性收缩，可减少 SCI 患者的结肠转运时间（B 级推荐）。

3. 药物治疗

由于神经源性直肠功能障碍通常处于 SCI/D 的最前线，因此必须首先注意有规律的直肠排空，这可以从直肠泻药开始。根据肠道运动和大便的一致性，也可以使用口服泻药。

（1）直肠泻药

①直肠栓剂：甘油栓和开塞露是温和的局部刺激剂和润滑剂，也是临床中最常用的直肠栓剂。此外推荐使用聚乙二醇比沙可啶栓，效果比氢化植物油比沙可啶栓更好（B 级推荐）。

②双沙可定通过刺激结肠的蠕动和肠腔内水分和电解质的积聚而起到通便作用。当作为栓剂使用时，直肠壁的张力也会增加，生理上这是在排便时发生的。

③灌肠制剂：润滑并刺激肠壁，软化粪便，适用于粪便干结、嵌塞患者临时使用。不建议常规使用灌肠制剂，如磷酸钠或肥皂水。但有时间歇使用灌肠制剂对便秘患者有一定帮助（B 级推荐）。

④山梨糖醇、二辛基磺基琥珀酸钠、多库酯钠具有软便作用。山梨糖醇是一种渗透性泻药。山梨糖醇水溶液中的多库酯钠有助于水和脂肪渗入肠内容物及润湿肠壁。

⑤柠檬酸钠、十二烷基硫酸酯、钠盐、山梨醇溶液等约 70% 可以释放大量的水，即使在硬化的粪球中也是如此。这导致了粪便的软化，现在可以更容易地排出粪便。

（2）口服泻药

①缓泻剂：缓泻剂种类包括容积性、渗透性和刺激性。容积性缓泻剂主要用于轻度便秘，服药时应补充足够的液体；渗透性缓泻剂能吸收水分，增加体积，刺激蠕动，可用于轻、中度便秘患者；刺激性缓泻剂作用于肠神经系统，增强肠道动力和刺激肠道分泌，但长期使用刺激性泻药可能导致不可逆的肠神经损害（A 级推荐）。

②促进胃动力药物：作用于肠神经末梢，释放运动性神经递质、拮抗抑制性神经递质或直接作用于平滑肌，增加肠道动力，对慢传输型便秘有较好的疗效。常见的有普芦卡必利、多巴胺受体拮抗剂等（A 级推荐）。

③益生菌／益生元通过调节肠道菌群失衡，促进肠道蠕动和胃肠动力恢复改善便秘症状。推荐作为慢性便秘的长期辅助用药（A 级推荐）。

④胆碱酯酶抑制剂：新斯的明是一种促动力药物，用于治疗严重或难治性慢性便秘，可以用来改善 NBD 患者排便情况及缩短排便时间，但在使用时应考虑到可能出现的心血管及肺的不良反应，应谨慎（B 级推荐）。

4. 外科治疗措施

（1）A 型肉毒毒素 / 肛门外括约肌

推荐 A 型肉毒毒素用于因肛门括约肌痉挛引起的出口便秘（肿物外）（A 级推荐）。

对于肛门括约肌痉挛与排便、插入治疗药物或数字排泄相关的问题，特别是如果这些过程导致自主神经反射障碍的触发，在保守治疗措施用尽后，也可以尝试使用 A 型肉毒毒素进行说明书外治疗，以降低括约肌张力等措施。有经验的医师在超声波或肌电图的指导下，向外括约肌的四个象限肌肉内注射几个单位（例如，10-40 国际单位的肉毒杆菌毒素）。对于有自主神经反射障碍风险的四肢瘫痪患者，应在监测血压的同时进行注射；应避免过大剂量后的失禁。

（2）骶神经调节 / 刺激。在保守治疗措施用尽后，可以考虑对部分神经不完全 SCI/D 患者进行骶神经调节治疗。治疗成功的预测因素并不确定；其中，神经学诊断和骶神经调节之间的时间长度被讨论为一个因素。为了评估 3～4 周的试验阶段，除临床参数之外，还应该检查对生活质量的影响。与其他治疗方法（保守的肠道管理）相结合，骶神经调节可以帮助改善神经源性肠道功能障碍的多种症状。

（3）推荐在保守治疗措施用尽后，可以考虑对部分神经系统不完全脊髓损伤 / 损伤的患者进行骶神经调节。证据水平：专家一致同意（100%）（A 级推荐）。

（4）马龙吻合口。这是一种用于结肠顺行灌洗的大陆阑尾造口术。文献报道了脊柱裂儿童的良好疗效。推荐马龙造口可考虑作为便秘或大便失禁的继发性可控治疗的替代治疗形式（A 级推荐）。

（5）锥体去传入、骶骨去传入和骶前根刺激（根据 Brindley 的骶神经前根电刺激排尿术）

1）推荐在肠道管理中，去传入应作为顽固性自主神经反射障碍的一种治疗选择（A 级推荐）。

2）推荐如果需要去传入神经，应考虑使用骶骨前根刺激来改善肠道排空（A 级推荐）。

3）在肠道管理过程中（例如，在数字刺激和排空过程中）出现相关的自主神经反射障碍，去传入是一种治疗选择，可以在用尽保守措施后考虑。在 NBD 中，栓剂的使用、数字后送的需要或骶神经前根电刺激排尿术下灌肠器的应用可以显著减少。使用骶神经前根电刺激排尿术可以改善肠道功能，患者对这种疗法的满意度很高。

（6）结肠造口术：推荐如果所有保守治疗都失败了，且便秘或大便失禁是难治性的，应考虑进行明确的结肠造口术。然后进行末端结肠造口术（A 级推荐）。

1）在长期过程中，大约 10% 的脊髓损伤患者会接受造口术。在这些选定的病例中，结肠造口可以显著提高生活质量。在这些危重病例中，决定建立吻合口不应拖延太久。

2）在这些情况下，作为最终的解决方案，应该引流结肠以进行末端结肠造口。双结肠造口也适合作为临时性的解决方案，如卧位症和大便失禁（较小的手术干预和更容易的移位）。

3）吻合口的位置应由外科医师或吻合口治疗师在术前标记，特别是考虑到轮椅上的坐姿和手的功能，并推荐在计划的位置测试使用黏合袋。

5.并发症及处理要点

肠道管理不当或对推荐措施的执行不当会导致严重的并发症，如腹痛不适、肛门出血、肛裂、自主神经反射障碍（T6 以上脊髓损伤）、压疮、呼吸功能受限、粪便嵌塞、尿路感染、巨结肠/巨直肠、肠胀气、直肠/肛门脱垂、脊椎痉挛等。

（1）胀气：肠胃胀气，首要目标是消除便秘。除结肠按摩和抗腹胀药外，伸展肛门以排出直肠内的空气可能会有所帮助（A 级推荐）。

在 SCI/D 中，腹胀是一种严重的临床症状，除身体症状（肠道气体泄漏、食欲缺乏、饱腹感、不适、行动受限等）外，还可引发严重的并发症，如呼吸功能不全和肠麻痹，导致肠梗阻或自主神经反射障碍。以下因素可能是原因：肠道内容物绝对量增加（如由于便秘）、腹肌张力下降、食物不相容（如豆类、卷心菜、大葱、洋葱）、食物不耐受或吸收不良，以及痉挛的肛门括约肌。吞气症（吞咽空气）需要区分因果关系。天然或合成的抗胀气药可与结肠按摩和（或）俯卧位结合使用来控制肠胃胀气。天然产品是植物精油，如来自八角、小茴香、香菜、薄荷叶和洋甘菊。它们对平滑的肠道肌肉有痉挛作用，对肠道内容物有抗发酵作用。合成产品包括二甲基硅油和硅油。

（2）自主神经反射障碍：肠道管理期间应尽可能避免诱发因素（A 级推荐）。

阿尔兹海默病（Alzheimer disease，AD）是一种可能危及生命的综合征，可在 T6 以上的脊髓损伤时发生（很少伴有更深的麻痹）。神经系统完全性 SCI/D 的风险显著增加（频率：91%，而神经系统不完全性 SCI/D 的风险为 27%），并且随着瘫痪时间的延长而增加。血压突然升高（在"高血压危象"的意义上）伴随着连续的心动过缓可能特别具有威胁性。自主神经反射异常可表现为搏动性头痛、出汗增多、潮红和起鸡皮疙瘩。由肠道引发的自主神经失调的原因是肠/直肠的拉伸，如手指疏散和直肠插入栓剂或经肛门冲洗等操作。肠扩张是仅次于膀胱扩张的第二大常见诱因。与直接排泄相比，经肛门冲洗的 AD 症状发生频率较低且程度较低。滴入含有利多卡因的润滑剂也可以防止直接排泄时 AD 的发生。

（3）出血：推荐在反复出血的情况下，必须排除其他出血原因，如肿瘤或炎症性肠病（A 级推荐）。

偶尔患者会报告与排便有关的出血。出血通常是由于在排空或冲洗过程中操作不当造成的直肠黏膜或痔疮垫损伤引起的。使用足够的润滑剂、手套和温和的方法可以避免受伤。

（4）粪便嵌塞/反常性腹泻：存在一种特殊情况，即所谓的"粪便嵌塞"。反复的不完全排便导致结肠中的粪便团块逐渐积聚，直至形成粪石（粪便结石）。这些粪便块再次被结肠微生物组处理，引起的发酵过程导致粪便在腹腔区域液化，同时增加粪便柱上方的气压。此外，粪石会触发直肠－肛门抑制反射，从而放松肛门内括约肌，排出液体或恶臭的粪便。如果建立了足够的压力，则会发生爆炸性排放。在不了解原因的情况下，这会被错误地解释为普通腹泻，并可能用洛哌丁胺治疗（减缓排便），最终会加重便秘。通过数字触诊、超声检查或放射学（空腹 X 光片）检测粪便。有时，对比剂灌肠可以确认诊断。CT 通常是不必要的（除了排除致病性狭窄肿瘤）。

### 六、周围神经损伤康复诊疗规范

说明：本专家共识参照 2020 年 5 月《中国疼痛医学杂志》发表的《周围神经病理性疼痛诊疗中国专家共识》，2021 年 8 月 *Efort Open Reviews* 发表的《医源性周围神经损伤：四肢骨外科医师管理指南》，2021 年 9 月《中医杂志》发表的《糖尿病周围神经病变病证结合诊疗指南》，2022 年 4 月《中国康复医学杂志》发表的《周围神经损伤居家康复指南》，2023 年 5 月《磁共振成像》发表的《周围神经 MRI 检查中国专家共识》的有关内容进行编写。检索数据库包括：知网、万方、CBM、医脉通、中国生物医学文献服务系统、PubMed、Embase、The Cochrane Library、Web of Science、PEDro、NGC、NICE、CIN、SIGN、WHO、CINAHL 及 Google 学术数据库。设定的主要检索关键词为"周围神经损伤"和"康复治疗"。

周围神经损伤是指周围运动、感觉和自主神经的结构和功能障碍，许多因素如感染、缺血、外伤、代谢障碍、中毒、营养缺乏、医源性损伤（如化疗、放射治疗等）均可引起神经病变。规范化神经损伤康复干预在功能恢复和转归结局方面有积极作用，不仅能预防、减轻相关并发症的发生，还可促进受损神经修复再生，对降低周围神经损伤患者残疾率、恢复患者功能具有重要意义。

## （一）周围神经损伤分类

按 Seddon 方法可分为：①神经失用；②神经轴突断裂；③神经断裂。按 Sunderland 方法可分为 5 度。第一度损伤：传导阻滞，神经纤维的连续性保持完整，无瓦勒变性；第二度损伤：轴突中断，但神经内膜管完整，损伤远端发生瓦勒变性；第三度损伤：神经纤维（包括轴突和鞘管）横断，而神经束膜完整；第四度损伤：神经束遭到严重破坏或断裂，但神经干通过神经外膜组织保持连续；第五度损伤：整个神经干完全断裂。

## （二）主要临床表现

1. 运动障碍

出现弛缓性瘫痪、肌张力降低、肌肉萎缩。

2. 感觉障碍

表现为感觉减退或消失、感觉过敏，主观有麻木感、自发疼痛等。

3. 反射障碍

腱反射减弱或消失。

4. 自主神经功能障碍

皮肤发红或发绀，皮温低，无汗、少汗或多汗，指（趾）甲粗糙变脆等。

## （三）检查

1. 神经电生理检查

神经传导检查及肌电图是周围神经损伤诊断、预后判断的一项重要检查方法。神经损伤后神经电生理改变，常见为运动神经传导，如远端潜伏期延长、传导速度下降、F 波潜伏期延长，F 波异常是最早出现的电生理改变；感觉神经传导，如传导速度明显减慢，常伴有感觉神经动作电位波幅下降。在针电极肌电图可见单纯脱髓鞘病变肌电图通常正常，如继发轴索损害，在发病 10 天至 2 周后肌电图可出现异常自发电位。随着神经再生则出现运动单位电位时限增宽、高波幅、多相波增多，大力收缩时运动单位募集减少。神经电生理检查是周围神经损伤诊断的金标准。

2. 神经磁共振成像技术

磁共振神经成像成为目前最具应用价值和前景的影像学技术，对周围神经病变的诊断和临床决策有重要意义，不仅可显示神经走行及内部信号改变的具体情况，对神经周围软组织，包括血管、肌肉等也能很好显示，因此，在周围神经损伤诊断和评估中得到推广和应用。磁共振神经成像技术在周围神经损伤评定中，选择方案有 T1WI 快速自旋回波序列和 T2WI 快速自旋回波序列。临床以神经异常信号改变为主要观察指标。

3. 超声检测技术

超声检测技术也是周围神经损伤临床诊断和评估的重要手段之一。受检神经左右径及横截面积是高频超声诊断周围神经损伤的主要指标。神经卡压性损伤和代谢性疾病所致的神经受损均有神经横截面积增大的表现。对创伤性周围神经损伤后出现神经瘤改变的患者，高频超声则显示在神经损伤近端出现团块状低回声或不均质回声。对医源性周围神经损伤及神经源性肿瘤导致的周围神经损伤患者，高频超声在观察神经损伤程度时，也可显示损伤神经与金属内固定物、手术缝线及肿瘤等的位置关系。

（四）康复评定

功能障碍是周围神经损伤患者的主要病征。因此，除电生理 – 影像学检测外，还需要运动功能、感觉功能、日常生活能力等评定。

1. 运动功能评定

（1）肌力评定。

（2）关节活动范围测定。

（3）患肢周径测量用尺或容积仪测量受累肢体周径，并与健侧肢体相对应的部位比较。

（4）运动功能恢复等级评定由英国医学研究会提出，将周围神经损伤后的运动功能恢复情况分为六级，简单易行，是评定运动功能恢复最常用的方法（表 4-11）。

表 4-11　周围神经病损后运动功能恢复评定表

| 恢复等级 | 评定标准 |
| --- | --- |
| 0级（M0） | 肌肉无收缩 |
| 1级（M1） | 近端肌肉可见收缩 |
| 2级（M2） | 近、远端肌肉均可见收缩 |
| 3级（M3） | 所有重要肌肉能抗阻力收缩 |
| 4级（M4） | 能进行所有运动，包括独立的或协同的运动 |
| 5级（M5） | 完全正常 |

2. 感觉功能评定

周围神经病损后感觉消失区往往较实际损伤小，且感觉消失区边缘存在感觉减退区。周围神经病损后感觉功能恢复的评定可参考英国医学研究会的分级评定表（表 4-12）。

表 4-12　周围神经病损后感觉功能恢复评定表

| 恢复等级 | 评定标准 |
| --- | --- |
| 0 级（S0） | 感觉无恢复 |
| 1 级（S1） | 支配区皮肤深感觉恢复 |
| 2 级（S2） | 支配区浅感觉和触觉部分恢复 |
| 3 级（S3） | 皮肤痛觉和触觉恢复，且感觉过敏消失 |
| 4 级（S3$^+$） | 感觉达到 S3 水平外，二点辨别觉部分恢复 |
| 5 级（S4） | 完全恢复 |

3. 反射检查

反射检查时需患者充分合作，并进行双侧对比。常用反射有肱二头肌反射、肱三头肌反射、肱桡肌反射、膝反射、踝反射等。

4. 自主神经检查

常用发汗试验，包括 Minor 淀粉－碘试验、茚三酮试验。

5. 神经干叩击试验

神经干叩击试验（Tinel 征）对神经损伤的诊断和神经再生进程的判断有较大意义。周围神经损伤后，近侧断端可出现再生，再生的神经纤维开始呈枝芽状，无髓鞘，外界的叩击和加压可诱发其分布区疼痛、放射痛和过电感等过敏现象，即 Tinel 征阳性。

6. ADL 评定

周围神经损伤后患者居家 ADL、个体及社会参与评定主要有 Barthel 指数评定、功能独立性测量、功能活动问卷及 Fenchay 活动指数评定法。

（五）康复治疗

康复治疗的目的是早期防治各种并发症（炎症、水肿等），晚期促进受损神经再生，以促进运动功能和感觉功能的恢复，防止肢体发生挛缩畸形，最终改善患者的日常生活和工作能力，提高生活质量。康复治疗应早期介入，介入越早效果越好。治疗时根据疾病的不同时期进行有针对性的处理。

1. 早期

早期一般为发病后 5～10 天。首先要去除病因，减少对神经的损害，预防关节挛缩的发生，为神经再生做好准备。具体措施有以下几点。

（1）受累肢体各关节功能位的保持应用矫形器、石膏托甚至毛巾，将受累肢体各关节保持在功能位，可预防和矫正畸形，通过限制关节的异常活动，维持关节的正常活动范围，稳定关节；保护损伤神经支配的肌肉，防止拮抗肌挛缩，提高肢体功能，改善日常生活活动能力。

（2）受累肢体各关节的主被动运动：主动运动及辅助运动等能促进运动功能恢复、改善关节活动，可根据损伤神经和肌肉瘫痪程度制定训练方法，运动量按被动运动→辅助运动→辅助主动运动→主动运动→抗阻运动→力量性运动顺序渐进，动作应缓慢，范围尽量大。

水疗法能减少运动损伤发生，缓解肌肉紧张，有助于运动恢复，推荐周围神经损伤患者进行水疗及水中运动，在水中进行被动运动和主动运动，可防止肌肉挛缩。水的浮力有助于瘫痪肌肉的运动，水的阻力使在水中的运动速度较慢，防止运动损伤发生。

（3）受累肢体出现肿胀的处理：抬高患肢，弹力绷带包扎，做轻柔的向心性按摩，冰敷等。

（4）物理因子的应用：早期应用超短波、微波、红外线等温热疗法。

（5）受累部位的保护：注意患肢安全保护，防止烫伤、压伤并注意保暖。局部肿胀应经常进行肌肉的被动活动及改变关节位置，适当抬高患肢，用温水热敷，进行被动牵伸时动作应缓慢，范围应逐渐增大，切忌粗暴，以免引起新的损伤。疼痛者应指导其分散患者注意力，如多与他人交谈、听音乐等，以提高患者对疼痛的耐受性。

2. 恢复期

早期炎症水肿消退后，即进入恢复期，早期的治疗措施仍可有选择地继续使用。此期的重点是促进神经再生、保持肌肉质量、增强肌力和促进感觉功能恢复。

（1）神经肌肉电刺激疗法：通常选用三角形电流进行电刺激，此外还可选用指数形波、调制中频电流、温热等进行治疗。

（2）肌力训练：受累神经支配的肌肉肌力为 0～1 级时，进行被动运动、肌电生物反馈等治疗。受累神经支配的肌肉肌力为 2～3 级时，进行助力运动、主动运动及器械性运动，但应注意运动量不宜过大，以免肌肉疲劳，随着肌力的增强，逐渐减少助力。受累神经支配的肌肉肌力为 $3^+$～4 级时，可进行抗阻练习，以争取最大肌力恢复，同时进行速度、耐力、灵敏度、协调性与平衡性的专门训练。

（3）ADL 训练：如上肢练习洗脸、梳头、穿衣、伸手取物等动作，下肢练习踏自行车、踢球动作等。治疗中不断增加训练的难度和时间，以增强身体的灵活性和耐力。

（4）作业治疗：上肢周围神经损伤患者可进行木工、编织、泥塑、打字、修配仪器、套圈、拧螺丝等操作，下肢周围神经损伤患者可进行踏自行车、缝纫机等练习。

（5）感觉训练：先进行触觉训练，选用软物（如橡皮擦）摩擦手指掌侧皮肤，然后是振动觉训练。后期训练涉及对多种物体大小、形状、质地和材料的鉴别，可将一系列不同大小、不同形状、不同质地、不同材料的物体放在布袋中让患者用手触摸辨认，如钥匙、螺钉、回形针、扣子、硬币、橡皮块等。训练的原则是由大物体到小物体，由简单物体到复杂物体，由粗糙质地到纤细质地，由单一类物体到混合物体。

（6）促进神经再生：可选用神经生长因子、维生素$B_1$、维生素$B_6$、维生素$B_{12}$等药物，以及超短波、微波、红外线等物理因子治疗，有利于损伤神经的再生。

（7）手术治疗：对保守治疗无效而又有手术指征的周围神经病损患者应及时进行手术治疗。闭合性神经损伤一般观察3个月，如没有神经再生及好转的迹象，需考虑行手术治疗，如神经探查术、神经松解术、神经移植术、神经缝合术等。

3. 居家康复阶段

（1）预防压疮的形成：如卧床时可对体位垫进行改进，选用舒适度较高的气垫床；坐骨神经损伤患者可在腰骶下放置体位垫，使骶尾部抬高。当已发生压疮，压疮深度未达真皮层时，应加强清洁换药，局部应用新型敷料（如水胶体、水凝胶、藻酸盐、软硅酮）和烧伤膏配合治疗，但当损伤已达真皮层时，一般需进行手术修复，与此同时应加强患者健康教育，引导患者积极配合，消除消极心理。

（2）预防下肢深静脉血栓形成：如卧床时适当抬高患肢，同时进行抬臀训练、股四头肌等长收缩训练、踝泵训练等。选择合适弹力袜穿戴可有效降低周围神经损伤患者下肢深静脉血栓的发生率，应鼓励其在居家康复过程中正确穿戴弹力袜。气压治疗对预防下肢深静脉血栓的形成具有较为积极的影响作用，建议周围神经损伤患者在家中或社区进行气压治疗，以便达到较好的预防下肢深静脉血栓的目的。一旦出现下肢深静脉血栓，则建议早期接受介入治疗，使周围神经损伤患者的短期及长期临床效果达到最佳。

（3）预防肌肉、肌腱挛缩，扩大关节活动范围：受累肢体应保持良好体位，必要时支具功能位固定，并进行受累肢体的适当牵拉及推拿按摩。周围神经损伤术后患者可在家中或社区进行经皮神经电刺激、中频电疗法治疗。

4. 传统康复

针灸疗法能促进周围神经损伤后再生和功能恢复；其他传统疗法，如传统药物外用、热敷、药洗药浴和熏蒸疗法推荐选用。八段锦、易筋经、五禽戏等传统功法，推荐于居家康复中选用。

5. 新技术应用

神经损伤基因治疗是应用基因工程和细胞生物学技术，将正常功能的基因导入患者体内发挥作用，纠正患者体内缺乏的蛋白或抑制体内某些基因过度表达，促使损伤神经再生。干细胞是指具有无限或较长期的自我更新能力，并产生至少一种高度分化子代细胞的细胞，采用外源性神经干细胞和神经营养因子基因修饰移植细胞技术将成为修复神经损伤的新途径。

6. 居家康复教育及指导

神经损伤患者常有感觉丧失，无感觉区容易被灼伤、刺伤。应指导患者不要用无感觉的部位去接触危险的物体，对有感觉丧失的下肢，应经常保持清洁、戴袜套保护。若坐骨神经或腓总神经损伤，应保护足底，特别是在穿鞋时，防止足磨损。无感觉区也容易发生压迫溃疡，在夹板或石膏固定时应注意皮肤是否发红或破损。积极解除心理情绪问题。神经损伤患者，往往伴有心理问题，主要表现有急躁、焦虑、忧郁、躁狂等，且其焦虑抑郁常与疼痛程度相关。可采用心理咨询、集体治疗、患者示范等方式来消除或减轻患者的心理障碍、减轻疼痛，必要时，使用抗焦虑抑郁药物。严重者伴有明显精神行为障碍，需转精神科就诊。

## 七、帕金森病康复诊疗规范

说明：本治疗管理指南参照 2018 年 7 月《中国康复理论与实践》发表的《帕金森病康复中国专家共识》、2020 年 5 月《中国康复理论与实践》对《欧洲帕金森病物理治疗指南》康复方案解读、2022 年 8 月人民卫生出版社出版的《帕金森病康复指南》的有关内容进行编写。检索数据库包括：知网、万方、PubMed 及 Google 学术数据库。设定的主要检索关键词为"帕金森病"（Parkinson's disease，PD）。在编写过程中文献并没有对所有的评估、干预方案进行证据等级和推荐强度的分类，故只对 PD 的康复评估和治疗方案提出专家推荐建议，这是在阅读本文中需要注意的点。

帕金森病是一种常见于中老年人，以中脑黑质多巴胺神经元退行性变为主、多系统受累的缓慢进展的神经系统变性疾病。PD 主要临床表现分为运动迟缓、静止性震颤、肌肉僵硬及姿势步态障碍的运动症状，以及认知情绪障碍、睡眠障碍、二便异常、疼痛和疲劳等非运动症状。PD 的症状复杂多样，常导致多种不同程度的功能障碍，严重影响患者的日常生活活动能力，造成生活质量下降和工作能力丧失。

PD 的诊断主要依据临床症状、病史、体征，常规结构影像学多无特异性改变。通过 PET 现象技术来评定多巴胺功能的分子影像学技术是目前最为敏感的影像技术。但尚未在国内常规开展。目前，药物治疗仍是 PD 的主要治疗方法，而康复治疗被认为可以改善 PD 患者多种功能障碍，提高生活自理能力，甚至有研究报道可延缓疾病的进展。

## (一)ICF 框架下的 PD 康复评定

在病史询问和体格检查基础上,根据国际帕金森和运动障碍协会年会(International Parkinson and Movement Disorder Society,MDS)的 PD 诊断标准,明确 PD 诊断;然后在 ICF 框架下,进行 PD 功能障碍分析、评定和康复。

1. PD 功能障碍的评定

(1)疾病严重程度的评定:应用 Hoehn-Yahr(HY)分期量表可对疾病严重程度进行粗略分期。该量表根据 PD 患者的症状和严重程度分为 1~5 期,其中 PD 早期指 HY 1~2 期,中期指 HY 3~4 期,晚期指 HY 5 期。

应用 MDS 统一的帕金森病评定量表(MDS unified parkinson disease rating scale,MDS-UPDRS),可对疾病严重程度进行全面和详细的评定,内容包括日常生活非运动症状、日常生活运动症状、运动功能检查和运动并发症四大部分。

(2)运动功能障碍的评定:运动功能障碍可分为原发性和继发性两大类,其中,原发性障碍是指由疾病本身导致,而继发性障碍通常由活动减少甚至不动(主要为废用综合征)或 PD 药物不良反应等因素引起。

①原发性功能障碍的评定:原发性功能障碍的评定主要应用 MDS-UPDRS 第三部分运动功能检查分量表(MDS-UPDRS Ⅲ)相应的条目,对运动迟缓、僵硬、姿势平衡障碍、步态异常和手功能活动障碍等进行评定。

此外,姿势平衡障碍还可选择改良帕金森病活动量表和 Berg 平衡量表、简易平衡评定系统测试、功能性前伸试验、5 次坐立试验、起立-行走计时试验进行评定,也可用动静态平衡测试系统等进行检测;步态障碍可选择 10 米步行试验、6 分钟步行试验、新冻结步态问卷进行评定,也可应用三维步态分析进行定量评定;手功能活动障碍还可选择简易上肢功能检查和九孔柱测试。

上述评定应在"开"期和"关"期分别进行。

②继发性功能障碍的评定:失用性肌肉萎缩无力常发生于腹肌和腰背肌等躯干核心肌群,以及四肢近端大肌群,可用徒手肌力检查法进行肌力评定,或用等速和等长肌力测试仪进行定量评定;关节活动度受限可用目测法和量角器测定;体力下降可选择 6 分钟步行试验、Borg 主观体力感觉等级量表和 5 次坐立试验评定。

(3)言语障碍的评定:言语障碍主要表现为运动过弱型构音障碍。建议使用改良 Frenchay 构音障碍评定法进行评定。

(4)吞咽障碍及流涎的评定

1)吞咽障碍:吞咽障碍主要为口腔期和咽期受累,表现为咀嚼和吞咽启动缓慢。

常用饮水试验或反复唾液吞咽测试进行快速筛查。对于筛查阳性者，有条件时应使用吞咽造影检查或纤维光学内镜吞咽功能检查进行更直观可靠的检查。

2）流涎：可选择流涎严重程度和频率量表及帕金森病流涎临床量表评定流涎的严重程度。

（5）非运动功能障碍的评定：通常应用 PD 非运动症状问卷进行筛查，应用 PD 非运动症状评定量表进行整体评定。必要时可选用特异性评定量表对各种功能障碍做进一步评定。

（6）认知功能障碍：PD 患者的认知功能障碍主要表现为注意、执行、记忆和视空间等方面的功能障碍。常使用简易精神状态检查和蒙特利尔认知测试进行筛查。可选择帕金森病认知结局量表和帕金森病认知评定量表、Mattis 痴呆量表进行综合评定。

（7）情绪障碍：应用贝克抑郁量表、贝克焦虑量表及汉密尔顿抑郁量表和汉密尔顿焦虑量表进行严重程度评定。

（8）睡眠障碍：可选择 Epworth 睡眠量表、匹兹堡睡眠质量指数、帕金森病睡眠量表和快动眼睡眠行为障碍量表进行评定。有条件时应行多导睡眠图监测。

（9）疼痛：可选择简明疼痛评定量表、简化 McGill 疼痛问卷和视觉模拟评分法进行评定。

（10）体位性低血压：常用卧立位血压检测方法，分别测量平卧位，起立后 1 分钟、3 分钟、5 分钟时的血压。

（11）二便障碍：可用导尿法和膀胱超声检查对尿潴留患者的残余尿量进行测量。建议行尿流动力学检查明确下尿路功能障碍情况。

（12）疲劳：首选疲劳严重度量表，也可以选用帕金森病疲劳量表和多维疲劳量表进行评定。

（13）日常生活活动能力评定：常用改良 Barthel 指数对基本生活活动能力（basic activities of daily living，BADL）如洗漱、洗澡、穿衣、如厕、转移、大小便控制、进食等进行评定；常选用功能独立性评定量表对 BADL 及认知功能进行评定；常用功能活动问卷对工具性生活活动能力如乘车、购物、烹饪、家务等进行评定。

（14）采用参与能力和生活质量评定与健康状况调查简表进行健康相关生活质量评定。

### （二）PD 的康复治疗

康复治疗的目的是在药物治疗的基础上，加强自我管理和参与，最大限度地延缓疾病进展，改善各种功能障碍，提高功能独立性和整体适应性，尽可能减少继发性障碍和各种并发症，改善 ADL，最终改善 PD 患者的生活质量。

康复治疗应因人而异，需根据 PD 患者疾病严重程度及存在的各种功能障碍的类型和程度，制定个体化康复目标和针对性康复治疗措施。对于早期患者，以自我管理和促进积极主动的生活方式为主，鼓励参加体育运动，如健走、太极拳、瑜伽和舞蹈等，适度进行有氧训练（如活动平板等）、抗阻训练及双重任务训练，改善体能，减少白天静坐，推迟活动受限的发生。对于中期患者，以进行主动功能训练、维持或提高活动能力和预防跌倒为主，尤其是平衡、步态和上肢功能活动训练；可采用心理提示、外部提示和认知运动策略。对于晚期患者，以维持心肺等重要器官功能为主，同时避免压疮、关节挛缩和静脉血栓等并发症，及时进行床上或轮椅上的体位变换，以及辅助下的主动运动训练。

1. 运动功能康复

（1）躯体运动功能的康复

1）放松训练：常用深呼吸法和想象放松法。进行有节奏的躯干旋转和推拿按摩等方法可改善僵硬的肌群。

2）关节活动范围训练：进行躯干与四肢各个关节全范围的主动或被动活动，重点是屈曲肌群的牵伸和胸廓的扩张运动。要注意避免过度牵拉及疼痛。

3）肌力训练：重点训练核心肌群及四肢近端肌群。可利用手法和器械进行渐进式抗阻训练。

4）姿势训练：重点为躯干屈曲姿势的矫正，如借助姿势镜进行抗重力伸展训练。

5）平衡训练：包括坐位和立位下三级平衡（一级静态、二级自动态和三级他动态平衡）训练，可通过重心的高低、支撑面的大小和睁闭眼等调整训练难度；也可以借助平衡板、平衡垫和平衡仪进行训练。

6）步态训练：重点在于矫正躯干前倾姿势，改善由于追赶身体重心导致的慌张步态。建议患者行走时抬头挺胸，足跟先着地，可借助姿势镜进行原地高抬腿踏步和双上肢摆臂训练，改善上下肢协调性。可通过增大步幅、增快步速、跨越障碍物、绕障碍行走和变换行走方向等方法调整步行训练难度。

7）转移训练：包括床上翻身和平移、床边坐起、坐位起立和床椅转移等训练。晚期患者应在床上定时翻身，可进行床椅间体位变换训练。

8）手功能活动训练：重点进行够取、抓握和操控物体训练，提高活动的速度、稳定性、协调性和准确性。如用不同大小、形状、重量和材质的杯子（纸杯和玻璃杯等）喝水，使用各种餐具和扣纽扣等。

（2）特异性康复训练方法：双重任务训练通常为步行的同时进行另一项运动或认知任务训练，如行走时举着一个盛满水的杯子（步行与携带双重任务），或边走边说出以"发"字开头的词语（行走与言语流畅性双重任务）。在疾病早期，PD 患者在双重任务中仅有轻微障碍，应鼓励其进行双重任务训练，通过逐渐增加训练难度，提高同时执行双重或若干任务的技能；在中晚期，双重任务常明显影响活动或任务质量，应尽量避免或减少双重任务，使其专注于执行当前的活动或操作任务。

运动策略包括心理提示、外部提示和认知运动三种策略，训练时强调任务特异性，最适合在 PD 患者活动受限的场合进行训练，最好是在该场合或尽可能模仿该场合。

心理提示策略训练要求将注意力有意识地集中于当前任务，以改善运动表现。如要求患者学会步行时要想着迈大步，转弯时要转大弯，写作时写大字。

外部提示策略训练利用视觉、听觉、本体觉或触觉等外部提示，可帮助患者启动运动或促使运动继续进行，有助于改善起步困难和冻结步态。听觉提示可以是节奏感强的进行曲、节拍器或口令等；视觉提示主要为类似斑马线的线条、人行道的瓷砖或地板图案等；本体觉提示通常为振动腕带的有节奏振动。

认知运动策略训练，又称复杂运动序列训练，是指通过将复杂运动分解成多个简单步骤，让患者集中注意力按顺序逐步完成这些动作，以改善复杂动作的执行困难，尤其是转移能力。通过指导和示范进行针对性训练，鼓励患者在开始运动或完成任务前，通过运动想象和内心演练来预演这些步骤。

（3）言语功能训练：重点针对言语产出的呼吸系统（腹式和胸式呼吸）、发声系统（声带和喉）和调音系统（唇、舌、齿、下颌和软腭等）进行训练，改善音强、音调和音质，以改善言语清晰度。

1）呼吸训练：采用呼吸训练增强腹式呼吸（膈肌）及胸式呼吸（肋间肌）的活动范围等。如反复进行深呼吸训练，以增大胸廓扩展度；通过增加肺活量提高音量；通过延长呼气时间增加言语长度等。

2）发声训练：励-协夫曼语音治疗被认为是针对 PD 特异且有效的语音治疗技术。通过对声带和喉部的控制训练，以及延长元音最大持续发声时间训练，改善音强、音调和音质。

3）调音训练：重点进行口颜面肌肉（如唇、舌）等调音器官的运动训练，以改善僵硬程度，增加活动度、运动协调性和发音清晰度。

（4）吞咽功能康复

1）目的在于改善吞咽肌肉运动的速度和协调性，加强吞咽器官的感知能力，以便安全、充分、独立摄取足够的营养和水分，并改善流涎。口腔期障碍主要进行唇、舌和下颌的运动功能训练。咽期障碍以发声训练为主，通过强化声带闭锁、延长呼气时间，改善呼吸控制，从而实现声门上吞咽，改善咳嗽能力，减少误吸风险。

2）针对性策略

①对偶有饮水呛咳的轻度吞咽障碍患者，建议使用增稠剂等方法改变食物性状，选择不容易引起误吸的质地均匀的糊状半流质食物，或减少一口量。

②对咀嚼时间过长和（或）食物留在口中不吞咽或吞咽启动缓慢的患者，提示按步骤有意识地吞咽，可通过连续多次努力吞咽，或尝试吞咽时下颌回缩（点头吞咽）以适当代偿，增加吞咽力度，以减少咽部食物残留。

③对流涎明显的患者，提醒充分闭合口唇和增加吞咽唾液的频率，重度流涎可采用唾液腺肉毒毒素注射方法。

④对吞咽障碍较重且有明显误吸风险或摄食不足的患者，应尽早使用管饲，短期可以鼻胃管喂养，长期建议经皮内镜下胃造瘘喂养。

（5）非运动功能康复

1）认知功能康复：认知功能康复的目的在于提高个体认知水平、代偿认知损害或发展适应性方法，以提高生活自理能力，主要方法包括认知训练、认知刺激和运动训练等。认知训练主要进行注意、执行和视空间等功能训练，将训练内容与日常生活工作任务相结合，可更好地促进认知功能改善。认知刺激即让患者参加一系列群体活动和讨论，可提高患者认知功能和社会功能。运动训练对认知功能有促进作用，如骑脚踏车、跑步机和渐进性抗阻训练。将认知训练与运动训练联合进行，对认知功能的改善作用更明显。

2）情绪康复：常用认知行为疗法，通过改变思维/信念和行为来改变不良认知，达到消除不良情绪和行为的效果。其中合理情绪行为疗法通过改变不合理的信念，达到改变和控制情绪及行为的效果。

3）睡眠康复：应根据PD患者睡眠障碍的原因和类型进行个体化治疗。失眠常用的康复手段有刺激控制疗法和睡眠限制疗法。刺激控制疗法以改善睡眠环境与睡意之间的相互作用为主，恢复卧床作为诱导睡眠信号的作用，使患者易于入睡。睡眠限制疗法旨在打破不良的睡眠习惯，减少床上非睡眠行为，引起轻度睡眠剥夺，重新建立床与睡眠的条件反射，提高睡眠效率。

4）疼痛康复：PD疼痛的形式多种多样，以骨骼肌疼痛最常见，抑郁可诱发和加重帕金森病相关疼痛。除对因治疗外，物理因子治疗（如水疗、温热疗法）、中医推拿、规律的体育锻炼可缓解疼痛。如需要可联合使用镇痛药。

5）泌尿功能康复：尿失禁的主要康复方法包括盆底肌自主收缩训练或生物反馈训练，以增强盆底肌力量，提高控尿能力；进行膀胱扩张训练，尽量延长排尿间隔时间，使膀胱容量逐步扩大；尿潴留时，建议定时定量饮水，或采取清洁间歇导尿。

6）直肠功能康复：直肠功能康复主要进行腹肌和盆底部肌肉运动训练；养成定时排便的习惯，逐步建立排便反射；或通过直肠刺激方法诱发直肠-肛门反射，促进结肠，尤其是降结肠的蠕动。

7）体位性低血压康复：体位性低血压康复主要为身体抗压动作训练，包括交叉腿部动作、下蹲位、身体向前弯曲等动作训练，使用束腹带和穿压力袜等，在休息或睡眠时床头抬高30°~40°等方法。

8）疲劳康复：锻炼如运动平板训练可以改善疲劳，休息并不一定对疲劳有缓解作用。适宜的温度可以减轻PD患者的疲劳，但存在个体差异。

（6）其他康复技术

1）神经调控治疗

①脑深部电刺激可改善PD运动症状、部分非运动症状及运动并发症，是目前PD神经调控治疗的主要手段，具体适应证及靶点选择详见《中国帕金森病脑深部电刺激疗法专家共识》。

②无创性神经调控技术主要包括重复经颅磁刺激和经颅直流电刺激，可改善运动迟缓和冻结步态，改善异动症，改善言语清晰度；改善工作记忆和执行功能等认知障碍；缓解抑郁等情绪障碍、疼痛和失眠等。

③生物反馈训练，包括肌电、呼吸、皮阻、心率变异性等多项生理指标的生物反馈训练，可改善肌肉僵硬、失眠、情绪障碍等；盆底肌生物反馈训练可改善二便障碍和性功能。

2）虚拟现实（virtual reality，VR）：虚拟现实技术通过多种不同沉浸程度的情景交互，对患者的步态、平衡、情绪、睡眠、认知等功能障碍均有改善作用。

3）传统中医药疗法：针灸、推拿、按摩和中药治疗对PD多种非运动症状均有较好疗效。

4）综合康复管理：综合康复管理的目的在于通过健康宣教、倡导积极的生活方式、优化日常结构和活动、家居环境改造及辅助器具使用，提高患者日常生活活动能力及参与家庭和社会的能力，最终改善患者生活质量。

①健康宣教：通过对PD患者提供具体、科学和实用的健康教育指导，可以明显改善PD患者的生活质量，使患者以积极健康的心态主动配合治疗，减少失控行为的发生。

②倡导积极的生活方式：应根据患者的功能障碍程度和运动喜好，制订家庭训练计划，使其参加自己喜欢的体育运动，可明显提高运动功能和生活自理能力，改善情

绪和睡眠质量，改善生活质量和社会交往能力。

③缓解紧张和时间压力：通过压力管理、学习放松技巧和时间管理的原则，在计划和组织活动时减少时间压力，指导 PD 患者以一种轻松的方式进行活动。

④优化日常活动：选择的活动应与患者的兴趣和动机相匹配，与患者的功能和体能水平相适应。确定活动的优先次序，制订结构化的日或周活动计划，这个计划可起到外部指导和提示作用。

⑤家居环境改造及辅助器具使用：使用辅助器具、适应性工具和环境改造可以弥补患者认知和运动方面的困难，减少跌倒次数，提高完成各种操作和任务的质量，使家庭生活更独立、更安全，也可以减轻照料者的负担，使护理工作变得省力。如重新安排房间里的家具，创建一个畅通无阻的行走和转弯路线；或提高床/椅/沙发的高度，垫高马桶，方便患者转移。

⑥晚期康复护理：PD 晚期患者的治疗目标是保护重要脏器功能，预防并发症及废用综合征，尽量提高生活质量。锻炼和运动策略可能仍然有效，应积极支持锻炼，以尽量避免体能进一步降低；在床或轮椅上保持正确的身体姿势，尽可能离床坐轮椅或椅子。

5）PD 患者康复的注意事项：患者应在一天状态较好的时期（"开"期）锻炼体能和学习新的运动技能；在功能受限的时间和环境中（如"关"期，或家里），在保证安全的前提下，运用和实践已掌握的运动策略和技能改善活动受限。

康复训练应遵循个体化和针对性原则，给予适当强度训练，每次训练 30～60 分钟为宜，每天 1～2 次，每周 5 次以上。

运动中感到疲劳和出汗可能是正常现象，但如果发生以下情况要停止训练并及时就医：恶心、胸闷、胸痛、呼吸急促（如每分钟超过 40 次）、头晕或眩晕、心动过速、疼痛、冷汗或严重疲劳感等。

## 八、阿尔茨海默病康复诊疗规范

说明：本专家共识参照 2016 年 2 月《中华老年病研究电子杂志》发表的《阿尔茨海默病创新药物临床试验中国专家共识》，2020 年 1 月《中华老年医学杂志》发表的《阿尔茨海默病康复管理中国专家共识》《阿尔茨海默病患者日常生活能力和精神行为症状及认知功能全面管理中国专家共识》，2021 年《中国科学》发表的《阿尔茨海默病脑健康营养干预专家共识》，2021 年 11 月《中华老年心脑血管病杂志》发表的《阿尔茨海默病和帕金森病步态分析的中国专家共识》，2023 年 5 月《中华老年医学杂志》发表的

《中国阿尔茨海默病痴呆诊疗指南（2020年版）》集成进行编写。在编写过程中文献并没有对所有的评估、干预方案进行证据等级和推荐强度的分类，只对阿尔茨海默病的康复评估和治疗方案提出了专家推荐建议。

AD是发生在老年期及老年前期，以进行性认知功能障碍和行为损害为特征的中枢神经系统退行性变。AD是痴呆最常见的病因，占全部痴呆的50%~75%。对AD进行早期、正规、系统、全面的康复，可改变行为水平的可塑性及脑结构与功能水平的可塑性，从而减轻功能障碍，延缓病情进展，增强社会参与能力，改善生活质量。目前，我国AD患者接受系统性康复治疗的比例较少，且缺乏规范的流程和有效的方法。因此，根据国际AD康复领域的研究，结合我国国情编写本共识，以促进AD的规范化康复在临床上的应用。

（一）疾病诊断

AD是以进展性认知障碍为核心临床表现的神经系统变性病。目前根据认知障碍的严重程度，一般分为临床前阶段、轻度认知障碍（mild cognitive impairment，MCI）和痴呆。诊断依据包括临床症状、认知障碍的客观评定结果、脑影像学等检查提示的特征性脑损伤和神经病理依据、相关基因检测结果等；分期的主要依据包括是否存在可察觉的临床症状（临床前阶段-临床阶段）、认知障碍是否影响日常生活能力（MCI-痴呆），以及痴呆的严重程度（轻、中、重度痴呆）。

功能诊断和评定如下。

1. 推荐采用简易智能状态检查、蒙特利尔认知评定、画钟测验等量表评定综合认知功能。

2. 推荐采用《精神障碍诊断与统计手册（第五版）》（DSM-5）神经认知障碍6项认知领域，初步分析判断临床表现的认知障碍类型。

3. 推荐采用颜色-形状分类测验、威斯康星卡片分类测验、伦敦塔测验和迷宫测验评定执行功能。

4. 推荐采用Rey复杂图形、本顿视觉保持测验和面容再认测验，词语流畅性（如动物、植物和衣服）和命名测验，临床记忆量表和韦氏记忆量表评定学习和记忆功能。

5. 推荐采用波士顿诊断性失语检查（Boston diagnostic aphasia examination，BDAE）、西部失语症评定量表（Western aphasia battery，WAB）（汉化版）、汉语失语症检查表、中国康复研究中心失语症检查法等量表评定语言障碍类型和严重程度。

6. 推荐采用画钟测验、积木测验和Rey复杂图形测验评定视空间功能。

7. 推荐采用代表不同正性（微笑）和负性（发怒）面部情绪表达的判断来评定情

绪识别，采用附有问题的故事卡片评定考虑其他人精神状态或经历的能力。

8. 推荐采用 Brunnstrom 分期评定运动功能，采用改良 Ashworth 量表评定肌张力；失用性肌无力时采用徒手肌力检查的 Lovett 分级法；用目测法或量角器测定关节活动度；可用指鼻试验、指-指试验、对指试验、轮替试验、跟-膝-胫试验及姿势转换评定肢体粗大运动的协调功能；可用简易上肢功能检查和九孔柱测试评定上肢精细运动的协调功能；应用 Lindmark 平衡反应测试和 Berg 平衡量表评定站立平衡能力。

9. 推荐采用功能性步行分级进行整体步行能力评估；威斯康星步态量表和美国加利福尼亚州 Rancho Los Amigos（RLA）医学中心提出的 RLA 目测步态分析法评定步态；10 米步行测试评定步速；计时起立-步行测验评估功能性移动能力及步行安全性；也可应用三维可穿戴式动态步态分析进行定量评定，其中，认知与步行双任务灵敏度更高。平衡及步行能力减退、跌倒风险增加时，可通过跌倒风险指数和修订版跌倒效能量表及 Morse 跌倒量表评估跌倒风险。

10. 推荐采用上肢失用症评定量表评估上肢失用，或应用床边评估的上肢失用症筛查评估运用功能。

11. 推荐采用 AD 行为病理量表和神经精神问卷评估精神行为障碍；可应用康奈尔痴呆抑郁量表进行情感障碍评定；轻度痴呆患者也可采用汉密尔顿焦虑量表和汉密尔顿抑郁量表；可应用痴呆情感淡漠访谈和等级量表或情感淡漠评定量表评定情感淡漠程度。

12. 推荐采用改良 Barthel 指数和功能独立性测量（有版权限制）评定穿衣、进食、洗漱、坐、站、行等身体活动有关的 BADL；应用 Frenchay 活动指数和功能活动性问卷等评定做家务、做饭、购物、驾车等 ADL。社会参与能力的评定常应用 ADL 生命质量测评量表。

（二）AD 康复治疗

1. 认知康复

常采用多模态认知干预方法，旨在维持或改善患者的日常生活活动能力和社会参与能力，提高生活质量。以目标为导向的认知康复可改善早期 AD 患者的生活质量、自我效能感、情绪和认知。

常用以下两种方式：

（1）认知刺激疗法是以小组形式开展的一些带有娱乐性质的非特异性认知活动，包括讨论时事、词语联想、自然娱乐、使用物品等多个主题，以刺激认知功能；认知训练是以提高或保持认知能力为直接目标，针对特定认知功能域进行标准化训练，在结构化任务上进行指导练习，改善相应的认知功能，或增加脑的认知储备，传统认知训练方法主要以纸张卡片为主，采用基本技能训练、功能训练、作业训练及与思维训练相结合等方法。

（2）计算机辅助认知康复（computer-assisted cognitive rehabilitation，CACR）技术具有针对性强、题材丰富、选择性高、时间精确、训练标准化和结果反馈及时等优势，将越来越广泛地应用于AD。另外，CACR通过远程监控，可在家庭或社区进行，将极大地提高认知康复效率和效果。

2. 复合性注意训练

常用训练方法包括Stroop色词测验、同时性双任务（如单词朗读和字形判断）、双耳分听任务、数字或字母划消、数字顺背或倒背等。此外还可进行钓鱼游戏、拼图游戏、填色游戏、棋牌游戏、阅读图书、手工操作等方法。

3. 执行功能训练

让患者尽快列举动物、水果和鸟类等不同范畴的词汇，进行快速词汇分类提取训练；将动物、植物、食品等物品或卡片按用途或相关性进行归纳和分类训练；可用按颜色（蓝、黑、白）、形状（圆、方、三角）和大小（大、中、小）对成套卡片进行不同属性的分类和判断训练；也可利用双手进行运动执行训练，如握拳、切、拍等连续变换动作训练，或先右手握拳左手伸展，再右手伸展左手握拳等交替动作训练。

4. 学习和记忆训练

根据AD患者记忆损害的类型和程度，可采取不同的训练内容和方法。根据记忆的类型进行训练，针对瞬时记忆（又称感觉登记）的训练方法同注意广度训练；针对短时记忆的训练包括视觉和听觉词汇和图形记忆、故事的逻辑记忆；针对长时记忆的训练可让患者回忆最近来访的亲戚或朋友姓名、回忆看过的电视内容、背诵诗歌和谜语等；通过记忆物品和面孔等进行形象记忆训练；通过记住抽象化的符号如某个手势的意思等进行抽象记忆训练；通过让患者回忆伴有鲜明情绪体验的经历如婚礼的情景等进行情绪记忆训练；通过让患者回忆事件发生的时间、地点、人物和故事情节进行自动体记忆训练；通过让患者记住一个概念的含义，如北京是中国的首都、地球是圆的等进行语义记忆训练；通过教会患者完成某项任务的动作步骤，如使用筷子夹菜等进行动作记忆（程序性记忆）训练；通过视觉、听觉、触觉、味觉、嗅觉等不同感觉通道进行各种感觉记忆的训练。记忆训练方法除上述传统记忆训练模式外，还可采用无错误学习法（自始至终提供给患者正确的信息）和间隔提取法（反复告知患者需要记住的信息并逐渐延长回忆间隔），带无错误学习法的间隔提取法是AD患者记忆训练的有效干预措施。此外，可使用辅助记忆工具，如记事本、活动日程表及使用绘图、记忆提示工具，帮助患者保持记忆功能。

5. 语言训练

根据语言表达和理解受损程度制定不同的目标和训练方法，语言障碍较轻、基本能进行交流的患者以改善语言功能为主；语言交流较困难的患者应以恢复残存功能、改善交流能力为主；针对理解和表达严重障碍而无法进行交流的重度患者，可利用残存功能或代偿方法，采用手势姿势等视觉性语言和沟通交流板等方法改善实用性交流功能，建立简单的日常交流方式。语言表达能力训练包括构音训练、口语和文字表达、口语命名、文字称呼和复述及数数、背诗、唱歌等自动化程度较高的序列语言；语言理解能力训练包括单词与画及文字匹配、是非反应、会话、听写、执行口头指令等；阅读和书写障碍的患者应给予相应训练。随着语言功能的变化，可逐渐更改训练的重点和方法。

6. 知觉性运动训练

训练方法包括临摹或重新摆放二维拼图或三维积木等，重新布置家具玩具等，辨认重叠图形，描述图片中两物品之间的位置关系。训练患者对物品、人、声音、形状或气味的识别能力，如通过反复看照片和使用色卡训练患者命名和辨别颜色以改善视觉失认；进行声-图辨认或声-词辨认改善听觉失认；闭目触摸不同性状的物品而后睁眼确认以改善触觉失认。

7. 社会认知训练

训练患者对不同情绪的识别能力；通过附有问题的故事卡片引出患者对故事卡片上任务的精神状态（思想、欲望和意图等）或经历过的事件的推测，如"女孩在哪里寻找她丢失的包"或"为什么男孩感到悲伤"。

8. 运动功能康复

（1）运动疗法：运动疗法是指通过徒手及借助器械进行训练、恢复或改善其功能障碍。训练类型包括被动运动、牵张活动、主动辅助运动、主动运动、肌力增强训练、关节活动度训练、平衡训练及步行训练等。早中期患者在保证安全的前提下，根据基础活动能力进行适合的协调和平衡功能训练非常重要。①协调功能训练方法：令患者按动计数器、抓取玻璃球、穿纽扣和垒积木，记录特定时间内完成动作的次数；分别记录睁眼和闭眼前进、后退和横跨 5 m 或 10 m 所需时间；绕瓶步行，将 10 个矿泉水瓶每隔 50 cm 放置一个，计算走完所需时间或被碰倒的瓶子数。②平衡功能训练方法：在坐位和立位下，分别训练静态（1级）、自动态（2级）和他动态（3级）平衡功能。晚期卧床患者需及时翻身和良肢位摆放，进行关节被动活动，以预防肺炎、压疮和关节挛缩等各种并发症，应对肢体的每个关节进行被动活动，做各关节轴向全范围活动，每个关节活动 3～5 次，每日 1～2 遍。

（2）体育锻炼：定期的体育锻炼可以改善 AD 患者在日常生活活动中的表现，并可以改善认知水平和平衡能力，体育锻炼被认为是 MCI 的有效干预方法，具有延缓各种并发症发生的作用。早期患者可以打乒乓球、打门球、跳舞及做体操等，中期患者进行家属陪伴下散步和简易手指操等运动。

体育锻炼以有氧运动为主，有氧运动为身体大肌群参与、强度较低和持续时间较长的规律运动，包括游泳、行走和球类活动等，可通过改善皮层的连接和活动提高认知功能。训练程序包括准备阶段 – 基本训练 – 放松阶段，40 min/d、3～5 日/周，持续 3 个月中等强度的有氧运动，可以改善轻度 AD 患者的认知功能。交互式视频游戏主导的体育锻炼能改善 AD 患者平衡功能和对跌倒的恐惧。

传统体育锻炼包括太极和八段锦等，太极不仅提高了 MCI 和 AD 患者的平衡性与协调性，降低跌倒风险，而且可改善遗忘型 MCI 患者的认知功能。器械有跑步机、功率自行车和站立床等。

（3）失用症的康复治疗：给予触觉、本体觉等刺激，治疗师通过动作指导患者，出现错误动作及时纠正。治疗过程中减少指令性语言，多使用提示性语言，可选择日常生活中由一系列分解动作组成的完整动作来进行训练，如泡茶后喝茶、洗菜后切菜、摆放餐具后吃饭等。由于次序常混乱，治疗者除将分解的动作一个一个地进行训练以外，还要对一个步骤后的下一个步骤给予提醒；或用手帮助 AD 患者进行下一个运动，直至有改善或基本正常为止。如已知患者的整体技能已不可能改善时，可集中改善其中的单项技能。

1）运动性失用是指能理解某项活动的概念和目的，也无运动障碍，但不能付诸行动，能完成粗大运动，但是不能完成精细动作。

2）意念运动性失用患者不能按命令执行上肢动作如洗脸、梳头，但可自动地完成这些动作。训练时应大量给予暗示、提醒或治疗者用手教患者进行，改善后再减少暗示、提醒等，并加入复杂的动作。

3）穿衣失用表现为辨别不清衣服的上下、前后及里外，治疗者可用暗示、提醒甚至每个步骤用言语指示的同时用手教患者进行，最好在上下衣和衣服左右标上明显的记号或贴上特别的标签以引起注意，辅之以结构失用的训练方法常可增加治疗的效果。

4）步行失用指患者不能启动迈步，但遇到障碍物可自动越过，遇到楼梯能上楼，迈步开始后拐弯有困难等异常表现。患者虽起步困难，但遇到障碍物能越过，越过后即能开始行走，故可给患者一根"L"形拐棍，当不能迈步时，将拐棍的水平部横在足前，以诱发迈步。此外，开始行走后可用喊口令等听觉提示或加大手臂摆动以改善行走。

9. 精神行为康复

精神行为障碍可在药物治疗控制良好的基础上，选用以下多种方法。心理干预采取支持性技术、表达性技术、认知行为技术和生物反馈技术改善精神行为障碍，其原则包括快乐性原则、鼓励性原则和参与性原则。

（1）美术治疗是通过绘画等美术活动作为媒介满足患者的情绪、社交需求。

（2）光照疗法是以日光或特定波长光为光源进行照射的一种非药物疗法，建议有活动能力的 AD 患者多进行户外活动，尽可能接受自然光的照射；对于丧失活动能力的 AD 患者则可以考虑波长为 450～500 nm 的光源，如 500 nm 左右青白光。

（3）宠物疗法又称动物陪伴治疗，可以降低激越、攻击和抑郁症状。

（4）芳香疗法是利用芳香植物的纯净精油来辅助医疗工作的疗法，减少躁动和破坏性行为。

10. 活动和参与康复

（1）以任务为导向的作业疗法是改善患者活动和参与能力的主要方法，主要包括基本和工具性日常生活活动、休息和睡眠、教育、游戏、休闲和社会参与活动等内容。为 AD 患者选择作业活动时应遵循"量身裁衣"的原则，根据患者的能力、兴趣和职业，制定个性化的活动，可选择与家人共同完成的作业活动，包括家务活动和园艺等。对于早期患者，提醒和督促其主动完成购物、做饭、洗衣物等日常家务劳动，制定有针对性、能促进日常生活功能的作业活动；中期患者凡是能独立完成的，应给予充分的时间，鼓励患者力所能及地参与家务；晚期患者康复训练有一定的难度，应从洗脸和吃饭等基本功能着手训练。

（2）进行社会认知和认知移情康复，强调自我管理的意识，以改善 AD 患者的生活质量。鼓励患者进行一些有益的体育活动和社交活动，建立良好的人际关系，使其能够自由和睦地生活，维持较高的生活质量。可选择与他人合作的活动，分享自身能力变化等现状信息，通过痴呆教育提高认知移情等。

11. 综合康复和管理

（1）音乐治疗可以改善 AD 患者的认知、心理和行为，提高社会参与性及情绪稳定性，减少问题行为，激活回忆和语言能力，促进 AD 患者和看护者的关系。音乐治疗的方式包括被动聆听式和主动参与式两类，其中主动式音乐治疗是患者通过参与音乐行为（如演奏、演唱等）来达到治疗与康复的目的。无论音乐干预方式如何，根据患者的年龄、个性和喜好等制定个性化音乐方案能为患者提供最佳效果。治疗性音乐的曲目分类有多种方法，选曲应因病因人而异，推荐以民族乐曲为主。

（2）怀旧疗法主要是通过回忆过去的经历，促进患者内在心理功能、认知功能及人际关系的恢复。AD 患者远期记忆力在疾病的大部分时间内仍保存着，有着回忆和整合过去的能力。怀旧可借不同形式进行，包括个人回想、与人面谈、小组分享、展览及话剧等。最基本的是，它涉及讨论过去的活动、事件和经验，通常是借助有形的提示（如过去的照片、家庭和其他熟悉的物品、音乐和录音档案）。最近，数字存储和展示照片、音乐和视频剪辑已被广泛使用。

（3）VR 模拟产生三维空间为患者提供视觉、听觉、触觉等多感官逼真的现实体验，可将 VR 与传统的认知功能训练方法相结合，通过高仿真场景模拟给患者带来沉浸式、交互式体验的同时完成标准化设计的任务，以改善认知、情绪和运动功能。

（4）神经调控技术包括重复性经颅磁刺激（rTMS）、经颅直流电刺激（tDCS）、深部脑刺激和神经反馈。rTMS 和 tDCS 可配合康复训练治疗 AD，通过诱导短暂的突触功效增加来调节皮质兴奋性，改变神经可塑性，从而改善 AD 患者的认知功能。

12. 其他

（1）AD 的药物治疗方面，目前经美国食品药品监督管理局（FDA）批准有乙酰胆碱酯酶抑制剂（盐酸多奈哌齐、卡巴拉汀和加兰他敏）和 N- 甲基 -D- 天冬氨酸受体拮抗剂（盐酸美金刚）。

（2）针对有饮水呛咳和吞咽困难的患者，应进行吞咽功能评定，明确吞咽障碍的程度和原因。AD 患者的吞咽障碍多发生在认知期。对于怀疑存在误吸的患者，推荐使用 X 线透视下钡剂吞咽检查或支气管光纤内镜检查，明确误吸的类型和原因，以便指导吞咽康复治疗方案的制定，还应重视照料者培训和教育及社会支持。对于营养不良或有营养不良风险的 AD 患者，推荐服用营养补充剂。

（3）针对有跌倒风险的患者，应进行家庭设施环境改造及安全教育；当患者身体的稳定性和平衡能力下降时，需借助于步行辅助工具如助行架和助行车，以实现在室内或室外行走的目的。

## 第二节　骨科疾病康复诊疗技术操作规范

### 一、人工关节置换手术后康复诊疗规范

说明：本专家共识主要参照以下内容进行编写：2016 年 2 月《中华骨与关节外科杂志》发表的《中国髋、膝关节置换术加速康复——围术期管理策略专家共识》，2020

年 4 月发表的《膝关节单髁置换术围手术期管理专家共识》；2021 年 5 月《中华肩肘外科电子杂志》发表的《中国人工肩关节置换术加速康复围手术期管理策略专家共识》，2021 年 11 月《实用骨科杂志》发表的《髋膝关节置换围手术期加速康复专家共识》，2022 年 6 月《协和医学杂志》发表的《中国全膝关节置换术围手术期疼痛管理指南（2022）》，2017 年 6 月《康复学报》发表的《中医骨伤科临床诊疗指南·人工髋关节置换围手术期康复专家共识》。此外，还借鉴了 2020 年美国物理治疗协会制定的全膝关节置换术的临床实践指南，以及 Garrett 等 2019 年 3 月于 J Orthop Sports Phys Ther 发表的 "A Systematic Review of Proposed Rehabilitation Guidelines Following Anatomic and Reverse Shoulder Arthroplasty"。方法对证据的质量和推荐意见的推荐强度进行 Ⅰ～Ⅴ 个等级分级。其他证据暂无证据分级的条目只提供推荐意见。同时参考美国物理治疗协会制定的临床实践指南对各项证据进行分级，由强到弱分为 A～F 六个推荐等级。

关节置换手术是膝关节、髋关节和肩关节疾病终末期的主要治疗手段，包括全膝置换术（total knee arthroplasty，TKA）、膝单髁置换术（unicompartmental knee arthroplasty，UKA）、全髋关节置换术（total hip arthroplasty，THA）、全肩关节置换术（total shoulder arthroplasty，TSA）、反向全肩关节置换术（revers total shoulder arthroplasty，RTSA）。关节置换手术后易出现肿胀、疼痛、伤口感染、下肢深静脉血栓、运动功能障碍等问题。康复治疗的重点在于与骨骼肌肉系统相关的运动功能的恢复，但目前国内缺乏有关该方面的专家共识和管理指南，现有专家共识均关注围手术期管理，而非手术后康复治疗的具体项目和内容。

### （一）康复评估

1. 全面的术前评估可降低甚至避免围手术期并发症的发生。充分控制并存病至手术可耐受或理想状态，最大程度地降低其对手术及术后康复的影响。

（1）评估术区皮肤、软组织情况及患肢血管功能等。

（2）评估重要脏器如心、肺、肝、肾等功能。

（3）严格控制全身性疾病如高血压、糖尿病等。

（4）如长期服用抗凝药物者需做好抗凝药物的桥接。

（5）戒烟、戒酒 4 周以上。

（6）评估术前疼痛的严重程度、持续时间、药物治疗的影响。

（7）辨识患者体质，并在此基础上评估术后并发症发生的风险，辨证施防。

2. 人工髋关节置换术后假体位置的评定主要依靠 X 线来评定，康复治疗前，应对人工关节假体的位置进行评定。理想的假体位置是髋臼前倾（15±10）°，外展

（40±10）°，股骨柄旋前 5°~10°。假体位置合适，术后关节较稳定，可按常规康复程序进行康复；否则人工关节假体容易脱位，康复治疗要十分小心。注意不同手术入路对关节稳定性的影响，后方入路很少出现髋关节伸展外展位时不稳；前方入路较少出现髋关节屈曲时不稳；侧方入路关节囊完整者，髋关节屈伸活动时最为稳定。

3.髋关节功能评定采用 Harris 髋关节评分，是目前国内外最常用的临床评估手段，用来评估髋关节炎的程度和髋关节置换手术的效果。该评分包括了量化疼痛、功能和物理检查发现。患者的功能评估包括了行走能力、支撑能力、上下楼梯的能力、坐的耐力、使用交通工具的能力和穿鞋袜的能力。物理检查包括了跛行和活动度，满分 100 分，90~100 分为优，80~89 分为良，70~79 分为尚可，70 分以下为差。

4.日常生活活动能力评定采用改良的 Barthel 指数。生活质量的评价采用 SF-36 量表。

目前尚未有专家共识指出膝关节和肩关节置换后的功能评分方法。

### （二）患者教育

1.术前教育

患者教育可以缩短住院时间，降低手术并发症，同时缓解患者的术前焦虑和抑郁症状，增强信心，并提高患者满意度。推荐向患者及其家属介绍手术方案和加速康复措施，达到良好沟通，取得患者及家属的积极合作。THA 和 TKA 患者常伴有焦虑、紧张情绪，需要重视对患者的术前教育，与患者充分沟通，同时配合物理治疗及自我行为疗法，以达到理想的疼痛控制。

然而，另有指南认为，现阶段无明确证据表明术前宣教可以减轻 TKA 术后疼痛，但可以缓解患者围手术期焦虑，改善膝关节功能，故仍推荐术前开展健康教育以助力 TKA 术后康复。

良好的术前教育能加深患者对治疗过程及可能达到的预期效果的认识，增强自我管理和提升康复训练的积极性。推荐术前戒烟、戒酒；指导饮食；充分介绍手术目的、方法及预期效果、围手术期用药、并发症的预防及康复锻炼；护理、麻醉、康复、骨科等多学科综合教育和指导；适当的心理疏导，缓解紧张、焦虑、恐惧等负面情绪。

良好的术前宣教及适当的调理可缓解患者不安情绪，提升手术疗效。建议如下。

（1）详细地介绍病情、手术及术后康复计划。

（2）中医外治（五音疗法、芳香疗法、穴位刺激、练功等）、中药内服（方剂如平胃散、柴胡疏肝散、龙胆泻肝汤等）。

（3）术前指导患者行股四头肌静力收缩、关节活动度、抗阻训练及踝泵训练，训练卧床排便及助步器使用等。

（4）对患者进行适当的心理干预，必要时辅以抗焦虑、辅助睡眠等药物，调节患者负性心理，调畅情志并改善睡眠。

（5）制作预康复宣传手册、视频，进行预康复宣传。推荐利用"互联网+"优势，实施远程干预。

APTA 指南认为，术前教育改善了患者的依从性，减少了术后并发症，缩短了住院时间。患者术前教育内容至少包括：住院期间对 TKA 患者的期望及影响出院计划的因素、术后康复方案、安全转移技术、辅助设备的使用和跌倒预防。Ingadottir 等的报道发现患者术前期望知晓的内容和出院时被告知的内容存在显著差异，两者匹配度越高，患者的满意程度越高。然而，他们认为术前教育并不能完全满足患者的期望，术后教育也很重要。Soeters 等对全关节置换术（髋关节和膝关节）患者实施术前教育，提供关于术后并发症、预防措施和活动等信息，结果发现，接受教育的患者可以更快达到出院的标准。在 2014 年对全髋关节或膝关节置换术患者术前教育的系统回顾中，有证据表明术前教育可能是一种有用的辅助治疗，特别是对于有抑郁、焦虑情绪或有不切实际期望的患者。

2.功能锻炼的重要性

强调主动功能锻炼，增强肌力和增加关节活动度；鼓励吹气球、咳嗽或行走锻炼，提升心肺功能。术前指导患者行股四头肌静力收缩、关节活动度、抗阻训练及踝泵训练，训练卧床排便及助步器使用等，为术后恢复创造积极条件，有利于患者早期康复。

（三）康复治疗

1.功能训练

术前积极功能锻炼可以增加肌肉力量，减轻术后疼痛，缩短术后恢复时间，减少住院时间及费用。积极功能锻炼有利于关节功能的早期恢复，减少相关并发症。

术后早期关节活动、功能锻炼及全身康复能有效减少围手术期并发症的发生，利于患者局部及全身的康复。建议如下。

（1）早期呼吸训练，行踝泵运动。

（2）早期行双上肢、健侧下肢训练，并适当行患肢肌力训练（THA 患者行髋周肌力训练，包括股四头肌、臀大肌、臀中肌、腘绳肌的等长收缩，TKA 患者主要行股四头肌、腘绳肌、腓肠肌的等长收缩）、关节活动度训练（THA 患者在增加关节活动范围的同时需预防人工关节脱位），在助行器辅助下逐步行负重训练及步行训练。

（3）人工关节置换术后康复锻炼应尽可能遵循个体化原则，根据病因、手术方式、术中情况、假体类型、患者骨质量及软组织条件等因素进行评估，手术医师、康复治疗师及患者应紧密联系，充分沟通，制定具体可行的康复方案并在康复过程中监测与适时调整，以期达到良好的临床疗效。

与 TKA 相比，UKA 在术后康复上可预测性更好，术后关节功能更佳，在围手术期康复功能锻炼上没有严格要求。但是，积极的功能锻炼可增加肌肉力量，改善关节活动度，减轻术后疼痛，缩短术后恢复时间，减少相关并发症，减少住院时间及费用。

2. 术前运动计划

术前锻炼能减轻关节置换术后疼痛，改善关节活动范围。术前应根据患者肩关节活动及功能状态制定个体化方案，进行康复活动教育和预康复锻炼，使患者熟悉术后锻炼计划及动作，提升术后康复锻炼的依从性，提高康复质量。

术前积极功能锻炼可以增加肌肉力量，减轻术后疼痛，缩短术后恢复时间，减少住院时间及费用。

另有指南认为现阶段无明确证据表明术前预康复可以减轻 TKA 术后疼痛，但其可能有助于术后膝关节功能的恢复，故建议对患者给予预康复以利于 TKA 术后加速康复。

APTA 指南认为，应设计术前运动计划，并教 TKA 患者进行强化训练和灵活性锻炼。术前训练可以改善 TKA 患者术后 1 个月和 3 个月的西安大略和麦克马斯特大学骨关节炎指数（The Western Ontario and McMaster Universities，WOMAC）评分，以及 SF-36 量表中身体功能评分、VAS 评分、楼梯测试和定时 TUG 测试、膝关节屈曲/伸展活动范围、髋关节外展强度、股四头肌力量。术前下肢运动 12 周，SF-36 身体功能评分得到改善。术前接受神经肌肉运动计划和标准教育可以改善术后 6 周的膝关节功能评分（knee injury and osteoarthritis outcome score，KOOS）、EuroQol 五维度问卷和 VAS 评分。

3. 术后干预时机

推荐手术当天即可床上及下床功能锻炼。APTA 指南认为，TKA 患者应在手术后 24 小时内和出院前开始接受治疗。

4. 分阶段康复

THA 术后康复治疗第一阶段，主要针对术后急性期评定发现的关节疼痛、肿胀、活动受限、负重困难等问题（术后 1～7 天）指导治疗；第二阶段主要针对评定中发现的关节活动受限、肌力下降、活动中疼痛指导康复治疗（第 2～8 周）；第三阶段主要针对评定中存在的功能活动中平衡、步态、本体感觉下降等康复问题指导治疗（第

8～14周）。针对TKA术后不同阶段评定发现的康复问题进行治疗。术后第一阶段为急性治疗期（术后1～7天）；第二阶段为早期柔韧性及肌力强化训练（第2～8周）；第三阶段为后期强化训练及功能恢复（第8～14周）。具体内容可见2022年7月《中国康复医学杂志》发表的《基于康复评定的加速康复外科干预对髋膝关节置换功能恢复的影响》。

5.关节活动度训练

（1）APTA指南认为，不建议对原发性、单纯TKA的患者使用连续被动运动（CPM）装置。Meta分析结果显示，是否使用CPM，在功能结果和住院时间方面不存在显著差异。

（2）APTA指南认为，教导和鼓励患者在TKA后对受累膝关节实施被动、主动辅助和主动关节活动证据不足，仅由临床实践经验而来。因为关节活动被认为是一种标准治疗手段，所以没有研究对接受关节运动和没有接受关节运动的患者进行比较。TKA患者术前可能有膝关节关节活动受限，与伸肌机制和关节囊弹性丧失相关。术前膝关节关节活动度与术后膝关节屈曲呈正相关，术前重度至中度膝关节屈曲挛缩的患者术后发生膝关节屈曲挛缩的风险更大。术后膝关节活动范围不足可能与术后3～5年疼痛加重、美国膝关节协会评分、步行评分和爬楼梯的降低有关。

（3）APTA指南认为，为了减少术后7天内术后失血和肿胀，可以教患者在休息时对患侧进行一定程度的屈曲（30°～90°）。

Garrett等指出，TSA术后的前6周肩屈曲或肩胛外展被限制在90°～130°，肩外旋范围限制在15°～30°。术后6～12周，肩屈曲或肩胛骨外展限制在135°～150°，肩外旋限制在35°～45°。TSA术后第8周进展到全肩关节活动度。众多研究都建议术后12周时达到全肩关节活动度，并开始加强肩部力量。然而，两项研究建议对特定活动进行终身限制，Denard等限制手臂上举负重不超过11.3 kg；Mulieri等限制肩部外旋55°和伸展30°。RTSA术后6周内是否进行被动关节活动仍存在争议，但建议在第12周完成全范围的被动和主动关节活动度。Boudreau等和Wolff等规定了终身活动限制，即举起的重量不超过6.8 kg。

6.强化训练的阻力和强度

建议有氧训练、力量训练和功能性任务训练组合；建议于术前4～8周，每周3次，在物理治疗师的监督下进行训练。建议进行地面阻力对抗训练，每周3次，45分钟/次；建议爆发式下肢力量训练，每周3次，60分钟/次。

APTA指南认为，在术后急性期（即术后7天内）即可设计、教授TKA患者进行高强度力量训练和锻炼计划，以改善功能、力量和关节活动度（推荐级别，3星）。

Evgeniadis 等发现，术后 8 周阻力训练可出现更高水平的功能活动能力和更好的膝关节伸展角度。Bade 等使用特定的进展标准评估了早期高强度阻力训练的安全性，包括膝关节活动度和不良事件，发现早期高强度阻力训练与低强度阻力训练一样安全。TKA 后 72 小时开始的早期高强度阻力训练对膝关节屈伸活动度不受影响。

Garrett 等指出，部分研究允许在 TSA 术后前 3 周进行抗阻运动，包括三角肌等长收缩和水中运动。推荐在 4～6 周开始闭链练习，特别建议在该阶段开始肩胛骨加强练习。建议在 RTSA 术后 6 周内抗阻运动，重点关注三角肌和肩胛骨的等长运动。

7. 平衡、步态训练

APTA 指南认为，TKA 患者应该进行平衡、步态等运动功能训练，干预类型包括但不限于动态平衡训练、机器人辅助步态再训练、视觉生物反馈促进均衡负重的运动训练或运动功能训练。包括平衡训练的研究发现，其改善了步态速度、爬楼梯时间、训练后 32 周的 TUG 测试和训练后 9 个月的 6 分钟步行试验。接受平衡训练患者的自我报告结果在 KOOS 的自我效能感和 WOMAC 的身体功能分量表两方面也较好。Liao 还发现，平衡训练改善了伸展和单腿站立平衡测试。Li 等评估了 2 周机器人辅助下步态训练的结果，发现实验组在 Berg 平衡量表和 6 分钟步行试验中表现更好，膝关节本体感觉也优于对照组。该研究进行负重对称性反馈使术后 26 周的矢状面膝关节力矩更好，术后 6 周和 26 周的 5 次坐－站立测试的时间更短。

一项 Meta 分析显示，在全膝关节置换术后，平衡和本体感觉训练对自我报告的功能和平衡有中度至高度显著的影响。李莉等的研究证实，早期步态训练可以帮助 TKA 患者恢复步行能力，提高患者综合功能，快速、持续消除疼痛与活动受限。

8. 物理因子治疗

（1）冷疗：建议在有条件开展冷疗的机构，在 TKA 术后对术侧膝关节应用冷疗以减轻术后疼痛。

APTA 指南认为，鼓励患者使用冷疗，并将其用于 TKA 患者术后早期的疼痛管理（推荐级别，3 星）。Rui 等的研究结果发现，与 TKA 后 4 周的对照组相比，使用氯化乙酯喷雾剂（在距离约 10 cm 处喷约 40 秒）可改善疼痛。Radkowski 等的研究发现，在 TKA 后 30 天，7.2 ℃（45 ℉）和 23.9 ℃（75 ℉）冷冻治疗的疼痛管理的效果没有差异。一项 Meta 分析结果认为冷冻装置与标准冰袋对疼痛管理的效果没有统计学差异。多项研究显示，冷冻疗法不会增加并发症。

（2）神经肌肉电刺激疗法（neuromuscular electrical stimulation，NMES）：建议在有条件开展 NMES 的机构，在术后 4～6 周内当其他治疗不能获得满意镇痛效果时，可辅助使用 NMES 以减轻患肢疼痛。

APTA 指南认为，使用 NMES 可以改善股四头肌肌力、步态表现、运动表现和患者自我报告。

9. 辅具使用

应指导患者正确使用髋关节置换术后的辅助装置，包括单拐、拐杖、助行器等。Garrett 等指出，TSA 术后 2～8 周可使用肩部悬吊带，对于 RTSA 患者术后使用肩部悬吊带 2～6 周不等。

10. 中医

除适当的功能锻炼外，还可配合局部推拿、练功、穴位刺激（循经按摩、针刺、艾灸等）、中药外敷、内服（方剂如肾髓同治方加减、右归饮加减等）等促进患肢的康复。

建议仅在有条件开展的机构，术后辅助使用耳穴贴、针灸/电针灸以减轻 TKA 术后早期疼痛。

髋关节置换术围手术期耳穴埋豆的应用，可以减轻术后疼痛，改善患者情绪，起效快、不良反应少。耳穴选取神门、皮质下、髋关节、阿是穴等。

髋关节置换术围手术期针刺的应用，可以减轻术后疼痛，获得更好的镇痛效果及更少的不良反应。常用腧穴有肾俞、居髎、环跳、阳陵泉、委中、梁丘、足三里、承山、昆仑及阿是穴等。

11. 疼痛管理

疼痛依据患者主诉诊断。疼痛程度会影响干预措施的选择，对其进行量化将直接影响疼痛的管理决策。推荐选择 VAS 对骨关节疼痛进行评分与分级，1～3 分为轻度疼痛，4～6 分为中度疼痛，7～10 分为重度疼痛。

THA 和 TKA 患者术后疼痛严重影响术后功能锻炼，镇痛管理对于关节功能的加速恢复尤为重要。THA 和 TKA 术后采用冰敷、抬高患肢、早期下地活动等措施可以减轻术后关节肿胀，促进功能康复。术后选择起效快的非甾体抗炎药可以明显缓解患者疼痛。自控式镇痛泵联合塞来昔布缓解术后疼痛，加快早期关节功能恢复，缩短住院时间。镇静催眠药和抗焦虑药可改善睡眠、缓解焦虑、提高镇痛药的效果。

现阶段无明确证据表明术前宣教可以减轻 TKA 术后疼痛，但可以缓解患者围手术期焦虑，改善膝关节功能，故推荐术前开展健康教育以助力 TKA 术后康复（Ⅰ类推荐，C 级证据）。

现阶段无明确证据表明术前预康复可以减轻 TKA 术后疼痛，但其可能有助于术后膝关节功能的恢复，故建议对患者给予预康复以利于 TKA 术后加速康复（Ⅱ类推荐，C 级证据）。

建议仅在有条件开展耳贴镇痛的机构，术后辅助使用耳穴贴以减轻 TKA 术后早期疼痛（Ⅱ类推荐，C 级证据）。

建议仅在有条件开展针灸镇痛的机构，术后辅助使用针灸/电针灸以减轻 TKA 术后早期疼痛（Ⅱ类推荐，C 级证据）。

建议在有条件开展冷疗的机构，在 TKA 术后对术侧膝关节应用冷疗以减轻术后疼痛（Ⅱ类推荐，B 级证据）。

建议在有条件开展 NMES 的机构，在术后 4～6 周内当其他治疗不能获得满意镇痛效果时，可辅助使用 NMES 以减轻患肢疼痛（Ⅱ类推荐，B 级证据）。

与 TKA 相比，UKA 术后疼痛程度低，阿片类药物需要量少。但是，积极管理 UKA 术后疼痛，对提高患者满意度、减少并发症和促进早期康复至关重要。目前，UKA 围手术期疼痛管理采用多模式镇痛的方式，将不同作用机制的镇痛药物和方法联合使用，以达到更好的镇痛效果。术后镇痛，建议根据疼痛程度阶梯性、个体化镇痛。另外，冰敷可缓解疼痛、减轻关节肿胀和炎性反应，也是一项治疗选择。给予失眠或焦虑患者镇静催眠或抗焦虑药物，也是疼痛管理中需要关注的环节。

12. 营养支持

低蛋白血症易导致切口延迟愈合，增加感染风险。Berend 等证实白蛋白水平低是延长术后住院时间的独立危险因素。THA 和 TKA 患者中 27% 存在不同程度的低蛋白血症，其程度与年龄呈正相关（＞60 岁）。围手术期给予高蛋白饮食，提高白蛋白水平，可明显降低手术风险、减少并发症。推荐纠正低蛋白血症，鼓励患者进食高蛋白食物（鸡蛋、肉类），必要时输注白蛋白，以纠正低蛋白血症；食欲欠佳者可使用胃肠动力药及助消化药。

充分的营养支持可减少术后并发症、促进愈合和功能恢复、缩短住院时间。术前应用 NRS 2002 进行全面的营养评估，存在下述任一情况时表示存在严重营养风险：①6 个月内体重下降 10%～15%；②BMI＜18.5 kg/m$^2$；③NRS＞5；④术前血清白蛋白＜30 g/L。推荐 10～14 天的营养支持，首选肠内营养，当口服摄入能量低于机体所需的 50% 时，可肠内、外联合营养支持。

关于围手术期营养不良的特征与营养支持目标；术前营养风险筛查及营养状况评定；术后营养风险筛查及营养状况评定；围手术期营养支持等详细内容可见 2022 年 10 月《中华骨与关节外科杂志》发表的"骨科大手术加速康复围手术期营养管理专家共识"。

13. 心理评估与干预

建议对患者进行心理评估，识别患者紧张、焦虑等心理状况，进行积极心理干预。

14. 其他（静脉血栓、贫血、肿胀）

静脉血栓栓塞事件（VTE）是 THA 和 TKA 术后严重并发症，影响关节功能恢复，甚至威胁生命。目前，部分 THA 和 TKA 患者应用氨甲环酸之后及时、有效地序贯应用抗凝血药，使抗纤溶和抗凝血达到平衡，在不增加 VTE 形成的基础上最大限度地减少出血和降低输血比例。为了达到 THA 和 TKA 患者应用氨甲环酸后序贯应用抗凝血药的平衡，THA 和 TKA 术后 6 小时以后根据患者引流量的变化来应用抗凝血药。

目前，仍建议根据《中国骨科大手术静脉血栓栓塞症预防指南》原则进行，应用 Caprini 血栓风险因素评分表评估血栓危险度。根据 VTE 危险度评分情况选择预防措施，预防措施包括基本预防、物理预防和药物预防。

THA 和 TKA 手术创伤大、失血多，易导致术后贫血。术后贫血状态得不到纠正会严重影响患者预后。术后采用冰敷、加压包扎等多种形式可减少术后出血。临床应用 EPO 联合铁剂均可有效降低 TKA 和 THA 患者术后贫血发生率和输血率。

手术区炎性反应、缺血及再灌注损伤等可导致术肢肿胀，最终影响术肢活动、阻碍术后康复。建议：①适当抬高患肢、局部冰敷、下肢淋巴引流；②可采用脱水消肿类药物（如甘露醇）及改善下肢静脉循环类药物（如迈之灵、地奥司明等）；③可联合或单独采用循经推拿、穴位刺激（如穴位敷贴、艾灸、刺络拔罐等）、术区以外中药外敷（如芒硝等）、术区外药酒涂擦、中药浴足、中药内服（方剂如桂枝茯苓丸、血府逐瘀汤加减等，中成药如云南白药胶囊、仙灵骨葆胶囊、盘龙七片等）。

（四）院外管理和随诊

1. 家庭康复

THA 和 TKA 患者术后可以选择到康复医院、社区医院或回家进行康复锻炼。研究表明，THA 和 TKA 患者术后回家进行康复锻炼对关节功能的恢复尤为重要，且减少医疗费用。出院后的深静脉血栓发生率与住院期间相当，出院后继续应用抗凝血药对预防出院后深静脉血栓尤为重要。

然而，陈宇等的 Meta 分析指出，家庭康复治疗能在短期内显著改善膝关节置换术后患者的关节活动度，但没有长远的效果；且生理功能和疼痛缓解都没有显著改善。

APTA 指南认为，治疗时需要为 TKA 患者提供监督，最佳的环境应由患者的安全、行动能力、环境和个人因素来决定。TKA 患者可以进行团体治疗。为患者提供安全和客观的出院计划、患者功能状态、辅助设备和以支持急性护理环境安全出院所需的服务。

2.随访

术后定期随访便于评价患者功能恢复程度，督促患者积极进行功能康复，及时发现并处理并发症。推荐术后 2～3 周随访：检查切口，拆线，评价关节功能状况，治疗疼痛、睡眠障碍及预防 VTE 等。定期随访、指导康复，进行效果评价。

UKA 创伤小、手术时间短、恢复快、并发症低，可手术当天或术后 1～2 天出院。出院后，仍应进行规律随访，建议患者在术后 6 周、3 个月、半年、1 年时在门诊进行复查，此后每 1～2 年复查 1 次。

## 二、骨关节炎康复诊疗规范

说明：本专家共识参考 2021 年《中华骨科杂志》发表的《中国骨关节炎诊疗指南》、2021 年《中国医学前沿杂志（电子版）》发表的《骨关节炎临床药物治疗专家共识》、2020 年《按摩与康复医学》发表的《肌肉训练康复治疗膝痹（膝骨关节炎）专家共识》、2020 年《转化医学年鉴》发表的《中国骨关节炎诊疗指南（2019 年版）》、2019 年国际骨关节炎研究学会（OARSI）制定的《非手术治疗膝关节、髋关节和多关节骨性关节炎指南》、2019 年《中华关节外科杂志》发表的《膝骨关节炎阶梯治疗专家共识》《OARSI 关于髋关节和膝关节骨关节炎管理的建议，第二部分：OARSI 循证专家共识》中的有关内容进行编写。在中国知网知识基础设施数据库、CBM、万方数据库、Medline、EMBASE、PubMed、Web of Science 及 Cochrane Library 中进行检索。使用的分级方法有：①建议分级评估、制定和评价方法对证据和建议进行分类，将证据的质量分为高（A 级）、中等（B 级）、低（C 级）或极低（D 级）。建议的强度分为强（第 1 类）或弱（第 2 类）。②证据等级按照以下的分级方式进行。Ia：随机对照试验的荟萃分析；Ib：至少一项随机对照试验；Ⅱ：准实验研究（例如，非对照试验、单臂剂量反应试验等）；Ⅲ：观察性研究（例如，病例对照，队列和横断面研究）；Ⅳ：专家意见。③证据等级参照英国牛津循证医学中心证据体系由高到低分为Ⅰ～Ⅴ五个等级；推荐等级参考美国物理治疗协会使用的推荐等级标准，由强到弱分为 A～F 六个推荐等级。

骨关节炎（osteoarthritis，OA）是由软骨变性、纤维化、磨损脱落，软骨下骨硬化、囊性变性，关节边缘骨赘形成，滑膜炎增生，导致关节囊和韧带挛缩引起的中老年人退行性疾病。其特征为关节软骨破坏，主要表现为骨摩擦、晨僵、疼痛及关节运动障碍等。好发于膝关节、髋关节、脊柱关节及远端和指间关节等，膝关节 OA 在临床最为常见。女性 OA 的发病率高于男性，OA 的发病率随着年龄的增长而显著增加。OA 不仅导致患者身体功能、生活质量和社会参与度下降，而且给社会带来巨大负担。

据统计，2015年中国60岁以上人口的比例为15.5%。随着老年人口比例的增加，预计到2030年，将有近4亿人患有OA。OA的治疗遵循阶梯化、个体化系统治疗原则，按照膝关节OA的阶梯治疗路径，初期以基础治疗为主，药物治疗为辅；早期以药物治疗为主，辅以基础治疗；中期以修复性治疗为主，辅以基础治疗和药物治疗；晚期以重建治疗为主，辅以基础治疗和药物治疗。基础治疗包括健康教育、运动训练、物理治疗、行动辅助支持；药物治疗包括镇痛药物、关节腔内注射药物、抗焦虑药物等；修复性治疗包括关节清理术、软骨修复术、截骨术等；重建治疗是指关节置换术。OA的康复治疗目标是减轻疼痛、提高关节功能、改善生活质量。

（一）健康教育

运动、饮食体重管理与运动结合及身心锻炼（如太极和瑜伽）对所有膝关节OA患者都是有效和安全的。关于OA的教育被认为是一种护理标准。建议对OA患者进行健康教育，主要是对患者进行病因、预防、进展和治疗等方面的教育，减轻患者思想负担，提高患者自我管理效率（Ⅰ类证据，B级推荐）。

1. 建立健康的生活方式

我国基层卫生保健机构的医务人员和二、三级医疗机构的专科医务人员均应积极对OA患者开展健康教育，强调改变生活及工作方式的重要性，使患者树立正确的治疗目标，帮助患者减轻疼痛，并维持和改善关节功能。医务人员通过口头或书面形式进行OA的知识宣教并帮助患者建立长期监测及评估机制。OA患者应减少长期站立、跪蹲姿势、上楼梯活动及不良姿势等（Ⅱ类证据，B级推荐）。建议OA患者进行合理的关节肌肉训练和适度的有氧运动（Ⅰ类证据，B级推荐）。建议OA患者根据疾病部位选择不同的活动，如手关节的抓握和握持活动、非负荷条件下膝关节的屈伸活动、颈腰关节不同方向的轻柔活动（Ⅰ类证据，B级推荐）。

2. 减重

建议OA患者应控制体重，超重或肥胖者应减肥（Ⅰ类证据，A级推荐）。应鼓励超重的下肢OA患者进行减重，将体重保持在较低的水平（Ⅰa级证据）。Christensen等的一项包含4项随机对照实验的荟萃分析结果表明超重的膝关节OA患者进行减重可改善残疾情况（Ⅰa级证据）。鼓励髋关节OA患者减肥并将体重保持在较低水平（Ⅳ级证据）。目前缺乏直接证据证明饮食体重管理对于髋关节OA的有效性。对于某些超重的患者，可建议患者将饮食体重管理作为健康生活方式中的一部分。不建议虚弱个体进行体重管理。

3. 行动辅具支持

对于髋、膝关节 OA 患者，推荐在日常生活中采用行动辅具支持，通过减少受累关节负重来减轻疼痛和提高患者满意度，但不同患者的临床收益存在一定差异。患者必要时可在医师指导下选择合适的行动辅助器械，如手杖、拐杖、助行器、关节支具等。助行器可以减轻下肢 OA 患者的疼痛，对于有单侧下肢 OA 的患者建议指导患者对侧手使用手杖或拐杖，对于双侧患病的患者，更适合选择框式或轮式助行器（Ⅳ级证据）。对于患有膝关节 OA、造成膝关节出现畸形和不稳的患者，使用护膝可以减轻疼痛、提高关节稳定性、降低跌倒风险。现有的膝关节 OA 管理指南中，多数考虑将膝关节支具作为一种治疗方式。使用支具会产生如不适、肿胀、皮肤反应等并发症，因此个性化地选择支具十分重要。

下肢 OA 患者应该接受选择合适鞋子的建议（Ⅳ级证据）。可选择平底、厚实、柔软、宽松的鞋具来辅助行走，现有膝关节 OA 管理指南建议对内侧胫股骨间室 OA 患者使用外侧楔形鞋垫。外侧楔形鞋垫可减少内侧胫股骨间 OA 患者膝关节侧向应力，且依从性更好，被接受为支持临床获益的证据（Ⅰa级证据）。但《中国骨关节炎诊疗指南》中指出由于外侧楔形鞋垫等改变负重力线的辅助工具治疗 OA 的效果尚存争议，应谨慎选用。

## （二）康复治疗

1. 运动疗法

有氧运动和水上运动能改善膝关节和髋关节 OA 患者的疼痛和功能，推荐临床医师根据患者情况制定个体化运动治疗方案（推荐强度：强推荐，证据等级：B）。在医师指导下选择正确的运动方式，制定个体化的运动方案，可减轻疼痛，改善关节功能，保持关节活动度，延缓疾病进程。推荐患者每周定期锻炼 2～3 次，逐渐养成规律运动习惯。与药物治疗相比，运动疗法在膝关节 OA 患者中可达到与非甾体抗炎药相同的镇痛效果，且不良反应微小（Ⅰa级证据）。现有的证据表明，运动与其他非手术治疗相结合，可以推迟大量 OA 患者的手术时间，且术前参加过锻炼计划将有助于进行关节置换术的患者术后更快恢复。

运动疗法可以有效改善膝关节和髋关节 OA 患者的疼痛和功能。对于髋关节或多关节 OA 患者，推荐以瑜伽、太极等身心运动和水上运动为主的运动锻炼。对于膝关节 OA 患者，推荐以有氧运动、肌肉力量锻炼和水上运动为主的运动锻炼。手部运动疗法旨在提高肌肉力量、关节灵活性和（或）关节稳定性。有限的证据表明，手部运动疗法可有效缓解手部 OA 患者的疼痛和关节僵硬，改善关节功能，推荐手部 OA 患者进行手部运动锻炼（Ⅰ类证据，C级推荐）。

（1）有氧运动：中等质量的证据表明，有氧运动不但可以改善膝关节OA患者的心肺功能，还可以有效降低其全身炎症因子（如白介素-6）水平。有氧运动时旨在改善一般身体功能。OA患者可选择的有氧运动可以包括步行、游泳、骑车或其他患者喜欢的体育活动。膝关节OA患者定期进行有氧步行训练可减轻疼痛，减少残疾的发生（Ⅰa级证据）。2017年渥太华膝关节骨关节炎管理指南显示，长期坚持有氧运动，如快走、骑车、瑜伽、太极拳等可改善患者功能，提高生活质量。

（2）肌力训练：肌力训练被认为适用于所有膝关节OA患者，能起到一定的减轻疼痛和改善功能的效果（Ⅰa级证据）。对于膝关节OA强推荐股四头肌训练（Ⅰ级证据，A级推荐），具体形式可选择坐位直抬腿训练、坐位屈蹬腿训练、坐位抗阻直抬腿训练等。推荐腘绳肌训练（Ⅱ级证据，B级推荐），具体训练形式可选择俯卧位屈膝或抗阻屈膝训练、站立位勾腿或抗阻勾腿训练等强化股四头肌和腘绳肌肌力，可改善关节稳定性。推荐髋外展肌训练（Ⅱ级证据，B级推荐），具体训练形式可以选择侧卧位抬腿训练，有条件可借助健身器械行坐姿髋外展训练等；弱推荐髋内收肌训练（Ⅱ级证据，C级推荐）。弱推荐核心区肌群训练（Ⅱ级证据，C级推荐）。还可进行双腿股四头肌和近端髋关节肌持续等长运动（Ⅰa级证据）。增加肌肉力量可以减少关节间室的负荷，加强膝关节外侧肌肉链可减少内侧间室的负荷。相反，对于膝关节外侧OA，内侧肌肉链的强化可以减少外侧关节间室的负荷。对于髋关节OA，可以通过加强髋关节稳定肌肌力提高关节稳定性，加强骨盆和转子间肌力可减轻髋关节负荷。对于脊柱小关节OA的运动治疗主要为腰背肌肌力训练，可以通过深蹲、平躺拉伸和四点支撑等动作改善关节的稳定性，从而减轻症状。

（3）关节活动度训练：Ⅱ级证据表明关节活动度的训练是治疗下肢OA的有效方法。关节活动度训练可促进血液循环，减轻慢性炎症和疼痛的消除，有助于维持和改善关节的活动性和灵活性。除此之外训练过程中关节软骨面受到适度的加压和减压运动，改善了关节软骨的营养与代谢，有助于关节软骨的修复。对OA患者可实行助力下的关节活动度训练、肌肉拉伸及肌力训练与关节活动度训练结合的运行训练（Ⅰa级证据）。对于手部OA患者也建议进行关节活动度锻炼。

（4）其他运动训练：对于关节负荷或肥胖引起难以忍受的疼痛而无法进行陆上运动的患者，可选择水上运动。有证据支持水上运动有助于减轻下肢OA患者的疼痛，提升其功能水平（Ⅰb级证据）。但由于水上运动对于环境和安全性的高要求，以及其可行性和经济问题，现有指南中将其评价为有条件的建议。居家锻炼计划可以减轻膝关节OA患者的局部疼痛（Ⅰa级证据）。

2. 物理治疗

建议 OA 患者进行手法疗法、按摩、针灸等物理治疗，以缓解疼痛和改善身体功能（Ⅱ类证据，B 级推荐）。

水疗、冷疗、热疗、泥浴疗法、射频消融术及其他经皮神经电刺激疗法等物理因子治疗方法治疗 OA 有一定效果。

现有膝关节 OA 管理指南中将经皮神经电刺激作为缓解疼痛的推荐治疗方法（Ⅰa 级证据）。

采用干扰电流电刺激疗法、高频经皮神经电刺激疗法和脉冲超声疗法可缓解膝关节 OA 患者的疼痛症状，改善关节功能。对于脊柱小关节 OA 还可选用低剂量激光治疗、低剂量激光治疗和体外冲击波治疗。对于多种物理因子治疗的方法目前还缺乏统一的操作标准，应结合对患者的评估及患者的意愿选择单一或多种物理因子联合治疗。

3. 药物治疗

（1）镇痛消炎药物：轻度 OA、高龄或合并基础疾病较多的患者或对口服药有胃肠道反应的患者，建议优先选择局部外用药。强烈建议在无并发症的膝关节 OA 患者中使用外用非甾体抗炎药（1A）。非甾体抗炎药是膝关节 OA 疼痛的一线治疗药物，其局部用药后常见的不良反应是轻微和短暂的局部皮肤反应，对于患有胃肠道或心血管并发症的 OA 患者也强烈建议使用局部非甾体抗炎药。常见的治疗 OA 的外用非甾体抗炎药包括双氯芬酸二乙胺乳胶剂、洛索洛芬钠贴剂、布洛芬凝胶、酮洛芬凝胶、氟比洛芬凝胶贴膏等。外用非甾体抗炎药的凝胶制剂较易被局部组织吸收，疗效更佳。局部使用洛索洛芬钠贴剂治疗膝关节 OA 的效果不劣于洛索洛芬钠片剂；研究显示酮洛芬凝胶较普通剂型疗效明显提升。除非甾体抗炎药外，还可以选择非甾体抗炎药擦剂，主要通过影响神经肽 P 物质的释放和储存而发挥镇痛和止痒作用，用于缓解关节或肌肉疼痛，如外用辣椒碱等。

推荐疼痛症状持续存在或中重度疼痛的 OA 患者选择口服非甾体抗炎药，包括非选择性非甾体抗炎药和选择性环氧合酶 2 抑制剂，但需警惕胃肠道和心血管不良事件（推荐强度：强推荐，证据等级：B）。治疗 OA 的常用口服非甾体抗炎药包括阿司匹林、布洛芬、洛索洛芬、双氯芬酸、舒林酸、阿西美辛、依托度酸、萘丁美酮、美洛昔康、尼美舒利、艾瑞昔布、塞来昔布、依托考昔等。有荟萃分析显示双氯芬酸 150 mg/d 可以达到较好的止痛和改善功能的效果，依托考昔 60 mg/d 可达到较好的止痛效果（Ⅰa 级证据）。由于口服非甾体抗炎药存在胃肠道、心血管系统和肾脏的不良反应，高剂量、联合使用和长期使用时会增加不良反应的风险，因此若选择使用应在短时间（1～3 个月）内按时口服一种非甾体抗炎药。在口服时 1 种非甾体抗炎药足量使用 1～2

周无效后再更改为另 1 种；避免同时服用超过 2 种非甾体抗炎药，避免空腹服药，用药期间不建议饮酒；不宜与抗凝药（如华法林）联用，可能增加出血风险；必要时可选择特殊剂型，如肠溶剂型可减少对胃黏膜的刺激，而缓释剂型能较好地控制血药浓度，提高患者对药物的依从性。

阿片类药物具有成瘾性，不良反应发生率较高，不推荐使用强阿片类药物行 OA 镇痛管理，谨慎使用曲马多等弱阿片类药物镇痛（推荐强度：强推荐，证据等级：C）。且用药前需进行风险评估，关注潜在内科疾病风险。根据患者个体情况，剂量个体化，且尽量使用最低有效剂量，避免过量用药、同类药物重复或叠加使用。用药 3 个月，根据病情选择检查血常规、大便常规、大便潜血及肝肾功能。

（2）关节腔内注射：临床医师应谨慎应用关节腔注射糖皮质激素治疗 OA，尽管其可以较快缓解疼痛、改善关节功能，但长期多次使用有加速关节软骨量丢失的风险（推荐强度：强推荐，证据等级：B）。

膝关节 OA 患者若存在持续性、中度至重度疼痛，可进行关节内注射糖皮质激素以快速缓解疼痛，适用于有关节腔积液的患者，不建议在同一关节重复注射，注射间隔不宜短于 4～6 个月。常用的关节内糖皮质激素包括曲安奈德、泼尼松龙、甲泼尼龙、复方倍他米松和地塞米松。可选择溶液、悬浮液和乳液类型进行关节内注射。

临床医师可酌情使用关节腔注射玻璃酸钠治疗 OA，其可短期缓解疼痛、改善关节功能并减少镇痛药物用量，且安全性较高（推荐强度：弱推荐，证据等级：B）。关节腔内注射玻璃酸钠，安全性较高，可减少镇痛药物用量，也适用于有胃肠道或心血管危险因素的 OA 患者。关节内注射透明质酸有较长的镇痛作用，可改善患者的长期症状，延缓关节置换的时间，降低医疗费用。

近年来干细胞注射逐渐用于治疗膝关节 OA，对于关节内注射透明质酸反应不佳的膝关节 OA 患者，可考虑干细胞单独注射或与其他注射制剂联合使用。关节内干细胞注射可显著减轻疼痛，改善功能水平和影像结果，且不会发生严重的不良事件（Ⅰa 级证据）。

（3）抗焦虑药物：对于长期、慢性、广泛性疼痛和（或）伴有抑郁的 OA 患者，可以使用度洛西汀等抗焦虑药物（推荐强度：强推荐，证据等级：B）。抗焦虑药不仅可以改善患者因疾病导致的抑郁状态，还可增加疼痛抑制系统的功能。度洛西汀可显著减轻膝关节 OA 患者的疼痛、改善功能、提升患者满意度，但会增加不良反应发生率（Ⅰa 级证据）。对于关节置换术后慢性疼痛也可考虑合用多塞平与阿米替林，或单独使用乐瑞卡等抗焦虑药物。

4. 手术治疗

（1）关节镜手术：关节镜手术治疗仅有疼痛症状的膝关节 OA 短期有效，中长期疗效与保守治疗无明显差异，临床可酌情考虑（推荐强度：强推荐，证据等级：A）。推荐采用关节镜清理术治疗伴有绞锁症状的膝关节 OA（推荐强度：强推荐，证据等级：B）。对于止痛效果差且存在机械性症状的膝关节 OA 患者，可在评估手术风险后进行关节镜手术。关节镜手术，可以清理游离体、半月板碎片和增生组织。有研究表明关节镜清创术可改善膝关节功能评分。关节镜手术长期效果有限，且术后可能会出现深静脉血栓、肺栓塞、感染等不良事件，因此对老年膝关节 OA 患者应谨慎选择。

（2）关节置换术：对于保守治疗反应不佳且生活质量明显受到影响的髋关节或膝关节 OA 患者，建议在评估手术风险后进行关节置换，这可以缓解疼痛，增加关节活动范围，提高生活质量（1B）。对于膝关节单间室 OA，若不伴有严重力线异常，交叉韧带功能良好，可以行单间室关节置换术，根据损伤部位选择单髁置换术或髌股关节置换术。髌股关节置换术适用于严重的原发性单纯髌股关节 OA，具有创伤小、恢复快的优点。而髌股关节合并胫股关节 OA 及严重的膝关节多间室 OA，或伴有明显的关节畸形时，可选择全膝关节置换术。膝关节置换术常见的并发症有深静脉血栓、腓总神经损伤、感染等，可以通过优化围手术期的管理减少并发症的产生。

髋关节置换术适用于其他干预措施无效、伴有关节疼痛和僵硬的重度患者。全髋关节置换术可减缓疼痛，提升功能水平和社会参与（Ⅰa 级证据）。

其他关节的置换术还包括肩关节置换术（包括全肩关节置换术和反肩关节置换术）、踝关节置换术和肘关节置换术。均适用于重度的 OA。全肩关节置换术需要患者满足关节盂骨量足够、肩袖完整且功能良好的条件。

（3）其他手术：对于少数不适宜进行关节置换术的晚期患者，可以选择关节融合术或截骨术。对于膝关节力线不佳的胫股关节单间室 OA，尤其是青中年且活动量较大的患者，可酌情选择胫骨高位截骨术、股骨髁上截骨术或腓骨近端截骨术以改善关节功能并缓解疼痛（推荐强度：弱推荐，证据等级：C）。对于因髋臼发育不良而导致的轻度髋关节 OA，可酌情选择髋臼截骨术（推荐强度：弱推荐，证据等级：D）。关节融合术目前作为严重的踝关节及指或趾间关节 OA 的一种治疗方式，其对解决关节疼痛有效，但会造成关节的功能障碍。对于脊柱小关节 OA 合并有椎管狭窄、脊柱不稳等情况的患者，可以考虑行脊柱融合术。对于膝关节 OA，当关节置换失败时，可考虑将关节融合术作为挽救性手术（Ⅳ级证据）。

5. 中医药治疗

骨关节炎中医中可称为"痹证"。局部外用和口服中成药可缓解 OA 疼痛、改善关节功能，且安全性较高，临床医师可酌情使用，但外用时仍需预防皮肤过敏（推荐强度：弱推荐，证据等级：B）。局部外用中成药具有镇痛、抗炎、改善循环等作用，剂型有贴膏或药膏，消痛贴膏、复方南星止痛膏等具有较强证据。两项RCT研究显示复方南星止痛膏能显著缓解膝关节OA患者的关节疼痛，降低西安大略和麦克马斯特大学骨关节炎指数总分。对于口服药物治疗的OA患者，可考虑联合使用部分口服中药（2C）。口服中成药具有剂型稳定、服用方便等优势，整体安全性较好，不良反应主要为胃肠道反应。

针灸可有效改善OA患者的关节疼痛和功能，且安全性较高，可酌情用于治疗OA（推荐强度：弱推荐，证据等级：B）。针灸治疗OA的近、远期临床疗效已得到有效验证。一篇纳入16项RCT的系统评价表明，针灸在治疗后和6个月随访时均可显著改善OA患者疼痛和关节功能。对于髋关节OA，针灸相比常规护理可显著改善患者的疼痛和关节功能。总体而言，针灸治疗可以有条件地应用于髋、膝关节OA患者，且安全性较高。

6. 职业康复

有残疾风险及希望重返工作的OA患者应及时获得职业康复服务，包括对工作相关因素的咨询，改变工作行为、改变工作任务或改变工作时间、使用辅具、改变工作场所、改变上下班通勤方式及获得管理层、同事和家人对就业的支持。

## 三、骨质疏松康复诊疗规范

说明：本专家共识参照2019年1月《中华物理医学与康复杂志》发表的《原发性骨质疏松症康复干预中国专家共识》，2019年6月《中国老年学杂志》发表的《中国老年骨质疏松诊疗指南（2018）》，2019年11月《中国康复医学杂志》发表的《骨质疏松症康复指南（上）》，2019年12月《中国康复医学杂志》发表的《骨质疏松症康复指南（下）》，2022年11月《中国全科医学杂志》发表的《绝经后骨质疏松症患者运动干预的最佳证据总结》的有关内容进行编写。检索数据库包括：知网、万方、CBM、医脉通、中国生物医学文献服务系统、PubMed、Embase、The Cochrane Library、Web of Science、PEDro、NGC、NICE、CIN、SIGN、WHO、CINAHL及Google学术数据库。设定的主要检索关键词为"骨质疏松症"和"骨丢失/骨量丢失"。

分级标准：GRADE证据质量与推荐强度分级（1A~2D）；澳大利亚JBI证据预分级系统（2014版）（1a~5c），与前者在下文中的区分根据字母大小写；其中2019年1月《中华物理医学与康复杂志》发表的"原发性骨质疏松症康复干预中国专家共识"

一文中未说明分级标准，在下文中用"X 级证据，Y 级推荐"表示。

骨质疏松症是一种进行性系统骨骼疾病，其特征是骨密度和骨质量减低（骨组织微结构改变），从而导致骨强度受损，骨折风险增加。任何年龄段人群都可能发生骨质疏松症，但更多见于绝经后女性和老年男性。依据病因，可将骨质疏松症分为原发性骨质疏松症（包括青少年、绝经后、男性和老年性骨质疏松症）和继发性骨质疏松症（疾病和药物引起），主要与职业、性别、基因、吸烟、年龄、饮食、酒精、肥胖及种族密切相关。骨质疏松性骨折是骨质疏松症最严重的结果，其危害巨大，是老年患者致残和致死的主要原因之一，并为家庭和社会带去沉重的负担。骨折的常见部位包括椎体、桡骨远端、肱骨近端、骨盆和股骨近端，其中以椎体骨折最为常见。

（一）疾病诊断与评估

1. 骨质疏松症的诊断

推荐使用 WHO 诊断标准，即基于双能 X 线吸收测定法测量，骨密度值下降等于或超过同性别、同种族健康成人的骨峰值 2.5 个标准差为骨质疏松；此外，发生了脆性骨折在临床上即可诊断为骨质疏松症（1A）。

2. 功能评定

（1）推荐采用胸腰椎 X 线侧位平片和 DXA 侧位椎体骨折评估评定椎体骨折（1A）。

（2）推荐对骨质疏松症患者进行疼痛、关节活动范围、肌力、平衡功能、心理状态五项身体功能的评定。疼痛评定推荐使用视觉模拟评分进行；关节活动范围评定建议使用量角器进行；肌力评定建议使用徒手肌力检查法进行；平衡功能的评定推荐使用 Berg 平衡量表进行；心理状况评定建议使用汉密尔顿焦虑量表和（或）汉密尔顿抑郁量表进行（1D）。

（3）推荐采用改良 Barthel 指数评定量表评定患者日常生活活动能力（1C）。

（4）推荐使用中国人骨质疏松症简明生存质量量表评定患者生活质量（1C）。

（5）推荐采用 MORSE 跌倒评估量表评定患者跌倒风险，同时应该评定患者的居住环境（1C）。

（6）推荐采用骨折风险预测工具评定患者的骨折风险（1A）。

（二）康复教育

1. 健康宣传教育

推荐对骨质疏松症患者进行健康宣传教育，包括告知骨质疏松症的危险因素、危害、用药常识及饮食结构（1B）。

Jensen 等的系统评价（AMSTAR 评分 =9）表明，通过对骨质疏松症患者进行多层面的群体教育，可以提高患者对骨质疏松症的认识，提高与健康相关的生活质量、身体活动和心理社会功能，提高药物治疗和非药物治疗的依从性。

Morfeld 等的系统评价（AMSTAR 评分 =10）表明，对骨质疏松症患者进行健康教育，在钙摄入量、维生素 D 摄入量、骨质疏松知识、坚持服药、体育活动、骨折和生活质量等方面较未进行健康教育组有统计学意义。

世界卫生组织技术报告丛书《骨质疏松症的预防和管理》中指出，必须向患者提供基本信息、活动计划和定期随访，基本资料包括有关疾病及其预后的知识、诊断和治疗、饮食、运动、生活方式和其他危险因素，以及跌倒和预防骨折的知识，特别是针对有骨质疏松症风险的患者。教育方式如公开讲座、发放骨质疏松症健康教育手册和电话督导等。

2. 正确认识骨质疏松

让患者了解骨质疏松症的成因、风险及骨折的危险因素，了解康复治疗的目标和方法，以积极心态正确认识和面对骨质疏松症。

3. 饮食

建议对骨质疏松症患者实行早期营养干预，调整饮食结构，摄入优质蛋白、高钙膳食，限制酒精、咖啡及碳酸饮料的摄入，戒烟，并且尽量避免或少用影响骨代谢的药物（2D）。

饮食中所含的钙、维生素 D、蛋白、磷、镁、维生素 C、维生素 K 等都与骨骼健康有着十分密切的关系。对相关研究进行系统评价发现，药物联合饮食干预，可以更有效地减轻患者疼痛，增强骨密度，改善焦虑状况，不同程度改善患者生活质量。骨质疏松症患者的饮食应以富含钙、磷、维生素 D 及优质蛋白的饮食为主，如果饮食源性钙摄入量不足，可选用钙剂补充。同时应注意纠正偏食、挑食等不良习惯，做到营养搭配合理；避免酗酒、嗜烟、浓咖啡及碳酸饮料。美国国家骨质疏松基金会（National Osteoporosis Foundation，NOF）《骨质疏松症康复指南》建议所有患者获得足够的膳食钙（至少 1200 mg/d）和维生素 D（400 ~ 800 IU/d）。中国营养学会推荐成人每日钙摄入量为 800 mg（元素钙量），绝经后妇女和老年人可增至 1000 mg。《原发性骨质疏松症诊疗指南（2017）》指出，骨质疏松症患者应尽量避免或少用影响骨代谢的药物。

4. 充足日照

推荐骨质疏松症患者合理进行户外活动，保证充足的阳光照射，照射时间＞30 min/d，但并非时间越长效果越好（1C）。

骨质疏松症的环境因素中日光照射作用非常重要。有研究调查昆明地区绝经后妇女日照量与血清维生素 D 水平及骨密度之间的相关性发现，当日照量 < 30 min/d 时，骨密度情况不如日照量 30 ~ 60 min/d 和 > 60 min/d 者，但日照量对骨密度的影响仅限于每天不超过 60 分钟，若每天日照超过 60 分钟，该影响就可忽略了。但也有研究提示光照 2 小时比 1 小时更有利于骨质的改善、减轻骨痛、提高生活质量，但并非光照时间越长改善程度越高，所以每天接受日光照射的时间也不是越长越好。因此对于可独立行动的患者或有家属照顾的患者，建议在户外进行 1 小时左右的日照活动（具体取决于纬度、季节、天气状况等因素），以促进体内维生素 D 的合成，尽量不涂抹防晒霜，以免影响日照效果，但需注意避免强烈阳光照射，以防灼伤皮肤。对于卧床或行动不便的骨质疏松症患者，可采用室内紫外线疗法，需注意照射时间及剂量，保证安全。

5. 预防跌倒

在日常活动和运动中采取防止跌倒的各种措施，加强自身和环境的保护措施。

6. 建立良好日常习惯

坚持正确的起、坐、卧和转身的方法和姿势；多增加户外活动，增加与阳光的接触；戒烟限酒，减少咖啡、浓茶及碳酸饮料的摄入。

7. 控制体重

不要盲目减肥，因为体重偏大者的骨密度要高于弱小者。

（三）康复治疗

1. 运动治疗

（1）运动治疗可以增强肌力和耐力，对于改善平衡、协调功能和日常活动能力及预防跌倒都有积极意义（1 级证据，A 级推荐）。推荐制定适合不同年龄阶段、个人健康和体能状态的规律功能锻炼，对改善老年骨质疏松或存在骨质疏松风险患者的身体功能、降低跌倒概率、维护和提高骨密度是重要保健措施。规律功能锻炼的方式、时间、频率、强度、组合要遵循个体化，尤其在高龄老人，功能锻炼要以保护残存功能和残存功能的发挥为目标（1B）。骨质疏松症患者开始新的运动训练前应咨询临床医师，进行相关评估，选择适合的运动方式。

（2）建议采用以抗阻运动为主并结合其他类型的多样化运动方案，包括负重运动、冲击训练、有氧运动和平衡训练等（1a）。

（3）建议运动前应评估患者并发症、用药史、是否存在骨折跌倒风险因素（5b）。

建议评估患者身体活动的障碍和促进因素,包括当前活动水平、自我效能、疼痛程度、经济水平、个人目标和患者偏好,以促进长期依从性(2c)。

2. 有氧运动

(1)推荐骨质疏松症患者进行有氧运动。对于高龄老年人,推荐低强度日常活动及体育运动;对慢性腰背疼痛的患者,开展对脊柱不增加负重和前屈负荷的伸展运动(1D)。

(2)适宜的运动不仅能够产生机械刺激促进骨质形成,还能调节机体内分泌系统,提高机体雌激素水平,从而在一定程度上促进骨质生成,有效防止骨质流失,进而起到预防及治疗骨质疏松的作用。常规治疗配合有氧运动,能更有效地减轻骨质疏松症患者的疼痛,提高腰椎骨密度,增强患者平衡能力,提高患者生活质量。常见的有氧运动包括快走、游泳、骑自行车、健身操、广场舞、瑜伽、慢跑等。

(3)在进行有氧运动时,心率变异率控制在30%以内,每次时间≥30分钟。对于经常锻炼身体的患者,建议进行高强度的锻炼;对于不定期进行体育活动的患者,建议从低强度锻炼做起。

(4)在心肺功能和四肢关节功能无异常的情况下,建议老年人参与各种娱乐性的体育活动,与伙伴们协同进行,既能共同愉快地坚持各种活动,又能提高对周围环境的适应性。

意大利物理医学与康复医学会《绝经后和老年骨质疏松症康复治疗指南》指出,有氧运动在减少脊柱和腕部骨密度损失方面是有效的,快速行走和爬楼梯能够减少骨密度损失。

NOF《骨质疏松症康复指南》指出:适当的运动可以改善身体功能、骨量、肌肉力量和平衡,还可以降低跌倒的风险,应根据患者的初始情况,提供完整的运动建议,包括骨骼负重有氧运动、姿势训练、肌肉骨骼渐进式阻力训练、平衡训练、关节和韧带的拉伸。

(5)负重有氧运动对骨密度和增强肌力有益,如步行、打太极、慢跑、打网球、打排球、爬楼梯、跳舞等,非负重有氧运动如游泳、骑自行车等对骨骼健康无益(3b)。

(6)建议终生进行定期负重有氧锻炼,如步行30分钟/次,包括5~10分钟的肢体伸展等运动后缓和放松,或每天30分钟打太极、跳交际舞等中高强度平衡训练,3~4次/周(1a)。

(7)推荐骨质疏松症患者进行太极拳、八段锦和五禽戏锻炼,具体应以患者评定状况和兴趣决定(1C)。推荐绝经后骨质疏松(postmenopausal osteoporosis,PMOP)患者进行中国传统运动如八段锦、五禽戏和太极拳,或与常规运动联合使用,有助于改善患者骨密度，减轻疼痛症状，提高平衡能力，降低跌倒风险（1a）。

（8）脊椎骨质疏松或脊椎后凸的患者在日常活动中应避免躯干屈曲和扭转（尤其在弯腰举物、划船、瑜伽、普拉提、保龄球和仰卧起坐等活动中）（5b）。高骨折风险的患者，尤其是有脊椎骨质疏松、平衡不良或骨关节炎的患者，禁止进行需要快速、扭转或突然动作的高冲击活动（网球运动、打高尔夫球、跳跃等），用快走、爬楼梯或坐姿举重等低中强度运动替代（5b）。如果运动后肌肉酸痛症状超过2天，建议停止运动，疼痛缓解后可恢复运动，需降低之前的运动强度（5b）。

3. 抗阻运动

（1）建议引导骨质疏松症患者进行抗阻训练，具体训练强度由康复治疗师根据患者评定状况而定（2D）。

（2）建议进行渐进性抗阻运动以缓解股骨颈骨密度下降，如高抬腿、推举杠铃、深蹲、拉弹力带、膝关节伸展、髋外展或屈曲和俯卧背部伸展等（1a）。建议每周进行中高强度的渐进性抗阻运动，负荷量在65%～85% 1RM的水平中逐渐增加，训练2～3组/次、重复8～12次/组（1b）。

（3）渐进抗阻训练能够增加肌肉的横截面积、肌纤维数量，从而提高肌肉力量，肌肉的牵拉力及重力通过器械传递到骨骼的力量能对骨骼产生一定的刺激，进而促进骨形成。Wilhelm等的系统评价（AMSTAR评分=10）显示，采用阻力训练干预对骨质疏松症或骨量减少患者的生理功能和ADL方面产生有益的影响。常规治疗联合渐进抗阻训练可以更有效地减轻患者疼痛，增强腰椎骨密度，增强肌力与平衡能力，不同程度地改善身体功能。

NOF《骨质疏松症康复指南》指出：在个人当前健康状况参数正常范围内，渐进抗阻训练和负重练习对肌肉和骨骼强度是有益的。

意大利物理医学与康复医学会《绝经后和老年骨质疏松症康复治疗指南》指出：肌群力量的增加与相应部位骨密度的增加相关，并在中短期保持不变，力量训练部位应有针对性，如髋部肌肉、背屈肌、背伸肌等。骨质疏松症患者常见的抗阻训练形式有负重抗阻运动、对抗性运动、克服弹性物体运动、使用力量训练器械等。但抗阻训练执行难度相对较大，在执行过程中较容易出现急性损伤，难以长期坚持，执行率较低。

（4）高强度抗阻运动联合冲击性运动（带负重背心进行跳跃、踏步、跳绳等）是维持和提高PMOP患者股骨颈和腰椎骨密度的最佳选择（1a）。建议进行抗阻运动联合冲击运动30～60分钟/次，3次/周，至少持续10个月（1a）。

#### 4. 平衡训练

推荐骨质疏松症患者进行平衡训练以改善平衡能力，预防跌倒和骨折（1C）。平衡训练可以减少 PMOP 患者跌倒的频率，如打太极、跳舞、踏步走直线、顶书平衡走、从坐姿到站立的练习等（1c）。

骨质疏松性骨折通常由跌倒引起，平衡训练对减少骨质疏松症患者跌倒的发生具有重要的作用。Zhou 等的系统评价（AMSTAR 评分 =9）显示，平衡训练可显著降低骨质疏松症患者的跌倒频率，改善骨质疏松症患者的平衡能力。

意大利《绝经后和老年骨质疏松症的康复治疗指南》指出：改善平衡的运动，如太极拳，对跌倒风险较高的患者是有效的。

NOF《骨质疏松症康复指南》指出：平衡功能障碍和肌力减退是髋部骨折的危险因素，随着年龄的增长，肌力减退可能会影响平衡功能，因此，应尽可能采取措施纠正潜在的肌力衰减，改善平衡。平衡训练的基本原则是从静态平衡训练开始，过渡到自动态平衡，再过渡到他动态平衡，逐步缩减人体支撑面积，提高身体重心，在保持稳定性的前提下逐步增加头颈和躯干运动，从睁眼训练逐步过渡到闭眼训练。常用的平衡训练包括：静态平衡训练、动态平衡训练和体位进行性平衡训练，动静态平衡训练都能显著提高个体稳定极限的方向控制能力。

#### 5. 全身振动训练

全身振动训练可作为改善骨质疏松症患者骨密度、运动能力和相关功能参数的治疗手段（2D）。静态负重如单腿站立，可缓解 PMOP 患者髋部骨密度的下降，动态负重如全身振动训练可作为改善 PMOP 患者腰椎骨密度、运动能力和相关功能参数的治疗手段（1a）。

振动诱发的机械信号被证明具有成骨效应。全身振动训练在提高腰椎骨密度方面有肯定疗效，同时可以减轻患者疼痛，调节碱性磷酸酶的代谢。振动对人体的影响主要由振幅和频率决定，但不同组织对振动的响应不尽相同，肌肉对 30 ~ 50 Hz 的频率有反应，30 Hz 是刺激骨骼生长的最好频率。参考近年来国内外关于振动训练对肌肉力量、骨质疏松及神经系统疾病改善作用的研究参数，在进行全身振动训练时，可选择的振动刺激参数为频率 12 ~ 30 Hz，振幅 3 ~ 8 mm。

#### 6. 物理因子治疗

物理因子是治疗骨质疏松症的重要方法之一，对骨质疏松症的防治效果良好（4 级证据，C 级推荐），具有缓解疼痛、增加骨密度、维护骨骼结构、促进骨折愈合的作用。

物理因子对于骨质疏松症导致的急性和慢性疼痛都有作用，但尚未达成共识。多个临床研究和临床综述推荐低频脉冲电磁场（2 级证据，B 级推荐）、全身振动疗法用于骨质疏松症导致的疼痛。低频脉冲电磁场可改善骨质疏松症患者的疼痛、提高患者生活质量，可作为骨质疏松症的辅助康复治疗措施（2D）。全身振动疗法联合等速肌力训练还有助于增强肌力训练效果、改善平衡功能（2级证据，B级推荐）。也有研究表明，低强度脉冲超声、功能性电刺激、直流电钙离子导入、针灸等治疗方法对于骨质疏松症患者的疼痛缓解有帮助（2级证据，C级推荐）。临床可酌情选择。

有高质量的临床研究显示，低频脉冲电磁场、全身振动疗法、低强度脉冲超声等可以提高患者骨密度和改善骨的微结构。但就临床应用而言，这些物理因子是否可以单独用于骨质疏松症防治，其有效的治疗频率、强度、疗程等方面如何，均有待多中心研究确定。

7. 作业疗法

作业疗法的目的是患者能够恢复日常生活能力、工作能力及娱乐能力，主要包括了日常生活能力的训练（穿衣、修饰、转移等）、职业能力恢复性训练等（4级证据，D级推荐）。

8. 环境干预

（1）康复支具和辅具：支具能有效控制脊柱畸形的发生，并能起到缓解疼痛的作用（2级证据，B级推荐）。建议对跌倒风险较高的患者使用拐杖或髋部保护器；对急性或亚急性骨质疏松性椎体骨折的患者使用脊柱支架（2D）。

疼痛、骨折是骨质疏松症患者最普遍的临床症状和不良结局，矫形器通过限制关节的异常活动范围以稳定关节、减轻疼痛或恢复其承重功能，也可以固定和保护关节，促进痊愈。助行器可帮助步行困难的患者支撑体重，保持平衡、减轻下肢负荷，降低跌倒频率，预防骨折的发生。《原发性骨质疏松症诊疗指南（2017）》中指出，行动不便者可选用拐杖、助行架等辅助器具，以提高行动能力，减少跌倒发生。

NOF《骨质疏松症康复指南》指出：在急性椎体骨折或多发性椎体骨折后慢性疼痛患者中，可使用躯干矫形器，如背部支撑、紧身胸衣；髋关节保护器可以降低跌倒风险高的老年人髋部骨折的发生率。

《绝经后和老年骨质疏松症的康复治疗指南》中指出：钢性脊柱支架可用于椎体压缩或新近的骨质疏松性椎体骨折，可于急性期短期佩戴（45~60天）；年老体弱患者可采用半刚性支架代替刚性支架；戴支架应与适当的运动疗法相结合；髋关节保护器可减少老年住院患者中合并神经功能缺损和股骨骨折高风险患者的骨折发生率；髋关节保护器不应用于仍处于活动状态且骨折风险处于低–中度的骨质疏松症患者；骨质疏松症患者在有需要时使用助行器辅助行走。

美国内分泌医师协会2010年《绝经后骨质疏松症的诊断与治疗临床实践医学指南》

中指出：髋关节保护器可被用于曾遭受髋部骨折或有跌倒史的患者，因体位性低血压或平衡功能障碍而跌倒风险较高的患者，不论他们是否患有骨质疏松症，都建议使用。

（2）改善居家环境：建议改善骨质疏松症患者的家居环境，以预防跌倒（2D）。

跌倒是骨质疏松性骨折的独立危险因素，骨折是骨质疏松症的严重并发症，它的发生导致患者生活质量下降，医疗费用升高，故对骨质疏松症患者的居住环境进行柔性设计与改造，预防由于意外跌倒造成的继发性损伤显得尤为重要。导致跌倒的原因除自身因素外，环境因素不可忽视，如光线昏暗、路面湿滑、地面障碍物、地毯松动、卫生间未安装扶手等均是骨质疏松症患者潜在的跌倒危险因素，应予以改善。家庭环境改造是结合患者家庭经济条件、实际家庭环境进行个体化改造。内容包括：选择合适的轮椅；清除室内台阶与门槛，清理妨碍过道通行的杂物；卧室、客厅、浴室、厕所地面平整，并进行防滑处理、减少高度落差；改造推拉门窗，设关门把手；调整坐便器高度及两侧扶手高度；水龙头改造为单杠杆龙头，调整毛巾架、置物架高度，安装扶手；淋浴房配淋浴座椅并安装扶手。《原发性骨质疏松症诊疗指南（2017）》中也指出，可进行适当的环境改造，如将楼梯改为坡道、浴室增加扶手等，以增加安全性。

9. 药物治疗

（1）骨质疏松症的药物治疗主要包括钙补充剂、骨吸收抑制剂、骨形成剂及影响骨代谢的药物（1级证据，A级推荐）。

（2）对于老年骨质疏松症患者或老年低骨量、伴有骨折高风险的人群，建议补充钙剂和（或）维生素D作为基础措施之一，与抗骨质疏松药物联合应用（2B）。对于老年骨质疏松症患者，不建议只通过补充钙剂和（或）维生素D降低老年骨质疏松症患者骨折风险（2B）。

（3）对于骨质疏松症患者，可依据骨转换类型决定选用抗骨吸收药物或促进骨形成的药物。联合用药中，钙剂和维生素D作为基础用药，可以联合使用抗骨吸收药物或骨形成促进药物。序贯用药方案中，尚无明确禁忌证，有研究表明，序贯应用骨形成促进和抗骨吸收药物，能更有利于骨质疏松症的治疗。

1）钙补充剂：钙制剂是骨质疏松症治疗的基础用药。成人每日推荐摄入元素钙为 800 mg，50岁以上人群推荐每日摄入量为 1000～1200 mg。常用的钙剂包括碳酸钙、磷酸钙、醋酸钙、枸橼酸钙和乳酸钙等。高钙血症和高钙尿症患者禁忌补充钙剂。骨质疏松症患者应避免超大剂量补钙以免增加肾结石和心血管疾病的风险。

2）维生素D制剂：成人每日推荐摄入维生素D用于骨质疏松防治时剂量为 800～1200 IU/d（20～30 μg/d），可耐受的最高摄入量为 2000 IU/d（50 μg/d）。建议给予老年骨质疏松症患者活性维生素 D 以增加肌肉力量和平衡能力，降低跌倒及骨质疏松性骨折风险（2B）。对于肝肾疾病导致维生素 D 羟化受阻的老年骨质疏松症患者，建议首选活性维生素 D（2B）。对于需要补充维生素 D 者，不建议单次大剂量补充（2C）。建议用药期间定期监测血清 25（OH）D 水平，以评估维生素 D 补充效果（2C）。建议活性维生素 D 用药期间定期监测血钙、尿钙（2B）。

3）骨吸收抑制剂：骨吸收抑制剂包括双膦酸盐、降钙素、选择性雌激素受体调节剂及雌激素。

①双膦酸盐：对于老年骨质疏松症患者，推荐双膦酸类药物作为骨质疏松治疗药物（1B）。口服双膦酸盐 5 年或静脉唑来膦酸用药 3 年后，推荐对患者病情进行评估以确定是否继续用药（1B）。不推荐过长时间（>5 年）运用双膦酸盐类药物，高骨折风险患者除外（1B）。双膦酸盐使用期间注意口腔卫生，尽量避免拔牙等口腔手术（2C）。双膦酸盐药物假期期间，建议定期（停药开始第 1 年每 6 个月 1 次，此后每年 1 次）检测骨密度、每 6 个月检测骨转换标记物。当骨密度明显下降、骨转换标记物显著升高或出现新发骨折时，应考虑继续双膦酸盐或其他抗骨质疏松药物治疗（2C）。双膦酸盐的使用不会影响骨折愈合，建议老年骨质疏松骨折围手术期根据患者病情酌情考虑使用双膦酸盐抗骨质疏松治疗（2B）。

②降钙素类：除有抗骨质疏松作用外，尚有缓解骨痛的作用。常用的降钙素有：依降钙素，每周 1 次、每次 20 U 肌内注射或每周 2 次、每次 10 U 肌内注射，或鲑降钙素注射剂每日 1 次、每次 50 IU 或 100 IU 皮下或肌内注射，或鲑降钙素鼻喷剂每日或隔日 1 次、每次 200 IU 鼻喷。降钙素类药物使用过程中应注意其过敏现象，据药品说明书确定是否做过敏试验。

③选择性雌激素受体调节剂：可以发挥类雌激素的作用，具有抑制骨吸收、增加骨密度的作用。常用的药物为雷洛昔芬每日 1 次、每次 60 mg 口服。建议雷洛昔芬用于老年女性骨质疏松治疗，降低椎体骨折风险（2B）。雷洛昔芬与深静脉血栓和肺栓塞的风险升高相关，用药前应严格评估患者个体血栓形成风险，以明确是否用药（1B）。

④雌激素：能减少骨量丢失、降低发生骨质疏松性骨折的风险，主要用于绝经后骨质疏松症的防治。雌激素在使用过程中有增加子宫内膜癌、乳腺癌、血栓、体重等的风险，是否用药应据每位绝经后女性的特点进行评估利弊后选择使用。

⑤骨形成剂：可促进骨形成、改善骨质量、降低椎体和非椎体骨折的风险。骨形成剂主要为甲状旁腺激素，目前国内上市的甲状旁腺激素为特立帕肽，每日 1 次、每次 20 μg 皮下注射，治疗时间不宜超过 24 个月。其不良反应主要为恶心、头痛、头晕和肢体疼痛。

10. 心理治疗

骨质疏松症患者常常伴有恐惧、焦虑、抑郁情绪或自信心降低甚至丧失等，对这些患者要进行相应的心理疏导与心理支持治疗（4级证据，D级推荐）。推荐对骨质疏松症患者进行针对性的心理干预，帮助患者缓解焦虑，以良好的心理状态面对疾病，提高生活质量（1C）。

11. 骨质疏松性骨折康复治疗

复位、固定、功能锻炼和抗骨质疏松治疗是治疗骨质疏松性骨折的基本原则。骨质疏松性骨折的治疗应强调个体化，应根据骨折部位、类型、骨质疏松程度和全身状况决定非手术或手术治疗。对于所有骨质疏松性骨折患者均应积极防治下肢深静脉血栓、坠积性肺炎、泌尿系感染和压疮等并发症。康复治疗的目的是在维持骨折稳定的基础上，尽快缓解疼痛，促进骨折愈合，改善或恢复日常生活活动能力，预防神经压迫等并发症。适应证包括：①脊柱压缩性骨折症状和体征较轻、影像学检查提示脊柱结构稳定或不能耐受手术者；②非脊柱骨折、骨折移位不明显的稳定型骨折或合并内科疾病无法耐受手术者。

（1）康复支具或辅具：康复支具或辅具可有效减轻承重、稳定支持、固定保护、缓解疼痛（2级证据，B级推荐）。对于平衡功能不足、跌倒风险较高者，鼓励患者根据需要使用手杖或助行器。脊柱骨折患者常选用胸腰椎支具；桡骨远端骨折患者常选用对掌矫形器保持上肢中立位及腕关节的功能位；髋部骨折患者选用适当的矫形器或髋关节固定带等。

（2）运动疗法：运动疗法主要为骨折患者提供卧床期间维持关节活动度的训练，以及骨折部位肌肉静力收缩、骨折外部位的主动活动。鼓励骨质疏松性骨折患者疼痛缓解后，尽可能减少卧床时间，在支具保护下尽早恢复下床活动（1级证据，A级推荐）。无痛或少痛范围内进行肌力训练、有氧运动训练、平衡协调功能训练。

（3）物理因子治疗：物理因子治疗对于缓解疼痛、促进骨折愈合有积极意义。常选用低频脉冲电磁场、低强度脉冲超声、功能性电刺激、直流电钙离子导入、针灸等物理因子疗法。其中多个研究显示，低频脉冲电磁场在加速骨折愈合方面效果优于对照组（2级证据，B级推荐）。

（4）其他方法：其他如作业治疗、心理治疗（4级证据，D级推荐）及药物治疗（1级证据，A级推荐）参考本指南相应部分内容。

12. 微创治疗

脊柱骨折，适于手术者根据患者情况选择经皮穿刺椎体成形术或经皮椎体后凸成形术等微创手术（2级证据，B级推荐）。

适应证：①适用于新鲜不伴脊髓或神经根症状的椎体压缩性骨折，且保守治疗无效、疼痛剧烈者；②不稳定的椎体压缩性骨折；③椎体骨折不愈合或椎体内部囊性变、椎体坏死；④不宜长时间卧床；⑤能耐受手术者。

绝对禁忌证：①不能耐受手术者；②稳定的、无痛的骨质疏松症性椎体压缩性骨折；③爆裂性骨折、不稳定骨折或伴有脊髓和神经根损伤的骨折；④凝血功能障碍者；⑤对椎体成形器械或材料过敏者。

相对禁忌证：①椎体严重压缩性骨折，椎管内有骨块；②有出血倾向者；③身体其他部位存在活动性感染者；④与椎体压缩骨折无关的神经压迫引起的根性痛。

对于不适合行微创手术而又需要重建脊柱稳定性的压缩性骨折患者，可行开放手术治疗，详细内容参考相关指南。

13. 手术治疗

非脊柱骨折，如髋部骨折，适于手术者根据患者情况选择股骨头置换、人工全髋关节置换、髓内和髓外固定等手术方式（1级证据，A级推荐），具体适应证及手术方式等参考相关指南。对于上肢远端骨折适于手术的患者，常用术式包括经皮撬拨复位克氏针内固定、切开复位钢板内固定、外固定支架固定、桡骨远端髓内钉固定等，具体适应证及手术方式等参考国内相关指南。

对于所有骨质疏松性骨折患者，围手术期的康复治疗同样应得到重视，内容包括健康教育、关节活动度的维持、肌力训练、物理因子治疗等方面。

## 第三节 儿童疾病康复诊疗技术操作规范

### 一、脑性瘫痪康复诊疗指南

说明：本专家共识参照中国康复医学会儿童康复专业委员会、中国残疾人康复协会小儿脑性瘫痪康复专业委员会和中国医师协会康复医师分会儿童康复专业委员会于2002年6月至2022年10月在《中华实用儿科临床杂志》发表的《中国脑性瘫痪康复指南（2022）》。该指南主要参考近5年国际脑性瘫痪康复循证依据及相关指南，是在《中国脑性瘫痪康复指南（2015）》基础上，结合2022年6月以前国内外发表的医学文献及研究成果，综合我国儿童康复医学专家的共同意见修订形成的循证实践指南。

脑性瘫痪（简称脑瘫）是一组持续存在的中枢性运动和姿势发育障碍、活动受限综合征，这种综合征是由于发育中的胎儿或婴幼儿脑部非进行性损伤导致。脑瘫的运动障碍常伴有感觉、知觉、认知、交流和行为障碍、癫痫及继发性肌肉、骨骼等问题。

脑瘫是一种发育障碍性疾病，会影响儿童终生的发育轨迹及其家庭生活。因此，必须从促进功能发育和支持家庭康复服务的视野来考虑干预措施。

（一）脑瘫的诊断与鉴别诊断

1. 诊断

诊断应根据神经系查体、运动功能评估，参考临床病史、神经影像学、生物学指标等进行综合判断，需除外进展性疾病。

（1）必备条件

1）中枢性运动障碍持续存在。

2）运动和姿势发育异常。

3）肌张力及肌力异常。

4）反射发育异常。

（2）参考条件

1）有引起脑瘫的病因学依据（早产、低出生体重、缺氧缺血性脑病、胆红素脑病和宫内感染等）。

2）颅脑磁共振影像学（MRI）佐证。

脑瘫的诊断应当具备上述4项必备条件，参考条件帮助寻找病因。推荐应用（专家共识）。

2. 鉴别诊断

诊断脑瘫应排除发育落后、神经发育障碍性疾病、骨骼疾病、脊髓疾病、内分泌疾病、自身免疫性疾病和遗传性疾病等。推荐应用（专家共识）。

（二）脑瘫高危儿的干预

1. 脑瘫的早期预测

矫正月龄5个月预测脑瘫最佳方案为 GMs ＋ MRI，替代方案为 Hammersmith 婴儿神经检查（Hammersmith infant neurological examination，HINE）＋婴儿运动表现测试（test of infant motor performance，TIMP）。推荐应用（专家共识）。

矫正月龄＞5个月预测脑瘫最佳方案为 HINE ＋ MRI ＋运动评估，替代方案为 HINE ＋运动评估。推荐应用（专家共识）。

2. 脑瘫高危儿（infants at high risk of cerebral palsy，IHRCP）

IHRCP 暂时性诊断具有轻微的运动功能异常、神经发育学评估轻度异常，同时有头颅影像学异常和脑瘫高危病史，尚达不到脑瘫的诊断标准，患脑瘫的风险远高于普通婴幼儿，可暂时诊断为 IHRCP，可按照脑瘫干预方法进行特异性干预，可阻止其向脑瘫发展或减轻其功能障碍程度。

（1）IHRCP 诊断必备条件：运动功能障碍及运动质量下降。

1）GMs 评定结果异常。

2）神经系统异常（临床表现＋HINE 评分）：矫正月龄＜5 个月 57～73 分，矫正月龄 5 个月～2 岁 40～73 分。

3）运动发育落后或异常：标准运动评估分数异常或观察到运动发育落后。

4）警惕存在非典型表现：可达到标准化运动评估的正常范围，但同时表现有非正常的运动。

（2）附加条件：神经影像学异常、脑瘫高危病史。

1）神经影像学（MRI）异常：如白质病变、皮质或深部灰质病变、畸形等。

2）脑瘫高危病史：如早产、低出生体重、缺氧缺血性脑病、胆红素脑病和宫内感染等。

推荐 IHRCP 暂时性临床诊断，必须具备运动功能障碍的必备条件和至少 1 项附加条件。推荐应用（专家共识）。

3.早期康复干预指征

鉴于早期康复干预的重要性，同时避免过度医疗和加重家长负担，建议针对高危儿的早期康复干预指征如下。

（1）存在引发脑损伤和神经发育不良的高危因素。

（2）头颅影像学（尤其 MRI）检查提示脑损伤或脑发育异常。

（3）神经系统检查存在阳性体征，如肌张力异常、姿势异常。

（4）发育量表评测结果为边缘或落后。

（5）GMs 评估为痉挛同步性或不安运动缺乏。

（6）HINE 异常，尤其是 3 月龄时得分＜57 分、6～12 月龄时得分＜73 分。

（7）AIMS 评估结果为小于第 5 百分位。

符合其中 2 条或以上者，建议在专业康复医师和康复治疗师指导下进行早期康复干预。推荐应用（专家共识）。

4.IHRCP 的早期干预

（1）新生儿期体位性干预

1）利用支撑物使早产、低出生体重儿保持良好的体位，且不限制肢体的自由活动，可以改善姿势、屈肌伸肌的协同发育（推荐强度：A 级）。

2）建议对于需要辅助供氧的早产儿，在持续心电监护的情况下采取俯卧位改善血氧饱和度（推荐强度：B级）。

3）对于有胃食管反流的低出生体重儿，建议在密切监护下采取俯卧位或左侧卧位（推荐强度：C级）。

4）建议新生儿采取非俯卧位的睡觉姿势（推荐强度：B级）。

（2）婴儿抚触：婴儿抚触有助于高危儿的身体和认知功能发育（推荐强度：C级）。

（3）口面部运动干预

1）建议对胃管喂养的早产儿进行非营养性吸吮NNS训练（推荐强度：A级）。

2）建议在NICU对早产或患病的婴儿使用安抚奶嘴，可以降低其疼痛反应、缩短住院时间，但其长期的效果未知（推荐强度：A级）。

（4）高压氧（hyperbaric oxygen，HBO）

1）推荐HBO用于足月新生儿HIE、脑外伤治疗（推荐等级：B级）。

2）HBO对于未成熟儿的视网膜和支气管肺发育有一定的影响，不予推荐（推荐等级：B级）。

（5）水疗

1）水疗有助于改善高危儿的粗大运动功能，但其疗效尚缺乏有力的循证证据（推荐强度：C级）。

2）水疗可减轻早产婴儿疼痛、改善睡眠质量，对体重增加和喂养耐受性具有积极作用（推荐强度：B级）。

（6）早期感觉干预

1）对于早产儿，推荐采用袋鼠妈妈护理方式（推荐强度：A级）。

2）对NICU中的早产儿推荐进行联合多种感觉刺激干预（推荐强度：B级）。

3）早期感觉运动干预可以改善高危儿的认知（推荐强度：A级）。

（7）早期运动干预

1）对需要进行干预的高危儿推荐采用自主驱动的活动导向性训练（推荐强度：A级）。

2）推荐在婴儿期对偏瘫高危儿采用baby-CIMT（推荐强度：A级）。

（8）家长指导：凡是存在早期干预指征的高危儿，在专业人员定期指导下，家长可以在日常生活中参与干预（推荐强度：A级）。

（9）随访管理

1）建议采取多学科团队式协作进行高危儿随访管理（推荐强度：B级）。

2）对所有高危儿应进行长期、全面、规范的随访管理，建议在6月龄以内每月随访1次，>6月龄~1岁每2个月随访1次，>1~3岁每3~6个月随访1次，>3~6岁每年随访1次。

3）根据实际需要可增加随访频度，随访内容包括生长发育、各项神经学检查、早期筛查量表及相关诊断性评估量表的运用（运动、语言、认知等）。推荐应用（专家共识）。

（三）不同年龄段康复治疗策略

1. 婴儿期策略

婴儿期是儿童生长发育最迅速的时期，也是包括运动功能在内各类功能发展的初期阶段。采用早期预测脑瘫的标准化工具，早期诊断脑瘫或脑瘫高危儿，对其进行早期干预最为重要。一旦诊断为脑瘫或脑瘫高危儿，应立即进行符合年龄要求的个体化干预，重点围绕运动功能发育障碍及身心发展特点，制定和定期调整特定任务、特定背景下的干预目标并实施相应策略。应给予父母及照护者教育、指导及支持，丰富其相关知识，开展专业与家庭干预相结合的综合康复（2个Ⅰ级证据）。

2. 幼儿期策略

幼儿期脑瘫诊断已经明确，发育向异常方向发展、强化而固定的"顺应性"等趋势最强，是儿童迅速形成自我运动模式的关键时期，也是身心全面发展的关键时期。此期强调在目标导向下，根据幼儿逐渐呈现的脑瘫类型、粗大运动功能分级系统（GMFCS）分级特点、共患病及伴随症状，选择针对性强并可促进身心全面发展的干预策略。应采取有趣、有吸引力、注重动机和注意力的综合措施，引导儿童自发地产生有规律的练习，调动其自发积极性以促进运动功能和身心全面发展（2个Ⅰ级证据）。

3. 学龄前期策略

学龄前期脑瘫儿童具备了一定程度的主动运动功能，活动范围和种类扩大，开始主动控制自身的运动和姿势以适应环境。主动学习能力增强，对技巧性和操作性的运动具备了一定程度的学习能力。此期康复治疗的主要目标是为入学做准备。干预仍强调在目标导向下开展包括运动干预、作业干预、言语语言干预、物理因子干预、辅助技术应用、肌张力管理、挛缩的预防及处理、髋部监测、体育活动、吞咽干预、认知干预、交流干预、父母及家庭干预、共患病及继发障碍干预，以及娱乐、医教结合干预等综合康复措施（1个Ⅰ级证据，1个Ⅲ级证据）。

4. 学龄期策略

学龄期的主要目标是适应学校、家庭和社区的环境，应以学会独立、建立计划和处理自我面对问题及需求能力为主。重视《国际功能、残疾和健康分类》框架下活动和现实生活中的任务训练，将他们在真实世界中的全部参与活动作为直接目标。以脑瘫儿童为中心，采用团队合作的方式制定目标并进行干预。积极实现个人目标，适应活动和环境，挖掘积极性、兴趣和潜力，以达到个人能力与环境因素相吻合。侧重于实现整体目标的任务实践，并可将任务进行分解实施，以提高实现整体目标的效果。要识别有意义的任务并激发他们的积极性，确定限制目标实现的各类不利因素并采取相应策略。干预方法应是愉快的、有动力的且可以激发可塑性的，并与现实生活环境相结合。应促进居家康复训练，儿童和家庭自行决定干预措施，实施足够高剂量的训练并兼顾学习与康复，以实现满意的效果。设计和开展文娱体育、辅助技术和器具应用、药物、手术等多种措施的康复，可巩固和促进功能，防止和有效矫治关节挛缩、畸形、慢性疼痛等继发性损伤（1个Ⅰ级证据，2个Ⅲ级证据）。

5.青春期策略

青春期是从儿童走向成人的过渡时期，设定康复目标的重点是适应和改善个体及环境因素，促进和巩固现实生活、学习、职业活动的参与能力，为走向社会和独立生活做准备。帮助其维持和发展同伴关系，注意青春期心理变化，开展体育活动、锻炼和娱乐等仍是必不可少的选择。随着年龄的增长，采取中西医结合、内外科结合等多种措施，有效控制共患病、继发损伤及各类慢性疾病的发生和发展尤为重要。提高其日常生活活动能力及职业能力，逐渐扩大社会交往范围，使其将已获得的功能泛化至日常生活、社交及适当的工作中（1个Ⅱ级证据，2个Ⅲ级证据）。

（四）康复诊疗原则

1.早期干预

（1）丰富环境刺激可应用于早期干预，促进婴幼儿的发育（推荐强度：A级）。

（2）目标活动运动集成疗法可以提高婴儿的运动和认知能力，并能缓解家长压力（推荐强度：B级）。

（3）开展以家庭为中心的早期干预，是最大限度地帮助婴幼儿脑瘫恢复到最接近正常运动状态的有效途径（推荐强度：A级）。

2.综合性康复治疗及团队干预

综合性康复治疗包括运动治疗、作业治疗、物理因子治疗、中医治疗、矫形器及辅助器具应用、言语语言治疗、药物治疗、手术治疗、医教结合治疗及家庭干预等方法。综合治疗应在ICF理念和框架指导下使儿童的身心全面发展，促进粗大运动功能、精细运动功能、ADL能力、肌肉骨骼系统的发育，提高运动质量，改善平衡功能，诱发随意性的分离运动，让脑瘫儿童学会主动运动，完成生活中的任务和活动目标以及具有参与能力。综合康复治疗还包括积极防治脑瘫的共患病及继发障碍（1个Ⅱ级证据）。

（1）综合、全面地开展康复治疗是脑瘫儿童临床康复的基本原则（推荐强度：B级）。

（2）脑瘫儿童康复应建立团队干预模式，多学科、跨专业协作（推荐级别：C级）。

3. 以目标为导向的康复治疗

（1）目标导向性训练是有效提高脑瘫儿童康复效果的策略（推荐强度：A级）。

（2）目标活动运动集成疗法可用于脑瘫高危儿早期干预（推荐强度：B级）。

4. 使儿童愉快和有动力的康复训练

喜欢游戏是儿童的天性，可通过游戏激发脑瘫儿童的愉悦感和动力，动力是决定治疗效果和依从性最有影响力的个人特征（1个Ⅰ级证据）。主动运动训练在脑瘫的治疗中非常重要，可以激发人体的运动知觉，从运动中感受不同感官信息，并对其进行整合，这一过程强化了个体掌握新运动模式的能力。丰富环境、多感官刺激、游戏可促进中枢神经系统的发育（1个Ⅰ级证据）。主动运动训练可激发婴幼儿天生具备的好奇心和游戏天性，能较好地诱发脑瘫儿童的主动运动，促进感知觉的发展（2个Ⅰ级证据）。引导式教育是以儿童为主体，诱发主动参与为策略，课程设计符合儿童的生长发育，使儿童在愉快、轻松、主动的气氛中完成康复训练，同时能充分调动儿童主动参与的积极性的干预方法（1个Ⅱ级证据）。此外，随着康复技术的不断进步，VR等新技术已在康复训练中展现出极大的优势，VR以游戏的形式塑造参与的环境和任务，可提高脑瘫儿童治疗的积极性，使其在愉快的环境中完成康复训练（2个Ⅰ级证据，1个Ⅱ级证据，1个Ⅲ级证据）。

（1）愉快和有动力的康复训练可以充分调动脑瘫儿童主动参与的积极性，获得良好的康复效果（推荐强度：A级）。

（2）可采用丰富环境、多感官刺激、游戏、VR技术等多种方式使脑瘫儿童愉快和有动力地主动参与康复训练（推荐强度：A级）。

5. 儿童和家长是决策者

康复评定、制定目标、制定治疗方案都应尽可能让脑瘫儿童和家长参与，他们应始终是决策者（推荐强度：A级）。

6. 家庭干预

（1）家庭干预是提高脑瘫儿童总体治疗效果的重要途径（推荐强度：B级）。

（2）家庭培训对脑瘫儿童的帮助总体是积极可行的（推荐强度：A级）。

（3）以家庭为基础的干预，可采用康复训练辅以辅助器具的应用（推荐强度：

A 级）。

7. 特定任务与辅助技术相结合

对脑瘫儿童注射 A 型肉毒毒素后，结合系列石膏进行肌力训练，可以改善关节活动范围并缓解痉挛（1 个Ⅰ级证据）。肌肉贴扎技术配合运动疗法能改善功能较好脑瘫儿童的坐姿、立位的粗大运动功能及精细运动功能，同时也较穿戴踝足矫形器更易被脑瘫儿童接受（2 个Ⅰ级证据，1 个Ⅳ级证据）。脑瘫儿童在步行的过程中穿戴踝足矫形器，可以提高步幅、改善足背屈角（1 个Ⅰ级证据）。

特定任务与辅助技术相结合，治疗效果优于单一技术或方法（推荐强度：A 级）。

8. 以 ICF 为指导

（1）ICF 为脑瘫儿童的功能诊断、功能干预和功能评定提供了方法和工具。推荐应用（专家共识）。

（2）脑瘫 ICF-CY 核心分类组合描述脑瘫儿童的功能可靠、有效，有良好的临床实用价值（推荐强度：A 级）。

（3）ICF 的活动和参与得分与 GMFM、WeeFIM 和 ICF 功能得分具有显著的相关性（推荐强度：C 级）。

（4）ICF-CY 可较好地满足包括脑瘫儿童在内复杂的儿童神经康复过程的需求（推荐强度：C 级）。

（5）ICF-CY 可以为父母提供一种良好、可量化、有效的评定方式（推荐强度：C 级）。

9. 遵循循证医学的原则。

（五）药物治疗

1. 缓解痉挛

（1）A 型肉毒毒素

1）A 型肉毒毒素注射是一种安全有效缓解痉挛的治疗技术，可有效缓解上肢及下肢痉挛（推荐强度：A 级）。

2）OT 联合应用 A 型肉毒毒素注射，可增强 OT 的疗效（推荐强度：A 级）。

3）A 型肉毒毒素注射唾液腺可应用于痉挛型脑瘫儿童的流涎治疗（推荐强度：B 级）。

（2）乙醇、苯酚：乙醇、苯酚可配合 A 型肉毒毒素用于缓解脑瘫儿童的局部痉挛，但应注意避免不良反应（推荐强度：B 级）。

（3）地西泮

1）短期应用地西泮可缓解脑瘫儿童的痉挛（推荐强度：A级）。

2）地西泮联合应用丹曲林缓解痉挛效果明显（推荐强度：B级）。

（4）丹曲林

1）丹曲林可改善腱反射、剪刀步和ADL能力（推荐强度：B级）。

2）丹曲林可能缓解脑瘫儿童的痉挛（推荐强度：C级）。

（5）巴氯芬

1）口服巴氯芬可在一定程度上缓解脑瘫儿童的痉挛（推荐强度：B级）。

2）鞘内注射巴氯芬可缓解脑瘫儿童的痉挛，改善运动功能，但对部分脑瘫儿童具有不良反应（推荐强度：B级）。

（6）替扎尼定：替扎尼定可减轻脑瘫儿童的痉挛（推荐强度：B级）。

2. 肌张力障碍管理

给予肌张力障碍脑瘫儿童加巴喷丁平均剂量为 18.1 mg/（kg·d）[病情稳定后平均剂量为 13.3 mg/（kg·d）]治疗后，可显著改善脑瘫儿童的情绪、睡眠量和睡眠质量等（1个Ⅱ级证据）。加巴喷丁可能具有缓解由于肌张力障碍导致脑瘫儿童疼痛的作用（1个Ⅱ级证据）。

加巴喷丁可改善脑瘫儿童生活质量，并可能缓解由于肌张力障碍导致的疼痛（推荐强度：B级）。

3. 改善低骨密度和骨质疏松

（1）氨羟二磷酸二钠可以提高脑瘫儿童的骨密度（推荐强度：A级）。

（2）口服阿仑酸钠可治疗脑瘫儿童合并骨质疏松症（推荐强度：B级）。

（3）服用抗癫痫药物的脑瘫儿童需要摄入高于正常推荐摄入量的维生素D和钙补充剂（推荐强度：C级）。

4. 神经营养药物

（1）鼠神经生长因子肌内注射可能改善脑瘫儿童的运动功能，也可能改善脑瘫高危儿的粗大运动功能（2个Ⅱ级证据）。

（2）鼠神经生长因子可能改善脑瘫儿童及脑瘫高危儿的运动功能（推荐强度：B级）。

（六）中医康复治疗

中医康复治疗是脑瘫康复治疗的重要组成部分，在脑瘫的康复治疗中有独特的优势。中医康复治疗方法很多，其中推拿、针灸、中药等治疗方法在脑瘫的康复治疗中发挥了重要作用，已成为中医康复治疗脑瘫的特色。

（七）康复护理

1. 口咽部护理

（1）流涎问题

1）脑瘫儿童流涎要及时更换口水巾，尽量保持流涎部位干燥。指导家长不要对脑瘫儿童的面部进行随意或用力捏揉（推荐强度：D 级）。

2）指导家长进行吸吮训练以训练面颊部、口轮匝肌的力量，有助于改善脑瘫儿童的流涎症状（推荐强度：D 级）。

3）冰冻棉签蘸水刺激和口舌训练可以作为脑瘫儿童流涎的护理措施（推荐强度：D 级）。

4）行为干预治疗可能有助于治疗脑瘫儿童的流涎问题（推荐强度：B 级）。

5）口轮匝肌的无创 KT 贴敷可以改善脑瘫儿童的流涎问题（推荐强度：C 级）。

（2）牙齿问题

1）为预防和减少脑瘫儿童龋齿的发生，应坚持日常刷牙、使用含氟产品和有计划地牙科就诊（推荐强度：D 级）。

2）经常喝水、咀嚼无糖口香糖促进唾液分泌，减少食物和液体中糖类的摄入量，有助于防止脑瘫儿童牙菌斑的产生（推荐强度：D 级）。

3）应定期食用富含多种维生素、矿物质和蛋白质的食物，以防止牙齿发育延迟（推荐强度：D 级）。

4）脑瘫儿童口服药物后必须清洁牙齿（推荐强度：D 级）。

5）脑瘫儿童应避免过早摄入甜食或饮料（推荐强度：B 级）。

（3）咀嚼吞咽

1）脑瘫儿童要选取合适的进食体位，进食时保持端坐位或 60° 的半坐卧位，头正中略微前倾（推荐强度：B 级）。

2）根据脑瘫儿童的吞咽障碍程度选择进食的种类，并逐渐完成从流质到固体食物的过渡（推荐强度：B 级）。

3）对脑瘫儿童吞咽障碍的治疗和护理，可进行感官刺激、激励式呼吸训练及简单发音训练（推荐强度：B 级）。

2. 排泄问题护理

（1）小便排泄问题

1）膀胱功能评估和护理

①对于存在小便排泄问题的脑瘫儿童应详细询问病史、进行膀胱功能评估，康复

医师、康复治疗师及患儿家长应共同参和治疗和护理（推荐强度：B级）。

②对于有膀胱功能障碍的脑瘫儿童应根据情况给予膀胱内压测量、肌电图检查或尿流动力学检查（推荐强度：B级）。

③早期、长期、合适的膀胱管理可以保护脑瘫儿童肾脏和正常的膀胱发育（推荐强度：B级）。

④有尿失禁的脑瘫儿童可以通过适当减少饮水量的方法减轻父母日常照料的负担（推荐强度：B级）。

2）预防尿路感染

①脑瘫儿童有效排空膀胱是预防继发尿路感染的关键（推荐强度：B级）。

②应持续监测有膀胱功能障碍的脑瘫儿童，从而减少复发性发热性尿路感染（推荐强度：B级）。

（2）便秘

1）治疗脑瘫痉挛状态的伸展运动和常规物理治疗可以改善痉挛型脑瘫儿童的便秘症状（推荐强度：B级）。

2）结缔组织手法CTM和KT可以改善脑瘫儿童便秘和生活质量（推荐强度：B级）。

3）常用于改善脑瘫儿童便秘的护理措施包括：健康教育、饮食护理、多饮水、增加活动量、良好的生活习惯、小儿腹部及俯卧位七节骨和相关穴位按摩（推荐强度：B级）。

3. 日常生活活动能力护理

（1）穿、脱衣物的护理

1）可将穿脱衣物分解为若干步骤，鼓励和督促脑瘫儿童长期坚持训练，每天集中训练的时间以30分钟为宜（推荐强度：C级）。

2）穿脱衣物训练前应教会脑瘫儿童认识并区分上衣、裤子等衣物的名称与作用，使其认识、理解身体的各部位（推荐强度：B级）。

3）穿脱衣物训练时体位选择很重要，常采用俯卧位和仰卧位（推荐强度：B级）。

（2）如厕的护理

1）加强脑瘫儿童平衡能力锻炼，加强以活动为中心的运动训练，有助于其如厕能力的提升（推荐强度：B级）。

2）对脑瘫儿童进行从坐位到立位训练，可以改善其如厕等活动能力（推荐强度：B级）。

3）应对2岁以上脑瘫儿童进行如厕训练，使其养成坐便器上排便的习惯（推荐强度：B级）。

4）指导脑瘫儿童如厕时学会使用手势或语言进行表达，并耐心指导其如厕后进行冲洗（推荐强度：B级）。

（3）进食的护理

1）对脑瘫儿童进行早期评估，结合功能障碍程度选择食物，提供合理的营养支持，以满足其营养需求（推荐强度：C级）。

2）在两餐之间利用压舌板进行唇颊部的刺激训练，引导脑瘫儿童以舌尖追踪压舌板位置，改善舌部的灵活性（推荐强度：C级）。

3）脑瘫儿童保持正确的进食姿势和姿势的稳定性，将有助于其进食能力的提高（推荐强度：B级）。

4.日常家庭姿势管理

（1）正确的抱法

1）痉挛型脑瘫儿童的抱法

应根据痉挛型脑瘫儿童的特征，选择采用正确的抱姿，以纠正和避免以屈曲模式为主的异常姿势和体位（推荐强度：B级）。

2）不随意运动型脑瘫儿童的抱法

不随意运动型脑瘫儿童的正确抱法应使其保持屈曲姿势和体位的稳定性、对称性（推荐强度：B级）。

（2）正确的卧位姿势

1）侧卧位是痉挛型脑瘫儿童的最佳卧位姿势（推荐强度：B级）。

2）俯卧位适用于痉挛型屈曲严重的脑瘫儿童（推荐强度：C级）。

3）仰卧位时将脑瘫儿童头及肩垫起，屈髋屈膝，可防止身体挺直（推荐强度：D级）。

（3）正确坐位姿势

1）脑瘫儿童坐位应保持脊柱正直，以避免和减轻脊柱后凸及侧弯（推荐强度：C级）。

2）角椅可以作为训练脑瘫儿童坐姿的器具（推荐强度：B级）。

（4）正确的跪位（膝立位）姿势

跪位（膝立位）是站立的基础，应训练脑瘫儿童正确的跪姿（推荐强度：B级）。

（5）正确的站立姿势

1）站立姿势可促进脑瘫儿童运动功能，应训练脑瘫儿童正确的站立姿势（推荐强度：B级）。

2）使用矫形器进行家庭髋关节姿势管理有助于脑瘫儿童髋关节正常发育（推荐强度：B级）。

5. 营养问题的护理

（1）营养不良

1）EDACS分级Ⅳ～Ⅴ级的脑瘫儿童应适时予以管饲喂养，不应强求经口进食（推荐强度：D级）。

2）吞咽障碍引起营养不良的脑瘫儿童，其营养干预的首要任务是改善或治疗吞咽障碍（推荐强度：D级）。

3）对于严重吞咽障碍不能正常经口进食或每日进餐总时间超过3小时的脑瘫儿童，则应考虑引入肠内营养（推荐强度：D级）。

4）建议对食用较少动物来源食物的脑瘫儿童补充不饱和脂肪酸、牛磺酸及锌、铁等元素，同时加强动物来源食物的摄入（推荐强度：D级）。

5）小儿推拿护理联合三棱针点刺四缝穴，可以有效改善营养不良脑瘫儿童的营养状况（推荐强度：B级）。

（2）预防佝偻病

1）脑瘫儿童建议常规检测血25（OH）$D_3$及血磷水平（推荐强度：B级）。

2）脑瘫儿童每日需要补充维生素D的量为800～1000 IU，同时应根据具体情况每天额外补充钙剂400～1000 mg（推荐强度：B级）。

3）患有肝脏或肾脏疾病的脑瘫儿童，可以补充活化的25（OH）$D_3$（推荐强度：D级）。

4）双膦酸盐可增加骨密度和降低骨折风险，但需要进一步规范治疗方案（推荐强度：A级）。

6. 疼痛问题的护理

（1）脑瘫儿童的疼痛问题

1）对脑瘫儿童合并疼痛问题需进行详细的病史询问、体格检查，客观和全面分析疼痛原因（推荐强度：D级）。

2）疼痛评估的内容包括诱发疼痛的因素、疼痛部位、疼痛强度、疼痛持续时间等（推荐强度：D级）。

（2）脑瘫儿童疼痛的护理

1）疼痛会引起脑瘫儿童生活质量下降、日常生活活动能力和社会参与度降低，脑瘫儿童疼痛问题应引起重视并进行干预（推荐强度：D级）。

2）非药物止痛策略应作为脑瘫儿童轻度及慢性疼痛的常规治疗和护理方法（推荐

强度：D级）。

3）亲情抚慰、音乐治疗、虚拟现实技术、游戏等方式，有助于减轻脑瘫儿童的疼痛（推荐强度：B级）。

7. 其他问题的护理

（1）皮肤护理

1）良好的营养支持可提高脑瘫儿童皮肤对于不良因素刺激的耐受力（推荐强度：D级）。

2）应对脑瘫儿童进行正确的肢体摆放，经常帮助其翻身，白天尽量减少卧床时间，每日检查皮肤是否有压痕、红斑、破损等（推荐强度：C级）。

3）应对脑瘫儿童的四肢、背部、关节突出等部位进行按摩，对已发红的局部组织禁止按摩（推荐强度：C级）。

（2）矫形器具应用的相关护理

1）脑瘫儿童使用特定类型的踝足矫形器，可改善步态参数。长期使用踝足矫形器可改善脑瘫儿童足部畸形或功能障碍（推荐强度：A级）。

2）应指导家属掌握正确穿戴和使用矫形器训练的方法，检查脑瘫儿童穿戴矫形器时局部皮肤是否存在不适、受压、发红、破损等异常表现（推荐强度：B级）。

3）应根据脑瘫儿童的矫正情况及自身成长因素及时调整矫形器。除运动康复训练外，行走、站立、日常生活均可佩戴矫形器，夜间也可佩戴矫形器（推荐强度：C级）。

## 二、儿童智力障碍或全面发育迟缓诊疗规范

说明：本共识参考中华医学会儿科学分会神经学组、中国医师协会神经内科分会儿童神经疾病专业委员会制定的《儿童智力障碍或全面发育迟缓病因诊断策略专家共识》（2018）；2014年人民卫生出版社出版，金星明、静进主编的《发育与行为儿科学》第九章—第七节—智力障碍；2016年人民卫生出版社出版，李晓捷主编的《实用儿童康复医学（第2版）》第七章—智力障碍等文件、书籍集成编写。

智力障碍或全面发育迟缓是一大类具有高度临床和遗传异质性的神经发育障碍性疾病，常共患孤独症谱系障碍、注意缺陷多动障碍等多种精神行为障碍。智力障碍或全面发育迟缓是全球儿童主要致残原因之一，国内目前对智力障碍或全面发育迟缓诊断和康复治疗还存在较多问题，缺乏规范。为规范智力障碍或全面发育迟缓患儿的诊断，以利于早期有效干预，避免重复无效或过度治疗，故进行此规范编写。

## （一）智力障碍的命名

据世界卫生组织数据显示，在东亚及南亚地区，用来表示智力障碍的术语和概念有智力落后和智力缺陷等。2010年10月5日，美国联邦法律（公共法111-256，Rosa法）以"智力障碍"代替众多现行联邦法律中所使用的"智力落后"。此后，智力障碍科学研究国际协会、美国智力与发育障碍协会、美国精神病协会等组织发表相关研究均支持采用"智力障碍"这一新术语。目前国内经常使用此诊断名词。

## （二）智力障碍或全面发育迟缓定义和诊断标准

2013年，美国精神病协会修订的第5版《精神障碍诊断与统计学手册》（DSM-5）将智力障碍定义为：发育阶段出现的障碍，包括智力和适应功能缺陷，表现在概念、社交和实用的领域中。这是目前国内外被广泛认可的定义，诊断需符合全部3个标准：①缺陷在发育阶段发生。②总体智能缺陷：包括推理、解决问题、计划、抽象思维、判断、学业和经验学习等，由临床评估及个体化、标准化的智力测试确认。智能缺陷通常对应智商低于平均值2个标准差，国内目前已有用于智商评定及筛查的标准测试量表。③适应功能缺陷：是指适应功能未能达到保持个人的独立性和完成社会责任所需的发育水平和社会文化标准，并需要持续的支持。在没有持续支持的情况下，适应缺陷导致患儿一个或多个日常生活功能受限，如交流、社会参与和独立生活，且发生在多个环境中，如家庭、学校、工作和社区。标准化测试得分低于平均值2个标准差时，则定义存在适应功能损害。

DSM-5定义与之前标准的最大不同是不再把智力障碍视为个体内在、固有的特质，而是把智力障碍视为个体的一种动态变化的功能状态，是个体与环境相互作用的结果。虽然标准化的智商测试为儿童智力障碍诊断提供了有力参考，但不再单独用于智力障碍受损严重程度分类，而是通过适应功能的损伤程度来分度。当标准化测评因为伴随感觉或躯体障碍，如失明或学语前听力丧失、特定运动障碍或存在严重行为问题，或同时出现精神障碍、其智力缺陷程度的评估存在困难或不能进行时，可诊断为非特定智力障碍，此诊断专用于≥5岁的个体，只应在特殊情况下使用且需要间隔一段时间后再评估。

智力障碍这个术语通常应用于≥5岁的儿童。全面发育迟缓专用于＜5岁，在≥2个能区（大运动或精细运动、语言、认知、社交和社会适应能力等）没有达到预期的发育标志，且无法接受系统性智力功能评估，包括年龄太小而无法参与标准化测试的儿童。此类别同样需要一段时间后再评估，并非所有的全面发育迟缓儿童随着成长还会符合智力障碍的诊断标准。因为智力测试和适应行为测试在这个年龄组的准确性、可靠性和可重复性较低，尤其是婴幼儿。早期评估对尽早发现儿童是否存在需要早期干预的缺陷虽很有价值，但并不能准确预测未来的智力。一些轻度发育迟缓的儿童通过适当的支持性措施，5 岁之前可能进步至正常功能范围而不再符合智力障碍的诊断标准。

（三）智力障碍或全面发育迟缓的流行病学

智力障碍在全世界人群中的患病率约为 1%，严重智力障碍的患病率约为 0.6%。智力障碍在美国患病率为 1.2%，在欧洲的患病率 < 1.0%，其中严重智力障碍患病率为 0.3%~0.4%，在亚洲患病率最高的是中国香港地区，为 1.0%~1.4%。据我国 1987 年和 2006 年的两次全国残疾人抽样调查的数据，智力障碍患病率为 0.43%~0.96%。在年龄 < 5 岁的儿童中，全面发育迟缓的患病率不详。值得注意的是，并非所有全面发育迟缓患儿日后均会发展为智力障碍。

（四）智力障碍或全面发育迟缓的病因

病因按时间关系分为三类，即出生前、出生时和出生后。

1. 出生前因素

遗传性因素包括染色体病（21-三体综合征、18-三体综合征、13-三体综合征、5P-综合征、普拉德-威利综合征、天使综合征、特纳综合征、脆性 X 染色体综合征、XXY 综合征、超雌综合征等）、基因疾病（苯丙酮尿症、半乳糖血症、家族性智力低下、黏多糖贮积症、家族黑蒙性白痴病、神经节皮肤综合征、先天性脑积水、神经管畸形、胼胝体发育不全、线粒体脑肌病伴乳酸酸中毒和卒中样发作综合征等）；孕期因素（孕期感染、宫内营养不良、孕早期使用酒精或尼古丁等、孕早期接触有害化学物质、过度辐射暴露、母孕期严重躯体疾病及情绪问题）等。

2. 出生时因素

早产、难产、分娩过程中的脑损伤、低出生体重、新生儿窒息、缺氧缺血性脑病、颅内出血、新生儿低血糖、高胆红素脑病、中毒性脑病、感染性疾病如败血症、脑膜炎、脑炎等。

3. 出生后因素

脑震荡、脑挫伤或裂伤、颅内出血、各种致病菌引起的脑炎脑膜炎、癫痫、甲状腺功能减退、铅中毒、汞中毒、严重且长期的营养不良、婴幼儿期长期与社会隔阂、长期忽视、婴幼儿期文化教育机会的剥夺等。

## （五）智力障碍或全面发育迟缓的临床表现及分级

临床上根据智力损伤和社会适应能力缺陷的严重性及需要帮助的程度，将其分为四级。

1. 轻度

占 75%~80%，智商在 50~55＜70，适应性行为轻度缺陷。婴幼儿期常不易被发现，到学龄期逐渐出现学习困难，机械记忆尚可，但计算、读写、应用、抽象思维能力有困难，缺乏灵活性，喜欢依赖别人。一般生活用语可，说话内容单调、幼稚。生活尚能自理，可在指导下从事简单劳动和技术性操作。通过强化训练，可达小学 6 年级水平。

2. 中度

约占 12%，智商在 35~55，适应性行为中度缺陷。婴幼儿期即表现为语言、运动发育明显落后，有特殊面容，部分伴躯体发育缺陷和神经系统异常特征。学龄前期能说话，但词汇量少，难与同龄儿建立合群关系，多与比其年龄小很多的儿童玩耍。小学阶段学习差，接受、理解能力弱，难以进入较高年级学习。生活自理困难，需他人监护，反复训练可从事简单非技术性工作。通过长期教育训练，可达小学 1~2 年级水平。

3. 重度

约占 8%，智商在 20~40，适应行为重度缺陷。自婴幼儿起表现为整体反应差，语言、运动能力差，理解差，学习困难。通过长期反复训练可学会部分简单生活自理技能，如自己进食和简单卫生习惯。

4. 极重度

占 1%~5%，智商＜20，适应行为极重度缺陷。不认识亲人，无法走路及说话。完全缺乏生活自理能力。

## （六）智力障碍或全面发育迟缓的诊断和鉴别诊断

1. 诊断要点

诊断强调必须具备三个基本特征：①智力明显低于同龄正常人的平均值，智商在 70 分以下；②社会适应功能缺陷；③发生在发育阶段或 18 岁以前。

临床上我们除根据病史、症状、智能及社会适应能力评估进行临床诊断及分级之外，还需要进行共患病的诊断，如癫痫、脑瘫、焦虑障碍、对立违抗性障碍、孤独症等。对于一些有明确或可疑病因的发育迟滞，我们还需要进行病因诊断，比如某种综合征性智力障碍。

2. 鉴别诊断

儿童发育障碍性疾病的特点在于早期征象不明显，临床表现常随年龄的增长而显现或出现改变，因此也为早期鉴别诊断带来一定的困难。临床上任何单个维度的发育落后都需要与全面发育迟缓或智力障碍相鉴别。

（1）特定的学习障碍：起病于发育期，表现为在阅读、书写、计算、推理、交流等方面特殊性的学习困难。但详细的体格检查和全面的心理评估可发现该类患儿智力和社会适应能力在正常范围。除了特定性学习障碍，在其他方面均表现正常，在不涉及有关的特定性技能的时候，可以完成学习任务。智力发育障碍的学习能力与其智力水平相适应。

（2）孤独症谱系障碍：起病于婴幼儿期，约50%伴有智力低下，主要表现为社会交往障碍、交流障碍和兴趣狭窄、重复刻板行为，多无痴呆外貌，也无躯体畸形。而智力发育障碍儿童的社会交往和交流能力与其心理年龄适应，多无重复刻板行为。

（3）言语-语言障碍：儿童明显的表现为语言功能低下，如开口迟、词语贫乏、词不达意，在生活环境中不能与他人进行有效的沟通而不合群，甚至表现出行为异常、容易发脾气、有攻击行为等。在智力测验中，言语智商明显低于操作智商，通常在一个标准差以上，而操作智商在正常范围内。智能发育迟缓的儿童是全面能力的落后，不仅仅表现在语言功能上，这是两者之间的明显差别。

（4）注意缺陷多动障碍：多无智力损害，主要表现为注意力不集中、多动、冲动，导致学习成绩差、社会适应能力差而被误以为是智力障碍。

（5）儿童精神分裂症：大都于七、八岁后起病，有思维不连贯、妄想、幻觉、感情淡漠等，除衰退期外，一般智力缺陷不明显。

（七）智力障碍或全面发育迟缓的评定

1. 神经心理评估

（1）用于发育迟滞的诊断：采用盖泽尔发展量表（Gesell）（4周~6岁）、贝利婴幼儿发育量表（2~30个月）、0~6岁儿童神经心理发育检查表（简称儿心量表）（0~6岁）、婴幼儿智能发育测验（3~6岁）。

（2）用于智力障碍的诊断：采用韦氏学前儿童智力量表（3~6.5岁）、韦氏儿童智力量表（6~16岁）、比奈西蒙量表（2~18岁）、麦卡锡儿童智能量表（2.5~8.5岁）。

（3）特殊儿童智测：采用考夫曼儿童成套评估测验（2~12.5岁）、希内学习能力倾向测验（2～12.5岁）。

（4）行为评定量表：采用儿童适应行为评定量表（3～12岁）、婴儿-初中学生社会生活能力量表（S-M量表）（6个月～15岁）。

2. 视听觉及其他心理行为评估

对怀疑有视听障碍的儿童要进行视力和听力的诊断性检查，如脑干诱发电位，并进行视觉发育、注意力、运动功能、平衡能力及感觉统合能力方面的评估。

3. 辅助检查

精神发育迟滞或智力障碍属于症状描述性诊断，评估的同时还需积极查寻病因，如染色体及基因检测、代谢病筛查、中枢神经系统影像学检查，以及常规检查如肝肾功能、电解质、血氨、乳酸、β-羟丁酸、同型半胱氨酸、肌酶、甲状腺功能、营养评估等。

## （八）智力障碍或全面发育迟缓的康复治疗

随着神经科学、发展心理学、社会科学和流行病学的发展，长期跟踪随访、病理研究结果均证实了生命早期，尤其是0～3岁是脑发育的关键时期。早期识别儿童的发育落后、早期干预能够最大程度改善发育障碍儿童的最终预后。

1. 病因治疗

因其病因高度异质，约2/3的轻度原发性智力障碍及1/3的重度原发性智力障碍尚不能找到确切病因。部分智力低下是由染色体疾病、遗传代谢性疾病导致的。在进行智力低下的诊断时，首先要排除染色体疾病、遗传代谢疾病。根据病史、临床表现特征、特殊体征及家族史进行针对性的检测。部分遗传代谢性的疾病可以干预并取得良好的效果。如甲状腺功能减退，应早期用甲状腺素片替代治疗。氨基酸有机酸病应早期应用特殊饮食治疗。

2. 康复训练

康复训练是发育迟滞或智力障碍儿童的主要治疗方法，包括针对语言能力的言语语言治疗、针对粗大运动的物理治疗、针对精细动作的作业治疗、中医治疗等。根据儿童智力损伤的程度、年龄、条件等制定以认知能力训练为主的康复计划，有步骤地进行。学龄前儿童主要以运动、感觉统合能力、生活自理能力的训练为主，并培养一定的学习和社会适应能力。学龄期主要在特殊教育机构，通过制订具体目标与计划，因人施教，注重社会生活能力的培养训练，以及某些职业训练。

（1）物理治疗：发育迟滞儿童在发育早期主要表现为大运动发育较同龄儿童有不同程度的落后，同时其保护性伸展反应、平衡反应、运动协调性等也常常落后于同龄儿童。

（2）作业治疗：训练的目的主要在于提高智力障碍儿童的精细动作、操作的灵巧性及生活自理能力。通过日常生活动作的训练，如进食、更衣、书写等，提高其生活自理能力，从而提高其适应能力。

（3）言语治疗：言语康复治疗是建立在系统的语言能力评估基础之上的。根据诊断结果和所确定的语言功能异常类别，确定康复目标，选择合适的康复内容和康复手段进行干预，并及时监控康复训练的效果。针对特殊儿童，这其中包括智力障碍儿童言语康复的5个阶段。

1）前语言能力训练：前语言时期指智力障碍儿童能说出第一个有意义的单词之前的阶段。此阶段语言康复的目的是帮助其积累充分的语音表象，以及发展学习语言所必需的一般能力。

康复的内容包括：①诱导儿童产生无意识交流；②训练其通过不同音调、音强和音长的哭叫声或眼神向外界表达他们的生理需要和情感；③培养听觉敏锐度，使其对语音敏感，关注主要照顾者的言语声，能辨别一些语调、语气和音色的变化；④引导发出一些单音节，逐渐发出连续的音节；⑤培养交际倾向，对成人的声音刺激能给予动作反馈，初步习得一些最基本的交际规则；⑥能理解一些表达具体概念的词。

在这一阶段，儿童可能达到的语言或与语言相关的一般认知目标或参考认知目标：①发展视觉和听觉注意能力，包括对词语的注意；②发展对语音的感知能力，对知觉信号的理解能力；③提高语音识别能力和发音水平；④发展有意识的交流能力及对因果关系的感知。

2）词语的理解与表达能力训练：此阶段训练的主要目的是将其所了解的及想要表达的内容转化成简单的语言符号（词语），并用言语的方式表达出来。同时，通过词汇训练帮助其扩大词汇量，学习多种类别的词语，加深对常用词汇的词义理解。

康复的主要内容：学习常见名词（如有关称谓、人体部位、食物、衣物、餐具、洗漱用品、玩具、常见动物、交通工具等名词）和常见动词（如有关肢体动作、常见活动的动词），训练时，康复治疗师应当充分考虑儿童的需求、兴趣及能力水平，选择适当词汇，反复给予刺激，引导儿童理解简单语言，激发其表达语言的兴趣，鼓励其多用口语形式来回答问题。

在这一阶段，儿童可能达到的语言或与语言相关的一般认知目标或参考认知目标：①发展语言理解能力，能在一些语音和实体之间建立联系；②发展核心词汇，继续扩充词汇量，并增加词语的种类；③能够表达简单的单、双音节词语，并结合手势和环境来交流；④增加对各种符号的理解。

3）词组的理解与表达能力训练：此阶段语言康复的主要内容：①在掌握一定数量常见词语的基础上，学习一些简单的词组形式，包括动宾词组、主谓词组、偏正词组、并列词组、介宾词组五类；②对所学词组进行表达训练；③对一些难学词语进行拓展训练；④让基础较好的儿童进一步学习较难的词组结构。

该康复训练的目标是让儿童掌握一些生活中的常见词组，初步认识词组成分间的语义关系，能够用两个或两个以上的词顺畅地与人交流（包括口语与非口语交流形式）。

在这一阶段儿童可能达到的语言或与语言相关的一般认知目标或参考认知目标：①继续扩充词汇量，并增加词语的种类；②语音逐渐稳定，能发出大部分母语的语音；③学习基本的语法结构，如并列关系和主谓关系等，逐步发展常见的句法结构；④学习简单的语义关系；⑤提高语言的探索能力。

4）句子的理解与表达能力训练：此阶段康复的主要目的是通过对儿童进行日常语言中的常见句式和常见语句的康复训练，帮助他们在一定程度上理解语义之间的关系，进一步熟悉汉语的语法结构，如基本句式和常见句型的语法结构等，让其习得一定的句子表达模式，提高语言理解和表达能力。

此阶段的主要康复内容：①学习主语、谓语和宾语的基本句式；②学习较难词组形式；③学习把字句、被字句、是字句、比较句、给字句、方所句和主谓语句等常用句式；④进行句式练习和句子成分的替代训练；⑤对决定句子结构的某些抽象词（如被、把、是、给和比等）进行拓展训练；⑥对所学句式进行表达训练。

在这一阶段，儿童可能达到的语言或与语言相关的一般认知目标或参考认知目标：①掌握基本句式结构和常见句型；②发展超过"这里和现在"事件的理解能力；③能理解部分抽象词语；④发展儿童之间自发模仿和相互交谈的行为；⑤能在生活和游戏中使用语言；⑥能使用简单和复杂的句子结构，能扩展符合基本语法规则的句子。

5）短文的理解与表达能力训练：此阶段主要目标是通过这些训练，将先前所学的词语、词组和句子综合地运用，不断加深和巩固对词义和语法结构的认识，在此基础上，提升儿童的语用能力，教导儿童如何表示问候、如何提要求、如何描述事件等。

该阶段的主要康复内容：①学习有两个或两个以上从句的较复杂句子；②学习用正确的方式实现句子之间的过渡；③学习用两个或多个句子连贯地表述事件或传达意图；④学习用一个或多个句群较连贯和完整地表达自己的意图。

在这一阶段，儿童可能达到的语言或与语言相关的一般认知目标或参考认知目标：①掌握大部分的语法知识；②增加复杂语法结构的理解和使用能力；③有限地理解词语之间的抽象关系，有较丰富的语义知识；④在语法结构和语义知识的基础上建立语言体系；⑤发展阅读和书写技能；⑥能知道如何用语言表达问候、提要求、描述事件等。

（4）感觉统合训练：基于儿童的神经发育需要，引导对感觉刺激做适当反应的训练，训练前庭（包括重力与运动）、本体感觉（包括肌肉与感觉）及触觉等多感官刺激的全身运动，其目的不在于增强运动技能，而是改善中枢神经系统处理及组织感觉刺激的能力。

（5）特殊教育训练：由教师、家长、治疗师等共同参与及实施。根据发育迟滞或智力障碍儿童病情严重程度的不同，按照正常儿童的发育，有目的、有计划、有步骤地开展针对性的教育，重点在于将日常生活情境融入其中。教育的最终目的是提高儿童生活自理能力水平，尽可能减少其参与学校、参与社会的受限程度。

3. 康复训练原则

（1）早期筛查、早期诊断、早期干预、早期康复。

（2）全面评估，全面康复。

（3）个体化治疗。

（4）家庭、学校、社会共同参与，共同支持。

4. 药物治疗和对症治疗

目前尚未发现能够提高智力水平的特效药物。但从临床应用效果来看，神经系统营养性药如脑蛋白水解物、神经生长因子等药物在脑发育早期对促进脑细胞功能发育可能有一定的疗效。对共患癫痫者采用抗癫痫药物，对伴有兴奋、多动冲动、自伤等异常行为者适当选择抗精神病药物等。同时进行对先天性畸形的矫治、视力和听力的矫治等。

5. 改善带养环境，家庭干预

建议家长多花一些时间陪伴孩子，多跟孩子进行沟通，鼓励孩子对声音、姿势进行模仿。从6个月大开始，可以读书给孩子听。利用生活场景来强化孩子的语言能力；家庭为孩子营造一个良好的环境，并且与日常生活紧密、有机结合起来。

## 三、孤独症谱系障碍中国专家共识

说明：本共识参照2010年卫生部发布的《儿童孤独症诊疗康复指南》；国家卫生健康委员会发布的《0～6岁儿童孤独症筛查干预服务规范（试行）》；《中国循证儿科杂志》发布的《孤独症谱系障碍婴幼儿家庭实施早期干预专家共识》；中华医学会儿

科学分会发育行为学组、中国医师协会儿科分会儿童保健专业委员会、儿童孤独症诊断与防治技术和标准研究项目专家组发布的《孤独症谱系障碍儿童早期识别筛查和早期干预专家共识》编写而成。

孤独症谱系障碍也称自闭症，是一类发生于儿童早期的神经性发育障碍，病因不清，一般起病于3岁前，主要表现为社会交往障碍、沟通障碍和局限性、刻板性、重复性行为等神经发育障碍，严重影响患儿的社会功能和生活质量。调查显示，我国孤独症谱系障碍患病率为7‰。孤独症谱系障碍缺乏有效的药物治疗，目前主要治疗途径是康复训练，最佳治疗期为6岁前，越早发现后接受科学、综合、全程干预，可不同程度改善患儿症状和预后。

（一）病因与发病机制

孤独症谱系障碍的病因和发病机制尚不明晰。大量研究表明，孤独症谱系障碍是一种由生物学因素导致的神经发育障碍性疾病。其中，遗传因素是最主要的因素，遗传度为0.7～0.9。孤独症谱系障碍为多基因复杂疾病，数百个基因与其相关。同时，表观遗传机制也参与发病。免疫因素也与该障碍相关。环境因素可增加个体发病风险，包括父母生育年龄大、第一胎或第四胎之后、母亲妊娠前肥胖或体重不足、母亲妊娠前和妊娠糖尿病、母亲妊娠期高血压、病毒感染、服用某些药物、暴露于环境污染、先兆流产、宫内窘迫、出生窒息、低出生体重、肠道微生物失调、过早过多电子屏接触等。遗传因素与环境因素相互作用可导致个体脑发育异常，包括额叶、颞叶等多个脑区灰质发育异常，杏仁核等多个脑区局部脑功能异常，面孔加工网络等多个脑网络功能连接异常等，某些神经递质系统（如5-羟色胺系统）或神经肽（如催产素）等通路也存在异常，从而使个体出现面孔识别、情感认知、心理理论能力、执行功能、中央信息整合能力等发展受损，产生孤独症谱系障碍症状。

（二）临床特征与评估

1. 临床特征

（1）起病年龄与起病形式：孤独症谱系障碍起病于发育早期，多在3岁以内。其中，约2/3的患儿于出生后逐渐起病，约1/3的患儿在经历1～2年的正常发育阶段后退行性起病。

（2）核心症状：ICD-11和DSM-5将孤独症谱系障碍的核心症状分为两大领域，即社会交往与社会交流能力的持续性缺陷，以及刻板的、重复的行为模式、兴趣或活动。

1）社会交往与社会交流能力的持续性缺陷。在社会交往方面，孤独症谱系障碍患儿存在质的缺陷。婴儿期起病的患儿缺少目光对视、唤名反应、社交性微笑及情感互动。在幼儿期，患儿社会交往障碍的表现更加突出。患儿缺乏交往兴趣，不主动发起或回避交往互动，目光对视少，唤名反应少，不关注和难以正确理解他人的表情、情绪和心理活动，情感交流互动少，不会与他人分享兴趣与欢乐，不能根据社交情景或社交线索调整社交行为，不能以适合其智龄的方式进行交往和与同龄人建立伙伴关系，对父母缺少依恋，并存在共同注意（彼此引发对第三者注意）障碍。轻症患儿或年长症状有所改善的患者可能有一定的社会交往兴趣，但社会交往技巧依然落后，难以建立友谊，也难以建立恋爱关系和结婚。

在社会交流方面，孤独症谱系障碍患儿存在不同程度的困难。多数孤独症谱系障碍患儿言语发育迟缓，甚至无语言，言语理解能力和运用能力也受损。患儿常不会启动交流、维持交谈，或仅限于表达简单需求，或用简单、刻板、重复的言语进行交流，或反复说其感兴趣的话题而不关注他人的反应。患儿的言语形式及内容异常，可能存在模仿言语、刻板重复言语、答非所问，或说一些唐突的、与当时情景无关的内容，语法结构、人称代词常使用错误，语调、语速、节律、重音等也常存在异常。部分患儿言语发展无明显迟缓，但依然会出现刻板重复言语，反复与他人说同一个话题，对成语、幽默或言外之意难以理解。孤独症谱系障碍患儿非言语交流能力发展也受损，常不会用点头、摇头等动作或姿势进行交流，缺乏丰富细腻的面部表情，言语和非言语交流的整合也存在困难。

2）刻板的、重复的行为模式、兴趣或活动。孤独症谱系障碍患儿兴趣范围狭窄，对某些事物或活动非常感兴趣甚至痴迷；行为方式刻板重复，生活的多个方面墨守成规、僵化刻板，并可能固着于一些特殊而无用的常规或仪式；出现刻板重复的动作和奇特怪异的行为，如将手放在眼前凝视和扑动等；对于各种感觉刺激可能反应过度或不足，如过分关注物体的气味、质感、产生的振动等。

3）其他症状及共病：除上述主要临床表现外，孤独症谱系障碍患儿还常存在其他精神症状，如情绪不稳、多动、冲动、自伤等，多数患者会共患其他精神障碍，包括智力发育障碍、注意缺陷多动障碍、焦虑障碍、强迫障碍、情感障碍、进食障碍等。部分患儿存在某些躯体症状或躯体共病，包括胃肠功能紊乱、癫痫、结节性硬化、脑瘫等，还可能存在染色体异常，如脆性X染色体综合征、21-三体综合征等。

2.临床检查评估

对于存在可疑孤独症谱系障碍症状的患儿，建议进行以下检查和评估。

（1）躯体和神经系统检查。

（2）精神检查。

（3）发育水平及智能评估：可采用丹佛发育筛查量表、格塞尔发展诊断量表、心理教育评定量表等对患儿发育水平进行评定；可根据患者年龄、语言及配合程度选择Peabody图片词汇测验、中国比奈智力测验、韦氏学前儿童智力量表、韦氏儿童智力量表、韦氏成人智力量表、瑞文渐进模型试验对患者智力水平进行评定。心理教育评定量表可为教育训练计划的制订提供依据。

（4）实验室检查：遗传代谢病筛查、甲状腺功能检查等。

（5）脑电图及脑影像检查（头颅MRI和CT）。

（6）遗传学检查：必要时进行包括染色体核型检查、基因突变检测。

## （三）孤独症谱系障碍的健康宣教、筛查与康复评估

1. 健康教育

通过多种方式，向社会公众和儿童家长普及孤独症基本知识宣传筛查、诊断、干预措施，提高科学知识知晓率。引导家长树立儿童健康第一责任人意识，积极主动接受孤独症筛查、诊断和干预服务。让家长在婴幼儿期发现孩子有以下情形时及时到基层医疗机构进行初步筛查：出现五"不"，即不看（无对视）、不应（唤名不应答）、不语（不会说话）、不指（不会用手指指物）、不当（玩具把玩不正确）；社交和沟通行为发育轨迹的落后，尤其社交行为语言倒退情况；有患孤独症谱系障碍的兄弟姐妹，有精神分裂、情绪障碍或其他精神及行为问题家族史者。

2. 筛查

（1）初筛：乡镇卫生院、社区卫生服务中心等基层医疗卫生机构承担初筛服务。结合国家基本公共卫生服务0～6岁儿童健康管理项目的服务时间和频次，通过应用"儿童心理行为发育问题预警征象筛查表"等方法（即《国家基本公共卫生服务规范》0～6岁儿童健康管理服务规范中发育评估相关内容），为0～6岁儿童提供11次心理行为发育初筛服务。

1）初筛时间。1岁以内婴儿期4次，分别在3月、6月、8月、12月龄时；1～3岁幼儿期4次，分别在18月、24月、30月、36月龄时；学龄前期3次，分别在4岁、5岁、6岁时。

2）初筛工具。儿童心理行为发育问题预警征象筛查表（表4-13）。

表 4-13　儿童心理行为发育问题预警征象筛查表

| 年龄 | 预警征象 | 年龄 | 预警征象 |
| --- | --- | --- | --- |
| 3月 | 1. 对很大声音没有反应 □<br>2. 逗引时不发音或不会笑 □<br>3. **不注视人脸，不追视移动人或物品** □<br>4. 俯卧时不会抬头 □ | 18月 | 1. **不会有意识叫"爸爸"或"妈妈"** □<br>2. **不会按要求指人或物** □<br>3. **与人无目光对视** □<br>4. 不会独走 □ |
| 6月 | 1. 发音少，不会笑出声 □<br>2. 不会伸手及抓物 □<br>3. 紧握拳不松开 □<br>4. 不能扶坐 □ | 2岁 | 1. 不会说3个物品的名称 □<br>2. 不会按吩咐做简单事情 □<br>3. 不会用勺吃饭 □<br>4. 不会扶栏杆上楼梯/台阶 □ |
| 8月 | 1. **听到声音无应答** □<br>2. **不会区分生人和熟人** □<br>3. 双手间不会传递玩具 □<br>4. 不会独坐 □ | 2岁半 | 1. **不会说2~3个字的短语** □<br>2. **兴趣单一、刻板** □<br>3. **不会示意大小便** □<br>4. 不会跑 □ |
| 12月 | 1. **呼唤名字无反应** □<br>2. **不会模仿"再见"或"欢迎"动作** □<br>3. 不会用拇食指对捏小物品 □<br>4. 不会扶物站立 □ | 3岁 | 1. 不会说自己的名字 □<br>2. **不会玩"拿棍当马骑"等假想游戏** □<br>3. 不会模仿画圆 □<br>4. 不会双脚跳 □ |

注：黑体字与孤独症谱系障碍相关。

对于初筛异常的儿童需要向上级医院转诊进一步评估。初筛异常情形：儿童心理行为发育问题预警征象筛查存在一条及以上孤独症谱系障碍相关阳性者；任何年龄段儿童出现语言功能和社会交往能力障碍或倒退。

（2）复筛：县级妇幼保健机构承担复筛服务。通过病史询问、孤独症筛查量表等开展复筛。

复筛工具：孤独症筛查量表，包括修订版孤独症筛查量表（M-CHAT）、孤独症行为评定量表（ABC）；0~6岁儿心量表-Ⅱ等发育量表。存在下列情形之一的，为复筛异常：一是病史询问或观察发现有语言障碍、交流障碍、行为刻板、兴趣狭隘等一项或多项异常的。二是孤独症筛查量表提示存在孤独症风险、可疑孤独症症状。三是儿心量表-Ⅱ等发育量表提示存在发育障碍或发育偏离。复筛异常的进一步转诊到具有诊断资质和能力的上级医疗机构进行诊断评估。

（3）诊断

1）辅助诊断工具：儿童孤独症评定量表等。

2）诊断方法：通过病史询问、行为观察、体格检查与神经系统检查、孤独症量表测评及必要的辅助检查等，根据《疾病和有关健康问题的国际统计分类》（ICD-10）孤独症诊断标准进行综合评估后进行诊断。

### （四）干预康复

1. 康复原则

（1）早期干预。

（2）个体化干预。

（3）科学循证。

（4）长程高强度。

（5）系统化。

（6）社区化。

（7）家庭参与。

2. 干预方法

（1）行为干预

1）早期采用早期丹佛模式、关键反应训练、学龄前孤独症沟通干预、交互模仿训练、共同注意训练等。

2）中期采用行为疗法、图片交换系统、结构化教学、社交故事等。

（2）其他：言语和语言治疗、作业疗法、感觉统合训练、听觉统合治疗、音乐治疗等。

（3）家庭干预和支持。

（4）药物治疗：目前尚缺乏针对孤独症谱系障碍核心症状的药物。对于有严重情绪行为障碍和共患疾病的孤独症谱系障碍儿童应及时转诊至相关医疗机构，严格在专科医师指导下选择和使用药物。

（5）神经调控：主要是采用经颅直流电和重复经颅磁刺激。

（6）中医药：中医辨证进行中药、针灸治疗。

## 第四节　心肺疾病康复诊疗技术操作规范与指南

### 一、心脏疾病康复诊疗技术操作规范与指南

说明：本专家共识参照2020年《美国心肺康复协会（AACVPR）心脏康复指南第

六版》、2013 年《心脏康复和二级预防指南》、2020 年《冠心病心脏康复基层指南》、2022 年《心脏康复分级诊疗中国专家共识》、2022 年《心脏康复护理专家共识》等有关内容进行编写。检索数据库包括知网、万方、CBM、医脉通、中国生物医学文献服务系统、PubMed、Embase、The Cochrane Library、Web of Science、WHO、CINAHL 及 Google 学术数据库等。

心脏康复是一个采用多学科方法实施脑血管疾病（cerebrovascular disease，CVD）综合二级预防的医学专业领域。心脏康复促进了 CVD 风险的降低，提高患者建立健康生活行为方式的依从性，并减少残疾的发生。

（一）心脏康复的适宜人群

（1）曾发生急性心血管事件的患者是心脏康复的最重要人群，包括不稳定型心绞痛、ST 段抬高型心肌梗死、非 ST 段抬高型心肌梗死、缺血性心肌病患者，以及有心脏手术史，如经皮冠状动脉介入治疗、起搏器植入术、先天性心脏病矫治术、冠状动脉旁路移植术、瓣膜修补或置换术、心脏移植术患者。无症状心脏瓣膜病、无症状心肌病、外周动脉粥样硬化疾病、慢性心力衰竭患者稳定后同样需要识别、动员转诊到心脏康复中心。

（2）具有心血管疾病高危因素的患者，如高血压、糖尿病、肥胖、代谢综合征、缺少体力活动，以及已有心电图改变和心脏结构改变的患者，如左心室肥厚、无症状心脏瓣膜病、无症状心肌病患者。

（二）心脏康复的分期

心脏康复一般分为三期，各级医疗机构在各期心脏康复中有不同的定位。

Ⅰ期康复：基于床旁监测下的急性期康复，以恢复日常生活为目标，内容包括一般临床评估、危险因素评估、早期患者教育、制订早期康复计划及出院计划。

Ⅱ期康复：基于中心/门诊监测下的恢复期康复，以回归社会为目标，内容包括一般临床评估、危险因素评估、有氧运动能力评估、患者教育纠正不良生活方式，以及制订完善的康复计划，包括药物、运动、心理、饮食、戒烟及其他治疗或康复方案。

Ⅲ期康复：基于社区和家庭的维持期康复，以回归社会后的健康维持和促进为目标，内容包括运动康复、危险因素控制、循证用药、定期随访等，进而维持良好的生活与工作状态。

### （三）心脏康复的具体组成部分

心脏康复最新的组成部分应该包括七点：医学评估、社会心理评估、运动处方、心脏危险因素干预、患者教育、行为指导和临床结局评估。

1. 完整的医疗评估，主要针对心脏康复Ⅰ期、Ⅱ期的患者进行评估。
2. 社会心理评估，不止包括心理评估，还有社会功能评估。
3. 强调运动训练应在医疗监督下进行，这是为了保证CVD患者在运动期间的安全性。
4. 心血管风险因素的管理。
5. 患者教育，来帮助其认识疾病、认识疾病管理的重要性。
6. 行为学评估。
7. 用结果导向性思维进行干预结果的评估。

### （四）心脏康复持续性医疗模式

从住院和门诊心脏康复到长期二级预防。

1. 医疗机构心脏康复功能定位

（1）三级医院：主要提供心血管疾病疑难危重病例的诊疗服务，如外科手术治疗、血运重建、复杂心律失常消融治疗、瓣膜病的介入治疗、植入心脏复律除颤器、心脏再同步治疗等。尽早开始Ⅰ期住院康复。Ⅱ期康复主要在门诊提供运动康复和咨询，中高危心血管疾病患者在医学监护下进行运动康复训练；对下一级医疗机构执行运动处方中出现的异常反应进行及时会诊；承担心脏康复的教学、培训、远程指导、会诊等其他职能。

（2）二级医院：主要为病情稳定的心血管疾病患者提供筛查、诊疗、康复等全程管理服务。开展门诊Ⅱ期康复和部分需要继续住院的Ⅰ期康复。执行上级医院制定的心脏康复处方，评估运动风险、监控运动安全，对Ⅱ期康复进行适度的运动处方调整；是重要的承上启下的中坚力量。同时与基层医疗卫生机构共同管理患者，指导Ⅲ期社区/居家康复。

（3）基层医疗机构：主要为稳定期心血管疾病患者提供Ⅲ期社区/居家心脏康复和部分Ⅱ期康复，包括：结合上级医院已制定的诊疗方案进行规范诊治及社区康复，或通过远程医疗网络指导患者居家进行康复训练；积极推动中西医结合心脏康复模式。

心脏康复被认为是CVD患者持续性医疗的重要组成部分，这种持续性医疗仍存在裂隙，且这些裂隙最终导致患者的治疗效果不理想。目前正在进行各种工作以减少持续性医疗中存在的裂隙，包括使用心脏康复绩效评估。心脏康复项目最理想的情况是，所有适合的患者在所有阶段能够得到二级预防服务。要做到这一点，心脏康复项目必须积极参与到地方和国家实施的临床路径新方案中，以提高二级预防服务的覆盖面和影响力，两版指南均强调弥合裂隙的重要性。

2.心脏康复持续性医疗模式

（1）急性事件的初步治疗。

（2）识别心血管危险因素并启动二级预防治疗。

（3）转诊、登记和实施早期门诊心脏康复计划。

（4）长期维持心脏康复和二级预防。

更多证据表明心脏康复减少了持续性医疗的裂隙，改善了CVD患者的治疗效果。美国国家质量论坛对心脏康复转诊绩效评估的认可表明，心脏康复是CVD患者持续性医疗最重要的步骤之一。团队协作及联合相关部门在试图弥合CVD持续性医疗和向患者提供高质量二级预防治疗之间的裂隙中是非常必要的。

（五）科学运动与训练

心脏康复应为患者提供系统化运动训练和身体活动的建议。总体目标是将日常体力活动提高到可以促进健康、改善心肺功能、降低慢性病风险的水平。运动处方中，首要考虑的要素是安全因素，推荐根据FITT训练原则制定运动处方，并具体到频率（F）、强度（I）、时间（T）和种类（T），包括有氧运动和全关节运动的力量训练。一个综合的运动训练计划包括心肺功能、肌肉骨骼和柔韧性等内容。

1.心肺耐力训练

心肺耐力训练是大多数CVD患者或有CVD风险的成年人日常锻炼的基础，也是提高心肺功能最有效的方法。相对训练强度可在最大心率储备或储备摄氧量的40%~80%调整。RPE是监测心率的辅助方式。部分患者可能遵循间歇性（即间隔）运动方案，在系统化的训练中通常建议每次至少进行20分钟的持续运动。

部分患者因为并发症、跛行、肌肉骨骼不适等症状或生活方式等因素，可能需要在1天中逐渐增加小段的锻炼（如多次，10分钟/次）。一旦制定了初步的运动处方，患者应逐渐达到预定的或重新设定的目标。由于许多因素，包括体能、积极性和骨骼肌肉因素限制等会影响患者的进展速度，所以在运动计划中没有固定的训练模式。一般建议改变其中的一些组成部分，并在下一阶段的训练之前评估目前运动的适应情况（至少1次运动训练课程）。在时间允许的情况下，在增加训练强度前应该先增加运动时间和频率。在工作人员的观察和患者的主观反应基础上，可以在最近一次评估规定的范围内适时、适度增加强度。

指导原则是，增加运动总量或剂量，使患者在 3～6 个月达到所需的能量消耗阈值。因此，考虑到大多数患者参与心脏康复的时间不超过 3 个月，鼓励患者在心脏康复干预结束后继续锻炼非常重要。最合适的运动量取决于个人 CVD 风险评估、训练目标和并发症（如糖尿病、高血压、肥胖、关节炎等）。

越来越多的医学证据证实了体育运动与健康状况之间的量效关系。运动能否逆转 CVD 仍然是一个有争议的问题；然而，能量消耗 ≥ 1500 kcal/周和 2200 kcal/周的界限，分别与冠状动脉病变的稳定性和斑块消退有关。值得注意的是，多项研究表明，系统性心脏康复训练中的能量消耗通常不满足这两个阈值。因此，患者可能需要进行系统性方案以外的体力活动，以达到能量消耗的最佳水平。

常规心脏康复训练中的运动量只能使体重减轻 1～2 kg。也许正因为对患者减重缺少关注，部分解释了为什么在心脏康复期间体重下降很少。如前所述，大量研究表明，每周的运动量不足以减轻体重或减少脂肪。

2. 未进行心肺运动试验患者的运动建议

虽然极量运动试验是合适的运动处方的基础，但并非必不可少。对于未进行心肺运动试验而直接进行心脏康复的患者，工作人员应保守地安排运动程序，同时密切监测。主管和转诊医师应建议训练强度的上限。初始运动强度可以根据心脏事件、出院时间和患者评估结果（包括日常生活活动能力）来确定。监测至少应包括症状和体征、RPE 评分、心率和过度运动的指征。

虽然大多数患者不需要心电监护，但对于未进行心肺运动试验的患者，尤其对于缺血性病因患者，如果其未进行血管重建并且正在接受临床观察（即使这些患者非常适合通过心肺运动试验来评价缺血情况），建议至少在最初的几个阶段使用心电监护。亚极量运动试验，如带有保守运动终止标准的 6 分钟步行试验，可以帮助确定运动参数。表 4-14 列出了近期未进行心肺运动试验患者首次心肺耐力训练运动处方。在运动期间和运动后，应根据其对运动的正常反应，以及有无出现异常体征或症状，进行个体化运动治疗。

表 4-14　近期未进行心肺运动试验患者首次心肺耐力训练运动处方

| 组成部分 | 建议 |
| --- | --- |
| 热身 | 拉伸和低强度的健美操，然后进行 5 ~ 10 分钟低强度的心肺运动<br>运动强度<br>静息心率 +20 ~ 30 次 / 分<br>2 MET<br>RPE 评分 11 ~ 14 分 |
| 心肺耐力训练 | 持续时间：20 ~ 30 分钟，2 ~ 3 次<br>频率：3 次 / 周<br>运动种类：最简单的模式，如跑步机、上肢或下肢功率车或卧式设备<br>整理，恢复 5 ~ 10 分钟 |

一种建立初始运动强度的方法是从 2 ~ 3 代谢当量（metabolic equivalent，MET）开始，观察心率、血压和包括疲劳在内的其他生理反应。RPE 评分有助于确定患者对运动负荷的耐受性，建议范围为 11 ~ 13 分。另一个常用的起始点是静息心率 + 20 ~ 30 次 / 分，应该注意 MET、心率或 RPE 评分，每一种方法均存在个体差异。

表 4-14 各组成部分的进展应基于患者的体征和症状、监测反应和 RPE 评分。如果患者仍无症状，在主管或转诊医师指导下，可逐渐增加患者运动训练强度。对参加或未参加心肺运动试验的患者的训练结果进行比较，其生理改善程度相似。

3. 心脏康复以外的身体活动

如前所述，许多参与心脏康复的患者并未达到预期的能量消耗水平，尤其是当其每周只参加 2 ~ 3 次心脏康复时，每次能量消耗通常 < 300 kcal。另外，大多数 CVD 患者在不参与心脏康复期间更少参与体力活动。此外，大多数参与心脏康复的患者以前也缺乏运动。因此，除了规律地参加心脏康复运动训练，其面临着改变生活方式的另一个挑战是增加体力活动（这与戒烟、改变饮食习惯来减肥，或改变药物治疗方案以控制风险因素，如血脂、血糖或血压同样需要改变生活方式）。在不参与心脏康复期间，患者应常规进行 30 分钟以上的中等强度体力活动，但许多患者可能需要更多的支持或替代方法来增加体力活动。患者在心脏康复之外，跟踪记录体力活动有助于增加体力活动总量。

（1）抗阻训练：经过适当筛选评估后，CVD 患者在时间允许的情况下，完成心肺耐力训练后应进行抗阻训练。许多 CVD 患者可能不熟悉抗阻训练，需要技术指导。第六版指南指出抗阻训练对 CVD 患者有害或没有益处的观点未得到目前科学文献的支持。对比抗阻训练与有氧运动的研究，观察到 CVD 患者进行抗阻训练时，心肌耗氧量需求更低、缺血反应减弱、心内膜下心肌灌注增高。虽然抗阻训练消耗热量比耐力运动少，但肌肉力量增加通常伴随着基础代谢率的增加，因此抗阻训练是一种合适的训练形式，有助于患者达到和保持健康体重。提高和保持肌肉力量、肌肉耐力可能加速恢复正常工作和娱乐活动，并可能延长老年患者独立生活的时间。

虽然有充分的证据支持抗阻训练的安全性和有效性，但对患者的选择要慎重。在确定患者是否适合抗阻训练时，心脏康复工作人员应考虑以下因素：心肌梗死或心脏手术后至少6～10周，并持续参加4周有监测的心肺耐力训练；接受经导管介入治疗（经皮冠状动脉介入治疗或其他）术后至少3周，并持续参与2周有监测的心肺耐力训练；参与有监测的心肺耐力训练无以下状况：急性充血性心力衰竭、未控制的心律失常、严重瓣膜病、不稳定的高血压［中度高血压（收缩压＞160 mmHg 或舒张压＞100 mmHg）患者应进行恰当血压管理，尽管其并不是参与抗阻训练的绝对禁忌证］、不稳定的症状。患者进行抗阻训练的许可应由医务科主任、外科医师或其他全科医师（视情况而定）批准。一旦患者被允许参与，肌肉力量的基线测量将有助于建立一个安全的初始训练程序，并随着时间的推移观察患者的训练适应性。在整个肌力评估过程中，应监测患者的心率、RPE评分、心电图和反应，并应强调适当的呼吸技术（避免憋气或紧张）。可以在重复开始前测量血压，然后在最后一次重复完成后立即再次测量血压。

肌力评估的方法：①最大单次重复（1RM）——确定患者可以举起一次，但不能举起两次的最大重量，同时保持正确的姿势而不变形。②多次重复（6～15 RM）——确定患者能举起6～15次的最大重量，同时保持正确的姿势而不变形。③有心脏康复经验的工作人员在进行基础评估时，也可以使用反复试验法。

虽然最大单次重复评估通常用于健康人群，但多次重复评估压力较小，可以为大多数CVD患者提供合理的肌肉骨骼健康基线水平。CVD患者肌肉力量和耐力训练运动处方见表4-15。与心肺耐力训练一样，表4-15中指定的要素必须个性化，以满足患者的需要和目标。

（2）柔韧性训练：最佳的肌肉骨骼功能要求患者在所有关节中保持足够的关节活动范围（ROM）。尤其重要的是要保持下背部和大腿后部的灵活性。这些区域缺乏柔韧性可能会增加慢性腰痛的风险。预防和康复运动计划应该包括促进保持柔韧性的运动。老年人的运动计划应强调适当地伸展，特别是上、下躯干及颈部、臀部。与心肺耐力训练、肌肉力量和耐力训练一样，应根据患者的需要和目标进行个性化设置。

表 4-15　CVD 患者肌肉力量和耐力训练运动处方

| 组成部分 | 建议 |
| --- | --- |
| 运动强度 | 抗阻训练，重复 10～15 次没有明显疲劳（RPE 评分 11～13 分）<br>在关节活动范围内尽可能完整地完成动作，避免憋气和紧张（Valsalva 手法）<br>保持安全的但不要过于抓紧训练手柄，以免血压过度变化<br>RPE 评分不应超过心肺耐力训练设定强度 |
| 运动量 | 每次运动至少 1 组，最多 3 组，避免过度疲劳<br>一旦习惯训练内容则可增加 2～3 组，如果想要更多的进步，则需进行 8～10 分钟不同动作训练，包括上下肢与躯干主要大肌群。例如：胸前推举，肩部推举，肱三头肌伸展，背部下拉，背部伸展，卷腹运动，股四头肌伸展，腿（腘绳肌）屈曲和提踵 |
| 频率 | 非连续性 2 日 / 周或 3 日 / 周 |
| 运动种类 | 不同种类：如自由重量、负重辅助器训练、弹力带、滑轮拉力器、哑铃、腕或踝的负重，选择安全、舒适、有效和可使用的设备 |
| 进展 | 患者能够舒适地达到规定的重复训练范围的上限时，训练负荷可增加约 5% |

（六）辅助循环治疗

1. 增强型体外反搏

大量研究表明，增强型体外反搏治疗可以用于改善冠心病心肌缺血、提高运动耐量、改善患者心理或精神症状、改善生命质量的多个维度。对于冠状动脉血流储备降低和（或）微循环指数升高的、存在微血管痉挛的微血管性心绞痛患者均可考虑应用增强型体外反搏治疗。体外反搏可以单独或与其他心脏治疗方法相结合，作为慢性缺血性心血管疾病患者长期治疗和康复的适宜技术。

2. 体外震波

体外心脏震波治疗通过物理学作用，促进细胞内多种细胞因子及血管生成因子的表达，激活相关信号转导通路，抑制凋亡、氧化应激等，最终增加治疗区域的新生血管数量，改善缺血状态，目前临床主要应用于冠心病心绞痛、缺血性心力衰竭和心肌梗死等。有研究结果提示体外心脏震波治疗能够有效治疗顽固性心绞痛，显著改善患者的症状及生命质量，提高心力衰竭患者的运动耐量，为严重的冠心病晚期患者提供了一种新的治疗选择。

（七）中医心脏康复

中医心脏康复包括药物疗法和非药物疗法。与现代康复相比，中医康复具有独特且行之有效的方法。中医康复作为中国传统医疗的特色，鼓励有条件的单位开展中西医结合心脏康复模式。

1. 中医辨证论治

根据不同心血管疾病，应辨证应用中药和中成药，参考相关中医指南和专家共识，如《冠心病稳定型心绞痛中医诊疗指南》《急性心肌梗死中医临床诊疗指南》《高血压中医诊疗专家共识》《经皮冠状动脉介入治疗术后胸痛中医诊疗专家共识》等。中医辨证论治、选方用药及中成药的辨证使用，由二级及以上医院具有中医执业医师资格的中医师制定，基层医疗卫生机构根据制定的心脏康复辨证论治方案实施治疗。基层医疗卫生机构具备中医执业医师资格或已接受中医培训学习两年以上的临床医师可根据患者诊疗过程中的兼见症状进行适当的药物增减，证候要素等发生变化时可转诊至二级及以上医院再次进行辨证论治。

2. 中医特色技术

中医特色技术是基于整体观念、辨证施治原则而应用，具有"简、便、效、廉"的特点，颇受患者欢迎。适用于心脏康复Ⅰ、Ⅱ、Ⅲ期。中医特色技术的推广需三级医院做好技术准入与培训及技术质量控制，保证二级、基层医疗机构医务人员的医疗水平。

中医外治疗法：根据中医辨证论治原则，主要进行心脏病药物外敷、沐足疗法、离子导入、平衡火罐、耳穴、穴位贴敷、中药定向透药、超声治疗、体外反搏、穴位刺激疗法、传统运动康复等，适用于心脏康复Ⅰ、Ⅱ、Ⅲ期。

1）特色外治技术：①经穴体外反搏疗法；②熏洗疗法；③沐足疗法；④耳压疗法；⑤中药穴位贴敷疗法；⑥针刺疗法；⑦艾灸疗法；⑧推拿疗法；⑨平衡火罐疗法；⑩中药热奄包疗法。还有直流电药物离子导入、多功能艾灸仪治疗、冠心病超声治疗仪治疗等。

2）中医康复运动：以身心舒适为度，形式多样（气功、五禽戏、太极拳和八段锦等），主张动静结合、形神共养，可弥补现代运动康复依从性和趣味性不足的缺点。

3. 中医辨证食疗

"辨证施膳"是中医药膳疗法的特色和优势，针对患者的不同证型能提供更加具体的饮食指导。结合体重、血脂、血压、血糖及心功能的程度和中医辨证，制定个体化饮食处方，达到调和气血、平衡阴阳、防治疾病的目的。

4. 情志疗法

心理康复是心血管疾病患者康复的重要一环，根据心理评估制定的心理处方使心血管疾病患者的生活更加充满阳光。情志疗法常用的五音疗法，是依据中医五行相生相克的原理，通过五音与五脏的联系来调节身心，既可以改善患者心理状态，又起到辅助治疗的作用，进而提高治疗效果。

（八）康复护理与健康教育

1. 对患者进行健康教育

健康教育是促进患者生活方式改善、增强自我管理能力、提高心脏康复依从性和参与率、实现二级预防的重要手段。护士在健康教育中发挥主要作用。

（1）健康教育内容：心脏康复护士应定期对患者及家属进行健康教育，内容包括心血管疾病危险因素管理、心血管疾病和心脏康复知识及五大处方指导、健康生活方式指导、回归工作指导、危险症状识别与自我救治等。重视对患者健康教育后的知识掌握、生活方式调整、危险因素控制及二级预防措施落实等情况的动态评估和督导，及时优化健康教育计划。此外，应鼓励患者及家属学习心肺复苏术，以保障患者家庭心脏康复发生突发事件时能及时救治。

（2）健康教育形式：心脏康复护士对患者进行认知能力评估后，根据患者年龄、文化程度、听力、病情等制订健康教育计划。教育形式包括床边宣教、科普讲座、家庭访视、建立微信群、电话随访、构建心脏康复健康教育应用程序等。

2. 患者随访管理与家庭心脏康复延续护理

对完成康复周期的患者进行定期随访，可进一步提升患者自我管理能力，维持健康的生活模式，降低心血管疾病危险因素。

（1）患者随访管理：心脏康复随访团队需包含心脏康复医师、心脏康复护士、营养咨询师、心理治疗师、康复治疗师，最基本人员构成为心脏康复医师和心脏康复护士。心脏康复护士应对患者进行随访宣教，告知随访计划及注意事项，评估患者随访障碍因素并制定对策，做好随访记录。《冠心病心脏康复基层指南（2020年）》指出，运动康复3个月内，每个月随访1次；3个月后，每6个月随访1次。随访内容包括了解运动习惯及运动方案落实情况，进行运动训练疗效再评估和训练方案调整；了解药物处方、心理处方、营养处方及戒烟处方执行情况，评估疗效并优化方案；掌握危险因素管理情况等。此外，可借助随访软件，在患者进入下一期心脏康复或复诊时提供随访提醒，以提高患者依从性。

（2）家庭心脏康复延续护理：家庭心脏康复能够提高患者参与率，有利于保证心脏康复延续性。心脏康复护士协助医师在院内对患者进行家庭心脏康复指导和培训，使患者掌握居家运动康复技巧和自我检测技能，获得识别运动风险和自救的能力。目前，已有远程电子心脏康复设备和技术应用于医院主导的家庭心脏康复，国外有借助数字技术、人工智能、虚拟现实技术等新手段开展心脏康复的研究。心脏康复护士可应用电话、微信、移动应用程序等监督患者家庭康复计划执行情况，并进行定期随访，开展健康教育。

总之，心脏疾病康复是多维度、多学科，通过加快心血管事件后恢复、预防疾病复发和过早死亡来优化 CVD 患者健康状况的方法。希望对我国从事心脏康复的一线临床工作人员有所参考和帮助，让更多的医师、患者参与其中并持续坚持，推动我国心脏康复学科的建设和临床发展，让更多的患者获益。

## 二、慢性阻塞性肺疾病呼吸康复管理专家共识

说明：本共识参考《中华健康管理学杂志》发布的由中国医师协会呼吸医师分会、中华医学会呼吸病学分会、中国康复医学会呼吸康复专业委员会制定的《中国慢性呼吸道疾病呼吸康复管理指南（2021 年）》；《中华结核和呼吸杂志》发布的由中华医学会呼吸病学分会慢性阻塞性肺疾病学组、中国医师协会呼吸医师分会慢性阻塞性肺疾病工作委员会制定的《慢性阻塞性肺疾病诊治指南（2021 年修订版）》；《中华心血管病杂志》发布的由中华医学会心血管病学分会、中国康复医学会心肺预防与康复专业委员会、中华心血管病杂志编辑委员会制定的《六分钟步行试验临床规范应用中国专家共识》《心肺运动试验临床规范应用中国专家共识》；《美国呼吸与危重症医学杂志》发布的"慢性阻塞性肺疾病全球倡议（GOLD）2023 版"等文件集成编写。

慢性阻塞性肺疾病（chronic obstructive pulmonary disease，COPD）是常见的慢性气道疾病，也是"健康中国 2030"行动计划中重点防治的疾病。GOLD 2022 中引用的 2017 年《全球疾病负担报告》中估计 2017 年 COPD 患病率为 3.92%，导致的死亡率估计占所有原因死亡的 4.72%。我国 COPD 患病人数约 1 亿。COPD 成为患者高致残率和死亡率的主要疾病。

GOLD 2023 明确提出 COPD 是一种异质性肺部状况，因气道（支气管炎、细支气管炎）和（或）肺泡（肺气肿）异常导致持续性气流阻塞，气流阻塞往往呈进展性。临床上以呼吸困难、咳嗽、咳痰等慢性呼吸道症状为特征。病理学改变主要是气道和（或）肺泡异常，通常与显著暴露于有害颗粒或气体相关，遗传易感性、异常的炎症反应及肺发育异常等众多的宿主原因参与发病过程。这些因素决定了 COPD 存在明显的异质性。

非药物干预是稳定期 COPD 治疗的重要组成部分，与药物治疗起到协同作用，包括：患者管理、呼吸康复治疗、家庭氧疗、家庭无创通气、疫苗、气道内介入、外科治疗等。2013 年 ATS 发布的呼吸康复指南中指出呼吸康复的定义是"在全面评估的基础上，为患者提供个体化的综合干预措施，包括但不限于运动锻炼、教育和行为改

变,目的是改善慢性呼吸疾病患者的生理和心理状况,并促进健康行为的长期保持"。呼吸康复可减轻患者呼吸困难症状、提高运动耐力、改善生活质量、减轻焦虑和抑郁症状、减少急性加重后 4 周内的再住院风险。对于有呼吸困难的患者,呼吸康复应该作为常规推荐。COPD 患者的住院或门诊呼吸康复可有效改善多种临床相关结果。有明确证据表明呼吸康复的核心组成部分包括运动训练,结合针对特定疾病的教育和自我管理干预几乎让所有 COPD 患者受益。

（一）COPD 呼吸康复的绝对禁忌证（2 级推荐,B 类证据）

1. 不稳定型心绞痛或心律失常。
2. 不稳定性骨折。
3. 对他人构成危险且无隔离设施的传染病。
4. 有自我伤害或伤害他人风险的不稳定的精神疾病。

（二）COPD 呼吸康复的相对禁忌证（2 级推荐,B 类证据）

1. 严重的认知障碍。
2. 心功能不全。
3. 未经控制的高血压。
4. 存在影响运动的神经肌肉疾病、关节病变、周围血管疾病等。
（5）严重的肺动脉高压。

（三）COPD 呼吸康复评估方法（1 级推荐,A 类证据）

呼吸康复评定的重点内容包括临床评估、功能评估、问卷评估等。

1. 临床评估

（1）病史：包括年龄、性别、职业史、家族史、文化程度、吸烟史或二手烟暴露情况、过敏史及药物不耐受情况；社会支持状况；呼吸系统疾病史；合并症（尤其是冠心病、糖尿病、骨质疏松、睡眠呼吸暂停综合征、骨科疾病）；目前所用的药物；血氧饱和度（运动、静息、睡眠）。

（2）症状：COPD 患者主要以咳嗽、咳痰、呼吸困难、疲劳、衰弱等为主要症状。

1）咳嗽与咳痰：询问咳嗽发生的频率和持续性,有无过敏原接触史,咳嗽、咳痰和吸烟的关系,有无近期急性加重,观察痰液的颜色、性质、痰量,痰液是否容易咳出,有无合并胸痛的症状。

2）呼吸困难：记录发作程度、次数、强度、频率及持续时间。

客观测量方法：①改良英国医学研究会呼吸困难量表（mMRC）或采用 COPD 患者的自我评估测试进行综合症状评估；②评估量化使用 Borg 量表或视觉模拟量表评估；③结局评估使用基线呼吸困难指数；④加利福尼亚大学圣地亚哥分校呼吸困难问卷或慢性呼吸系统疾病问卷。

3）衰弱：以多系统功能状态下降为特征（最常用 Freid 标准）：体重减轻（1 年内非意愿消瘦 > 4.5 kg）；疲惫（自我报告）；步行速度减慢（评估步行约 4.57 m 所需时间）；体力活动量降低（患者的体力活动量 1 周 ≤ 270 kcal）；肌肉力量下降（通过握力测试）。

4）睡眠障碍：昼夜症状；体格检查（BMI 和颈围）；合并症评估（如高血压）；常用 Epworth 嗜睡程度量表和匹兹堡睡眠质量指数。

（3）体格检查：生命体征：身高、体重、BMI、腰臀比、呼吸频率和节律；有无辅助呼吸肌参与呼吸运动、三凹征。胸部体查：对称性、膈肌位置、呼吸音、呼气时间；心脏体查：心率及心律、心脏杂音、奔马律、颈静脉怒张。上下肢评估：杵状指、关节疾病、肌骨系统功能障碍、关节活动范围、肌肉萎缩、水肿。

2. 检查评估

（1）影像学检查：在进入康复流程前应通过影像学检查等方法了解呼吸系统结构损害及损害程度；根据条件及患者病情等可选择胸部 X 线、胸部 CT 及肺血管影像学检查等方法。

（2）肺功能检查：用于评估患者是否存在通气功能障碍、障碍类型及严重程度；肺功能还可用于呼吸系统弥散功能评估，对于间质性肺疾病十分重要；如条件有限也可采用简易肺功能仪进行评估；应熟练掌握肺功能检查的相对和绝对禁忌证。

（3）运动耐力评估：目前多运用 6 分钟步行试验评估患者的运动耐力。部分有条件的医院使用心肺运动测试进行评估。

1）依据目前已有的循证医学证据，6 分钟步行试验主要用于评价心血管或呼吸系统疾病患者的运动能力、医疗干预疗效及预后评估。6 分钟步行试验常见的绝对禁忌证是 COPD 合并近 1 个月内出现的不稳定型心绞痛或心肌梗死、急性心力衰竭、急性心肌炎、心包炎、急性肺栓塞及肺梗死、急性呼吸衰竭、未控制的哮喘、急性肝肾衰竭、精神异常不能配合；相对禁忌证为静息心率 > 120 次 / 分，未控制的高血压（收缩压 > 180 mmHg，舒张压 > 100 mmHg），近期脑卒中或短暂性脑缺血发作，严重的肺动脉高压，尚未纠正的临床情况（如严重的贫血、电解质紊乱），行走功能障碍。

2）心肺运动测试（cardiopulmonary exercise testing，CPET）作为一种客观、定量、无创的检查方法，已广泛应用于心肺康复临床实践。它不仅可阐明运动不耐受、运动相关症状的病理生理学机制,而且在疾病的鉴别诊断、预后评估、医疗干预效果评价、运动处方制定等方面都具有重要的临床价值。CPET在逐渐递增的运动负荷下,通过测定人体从静息状态到运动至最大用力状态及再恢复到静息状态过程中的气体代谢、心率、血压、血氧饱和度及心电图等一系列指标变化,记录受试者在测试过程中出现的相应症状,客观反映不同负荷水平下发生的生理病理变化及功能受损程度,从而综合评价心肺等器官系统整体功能和储备能力。

(4)呼吸肌评估

1)膈肌功能:有经验的医疗机构可通过膈肌超声检查评估患者的膈肌功能;膈肌超声检查可通过测量膈肌厚度、膈肌增厚比率、膈肌活动度评估膈肌功能;膈肌的活动度受很多外在因素影响,单纯依靠膈肌运动诊断膈肌麻痹存在一定的假阳性和假阴性的情况,结合膈肌厚度的检查可以提高阳性率。跨膈压指的是腹内压与胸膜腔内压的差值,可间接反映膈肌功能,可作为呼吸肌功能训练前后的客观评估指标。

2)呼吸肌肌力评估:目前常通过测定气道的压力变化反映呼吸肌的力量:①最大吸气压、最大呼气压和口腔闭合压。②跨膈压与最大跨膈压。③外源性刺激诱发的压力:对不能自主呼吸或难以掌握呼吸要领的患者,以电或磁电刺激颈部膈神经诱发膈肌收缩,记录跨膈压。

3)呼吸肌肌耐力评估:①膈肌张力时间指数;②膈肌耐受时间。

(5)肌力评估:COPD患者出现继发性肌少症,导致骨骼肌质量下降,出现由此导致的躯体功能障碍。肌少症首先与增龄密切相关,导致运动能力下降、肌肉质量和肌肉力量丢失。其次,长期卧床、久坐、长期吸烟、某些药物治疗及膳食摄入能量、蛋白质、维生素不足等因素均可导致肌少症的发生。

1)建议使用肌少症五项评分问卷(SARC-F)或肌少症五项评分联合小腿围问卷(SARC-CalF)进行筛查。建议肌少症筛查小腿围界值为男性<34 cm,女性<33 cm,SARC-F评分≥4分为筛查阳性,SARC-CalF评分≥11分为筛查阳性。

2)双能X线吸收法测出的男性肌肉质量<7.0 kg/㎡,女性<5.4 kg/㎡被认为是肌肉质量减少。

3)肌肉力量评估推荐使用握力计测定上肢握力进行评估。测量时左右手分别测定3次,取最大值,男性<28 kg、女性<18 kg通常作为肌肉力量下降的截点值。

(6)平衡能力评估和柔韧性评估:通过平衡能力评估,确定是否存在影响行走或其他功能性活动的平衡障碍;确定障碍的水平或程度;寻找和确定平衡障碍的发生原因;指导制订康复治疗计划并保障康复运动的安全实施。常用的平衡功能测试方法:单腿直立平衡实验、简易机体功能评估法(串联站立测试、4米步行速度测试、坐站5

次测试、3米往返步行测试）。常用的量表包括 Berg 平衡量表等。

（7）生活质量的评估：生活质量是多维度的评估，包括身体功能、心理状态、独立生活和活动能力、社会人际关系、工作和生活环境，还需要考虑到相应的文化背景和价值体系等。目前常用改良圣乔治评分评估生活质量及 COPD 患者自我评估测试。前者可用于 COPD、哮喘及支气管扩张症患者，后者可用于 COPD 患者。

（8）日常生活能力评估：ADL 能力评价是了解由于呼吸困难而影响患者 ADL 的程度。ADL 呼吸困难评分将日常生活能力与呼吸困难评分结合起来，可以动态观察康复后的效果，更全面地评价患者的日常生活活动能力。

（9）营养状态及心理状态的评估：推荐使用 NRS 2002 或 SGA 量表，对 COPD 患者进行营养筛查及评估。营养评定包括人体测量、生化指标、临床评估、膳食调查、环境评估。焦虑抑郁量表是医院常用的焦虑抑郁评估方法，可用于 COPD 患者自评，应在康复治疗开始前，对患者进行评估。

## （四）COPD 呼吸康复技术

1. 有氧运动（1级推荐，A类证据）

有氧训练是呼吸康复治疗的基础，其主要目的是提高有氧运动能力、增强参与步行肌肉的力量及改善日常活动能力。有证据表明，持续 8～10 周的有氧训练可有效降低由运动引起的动态过度通气程度和呼吸困难程度，改善了摄氧量和心率对有氧耐力运动的动力学反应，使得心血管和肌肉细胞功能得以改善。已证明有氧运动可以逆转 COPD 患者运动肌肉形态和生化异常，并增加肌肉生物能量。

推荐对 COPD 患者进行有氧运动训练，COPD 患者有氧运动训练推荐的运动频率为每周 3～5 次；对于 COPD 患者，训练强度与疾病严重程度高度相关，对于不同患者应基于评估进行个性化的强度。推荐的运动时间为每天 20～60 分钟的持续运动或间歇运动，持续 4～12 周，推荐步行或高恒定功率自行车训练。有氧运动训练中指脉血氧饱和度（$SpO_2$）应始终 ≥ 88%，如果患者运动中 $SpO_2$ < 88% 或下降超过 4%，应停止训练，并补充氧疗。

2. 抗阻训练（1级推荐，A类证据）

抗阻训练是有氧训练的有益补充，其主要目的是改善肌肉质量和力量。可改善或至少保持骨密度水平，约 50% 的 COPD 患者骨密度水平较低。抗阻训练对通气需求依赖较低，因此非常适合严重气流阻塞和重度呼吸困难的患者。推荐合并高血压和肺动脉高压等的 COPD 患者进行抗阻训练，不会对心血管系统产生明显的压力。

推荐的运动频率为 2～3 次/周或隔天 1 次，训练强度与疾病严重程度高度相关，对于不同患者应基于评估进行个性化的强度。推荐的运动频次为 1～3 组/日，8～10 次/组，推荐的运动方式主要为哑铃或弹力带，抗阻运动训练应避免患者屏气。

3. 吸气肌训练

吸气肌训练（inspiratory muscle training，IMT）主要目的是提高吸气肌的收缩力、耐力和速度。IMT 帮助呼吸困难和运动不耐受患者适应有氧和抗阻训练。IMT 联合运动训练更能改善 COPD 患者的运动能力。研究证明，IMT 能改善 COPD 患者的生活质量，降低呼吸困难程度。

推荐对存在吸气肌力减弱的 COPD 患者进行 IMT，IMT 适用于各种吸气肌力量减弱（最大吸气压＜70% 预计值）的 COPD 患者；推荐运动频率为每周 4～5 次，训练起始强度为 30%，每周递增 5%，推荐的运动时间为每天 30 分钟的间歇训练，可辅助使用阈值型呼吸训练器或抗阻型呼吸训练器；IMT 应避免患者出现呼吸肌疲劳。强度应控制在症状限制 Borg 评分的 4～6 分（2 级推荐，A 类证据）。

4. 气道廓清治疗

COPD 急性加重合并感染或合并支气管扩张时，患者痰量增多，不易咳出，气道廓清技术帮助清除痰液，常见的技术包括主动循环技术；体位引流；手法治疗；自主引流治疗；呼气正压/震荡呼气正压；高频胸壁振荡（high frequency chest wall oscillatory，HFCWO）。

（1）主动循环技术利用胸廓扩张运动期间，塌陷区域的肺泡重新通气，并通过肺泡旁路通气增加了肺泡间气体的流动，降低了通气的不均匀性；同时在呼气相，通过高肺容量位的压力提高了呼气流速来帮助清除气道分泌物（1 级推荐，B 类证据）。

（2）体位引流可以通过使患者处于特定的体位，利用重力来帮助支气管分泌物从气道内排出。体位引流在支气管扩张和其他肺部疾病患者中已被证明是清除分泌物的有效方法（1 级推荐，C 类证据）。

（3）手法治疗的可能机制是通过手法在胸壁产生一定的振动波，并通过胸壁向肺部传送。振动波可以帮助气道分泌物从支气管壁松动、促进纤毛运动和引起刺激咳嗽（2 级推荐，A 类证据）。

（4）自主引流利用不断叠加的潮气量，改善肺泡旁路通气，使肺泡内的气体重新通向被阻塞的区域，调节呼气气流，并在不引起气道动态塌陷的情况下最大化呼气气流速度（2 级推荐，A 类证据）。

（5）呼气正压/震荡呼气正压：呼气正压通过呼气时产生 10～20 $cmH_2O$（1 $cmH_2O$=0.098 kPa）的压力维持气道稳定性，从而改善通气、气体交换，并帮助气道内分泌物的清除。震荡呼气正压还能在此基础上额外产生 6～26 Hz 的气道内振动，促进气道内壁上的分泌物松动（1级推荐，B类证据）。

（6）HFCWO 能在胸壁上产生 5～25 Hz 频率的振动。目前主要有两种机制来解释 HFCWO 对气道廓清的作用，一种机制指出震荡气流改变黏液黏稠度从而促进了分泌物的松动；另一种机制是呼气和吸气之间的速度差异产生的强大的剪切力足以松动和移动气道内痰液。HFCWO 治疗已在气道廓清中获得了广泛的实践，特别是对囊性纤维化的患者（1级推荐，B类证据）。

5. 氧疗

静息状态下低氧血症的严重 COPD 患者，长期氧疗（>15 h/d）对其血流动力学、呼吸生理、运动耐力和精神状态会产生有益影响，可改善患者生活质量，提高生存率。长期氧疗的患者每天低流量氧疗 1～2 L/min，针对活动时出现喘息和低氧情况 COPD 患者的间歇性氧疗。大多数患者 $SpO_2$ 目标为 90%～94%；对于存在 Ⅱ 型呼吸衰竭风险的患者，推荐目标为 88%～92%。

推荐呼吸康复患者使用实时 $SaO_2$ 检测仪或可穿戴设备，监测 $SaO_2$ 和心率，以确保呼吸康复过程的安全性（2级推荐，B类证据）。

对存在严重低氧血症的 COPD 患者使用长期家庭氧疗（1级推荐，B类证据）。

对存在运动中低氧血症的 COPD 患者，在运动过程中补充氧气，但不应对所有呼吸康复患者常规补充氧气（2级推荐，C类证据）。

建议伴有严重低氧血症的慢性呼吸衰竭患者在稳定期使用经鼻高流量给氧（high flow nasal cannula，HFNC），降低动脉血二氧化碳分压水平，改善生活质量和减少再住院次数（2级推荐，B类证据）。

在运动锻炼期间使用 HFNC，以改善呼吸康复锻炼效果，提高患者运动能力（2级推荐，B类证据）。

COPD 患者使用 HFNC 联合无创正压通气（non-invasive positive ventilation，NIPV）序贯治疗能改善患者膈肌疲劳，促进呼吸肌肌力恢复，疗效优于单独使用 NIPV。HFNC 作为一种新的呼吸支持技术，近年来得到临床广泛应用，具有以下显著的生理学优势：①提供良好温湿化气体；②维持正常黏液纤毛转运系统功能，促进气道分泌物的排出；③提供相对恒定的吸入氧气浓度（21%～100%）；④低水平呼气末正压效应；⑤减少气道解剖无效腔；⑥降低上气道阻力和呼吸功，改善患者呼吸形式。

在 COPD 患者家庭应用 HFNC 时，建议初始气体流量可设置 20～30 L/min，根据患者耐受性和依从性逐渐增加。如果患者 $CO_2$ 潴留明显，流量可设置在 45～55 L/min 甚至更高，达到患者能耐受的最大流量。动态调整吸氧浓度或氧气流量维持 $SpO_2$ 在 88%～92%；温度初始设置于 31 ℃，结合患者舒适性、耐受性、痰液量与性状进行适当调节。

6. 无创正压通气

以降低 $PaCO_2$ 为目标导向的长期家庭 NIPV，建议用于持续伴有高碳酸血症型呼吸衰竭的 COPD 患者（2级推荐，C类证据）。长期家庭 NIPV 可以缓解呼吸肌疲劳、降低肺动态过度充气和减少吸气负荷。对于稳定期 COPD 患者，长期家庭 NIPV 能改善患者呼吸困难症状，提高运动耐力和改善生活质量，并且能够降低医疗费用，没有严重的不良反应。家庭 NIPV 在合并有阻塞性睡眠呼吸暂停低通气的稳定期 COPD 患者中应用的研究证据较充分，建议首选持续气道正压通气。

对无法耐受呼吸康复训练的 COPD 患者，建议 NIPV 辅助治疗缓解呼吸困难症状、改善运动耐力、提高生活质量（2级推荐，C类证据）。

（1）COPD 患者呼吸康复过程中，不建议常规使用 NIPV。

（2）对于已接受长期家庭 NIPV 治疗或因呼吸困难无法耐受呼吸康复的 COPD 患者，应尝试 NIPV 辅助治疗。

（3）COPD 呼吸康复治疗过程中、治疗后恢复期及夜间睡眠时辅助 NIPV 治疗可改善呼吸困难症状和改善运动耐力。在重度 COPD 患者睡眠时加入 NIPV 并结合呼吸康复治疗，可以改善运动耐力和生活质量，可能机制是 NIPV 改善气体交换及夜间呼吸肌肉得到更好的休息。

（五）营养管理

推荐营养不良的 COPD 患者达到每天 30 kcal/kg 能量和 1.2 g/kg 蛋白质的营养干预目标（2级推荐，B类证据）。

推荐使用含有必需氨基酸或构建机体蛋白质所必需的支链氨基酸及其代谢物的补充剂（2级推荐，B类证据）。

在饮食中添加 n-3 多不饱和脂肪酸（2级推荐，C类证据）。

推荐饮食中添加抗氧化剂（2级推荐，C类证据）。

推荐患者每天至少摄入 1500 g 水果和蔬菜，为他们提供必要的维生素和矿物质，是纤维和植物营养素的良好来源。推荐补充含有维生素 D 的营养补充剂（2级推荐，B类证据）。

推荐进行营养支持与雄激素合成代谢类固醇治疗联合应用的多模式综合营养干预。

（六）心理干预

对所有 COPD 患者尤其是计划进行呼吸康复的患者进行心理状态的评估和干预，

推荐常规进行患者教育、设计个性化的自我管理计划和动机性访谈；对合并心理疾病的患者，推荐专科医（护）师进行心理干预及药物干预，心理干预包括认知行为治疗、正念减压法、放松疗法、催眠疗法、积极身心运动疗法等。对计划进行呼吸康复的患者进行患者教育及设计个性化的自我管理计划（1级推荐，A类证据）。

（七）患者自我管理

1. 推荐针对COPD患者进行健康教育（2级推荐，B类证据）。

方式需因人而异且不断改进，常用的工具为印刷资料、多媒体、互联网等；健康教育的主要内容应包括：①戒烟宣教；② COPD的病理生理与临床基础知识；③长期规律使用药物的重要性。

2. 吸入药物和吸入装置的正确使用：①缓解呼吸困难的技巧；②了解到医院就诊的时机；③呼吸康复相关知识；④急性加重的处理方式；⑤终末期COPD的伦理问题。推荐健康教育的时长为60分钟/课时，共6个课时为宜。推荐向COPD患者提供正确的药物指导，尤其是吸入装置的使用。推荐常见COPD患者掌握相应的自我管理知识与技能。

## 第五节 疼痛康复诊疗技术操作规范

### 一、腰椎间盘突出症康复诊疗规范

说明：本专家共识参照2017年《中国康复医学杂志》发表的《"腰椎间盘突出症的康复治疗"中国专家共识》，2020年《中国骨科杂志》发表的《腰椎间盘突出症诊疗指南》，2020年《中国疼痛医学杂志》发表的《腰椎间盘突出症诊疗中国疼痛专家共识》，2021年《康复学报》发表的《中医康复临床实践指南·腰痛（腰椎间盘突出症）》，2022年《中华外科杂志》发表的《腰椎间盘突出症诊治与康复管理指南》等有关内容进行编写。检索数据库包括：知网、万方、CBM、医脉通、中国生物医学文献服务系统、PubMed、Embase、The Cochrane Library、Web of Science、PEDro、NGC、NICE、CIN、SIGN、WHO、CINAHL及Google学术数据库。设定的主要检索关键词为"腰椎间盘突出症"和"腰骶神经根病"作为主要关键词进行检索，以"腰痛"和"坐骨神经痛"作为次要关键词进行检索。本指南根据牛津循证医学中心证据分级方法对研究证据进行分级及评价。

腰椎间盘突出症（lumbar disc herniation，LDH）是指腰椎间盘发生退行性变后，纤维环部分或全部破裂，髓核单独或连同纤维环、软骨终板向外突出，刺激或压迫窦椎神经和神经根引起的以腰腿痛为主要症状的一种综合征。

（一）流行病学

腰椎间盘突出症好发于成年人，男性多于女性，好发部位为 L4/5、L5/S1。腰椎间盘突出症发病的基础是椎间盘的退行性变。体力劳动、久坐久蹲、驾驶、体育运动等造成的积累性损伤是 LDH 发生的重要因素。而妊娠、肥胖、糖尿病、高脂血症、吸烟、感染等是发生 LDH 的危险因素。腰椎间盘突出症的预后较好，绝大多数经过康复治疗可达到临床症状的缓解及功能的改善，但可能复发。致残性腰椎间盘突出少见，仅 10%～20% 的患者需手术治疗。

（二）临床表现

1. 腰痛

腰痛常为首发症状。疼痛一般在腰骶部，大多为酸胀痛，可放射到臀部，反复发作，久坐、久站或劳累后加重，休息后缓解。

2. 下肢疼痛

下肢放射性疼痛，站立、行走、打喷嚏或咳嗽时症状加重，卧床休息可缓解，严重者可伴相应神经分布区域感觉异常或麻木。大部分 LDH 发生在 L4～L5 和 L5～S1，可导致坐骨神经痛，出现下肢后外侧放射性疼痛。少数高位 LDH，使 L2～L4 神经根受累，引起股神经痛，出现腹股沟区或下肢前内侧疼痛。放射痛的肢体多为一侧，极少数患者可表现为双下肢症状。

3. 马尾神经症状

中央型椎间盘巨大突出、脱垂或游离椎间盘组织可压迫马尾神经，出现双下肢及会阴部疼痛、感觉减退或麻木，甚至大小便功能障碍。

（三）体格检查

1. 一般体征

腰椎侧凸，跛行。腰部活动受限，前屈受限为主。病变椎间盘的患侧椎旁常有压痛，压迫时可诱发远端放射性不适。

2. 特殊体征

①直腿抬高试验及加强试验：L4～L5 和 L5～S1 椎间盘突出压迫坐骨神经，直

腿抬高试验常阳性。如直腿抬高加强试验阳性通常可进一步排除椎管外病因。若健侧直腿抬高试验阳性常为椎管内突出严重的表现。②股神经牵拉试验：股神经牵拉试验阳性常提示 L2 ~ L4 神经根受累。

3. 神经系统表现

（1）感觉障碍：受累脊神经根会出现相应支配区感觉异常。早期多表现为皮肤感觉过敏，继而出现麻木、刺痛及感觉减退。

（2）肌力下降：受累神经根支配的肌肉可有不同程度的肌力减退，病程长者可出现肌萎缩。L5 神经根受累时，踝及趾背伸力下降。S1 神经根受累时，趾及足跖屈力下降。

（3）反射异常：患侧腱反射减弱或消失。膝腱反射异常多见于 L4 神经根受压，跟腱反射减弱或消失常见于 S1 神经根受压。提睾反射和肛门反射减弱及肛门括约肌张力下降常见于马尾神经受累。

（四）辅助检查

1. X 线

腰椎生理曲度发生变化，侧位片可见病变椎间隙变窄或前窄后宽，正位片可有侧弯表现，椎间隙患侧高度常较健侧低。

2. CT

椎间盘组织向椎管内突出，压迫神经根或硬膜囊，对局部钙化或骨性增生的诊断较 MRI 明确。

3. MRI

矢状位、冠状位、横断位直观显示突出物形态、位置、大小及与神经根压迫的关系，对于病灶诊断与鉴别诊断更有价值。CT 与 MRI 诊断 LDH 在敏感性和特异性方面无明显差异，但 MRI 对软组织显影优于 CT，且椎间盘信号高低可反映其退变程度。推荐 LDH 患者优先考虑 MRI 检查，如患者不能做 MRI，可考虑 CT 检查（2a 级）。

（五）康复评定

《中医康复临床实践指南·腰痛（腰椎间盘突出症）》推荐主要内容包括：功能障碍评估；疼痛评估；神经肌肉功能评估等。

采用 Roland-Morris 功能障碍调查问卷评估腰背痛患者功能状态、Oswestry 功能障碍指数评估自我量化功能障碍、腰椎关节活动度评定身体执行能力；视觉模拟评分评估疼痛程度；体感诱发电位检测神经根病变和反应神经根功能状态，表面肌电图检查神经肌肉功能和相关肌群肌力及耐力评定。

## （六）诊断

LDH 诊断必须结合临床症状、体征和影像学检查进行综合判断，症状和体征反映的受累节段神经应与 MRI 或 CT 显示突出物压迫的神经支配区域相符。

1. 诊断标准

①下肢放射性疼痛，疼痛位置与相应受累神经支配区域相符；②下肢感觉异常，相应受累神经支配区域皮肤浅感觉减弱；③直腿抬高试验、直腿抬高加强试验、健侧直腿抬高试验或股神经牵拉试验阳性；④腱反射较健侧减弱；⑤肌力下降；⑥腰椎 MRI 或 CT 显示椎间盘突出，压迫神经与症状、体征受累神经相符。前 5 项标准中，符合其中 3 项，结合第 6 项，即可诊断为 LDH（1a 级）。

2. 注意事项

①腰痛不是诊断 LDH 的必要条件，但患者常有腰痛病史；②单纯 MRI、CT 等影像学诊断不能作为诊断 LDH 的依据（1a 级）；③脊髓造影术为有创操作，不作为常规推荐（2a 级）；④神经电生理检查和红外热成像检查对 LDH 诊断意义有限，不做常规推荐（2a 级）；⑤对于多节段 LDH，难以明确主要责任椎间盘节段时，可采用椎间盘造影术和选择性神经根阻滞术来明确责任节段。

## （七）康复治疗

1. 健康教育

对于腰椎间盘突出症患者，给予正确的健康教育，对预防复发、防止加重、缓解症状具有一定作用。

（1）维持活动和卧床：应向患者强调在耐受范围内维持规律的日常活动并进行一定强度锻炼的重要性。适当运动可以帮助缓解肌肉痉挛，防止肌力下降。维持活动与标准化物理治疗对腰痛患者的功能改善同样有效（1b 级）。对于需要卧床休息以缓解严重症状的患者，应在症状好转后，鼓励其尽早回归适度的正常活动。较舒适的卧床姿势是仰卧位，在膝关节和头下各放置一个枕头，将肩部抬高；或侧卧位，位于上方的膝关节屈曲，在两侧膝关节之间放置一个枕头（5 级）。

（2）活动方式调整：患者应避免进行会增加脊柱应力的高冲击性运动，避免反复旋转和弯腰的运动（5 级）。理想的运动方案应结合可以改善心血管功能的规律锻炼及针对躯干和臀部的肌力训练，其中腹肌的训练尤为重要。适当的腰背肌功能训练可能对急性 LDH 有一定预防作用（4 级）。

（3）回归工作及工作场所的改造：回归工作的建议应针对患者的实际情况进行个

体化考虑。避免久坐及久站,避免搬动重物,避免旋转腰部动作。如需久坐或久站则应经常更换体位,在工作间隙少量多次地起身活动。

(4)正确的姿势:患者应学会弯腰和搬动重物的技巧。使用符合人体工学设计的腰垫和坐垫以辅助维持正确的坐姿(5级)。

(5)选择合适的床垫:建议腰椎间盘突出症患者使用中等硬度床垫(2b级),起到保护腰椎前凸角度的作用。

(6)护具的使用:腰部的护具可通过限制脊柱活动起到缓解疼痛、预防急性加重的作用。建议患者在持续工作时或一些特殊的会加重脊柱负荷的情况下佩戴使用,并注意需要定时放松。

(7)其他:建议患者避免过长时间开车(5级);BMI超标患者进行减肥;戒烟(5级)。

2. 运动疗法

运动治疗应在康复医学专业人员的指导下,基于康复评定结果,按照运动处方正确执行。因症状较轻的患者大部分可以自愈,而症状过重的患者又无法耐受,故不推荐在发病最初的1~2周内进行运动疗法治疗,如症状不再随时间加重,将治疗推迟至症状持续3周时开始是较合理的安排,尤其是针对腰部的运动和牵伸不应在发病初期即刻进行。对于亚急性或慢性病程的患者,如果没有危险信号,应鼓励尽早开始运动治疗,但腰部的运动和牵伸不应在发病初期即刻进行。

(1)核心肌力训练:核心肌力训练可通过协调的方式训练核心肌群以促进腰椎稳定性。Bakhtiary等的一项交叉设计随机对照研究表明,4周的核心肌力训练可以减少腰椎间盘突出症患者的疼痛,并改善其功能(2b级)。

(2)方向特异性训练与麦肯基疗法:根据患者的个体情况,在特定方向的关节活动范围末端进行反复的屈伸牵拉,其中最常见的就是麦肯基疗法。目前至少有4部已发表的指南推荐将麦肯基疗法用于慢性腰痛患者的治疗(1a级)。

(3)身心训练:身心训练可促进患者肌力、柔韧性及平衡能力的改善,还包含大量的放松技术,符合多个腰痛康复目标。常见的身心训练方法包括:瑜伽、普拉提、太极拳(1b级)。

(4)腰痛学校:以小组的方式进行授课,为患者提供解剖学、生物力学、最佳姿势及人体工学的相关信息,并进行连续超过2周的腰部运动训练。有证据显示,对于急性腰痛患者,腰痛学校在短期恢复及重返工作方面的作用要优于接受热疗的患者,但在缓解疼痛和预防复发方面没有显著差异(1a级)。

3. 手法治疗

（1）脊柱手法治疗：脊柱手法治疗通过牵伸脊柱结构使其超过主动运动的正常关节活动度末端，但不超越其解剖学的关节活动度末端。对于轻中度持续性症状的腰骶神经根病患者，可尝试脊柱手法治疗，包括 Mulligan 疗法、美式整脊技术、Maitland 关节松动术等。

（2）推拿和按摩：推拿和按摩可改善腰背部疼痛和功能状态，对于没有手术指征的轻中度腰骶神经痛患者，可改善腰椎间盘突出导致的根性症状，但应注意推拿和按摩有加重腰椎间盘突出的风险（2级）。

4. 牵引治疗

腰椎牵引是目前我国常用的保守治疗手段之一，可减轻椎间盘内压、牵伸粘连组织、松弛韧带、解除肌肉痉挛、改善局部血液循环并纠正小关节紊乱。临床上常用的牵引方式为持续牵引和间歇牵引。腰椎间盘突出症患者在专业康复医学人员的指导下进行牵引治疗，但应避免牵引重量过大、时间过长（2级）。

5. 物理因子治疗

物理治疗有助于减轻肌肉痉挛，改善局部血液循环，可短期内缓解中等以下程度疼痛。但物理疗法治疗腰椎间盘突出症的疗效差异较大（2级）。多种热疗法可通过改善局部血液循环、缓解肌肉痉挛改善腰痛。体外冲击波治疗可有效地减轻腰背痛患者疼痛，改善其功能状态及生活质量。临床上常使用的中低频电疗包括经皮神经电刺激和干扰电治疗，经皮神经电刺激可以缓解疼痛，减少功能障碍，改善 LDH 患者肌群活化程度，但经皮神经电刺激疗效仍未得到公认。超声治疗常用于多种肌肉骨骼疼痛综合征的治疗，通常与其他物理治疗方法联合应用，其作用可能是对深层组织加热所引起的。

6. 传统康复治疗手段

针刺疗法可在短期内中等程度缓解疼痛并改善功能（1a级）。《中医康复临床实践指南·腰痛（腰椎间盘突出症）》认为普通针刺、电针、温针灸疗法可有效改善患者腰痛、腿部麻木症状；针刀疗法疗效肯定，但可能有局部血肿、神经损伤、疼痛剧烈等并发症，对医师操作技术要求较高。此外还可尝试使用中药外敷法、中药外洗或熏蒸法、穴位敷贴法、穴位注射法等传统康复治疗手段。

7. 药物治疗

短期使用对乙酰氨基酚或非甾体抗炎药可减轻腰背疼痛。对乙酰氨基酚、非甾体抗炎药（布洛芬、塞来昔布、依托考昔等）(1b级)、离子通道调节剂（加巴喷丁、普瑞巴林等）、曲马多、阿片类药物（羟考酮、芬太尼、丁丙诺啡等）（2级）、脱水药物（甘露醇）、糖皮质激素、中枢性肌肉松弛剂（乙哌立松、氯唑沙宗等）、神经营养剂、改善微循环的药物及中药等对 LDH 都有一定的疗效,临床上可根据病情选择使用。

8. 微创治疗

微创治疗包括软组织松解术、注射治疗、射频热凝术、经皮椎间盘臭氧消融术、经皮椎间盘等离子消融术、经皮低能量激光椎间盘修复术等。其中硬膜外糖皮质激素注射治疗可在短期内缓解伴有坐骨神经痛的腰痛患者的症状（1b 级），但不能使手术率下降（1b 级）。鉴于疾病的自然预后较好且有其他治疗选择，不推荐患者在急性期应用，而对于保守治疗 6 周以上无效且不准备进行手术治疗或无法耐受手术的患者，可推荐进行注射治疗。

9. 手术治疗

对于腰椎间盘突出症病史超过 6 周，经保守治疗无效的患者；腰椎间盘突出症出现神经根麻痹或马尾神经压迫，表现为神经支配区域的浅感觉减退、关键肌肌力下降、尿便功能障碍的患者，应进行手术治疗。

10. 心理治疗及认知行为疗法

对于慢性疼痛患者，应针对其存在的抑郁焦虑问题进行心理辅导及康复知识教育，促使其心理状况改善，有助于疼痛的缓解。

## 二、颈椎病康复诊疗规范

说明：本专家共识参照 2019 年中华医学会物理医学与康复学分会发表的《物理医学与康复学指南共识》，2020 年 6 月《康复学报》发表的《中医康复临床实践指南·项痹（颈椎病）》，2020 年 12 月《中国脊柱脊髓杂志》发表的《颈椎病牵引治疗专家共识》，2021 年 8 月《中国医刊》发表的《全周期康复视角下的颈椎病康复相关指南及专家共识解读》，2008 年人民卫生出版社出版的《肌肉骨骼康复学》，2022 年 8 月《中国骨伤》发表的《脊髓型颈椎病中西医结合诊疗专家共识》等内容编写。检索数据库包括：知网、万方、CBM、医脉通、中国生物医学文献服务系统、PubMed、Embase、The Cochrane Library、Web of Science、PEDro、NGC、NICE、CIN、SIGN、WHO、CINAHL 及 Google 学术数据库。设定的主要检索关键词为"颈椎病"和"颈椎间盘突出症"。

颈椎病又称颈椎综合征，包括：颈椎骨关节炎、增生性颈椎炎、颈神经根综合征、颈椎间盘脱出症，是一种以退行性变为基础的疾病的总称。主要由于颈椎长期劳损，骨质增生，或椎间盘突出、韧带增厚，导致颈椎肌肉肌腱劳损，小关节老化，脊髓、神经根或椎动脉受压，从而出现一系列功能障碍和疼痛的临床综合征。在临床上，往往不是单一病变，常是两种及以上的颈椎病共存。

（一）流行病学

我国颈椎病患病率为 3.8% ~ 17.6%，男性患者多于女性。伴随着年龄的增长，颈肩痛的发病率呈递增趋势，并以 50 岁左右的中年女性最为常见。有研究报道，30% 的颈部疼痛患者将会出现一些慢性症状，对于那些曾经出现颈部疼痛的人群来说，其中 14% 的人受影响时间超过 6 个月。此外，调查表明，37% 患有颈部疼痛的人至少在 12 个月内都会伴有持久性的颈部疼痛，5% 患有颈部疼痛的成年人群将因为疼痛而丧失部分功能，表明这是一个群体性的健康问题。

（二）病因

1. 退行性变。
2. 慢性劳损，如不良睡眠姿势、不当的工作姿势、不适当的体育锻炼、精神状态异常、颈部肌张力障碍等。
3. 头颈部外伤。
4. 咽喉及颈部炎症。
5. 先天畸形。

（三）临床表现

1. 颈型颈椎病

也称小关节型颈椎病，具有头、肩、颈、臂的疼痛及相应的压痛点，X 线片上没有椎间隙狭窄等明显的退行性变，但颈椎生理曲度往往有改变，还可伴有椎体不稳及轻度骨质增生等变化。

2. 神经根型颈椎病

神经根型颈椎病主要表现为典型的神经根症状，范围与受累椎体节段一致；脊神经根牵拉试验多为阳性；正位 X 线片显示钩椎关节增生，侧位 X 线片显示生理前屈消失或变直，双斜位 X 线片显示钩椎关节增生、椎间孔狭窄；CT、MRI 检查显示椎间盘突出或脱出，椎体边缘骨赘形成，后纵韧带局限性肥厚等。

3. 脊髓型颈椎病

临床上出现颈脊髓损害的表现，四肢无力麻木，走路"踩棉花"感，可引起瘫痪和大小便失禁。X 线片上显示椎体后缘明显的骨质增生、椎管狭窄。MRI 可清楚显示脊髓严重受压变细，T2 加权像出现水肿或变性的高信号。

4. 椎动脉型颈椎病

具有椎-基底动脉供血不足表现。转头时突发眩晕、恶心、呕吐、四肢无力、共济失调，甚至倾倒，但意识清醒，卧床休息症状可消失。椎动脉扭转试验阳性。X线片显示节段性不稳定、钩椎关节增生、寰枢关节骨质增生。

5. 交感型颈椎病

由于颈椎间盘前突、颈椎前缘骨质增生等刺激和压迫了颈椎侧前方的交感神经而出现的一组特殊综合征。临床表现为头晕、眼花、耳鸣、心前区疼痛等一系列交感神经症状，X线片示颈椎有失稳或退变，椎动脉造影阴性。

6. 混合型颈椎病

具有前述诸型两种及两种以上颈椎病者，均属此型。尤其病程较长的老年患者常常多型并发，因此在诊断及治疗上，应主次分明。

7. 其他型颈椎病

食管受压型颈椎病：表现为吞咽困难，尤以颈部后伸时为甚，X线片显示椎节前方有明显骨赘形成，钡餐检查显示食管受压征，多合并其他型颈椎病；交感型颈椎病：该型颈椎病诊断多以交感神经症状为依据，而无特定病理解剖部位，且交感神经症状常散布于诸型颈椎病之中。

（四）体格检查

1. 前屈旋颈试验

令患者颈部前屈，嘱其向左右旋转活动。如颈椎处出现疼痛，阳性结果，一般提示颈椎小关节有退行性变。

2. 椎间孔挤压试验

椎间孔挤压试验又称压头试验或压颈试验，患者坐位，用双手重叠按压患者头顶，并控制颈椎在不同角度下进行按压，如引起颈部疼痛和放射痛者为阳性，说明颈神经根受压；出现肢体放射性疼痛或麻木，说明颈神经根受压；当患者头部处于中立位或后伸位时，出现加压试验阳性称之为Jackson压头试验阳性。

3. 臂丛牵拉试验（Eaten试验）

患者低头，检查者一手扶患者头颈部、另一手握患肢腕部，做相反方向推拉，当出现上肢放射痛或麻木时为阳性。如牵拉同时再迫使患肢做内旋动作，出现上述症状时，则称为Eaten加强试验阳性。

4. 上肢后伸试验

若患肢出现上肢放射痛，表明颈神经根或臂丛有受压或损伤的可能。

### 5. 其他

桡骨膜反射、肱二头肌和肱三头肌反射在神经根型颈椎病时减弱,脊髓型颈椎病时亢进;脊髓型颈椎病 Hoffmann 征为阳性,膝腱反射亢进。

### (五)辅助检查

#### 1. X 线检查

是诊断颈椎损伤及某些疾病的重要手段,也是颈部最基本最常用的检查技术。正位可显示有无寰枢关节脱位、齿状突骨折或缺失,第七颈椎横突有无过长、有无颈肋,钩椎关节及椎间隙有无增宽或变窄。侧位显示有无生理曲度改变、颈椎变直、生理前突消失或反弓。斜位可观察椎间孔的大小及钩椎关节骨质增生的情况。

#### 2. CT 检查

可清楚显示颈椎周围结构、椎间盘及硬膜囊,对骨质变化敏感,用于诊断椎间盘突出的椎管扩大或骨质破坏程度。

#### 3. MRI 检查

显示出椎管内、脊髓内部的改变,脊髓受压部位及形态改变,对于颈椎损伤、颈椎病及肿瘤的诊断具有重要价值。

#### 4. 经颅彩色多普勒、数字减影血管造影、磁共振血管造影

可探查基底动脉血流、椎动脉颅内血流,推测椎动脉缺血情况,是检查椎动脉供血不足的有效手段,也是临床诊断颈椎病,尤其是椎动脉型颈椎病的常用检查手段。椎动脉造影和椎动脉 B 超对诊断有一定帮助。

#### 5. 肌电图检查

有助于鉴别神经源性还是肌源性肌肉萎缩,了解神经损伤的部位、范围、程度和再生情况。对于进行了体格检查和 MRI 检查后,不能确诊是否患有神经根型颈椎病的患者,可采用肌电图检查。

软组织型颈椎病仅可见疼痛侧颈竖脊肌、斜方肌上支肌电的平均振幅值降低。神经根性颈椎病肌肉松弛时出现纤颤电位,严重者可出现电位异常或电静息。正常收缩电位低电压时会出现单纯相或干扰相。脊髓型颈椎病既有运动神经传导速度和动作电位降低及末梢潜伏期延长,又有感觉神经传导速度减慢,但肌电图检查对脊髓型颈椎病的诊断无特异性,仅可以用来排除症状混淆的周围神经病或合并嵌压性周围神经病。

## （六）康复评估

1. 结构与功能评估

颈椎结构评估可基于多模态影像实现，包括颈椎曲度测量、脊柱稳定性分析、椎间盘评估等。功能评估包括颈椎活动度分析、肌力和肌张力评定、感觉和反射评定、疼痛评定、颈椎病相关临床特殊评定方法等。正常颈椎关节活动度为前屈 35°～45°，后伸 35°～45°，左右旋转 60°～80°，左右侧屈 45°。

2. ADL 能力评定

2017 版美国指南指出目前尚没有专门针对颈痛患者日常生活能力的评价量表，但存在综合性的主观调查量表，如 SF-36 中的部分条目可用于评价患者的日常生活能力。

3. 活动与参与专项评定

2019 版共识和 2017 版美国指南均推荐使用标准化的量表反映患者的活动与参与专项的能力，如颈椎功能障碍指数量表和患者自觉功能量表。颈椎功能障碍指数量表用于评价颈椎病患者的感觉与功能活动水平，共包含 10 个项目，其中 4 项为主观症状，6 项为日常生活活动相关。患者自觉功能量表可用作特定情况下的补充评估，要求患者列出 3 个由于颈椎病而难以完成的活动，并对每个活动进行打分。

## （七）诊断

颈椎病的临床症状较为复杂。主要有颈肩背疼痛，上肢疼痛、麻木和无力，手指麻木，下肢无力，行走困难，头晕，恶心，呕吐，甚至视物模糊、心动过速及吞咽困难等，有些甚至出现类似于心绞痛症状的胸部疼痛。颈椎病的临床症状与病变部位、组织受累程度及个体差异有一定关系。

诊断需结合具有上述颈椎病的临床症状和（或）体征、影像学改变情况。

## （八）康复治疗

颈椎病康复治疗的目的是减轻疼痛，尽可能维持日常生活和活动能力，并防止脊髓和神经的永久性损伤。

1. 卧床休息

可减少颈椎的负荷，有利于症状的减轻或消除（5级）。注意选择合适的枕头和颈部姿势。注意卧床时间不宜过久，以免发生肌肉萎缩，肌肉、韧带、关节囊粘连，关节僵硬等变化，造成慢性疼痛及功能障碍，不易恢复。还需强调的是在各型颈椎病的间歇期和慢性期，除症状较重的脊髓型患者外，应根据患者的具体情况，安排适当的工作，不需长期卧床休息。

2. 物理因子治疗

在颈椎病的治疗中，物理因子治疗可起到多种作用，也是较为有效和常用的治疗方法。物理因子治疗可以消除神经根及周围软组织的炎症、水肿，改善脊髓、神经根及颈部的血液供应和营养状态，缓解颈部肌肉痉挛，延缓或减轻椎间关节、关节囊、韧带的钙化和骨化过程，增强肌肉张力，改善小关节功能，改善全身钙磷代谢及自主神经系统功能。常用的方法有磁疗（2c级）、直流电离子导入疗法、低中频电疗、高频电疗法、石蜡疗法、超声波疗法、光疗、水疗、泥疗等（3c级）。

3. 牵引治疗

颈椎牵引疗法对颈椎病是较为有效且应用广泛的一种治疗方法，必须掌握牵引的方向、重量和牵引时间三大要素，以保证牵引的最佳治疗效果，早期病例更为有效（1级）。神经根型颈椎病是牵引治疗的最佳适应证，推荐的牵引治疗场所为医院，相较于坐位牵引更推荐仰卧位进行牵引，颈椎牵引的参数包括牵引模式、力量、角度和时间。由于患者病情具有较大差别，目前并没有统一的标准。颈椎牵引前需排除禁忌证，颈椎牵引后出现接触性皮炎和脑供血不足的情况应立即停止牵引并进行对症治疗。对病程较久的脊髓型颈椎病进行颈椎牵引，有时可使症状加重，故较少应用。

4. 运动疗法

运动疗法适用于各型颈椎病症状缓解期及术后恢复期的患者。颈椎的运动疗法指采用合适的运动方式对颈部及相关部位进行锻炼，从而增强肩颈部肌力，改善颈椎稳定性，增加颈椎活动范围，减少神经压迫和肌肉痉挛，从而改善颈椎活动能力，缓解或消除疼痛。运动疗法是改善颈椎病长期预后的关键，对巩固疗效、减少复发具有重要作用。

（1）颈椎被动活动训练：颈椎病可致关节活动受限，以伸展、侧屈、旋转受限显著。被动活动训练包括被动活动度训练和被动活动对抗训练（2a级）。

（2）颈椎主动活动度训练：次数以不明显增加患者的疼痛为标准，一般由患者自己进行，必要时应由医师指导保护。主动活动度训练常与康复训练中的徒手体操同时进行（2a级）。

（3）颈部肌肉等长等张收缩训练：等长收缩可维持和恢复颈部肌肉力量，对于佩戴支具或围领的患者尤为重要。以手掌的压力为手法阻力与头的一侧对抗5秒，间歇5秒，重复6遍，每天2~3次（2b级）。

（4）颈部悬吊训练：是有效增加颈部肌力，特别是颈部局部稳定肌肌力，增加颈椎稳定性的有效方法。适用于颈型颈椎病和神经根型颈椎病患者的恢复期。训练时患者仰卧，使用专用宽吊带将枕部悬吊。根据患者情况可采用开链运动、静态/动态闭链训练（1级）。

5. 矫形支具疗法

颈椎的矫形支具主要用于固定和保护颈椎，矫正颈椎的异常力学关系，减轻颈部疼痛，防止颈椎过伸、过屈、过度转动，避免造成脊髓、神经的进一步受损，减轻脊髓水肿，减轻椎关节间创伤性反应，有助于组织的修复和症状的缓解，配合其他治疗方法同时进行，可巩固疗效，防止复发。

最常用的有颈围、颈托，可应用于各型颈椎病急性期或症状严重的患者。颈托也多用于颈椎骨折、脱位，经早期治疗仍有椎间不稳定或半脱位的患者。但应避免不合理长期使用，以免导致颈肌无力及颈椎活动度不良。

6. 针灸治疗

采用毫针、火针、温针、耳针、腹针、针刀、穴位注射、穴位埋线、热敏灸、雷火灸、放血、拔罐、刮痧等治疗方法，每种方法各有所长，根据各型颈椎病的临床症状及病例特点，适用于不同的针灸治疗手段，且同一种针灸治疗措施针对各型颈椎病的具体操作也略有差异（1a级）。

7. 推拿和手法治疗

常用的方法有中式手法及西式手法。中式手法指中国传统的按摩推拿手法，一般包括骨关节复位手法及软组织按摩手法。西式手法在我国常用的有麦肯基手法、Maitland关节松动术、脊椎矫正术等。

（1）推拿治疗大致可分为两类：传统的按摩、推拿手法和旋转复位手法（3c级）。

1）传统的推拿、按摩手法：治疗前对患者的病情应有全面的了解，手法要得当，切忌粗暴。在颈、肩及背部施用揉、拿、捏、推等手法，对神经根型颈椎病患者施行推拿手法时还应包括患侧上肢，椎动脉型和交感型颈椎病应包括头部。推拿治疗颈椎病对手技的要求高，不同类型的颈椎病，其方法手法差异较大。

2）旋转复位手法：应用于颈椎小关节紊乱、颈椎半脱位等疾病。该法难度较大，若操作不熟练则存在一定风险。

（2）麦肯基技术认为颈椎疾病与过长时间的坐姿和频繁的颈部屈曲相关，通过一定形式的训练可增加活动的范围，形成一种节律性的牵张，基本方法包括颈部伸展运动、颈部侧弯运动、颈部转动运动、颈部弯曲运动等（3c级）。

8. 药物治疗

急性期患者可选择西药控制症状，从而解除或减轻各种因素对神经、血管的压迫，积极保护椎间关节，达到消炎止痛、恢复颈椎关节稳定性的作用（1b级）。

（1）口服药物：以非甾体抗炎药为常用药，一般用药时间不超过 2 周。

（2）外用药物：局部止痛擦剂或膏剂。

（3）药物注射疗法：临床常用透视引导下颈部硬膜外或选择性神经根注射皮质类固醇药物和（或）局部麻醉药。

9.手术治疗

无论哪一型颈椎病，其治疗的基本原则都是先非手术治疗，无效后再手术治疗。这不仅是由于手术本身所带来的痛苦和易引起损伤及并发症，更为重要的是颈椎病本身绝大多数可以通过非手术疗法使其缓解和停止发展、好转甚至临床痊愈。除非具有明确手术适应证的病例，一般均应先从正规的非手术疗法开始，并持续 3～4 周，一般均可显效。对呈进行性发展者，则需要及早进行手术（1b 级）。

## 三、肩周炎康复诊疗规范

说明：本专家共识参照 2023 年 4 月《世界中医药》发表的《肩周炎中西医结合诊疗专家共识》，2022 年《上海中医药杂志》发表的《中医骨伤科临床诊疗指南·肩关节周围炎》，2017 年《中国针灸》发表的《肩周炎循证针灸临床实践指南》的有关内容进行编写。检索数据库包括：知网、万方、CBM、医脉通、中国生物医学文献服务系统、PubMed、Embase、The Cochrane Library、Web of Science、PEDro、NGC、NICE、CIN、SIGN、WHO、CINAHL 及 Google 学术数据库。设定的主要检索关键词为"肩关节周围炎"或"肩周炎"。

肩周炎是指因肩关节及其周围的肌腱、韧带、腱鞘、滑囊等软组织退行性变、炎症性病变而引起的以肩关节疼痛和功能障碍为主的一类疾病。又称为冻结肩、粘连性关节囊炎。

（一）流行病学

肩周炎好发于 50 岁左右人群，普通人群中的发病率为 2%～5%。女性的患病率略高于男性，但男性患者的预后却更差且恢复周期更长。肩周炎左、右侧发病率无明显区别，以单侧发病为主，其中 20% 的单侧发病患者对侧肩关节会出现类似症状。

（二）病因

肩周炎的病因目前尚未明确。Robinson 等将冻结肩分为原发性、糖尿病相关性、继发性、神经肌肉源性四个类型。原发性冻结肩又分为两类，一类是没有明显诱发因素的冻结肩，即传统意义上的原发性冻结肩；另一类是非肩部疾病诱发的冻结肩，如上肢骨折以后肩部长时间制动而继发的肩关节僵硬。糖尿病相关性冻结肩被单独列为一型。继发性冻结肩是指继发于肩关节其他原发性疾病的冻结肩。神经肌肉源性冻结肩是指脑卒中或其他神经肌肉源性疾病导致肩关节失用后出现类似冻结肩的表现。冻结肩常见易感因素包括糖尿病、甲状腺疾病、肩关节制动、神经系统疾病（如帕金森病、脑出血）、颈椎间盘疾病、胸部疾病。

### （三）临床表现

急性期主要表现为肩关节周围疼痛，夜间加重，甚至影响睡眠。因疼痛反射性引起肌肉保护性痉挛和肩关节活动受限，冻结期疼痛症状减轻，但肩关节周围软组织广泛粘连、挛缩，各方向活动度明显缩小，以外展、外旋、后伸受限最明显；恢复期疼痛逐渐消失、功能逐渐恢复。虽然肩周炎是自限性疾病，有些患者可能会在12～18个月恢复完全，但其他患者可能会持续几个月。肩周炎可分为三期：疼痛期、僵硬期、缓解期。疼痛期一般病程持续时间在2～9个月，患者主要症状为肩部疼痛，且夜间加重，此外还会伴随肩部逐渐僵硬，但并不显著，随着病情进展，夜间加重的肩部疼痛可逐渐变为全天持续的疼痛。

僵硬期一般病程可长达4～12个月，在病程期间患者的肩关节疼痛会逐渐改善，但肩关节僵硬症状仍存在，并且可能会加重，肩关节的活动范围较前缩小。缓解期一般长达5～26个月，部分患者可在1～1.5个病程内完全恢复正常，在缓解期中患者肩部的僵硬情况会有所好转，肩关节的活动范围也会逐渐恢复，但也有患者不能完全康复，肩部疼痛及僵硬持续数年，或仍有部分肩关节活动受限。

### （四）体格检查

肩关节各轴面上的活动范围减小，主动、被动关节活动度相等，不受疼痛的影响。其中以外展、外旋、后伸受限最明显。肩部可出现弥漫性压痛，喙肱韧带、三角肌前后缘、冈上肌、肱二头肌长头腱等部位可有明显压痛。部分患者三角肌可有轻度萎缩。

### （五）辅助检查

1. X线

X线可以排除疼痛和运动受限的骨性原因，年龄较大或病程较长者如骨赘、骨质疏松或关节周围钙化期内发生的骨质减少可见于与废用和炎症过程相关的肩周炎。

## 2. MRI

MRI 可以清楚显示肩关节周围肌肉、肌腱，明确病变部位和严重程度，在鉴别肩袖损伤中优势突出。

## 3. 超声检查

超声检查能够动态观察不同排列的肌肉，发现关节积液、滑囊积液、肌腱撕裂、软组织钙化和变性等异常。

### （六）康复评定

1. 身体功能评定，如关节活动范围评定、肌力评定、肌围度评定、疼痛评定、心理评定。
2. 肩关节特殊评定，如疼痛弧、落臂试验、Neer 撞击征、卡压征、Yergason 测试、空罐试验（Jobe 试验）等。
3. 日常生活活动能力评定。

### （七）诊断要点

1. 肩关节疼痛，以夜间为甚，常被痛醒，但较少肿胀。
2. 肩关节活动障碍，查体示肩峰下广泛压痛，肩关节外展、上举、外旋、后伸、后背上抬动作受限，不能做脱衣、梳头、洗脸等动作。
3. X 线检查多为阴性，病情久者可见骨质疏松。

### （八）康复治疗

1. 一般治疗

肩部注意防寒保暖，避免提重物，防止不正确的运动方式。

2. 药物治疗

因疼痛影响生活和工作者，可适当口服非甾体抗炎药；肌肉痉挛明显者可用肌肉松弛剂（推荐级别：C）。

3. 超声引导下注射治疗

肩关节周围炎超声引导注射技术可同时明确诊断及治疗，准确穿刺减少损伤，降低风险。穿刺时患者上臂轻度外展及外旋，在喙突和肱骨小结节间隙垂直向后进针，或患者采取坐位，使上臂轻度外展及内旋。在肩峰下方，于三角肌和冈上肌之间垂直进针。临床上常用泼尼松龙混悬液和利多卡因注射液做痛点封闭注射，每周 1 次，共 2～3 次。患者疼痛严重，痛点明显、局限者，做多痛点及关节腔注射，如冈上肌腱附着点、肱二头肌腱鞘、肩峰下滑囊前外侧部、小圆肌部位的后关节囊及盂肱关节腔等，注射后即可进行轻微的关节活动。操作过程中要注意准确穿刺减少损伤、降低风险。若无超声设备，可采用传统的局部注射方法（推荐级别：C）。

4. 物理因子治疗

（1）体外冲击波疗法：体外冲击波的刺激有助于修复组织损伤、控制感染和炎症、松解组织粘连、镇痛、扩张血管和促进血管再生，可显著改善肩关节周围炎患者的疼痛和关节活动度（推荐级别：C）。

（2）激光：激光治疗根据治疗功率的不同，分为高能量激光（＞0.5 mW）和低能量激光（＜0.5 mW），有研究认为，相对于低能量激光，高能量激光可在短时间内对更大区域提供有效的治疗，其镇痛效果也更为显著（推荐级别：C）。

（3）中频电刺激：中频电有明显的镇痛和促进血液循环的作用，电极常并置或对置于肩痛点周围（推荐级别：C）。

（4）超声波疗法：超声波具有能量集中、穿透力强的特点，可透过人体表层直接作用于粘连的肩关节软组织，引起组织细胞内物质运动，从而增强局部新陈代谢，消炎止痛（推荐级别：C）。

（5）肌内效贴：肌内效贴可改善局部循环、促进淋巴回流、消除软组织肿胀及疼痛、增加感觉输入、放松或促进软组织功能活动等。

5. 功能锻炼

（1）钟摆运动：身体前屈，患臂自然下垂，完成前后向、左右向及环转运动。

（2）耸肩运动：双臂自然下垂体侧，双肩向上耸起，最高位置保持5秒。

（3）扩胸运动：双臂自然下垂体侧，双肩向后做扩胸运动，最大位置保持5秒。

（4）含胸运动：双臂自然下垂体侧，双肩向前做含胸运动，最大位置保持5秒。

（5）肩前屈运动：仰卧位或坐位，伸肘时上肢向上提举，逐渐增加角度；面对墙壁站立，患侧手指沿墙缓缓向上爬动，上肢尽量高举，再徐徐向下回原处，逐渐增加高度。

（6）肩外展运动：靠墙站立，上肢外展，沿墙壁手指向上爬行至最大位置，再徐徐向下回原处，逐渐增加高度。

（7）肩内旋、外旋运动：仰卧位，患肩外展90°，屈肘90°，健手握患侧手腕，用力向头部或足部方向去推患侧前臂。

（8）肩关节水平内收运动：仰卧位，患肩前屈90°，屈肘90°，健手握患侧肘部，患手尽量触摸对侧肩部。

（9）肩关节后伸、内旋、内收运动：身体伸直，双手背后，健手将患侧手腕向上拉，使患手尽量接触对侧肩胛骨。

6. 传统中医治疗

（1）中药治疗

1）中药熏蒸、热敷疗法：利用物理热效应和药疗效应的双重作用，以达到疏通腠理、发汗祛邪、温通经脉、通痹止痛的目的（推荐级别：C）。

2）中药内治：针对不同病因病机，辨证施治。如当归四逆汤以温通、养血为主，可用于血虚寒凝型肩关节周围炎（推荐级别：C）。

（2）针灸：针灸治疗遵循分期治疗的原则。急性期（冻结活动性期）应先缓解疼痛，沿经络选择远端穴位，结合局部穴位和阿是穴，进行强刺激。慢性期（冻结期）及功能恢复期，应先矫正肩关节运动障碍，并采取病因模式辨证，沿经络结合阿是穴局部邻近选穴。肩周炎的针灸治疗应在早期进行，可以缩短病程，减轻症状，改善患者预后（推荐级别：C）。

（3）推拿：推拿疗法具有活血祛瘀、舒筋活络、解痉止痛、松解粘连等作用。常规推拿方法有擦揉法、点按穴位法、环转摇肩法、上肢被动后扳法、背后拉臂法、抖法等（推荐级别：A）。基本手法：患者端坐、侧卧或仰卧位，术者分别运用擦法、揉法、拿捏法作用于肩前、肩后和肩外侧，用右手拇、示、中三指对握三角肌肌束，做垂直于肌纤维走向的拨法，揉压肩外俞、秉风、巨骨、缺盆、肩髃等穴位，再拨动痛点附近的冈上肌、胸肌以充分放松肌肉；然后术者左手扶住肩部，右手握住患手，做牵拉、抖动和旋转活动；最后帮助患肢做外展、内收、前屈、后伸等动作，以解除肌腱的粘连，促进功能恢复。手法治疗时会引起不同程度的疼痛，要注意用力适度，以患者耐受为度。

（4）拔罐：拔罐疗是通过负压吸附并刺激人体腧穴或某一特定部位的表面，达到调整患者阴阳、气血，使之趋于平衡的非药物外治法。

（5）小针刀：小针刀具有疏经活络、益气活血、加快炎性吸收的效果，还有松解、剥离粘连瘢痕组织，恢复动态平衡之功效（推荐级别：B）。

7. 手术治疗

经长期保守治疗无效者，可考虑手术治疗。关节镜手术适用于肩周炎关节僵硬、活动功能严重受限、生活难以自理、康复训练无效者。影像学检查示除局部骨质稀疏外，多无明显异常，术中松解关节囊粘连时注意勿损伤神经和血管。手术方法分两种，分别是肱二头肌长头肌腱固定或移位术与喙肱韧带切除术，术后可配合关节活动度被动练习。该方法尤其适用于糖尿病合并肩周炎迁延不愈患者（推荐级别：B）。

### 四、骨性关节炎康复诊疗规范

说明：本专家共识参照2022年10月《中华内科杂志》发表的《骨关节炎诊疗规范》，2021年9月《中华骨科杂志》发表的《中国骨关节炎诊疗指南（2021年版）》，2020年4月发表的《中国骨关节炎疼痛管理临床实践指南（2020年版）》，2019年12月《临床外科杂志》发表的《中国老年膝关节骨关节炎诊疗及智能矫形康复专家共识》，2018年12月《中华医学杂志》发表的《膝骨关节炎中西结合诊疗指南》，《中华物理医学与康复杂志》发表的《骨关节炎的康复治疗专家共识》有关内容进行编写。检索数据库包括：知网、万方、CBM、医脉通、中国生物医学文献服务系统、PubMed、Embase、The Cochrane Library、Web of Science、PEDro、NGC、NICE、CIN、SIGN、WHO、CINAHL及Google学术数据库。设定的主要检索关键词为"骨关节炎"、指南、专家共识和康复。

骨性膝关节炎（knee osteoarthritis，KOA）是最常见的退行性关节疾病，可导致关节疼痛、肿胀、僵硬、活动受限甚至残疾。随着人口老龄化的增加，KOA被认为是一个紧迫的公共卫生问题。KOA的病理表现主要为软骨纤维化、软化、溃疡形成和缺失，软骨下骨硬化、骨赘形成及滑膜炎等，严重影响中老年人的生活质量。KOA患病率高，医疗花费巨大，给家庭、社会带来沉重的负担。其发病机制尚不完全清楚，一般认为发病因素包括年龄、性别、遗传、肥胖、既往创伤史等。

#### （一）流行病学

KOA以中老年患者多见，女性多于男性，肥胖、超重或创伤史人群多见（推荐强度：强推荐，证据等级：B）。膝关节OA的高危人群还包括存在膝关节周围肌肉萎缩、长期从事负重劳动等特殊职业、家族中有OA患者、位于高风险地区或肠道菌群紊乱等危险因素者（推荐强度：弱推荐，证据等级：C）。我国KOA患病率约为8.1%，其致残率高达53%。

#### （二）临床表现

KOA的临床特点是起病缓慢，早期无明显症状，当病情发展到一定阶段时，会出现关节疼痛、僵硬、肿胀、膨大、活动时响声等症状、特点和体征（推荐强度：强推荐，证据等级：C）。

1. 关节疼痛

疼痛为KOA的首发症状，通常局限于受累关节，多为定位不明确的深部疼痛，呈钝痛、弥漫性或关节酸胀感。疾病早期，关节在过度使用或活动后出现疼痛，休息后疼痛减轻。到晚期，静息也会出现疼痛（推荐强度：强推荐，证据等级：C）。

2. 关节僵硬

KOA 的关节僵硬多发生于晨起或关节较长时间处于静息状态后，程度一般较轻，可在逐渐活动关节 15 ~ 30 分钟后缓解。

3. 关节肿胀

膝关节肿胀以骨赘形成或关节积液时明显，往往伴有活动受限或关节畸形。

4. 关节活动异响

关节活动异响见于病程加长的患者，关节面因损伤变得粗糙、不规整，甚至关节面破裂，以及增生的骨赘破碎，在关节活动时可出现异响。

5. 关节无力、活动障碍

完全出现关节无力、活动受限，其程度与受累关节的功能、数量、病变持续时间、病变严重程度等因素有关（推荐强度：强推荐，证据等级：C）。

（三）体格检查

膝关节局部的压痛，多见于髌骨及髌骨上方，尤以关节肿胀时明显。活动功能障碍时主动伸屈功能受限，并伴有局部疼痛，单足半蹲试验、髌骨研磨试验可呈阳性。合并中等量关节腔积液时，浮髌试验阳性。部分患者可见膝关节内翻或外翻畸形，以内翻为多见。

（四）辅助检查

1. 实验室检查

膝骨关节炎的实验室检查多无明显异常，部分急性发作期伴关节肿胀患者可见 CRP、ESR 增高。

2. 影像学检查

疑似 OA 患者应首选 X 线检查，必要时可行 CT、MRI 及超声等检查，进一步明确退变部位、退变程度及进行鉴别诊断（推荐强度：强推荐，证据等级：B）。X 线检查：非对称性关节间隙变窄，软骨下骨硬化和（或）囊性变，关节边缘增生和骨赘形成或伴有不同程度的关节积液，部分关节内可见游离体或关节变形。MRI 检查：对于膝关节半月板、交叉韧带等软组织损伤或关节积液等，MRI 能提供清晰的影像资料，有助于诊断。

## （五）康复评定

1. 感觉功能评定。
2. 运动功能评定，如关节活动度、肌力及肌耐力评定。
3. 平衡功能评定。
4. 日常生活活动评定。
5. 社会参与能力评定，如 WOMAC 评分量表等。

## （六）诊断

根据膝关节慢性疼痛病史、临床表现、实验室检查和 X 线所见，膝骨关节炎的诊断比较容易，临床诊断标准包括：

1. 近 1 个月反复膝关节疼痛。
2. X 线片（站立或负重位）提示关节间隙变窄、软骨下骨硬化和（或）囊性变、关节缘骨赘形成。
3. 关节液（至少 2 次）清亮、黏稠，WBC＜2000 个 /mL。
4. 患者年龄≥ 50 岁。
5. 晨僵≤ 30 分钟。
6. 活动时有骨摩擦音（感）。

综合临床、实验室及 X 线检查，符合 1+2 条或 1+3+5+6 条或 1+4+5+6 条，可诊断膝骨关节炎。

## （七）康复治疗

KOA 总体治疗原则是非药物与药物治疗相结合，必要时手术治疗。治疗应个体化，结合患者自身情况，选择合适的治疗方案。

### 1. 物理治疗

KOA 患者首选基础治疗，包括健康教育、运动治疗、物理治疗和行动辅助支持（推荐强度：强推荐，证据等级：B）。

（1）物理因子治疗

1）温热治疗：主要用于缓解 KOA 关节疼痛和缓解肌肉痉挛。常用的有红外线、热敷、局部冰敷、石蜡疗法等（推荐强度：弱推荐，证据等级：C）。

2）高频电疗法：具有消炎镇痛、促进关节腔积液吸收、缓解肌肉痉挛等作用，常用的有超短波、短波和微波疗法。当 KOA 处于急性炎症期，可采用无热量超短波或脉冲超短波 8～15 分钟；当处于慢性炎症期，常用微热量超短波或连续超短波 12～15 分钟（推荐等级：强推荐；证据等级：B）。

3）中、低频电疗法：主要针对慢性炎症、粘连、肌肉萎缩和关节僵硬患者。常用的有调制中频、等幅中频电疗法及干扰电疗法。低频电疗：50～100 Hz，具有促进血液循环、促进炎症吸收、缓解疼痛的作用；25～50 Hz，具有刺激神经、肌肉，防止肌肉萎缩的作用（推荐等级：强推荐；证据等级：B）。

4）超声波疗法：利用超声波的机械作用和温热作用来松解粘连、缓解肌肉痉挛和改善局部代谢。常用的频率为 1～5 MHz，强度为 0.5～1.5 W/cm$^2$（推荐强度：弱推荐，证据等级：B）。

5）磁疗：对 KOA 缓解关节肿胀、疼痛有效。常用磁场强度为低强度磁场（20～100 mT）到中强度磁场（100～200 mT），20 分钟/次，1 次/1～2 日，15～20 次/疗程。有关节积液时，可用脉冲磁场（5～7 mT）；无积液时，使用交变磁场（推荐强度：弱推荐，证据等级：B）。

（2）运动疗法：运动疗法是 KOA 康复治疗计划的重要组成部分，对增强肌力、保持或恢复关节活动范围、改善关节功能和预防及减轻骨质疏松具有重要作用。有氧运动和水上运动能改善膝关节 OA 患者的疼痛和功能，推荐临床医师根据患者情况制定个体化运动治疗方案（推荐强度：强推荐，证据等级：B）。

常见的运动疗法的形式有主动运动、助力运动、抗阻运动（包括等张运动、等长运动、等速运动等）、伸展运动、全身性耐力运动（有氧运动）、被动运动等。

KOA 采用运动疗法应遵循以下原则：因人而异，循序渐进，持之以恒；主动运动为主，被动运动为辅；避免过度运动。

2. 作业治疗

功能性作业治疗主要包括上肢、手、下肢的功能训练。

ADL 作业主要包括日常生活活动及工具性日常生活活动训练。

3. 康复辅具

采用适当的矫形支具或矫形鞋，以改变负重力线、平衡各关节面的负荷，采用手杖、助行器、拐杖等可以减少受累关节的负重（推荐强度：强推荐，证据等级：A）。

4. 传统康复治疗

（1）中医中药：局部外用和口服中成药可缓解 OA 疼痛、改善关节功能，且安全性较高，临床医师可酌情使用，但外用时仍需预防皮肤过敏（推荐强度：弱推荐，证据等级：B）。

（2）针灸：针灸包括电针、毫针、火针、蜂针、浮针、温针等，可有效改善 OA

患者的关节疼痛和功能，且安全性较高，可酌情用于治疗 OA（推荐强度：弱推荐，证据等级：B）。

（3）小针刀、拔罐、刮痧、推拿等。

5. 药物治疗

药物治疗是 KOA 疼痛管理的重要手段之一，包括非甾体抗炎药、其他镇痛药物、缓解 KOA 症状的慢作用药物、抗焦虑药物及中药等。

推荐使用局部外用非甾体抗炎药作为膝关节 OA 疼痛的一线治疗药物，需警惕胃肠道和心血管不良事件（推荐强度：强推荐，证据等级：A）。外用非甾体抗炎药可作为膝关节 OA 疼痛的首选治疗药物，尤其适用于合并胃肠疾病、心血管疾病或身体虚弱的患者（推荐等级：强推荐；证据等级：B）。

不推荐使用强阿片类药物行 KOA 镇痛管理，谨慎使用曲马多等弱阿片类药物镇痛（推荐强度：强推荐，证据等级：C）。对于长期、慢性、广泛性疼痛和（或）伴有抑郁的 KOA 患者，可以使用度洛西汀等抗焦虑药物（推荐强度：强推荐，证据等级：B）。

应谨慎应用关节腔注射糖皮质激素治疗 KOA，尽管其可以较快缓解疼痛、改善关节功能，但长期多次使用可加速关节软骨量丢失（推荐强度：强推荐，证据等级：B）。可酌情使用关节腔注射玻璃酸钠治疗 KOA，其可短期缓解疼痛、改善关节功能并减少镇痛药物用量，且安全性较高（推荐强度：弱推荐，证据等级：B）。充分评估病情后，可关节腔内注射富血小板血浆治疗（推荐强度：弱推荐，证据等级：B）。

## 第六节　肿瘤康复诊疗技术操作规范

说明：本部分内容参考中国康复医学会制定的《康复治疗指南》《肿瘤康复指南》，中国康复医学会肿瘤康复专业委员会、江苏省整合医学研究会协作制定的《以功能障碍为中心的中国癌症患者运动康复专家共识》，中国营养学会肿瘤营养管理分会发布的《肿瘤患者康复期营养管理专家共识（2022 版）》，中国吞咽障碍康复评估与治疗专家共识组更新的《中国吞咽障碍评估与治疗专家共识（2017 年版）》，中国抗癌协会肿瘤心理学专业委员会组织专家编写的《中国肿瘤整合诊治技术指南·心理疗法》等文件集成编写。

肿瘤康复是针对肿瘤患者因肿瘤本身或肿瘤治疗及并发症而引起的躯体功能异常、心理障碍等问题，通过一系列康复治疗手段，使患者在躯体、心理、社会及职业等方面得到最大限度的恢复，从而改善患者生活质量、延缓肿瘤复发转移、延长患者生存时间、帮助患者早日回归社会。

## 一、肿瘤康复的分类

在肿瘤发展的不同阶段，根据其治疗可能达到的结果及功能障碍恢复程度的不同，肿瘤康复可以分为以下四类。

### （一）预防性康复

由于患癌会给患者及其家庭带来较大的精神压力，在肿瘤治疗前和治疗过程中加强对患者及其家属进行肿瘤及治疗相关知识的健康教育和心理疏导，有助于患者减轻心理负担，积极配合临床治疗，预防继发性功能障碍的发生或减轻程度。专业的心理干预和必要的医疗护理措施是预防性康复的重要手段。

### （二）恢复性康复

肿瘤治疗达到控制或治愈目的的同时，患者的身体健康往往亦受到严重影响。对这类患者来说，通过采取综合性的康复措施，目标是使患者受损的躯体和心理功能障碍得到最大限度的康复，恢复到接近病前状态，回归家庭，甚至重返社会。

### （三）支持性康复

对肿瘤不能完全控制及功能障碍不能完全恢复的患者，通过康复治疗和训练，目标是尽可能减轻功能障碍程度，使患者能够基本或部分自理生活，提高生活质量，延长生存期。

### （四）姑息性康复

对肿瘤未得到控制，病情仍在进展并有功能障碍的晚期患者，应在姑息治疗的同时予以姑息性康复支持。主要围绕减轻痛苦、舒缓情绪、预防并发症、改善营养状况等问题，积极控制疼痛，预防关节挛缩与皮肤压疮，防止长期卧床导致并发症，并给予患者及其家庭必要的心理支持。

## 二、营养康复

### （一）营养评定

营养评定就是对患者营养状态进行全面的评估。营养医师根据患者由于膳食、疾病等原因引起的营养不良或潜在营养风险进行详细营养筛查，并运用所有数据进行营养状况评价后，就应对病例给出明确、权威、可记录的营养诊断（明确营养相关问题或需求）。一个正确的营养诊断需要对每个营养评价条目进行准确的评估和判断，同时决策技巧也是重要的一环。

推荐意见：采用 NRS-2002 对所有肿瘤康复期患者进行营养风险筛查，判断患者是否存在营养风险；对有营养风险的患者，应采用 GLIM 进行营养不良诊断。

## （二）营养治疗

肿瘤康复期患者应定期接受临床营养（医）师的营养建议，避免能量及营养素的缺乏/不足，达到并维持合理体重，保持适宜的瘦体组织及肌肉量。肿瘤康复期患者接受营养支持可降低营养相关并发症的风险，改善临床结局，提高生活质量。

医学营养治疗是营养师根据患者个人需要和情况量身定制的一种干预治疗方法。其适应证如下。

1. 经过营养风险筛查与评估，对于已存在营养不良或营养风险的患者推荐给予营养治疗。体重丢失≥20%、PG-SGA 定性评估为重度营养不良、PG-SGA 评分≥9 分的非终末期患者是营养治疗的绝对指征；体重丢失 10%~19%、PG-SGA 定性评估为中度营养不良、PG-SGA 评分 4~8 分者是营养治疗的相对指征。

2. 放化疗严重影响摄食，并预期持续时间＞1 周且放化疗不能中止，或即使中止后在较长时间仍然不能恢复足够饮食者；每日摄入能量低于每日能量消耗 60% 的情况超过 10 天的化疗患者；营养摄入不足导致近期内非主观因素引起体重丢失超过 5% 的患者。

3. 营养状态良好，无营养风险的化疗患者，NRS 2002 评分＜3 分者，在其住院期间每周筛查 1 次，暂不需要常规营养治疗。

推荐意见如下。

（1）肿瘤康复期患者可参考健康人群标准，按不同体力活动状况，予以 25~35 kcal/（kg·d）能量；如存在摄入不足，需考虑提高能量密度。

（2）肿瘤康复期患者，如存在胰岛素抵抗，碳水化合物供能可适当降低；如不存在胰岛素抵抗，其比例应为 50%~65%；在胃肠功能允许的条件下，应增加全谷物食物、蔬菜和水果的摄入，限制添加糖的摄入。

（3）对肝肾功能无明显异常的肿瘤康复期患者，蛋白质摄入量应达到 1.0~2.0 g/（kg·d），其中，优质蛋白质应占总蛋白质的 50% 以上。

（4）如存在胰岛素抵抗，可在保证必需脂肪酸供应的基础上，增加中链甘油三酸酯供给，并减少碳水化合物的供能比，优化糖脂比例；如不存在胰岛素抵抗，膳食脂肪供能比应占全日总能量的 20%～35%。应限制饱和脂肪摄入，增加 n-3 多不饱和脂肪酸和单不饱和脂肪酸的摄入。

（5）肿瘤完全缓解患者的食物应多样化，多吃新鲜蔬果和全谷物食品，摄入适宜的鱼、禽、蛋、乳和豆类，限制红肉及加工肉类摄入。如存在早饱、纳差等症状，应少量多餐，减少餐时液体摄入。餐间补充水分。

（6）在膳食摄入营养素不足，或经生化检查或临床表现证实存在某种或某类微量营养素缺乏或不足时，可经临床营养（医）师评估后使用营养素补充剂，但应注意避免使用过大剂量。

（7）有营养风险的肿瘤患者应及时就诊于临床营养（医）师，经营养咨询强化膳食营养供给，必要时予以特殊医学用途配方食品进行口服营养补充。如膳食摄入未改善营养状况，或未满足 60% 目标能量需求超过 1 周，可依次选择肠内和（或）肠外营养。

### （三）心理康复

肿瘤心理治疗的目的包括改善患者的不良认知；改善患者心身症状，应对和适应患癌后的改变，促进患者与重要他人（如家人、朋友、医疗团队等）之间的沟通；提高生活质量，甚至改善患者生存期。只要患者存在心理痛苦并有接受心理治疗的意愿都应考虑给予心理治疗，治疗方法的选择要根据癌种、分期及心理痛苦的种类等评估确定。

推荐意见：只要患者存在心理痛苦并有接受心理治疗的意愿都应考虑给予心理治疗。

1. 痛苦

痛苦是由多种因素影响下的不愉快情绪体验，包括心理（认知、行为、情绪）、社会和（或）灵性层面的不适，可影响患者有效应对癌症、躯体症状、临床治疗。痛苦是包含患者所有心理社会问题的综合概念，其症状表现可归纳为一个连续谱系，轻者可表现为正常的悲伤、恐惧，重者可表现为精神障碍。

推荐意见：所有癌症患者每次就诊时均应进行痛苦筛查，至少在患者病程变化的关键点进行痛苦筛查。使用科学合理的筛查流程，通过简洁易操作的工具（如痛苦温度计或症状筛查工具）进行初筛；再根据痛苦程度及出现的问题进行深入综合评估。及时将显著痛苦的患者转诊接受心理社会肿瘤学服务。建议使用分级评估及应答策略。

2. 焦虑障碍

焦虑障碍又称焦虑症或焦虑性疾病，是一组以焦虑情绪为主要临床相的精神障碍，当焦虑的严重程度与客观的事件或处境不相称或持续时间过长则为病理性焦虑，包括急性焦虑和慢性焦虑两种临床相，常伴有头晕、胸闷、心悸、呼吸困难、口干、尿频、尿急、出汗、震颤和运动不安等。

肿瘤患者焦虑障碍的评估工具：推荐使用医院焦虑抑郁量表，也可选用广泛性焦虑自评量表。肿瘤患者的焦虑障碍推荐心理干预联合药物干预。推荐使用认知行为治疗改善肿瘤患者的焦虑症状。

3. 抑郁障碍

抑郁障碍以显著而持久的心境低落为主要临床特征，是心境障碍的主要类型。临床可见心境低落与其处境不相称，情绪的消沉可以从闷闷不乐到悲痛欲绝、自卑抑郁，甚至悲观厌世，可有自杀企图或行为；发生木僵；部分病例有明显的焦虑和运动性激越；严重者可出现幻觉、妄想等精神病性症状。每次发作持续至少 2 周以上，长者甚或数年，多数病例有反复发作倾向，每次发作大多数患者可以缓解，部分可有残留症状或转为慢性。

贝克抑郁自评量表被广泛运用于临床流行病学调查。它更适用于不同癌症类型和不同分期的癌症患者，能更好地用于筛查出患有抑郁的患者。

患者健康问卷 –9 内容简单且操作性强，被广泛用于精神疾病的筛查和评估，国内肖水源等将该量表用于恶性肿瘤患者的抑郁筛查，证实该量表具有良好的信效度，是可操作性强、简单方便的抑郁筛查量表。

抑郁自评量表也被广泛用于抑郁的评定。

需要特别注意的是，量表测评结果不能直接得出抑郁症的诊断，必须由精神科医师评估后方可给出诊断。治疗过程和再次评估也必须由医师来进行，自行测评的结果不能作为停止治疗的依据。

推荐意见：如选择性 5- 羟色胺再摄取抑制剂，抗抑郁药应从小剂量开始，逐渐加量，密切注意药物不良反应。推荐用心理治疗技术改善肿瘤患者的情绪状况和生活质量，晚期患者的抑郁状态推荐使用心理治疗。

4. 谵妄

谵妄是一种病因学上非特异的脑器质性综合征，其特点为意识障碍，此时意识清晰度水平降低，同时产生大量的错觉和幻觉，以幻视为多，言语性幻听较为少见。幻觉内容多为生动而逼真的、形象性的人物或场面。在这些感知觉障碍影响下，患者多伴有紧张、恐惧等情绪反应和相应的兴奋不安、行为冲动、杂乱无章。思维方面则言语不连贯，对周围环境定向可丧失，多在夜间加重，持续数小时至数日不等，一般与病情变化有关。

推荐意见：根据临床实践需要，选择简便易行的谵妄评估工具。短期使用小剂量抗精神病药物治疗肿瘤患者谵妄症状，密切监测可能的不良反应，特别是老年患者。

最为常用的是 MMSE。MMSE 简单且评分容易，但是它不能区分痴呆和谵妄，而且 MMSE 存在较高的假阴性率，尤其是针对局部脑外伤和轻度认知功能障碍者。文化程度和 MMSE 得分呈正相关，即文化程度越低，MMSE 得分越低。

谵妄量表用于谵妄综合征的诊断和研究。

谵妄症状评定量表可用于对谵妄的筛查和严重程度分级。

5. 自杀

2004 年世界卫生组织定义自杀为自发完成的、故意的行动后果，行为者本人完全了解或期望这一行动的致死性后果。

按自杀行为的结局分为自杀未遂和自杀死亡。根据国内学者肖水源提出的定义，自杀死亡是指采取了伤害自己生命的行动，该行动直接导致了死亡的结局。死者在采取行动时，必须有明确的死亡愿望，才能认为是自杀死亡。自杀未遂是指采取了伤害自己生命的行动，但该行动没有直接导致死亡的结局。自杀未遂者通常存在躯体损伤但躯体损害不是自杀未遂的必备条件。

（1）评估工具

1）护士用自杀风险评估量表：由英国学者 Cutcliffe 等在临床实践的基础上编制的用于精神科评估自杀风险的他评量表。

2）简明国际神经精神访谈：由美国和欧洲的精神病学家和临床医师发明，是针对《美国精神障碍诊断与统计手册（第 4 版）》和《国际疾病分类（第 10 版）》中精神疾病的一种简式结构式诊断访谈问卷。

（2）评估原则：自杀风险是指一个人采取自杀行动的可能性大小。对患者自杀风险进行评估是预防自杀的重要环节和组成部分，其主要目的是筛查出有自杀意念的高危人群，从而进行相应的预防干预。根据评估可将自杀分为以下几种。

1）高度危险：有强烈自杀的意念和严重的自杀行为。

2）中高度危险：事情已安排妥当，计划好要自杀，随时都有危险性。

3）中度危险：只是计划时间上的跨度，还没有机会去实施。

4）低度危险：只有想法暂无行动。

（3）评估内容：对于癌症患者的自杀企图和自杀意念的评估，一般采用开放式的临床访谈收集资料。

1）自杀意念的访谈包括以下几点。①询问患者是否有自杀意念：很多患者都会有消极（或自杀）的想法，这是可以理解的。你是否觉得活着没意思？②询问自杀意念的频度：最近几天，你也在这么想吗？想得多不多？③询问自杀意念的强度：你这种想法是不是很强烈？强烈到什么程度呢？④自杀方法的评估：你是否想过要用什么方法自杀？你是不是为此做了准备？

2）与疾病和治疗相关评估：评估患者癌症的预后，是否存在治疗前景不乐观，是否存在尚未控制的躯体症状如慢性疼痛或持续的剧烈疼痛、疲乏，是否并发谵妄，癌症或相关治疗是否导致功能损害或丧失，是否导致毁形、毁容，是否造成严重的经济负担。

3）情绪和精神状况的评估：评估患者的情感特征，是否符合抑郁症诊断，是否有精神病性症状；有无社交、睡眠、饮食、学习、工作习惯的改变，有无拒绝接受帮助。

4）行为的评估：评估患者是否存在以下与自杀相关的行为：向他人表达悲观厌世或明确表示要自杀，拒绝接受治疗和帮助，拒绝交流自己的自杀想法，交代和安排后事，突然减少和家人、朋友及医务人员的交流，准备可能用于自杀的物品。

5）个人特征的评估：一般从以下几个方面评估患者的个人特征：有无自杀未遂史、自杀家族史，个人的价值观念、个性特征、个人经历、近期生活事件，以前是否患有精神疾病。高度重视有自杀未遂史和自杀家族史的患者。

6）社会资源的评估：可从患者可能获得的有效社会支持、患者对社会支持的利用、患者所处社会文化的影响来评估。

推荐意见：使用抗抑郁药物降低抑郁患者的自杀率，推荐使用认知行为治疗纠正导致患者出现自杀意念和无望的歪曲认知，对晚期肿瘤患者推荐使用尊严治疗、肿瘤管理并寻找生命意义治疗、意义治疗。

6. 失眠

失眠指患者对睡眠时间和（或）质量不满足，并持续相当长一段时间，影响其日间社会功能的一种主观体验。肿瘤患者失眠的发生率高于普通人群，其中高达50%新诊断或治疗的肿瘤患者主诉有睡眠障碍。

肿瘤患者失眠的治疗首先是针对病因治疗，在控瘤治疗的同时应对患者的失眠症状给予必要处理。

推荐意见：推荐认知行为失眠治疗作为慢性失眠的初始治疗。推荐有镇静催眠作用的抗抑郁药改善伴焦虑、抑郁的肿瘤患者的失眠症状。推荐用小剂量有镇静作用的非典型抗精神病药改善合并有厌食、恶心呕吐的肿瘤患者的失眠症状。

7. 心理干预方法

（1）支持性干预：支持性心理治疗是肿瘤心理治疗中最基本的心理干预方法，几乎适用于所有肿瘤患者。支持性心理干预是指治疗师在相互尊重与信任的治疗关系中，帮助患者探索自我，适应体象改变和角色转换，强化自身已存在的优势，促进患者情绪的改善和对疾病的适应性应对。支持性心理治疗可以单独进行，也可作为整合干预手段的一部分出现，通常以团体方式进行。支持-表达团体心理治疗是专门为肿瘤患者开发的一种支持性团体治疗模型，主要用于处理肿瘤患者所面临的最基本的生存、情绪及人际关系问题。教育性干预是指通过健康教育、提供信息进行干预的方法，教育内容包括疾病及治疗相关信息、行为训练、应对策略和沟通技巧及可以利用的资源等。其中，行为训练即通过催眠、引导想象、冥想及生物反馈训练等教授患者放松技巧；而应对技巧训练则通过教授患者积极的应对方式和管理压力技巧来提高患者应对应激事件的能力。教育性干预尤其适用于诊断期、治疗期和治疗结束后初期的肿瘤患者。对于可能对疾病诊断、治疗、预后有误解，甚至没有概念，以及对询问这类信息抱有迟疑态度的患者，教育性干预不仅能提供有关疾病诊断和治疗的具体信息，还能增强患者的应对技巧。

推荐意见：在肿瘤患者诊断期、治疗期和治疗结束初期，应当给予支持性心理治疗和教育性心理治疗，为患者提供必要的知识、心理支持和应对技能训练，可单独应用，也可作为整合性心理干预的一部分。

建议临床医师采取团体干预的方式为患者提供心理支持，团体活动频率通常为一周一次，每次90～120分钟，团体的领导者应包含了解疾病的医护人员，在团体活动中主要关于患者遭遇的现实困难、对疾病的感觉和态度，以及与家庭成员的关系。对于晚期患者团体，讨论还应涉及对死亡的感受、将来的丧失（如躯体功能丧失等）及对生存担忧等话题。

临床医师应该根据患者的具体情况决定支持性心理治疗的方式、地点、时间和频次，通过面对面、电话或书信、邮件方式，在心理治疗室、床旁甚至是患者家中，根据患者的精力、体力和需求来安排治疗时间和频次。

因为家庭是患者重要的支持来源，如果有可能，建议将整个家庭作为支持治疗的对象。

（2）教育性干预：教育性干预是指通过健康教育，提供信息来进行干预的方法。教育内容包括：疾病及治疗相关信息、行为训练、应对策略及沟通技巧，以及可以利用的资源等。其中，行为训练即通过催眠、引导想象、冥想及生物反馈训练等教授患者放松技巧；而应对技巧训练则通过教授患者积极的应对方式和管理压力的技巧来提高患者应对应激事件的能力。

建议临床医师通过面对面咨询、电话访谈、团体干预及发放宣传资料等方法给予患者教育性干预。教育干预的内容要根据患者人群的不同而有所区别，例如诊断期患者所需要的干预内容主要是诊断和治疗相关信息、关于疾病的一些基本术语的含义等；对于治疗期患者，需要给予其治疗选择、疗效、药物不良反应及不良反应处理的相关知识；对于康复期患者，则需要为其提供康复相关的饮食、锻炼、心理应对方面的知识及关于复查自我监督、自我管理疾病的知识。如有条件，教育性干预除信息和知识提供外，最好还能包括行为训练和应对技巧训练，以及结合支持性干预和其他的心理干预方法，以获得更好的疗效。

（3）专业心理干预：专业的心理治疗师除了能够为患者提供教育性心理干预和支持性心理干预，还可以利用其他多种干预方法来帮助癌症患者。干预形式包括个体干预、团体干预、夫妻及家庭干预。而在某一干预形式下，又可以根据干预的理论依据而分成更细的类别（表4-16）。

表4-16　肿瘤临床中常用的心理干预方式

| 个体干预 | 团体干预 | 夫妻/家庭干预 |
| --- | --- | --- |
| ①支持治疗<br>②认知行为治疗（CBT）<br>③认知行为治疗（GAT）<br>④正念疗法<br>⑤叙事疗法<br>⑥尊严疗法<br>⑦写作情感宣泄疗法 | ①支持表达性团体（SEGT）<br>②短期结构性心理教育团体<br>③意义中心团体<br>④夫妻团体 | ①晚期恶性肿瘤患者的夫妻治疗（聚焦亲密关系和生命意义）<br>②性功能障碍的治疗<br>③哀伤辅导 |

（四）躯体功能康复

肿瘤所致机体功能损伤是指由于肿瘤本身或肿瘤治疗而造成的机体功能损伤。

1. 生命质量评定

（1）癌症患者功能评估量表：是由美国芝加哥Rush-Presbyterian-St.Luke医学中心的Cella等研制出的癌症治疗功能评价系统。

（2）癌症康复评价系统：即Schag（1990）的癌症康复评价系统。

（3）癌症功能性评估：即Schipper（1984）的癌症患者生活功能指标。

（4）生活质量评价量表：是美国医学结局组开发的一个普适性测定量表。

（5）行为表现量表：即 Karnofsky（1948）的行为表现量表，是医学领域中使用较早的测定量表。详见表 4-17。

表 4-17　行为表现量表功能状态评分标准

| 体力状况 | 评分 |
| --- | --- |
| 正常，无症状和体征 | 100 |
| 能进行正常活动，有轻微症状和体征 | 90 |
| 勉强可进行正常活动，有一些症状或体征 | 80 |
| 生活可自理，但不能维持正常生活工作 | 70 |
| 生活能大部分自理，但偶尔需要别人帮助 | 60 |
| 常需人照料 | 50 |
| 生活不能自理，需要特别照顾和帮助 | 40 |
| 生活严重不能自理 | 30 |
| 病重，需要住院和积极的支持治疗 | 20 |
| 重危，临近死亡 | 10 |
| 死亡 | 0 |

2.吞咽功能障碍

吞咽为食物经口摄入并经咽腔和食管传送入胃的全过程。狭义的吞咽障碍指多种原因所致口咽部及食管结构与功能异常而造成者，不包括认知及精神心理因素所致行为异常引起的摄食吞咽障碍。筛查与评估不只是筛查有无吞咽障碍，更重要的是评估吞咽安全性和有效性方面存在的风险及其程度，强调以团队合作模式进行评估。

（1）筛查与评定：对于疑似有吞咽问题的患者或老年人，应进行吞咽障碍的筛查，筛查一般由护士完成，其他专业人员也可参与。需强调的是：筛查并非用于量化吞咽障碍的风险程度或指导吞咽障碍的管理，筛查不能取代临床功能评估和仪器检查。

1）吞咽造影检查：被视为吞咽功能障碍检查的首选方法和金标准。

吞咽造影检查一般由放射科医师和言语治疗师或主管医师共同合作完成此项检查；有条件的单位可以开展吞咽造影的量化分析；造影检查的专业人员必须通过正规培训，造影检查前需充分向患者说明目的、方法和风险，签署知情同意书；X 线对人体有多种不良作用，在获取足够诊断/治疗信息的前提下，检查时应尽量设法减少患者的辐射暴露时间。

2）功能性吞咽量表：具体分期见表 4-18。

表 4-18　功能性吞咽量表吞咽功能障碍分级

| 分期 | 说明 |
| --- | --- |
| 0 | 功能正常，无症状 |
| I | 功能正常，偶有吞咽困难 |
| II | 功能异常代偿期，表现为伙食明显改变或用餐时间延长，不伴有体重减轻或误吸的发生 |
| III | 功能异常失代偿，因吞咽困难或进食时误吸而导致体重在 6 个月内下降 10% 以内 |
| IV | 功能异常严重失代偿，因吞咽困难和严重误吸引发的支气管肺并发症导致 6 个月内体重下降超过 10%；建议大部分营养通过非口服方式补充 |
| V | 所有营养均通过非口服方式补充 |

3）洼田饮水试验吞咽能力评定法：是日本学者洼田俊夫提出的评定吞咽障碍的实验方法，分级明确清楚，操作简单，利于选择有治疗适应证的患者。检查时患者取端坐位或抬高床头 30°，以水杯盛温水 30 mL，嘱患者如常饮下，注意观察患者饮水经过，并记录时间。

4）反复唾液吞咽实验：反复唾液吞咽测试是观察引发随意性吞咽反射的一种简单方法，具体操作步骤：

①患者取坐位，卧床患者应采取放松体位。

②检查者将示指横置于患者甲状软骨上缘，嘱做吞咽动作。当确认喉头随吞咽动作上举、越过示指后复位，即判定完成一次吞咽反射。当患者诉口干难以吞咽时，可在其舌上滴注少许水，以利吞咽。

③嘱尽快反复吞咽，并记录完成吞咽次数。老年患者在 30 秒内能达到 3 次吞咽即可，一般有吞咽困难的患者，即使第 1 次吞咽动作能顺利完成，接下来的吞咽动作也会变得困难，或喉头尚未充分上举就已下降。

5）舌压力测定：使用压力传感器进行测定。

6）标准吞咽功能评价量表：详情见表 4-19。

表 4-19　标准吞咽功能评价量表

| 第一步：初步评价 ||
| --- | --- |
| 意识水平 | 1= 清醒<br>2= 嗜睡，可唤醒并做出言语应答<br>3= 呼唤有反应，但闭目不语<br>4= 仅对疼痛刺激有反应 |

续表

| | | |
|---|---|---|
| 头部和躯干部控制 | 1= 能正常维持坐位平衡<br>2= 能维持坐位平衡但不能持久<br>3= 不能维持坐位平衡，但能部分控制头部平衡<br>4= 不能控制头部平衡 | |
| 唇控制（唇闭合） | 1= 正常 2= 异常 | |
| 呼吸方式 | 1= 正常 2= 异常 | |
| 声音强弱（发"a""i"音） | 1= 正常 2= 减弱 3= 消失 | |
| 咽反射 | 1= 正常 2= 减弱 3= 消失 | |
| 自主咳嗽 | 1= 正常 2= 减弱 3= 消失 | |
| 合计 | 分 | |
| 第二步：饮一匙水（量约 5 mL），重复 3 次 | | |
| 口角流水 | 1= 没有 /1 次 2= >1 次 | |
| 吞咽时有喉部运动 | 1= 有 2= 没有 | |
| 吞咽时有反复的喉部运动 | 1= 没有 /1 次 2= >1 次 | |
| 咳嗽 | 1= 没有 /1 次 2= >1 次 | |
| 哽咽 | 1= 有 2= 没有 | |
| 声音质量 | 1= 正常 2= 改变 3= 消失 | |
| 合计 | 分 | |
| 附注：如果该步骤的 3 次吞咽中有 2 次正常或 3 次完全正常，则进行下面第 3 步。 | | |
| 第三步：饮一杯水（量约 60 mL） | | |
| 能够全部饮完 | 1= 是 2= 否 | |
| 咳嗽 | 1= 无 /1 次 2= >1 次 | |
| 哽咽 | 1= 无 2= 有 | |
| 声音质量 | 1= 正常 2= 改变 3= 消失 | |
| 合计 | 分 | |

营养是吞咽障碍患者需首先解决的问题，若无禁忌证，推荐使用肠内营养。对于肠内营养不能满足需求或有禁忌证的，可选择部分或全肠道外营养。

（2）促进吞咽功能恢复：此类方法旨在通过改善生理功能来提高吞咽的安全性和有效性。如提高吞咽肌肉收缩力量、速率和肌肉的协调能力，以达到安全有效的吞咽。专家推荐使用的训练与治疗手段包括：口腔感觉训练、口腔运动训练、气道保护方法、低频电刺激、表面肌电生物反馈训练、球囊扩张术、针刺治疗、通气吞咽说话瓣膜的应用等。

推荐意见如下。

1）口腔训练是恢复吞咽功能的基础训练，通过大脑皮层感觉运动的神经调控机制，改善咀嚼、舌的感觉及功能活动，不容忽视。

2）气道保护方法旨在增加患者口、咽、舌骨喉复合体等结构的运动范围，增强运动力度，增强患者的感觉和运动协调性，避免误吸。正确应用保护气道的徒手操作训练方法，可提高吞咽的安全性和有效性。

3）体表的低频电刺激只是作为吞咽障碍治疗的辅助手法，并无循证支持的效果，不提倡广泛使用。

4）对于依从性较好的吞咽障碍患者，表面肌电生物反馈训练有较多的循证支持，配合用力吞咽或 Mendelsohn 吞咽法、肌电触发电刺激方法的效果更好。

5）改良的导管球囊扩张技术相当安全可靠，成本低廉，操作简单，患者依从性高，大量临床实践表明疗效肯定。尽管医师、护士、言语治疗师均可操作，但要获得较好的疗效，严格掌握适应证很有必要；作为一种适宜治疗技术，应避免泛用、误用及滥用。

6）针刺作为中国传统治疗方法，在吞咽障碍中应用广泛。电针除常规的中医穴位作用之外，还有低频电刺激作用，国内大量的文献报道有效，基于经验推荐使用，应强调辨证施治。

7）采用吞咽姿势调整的方法，最好在吞咽造影检查时，先观察有效的吞咽姿势，然后再选取这种有效姿势进行训练。吞咽姿势调整一般仅作为暂时性使用的方法，逐步过渡到能以正常吞咽姿势进食后应停用。

8）代偿方法是吞咽康复的重要组成部分，应根据患者的不同而精准选用，应与促进吞咽功能的方法联合使用，方可达到尽量安全有效的进食。

9）对于经康复治疗或代偿无效的严重吞咽障碍、反复误吸的患者，可采取外科手术治疗，在外科手术前应充分权衡利弊，尽可能保留相关的功能。

10）唾液分泌减少或增多、口腔内自净能力下降、食物残渣存留、定植菌不能有效清除等，都是误吸所致吸入性肺炎的影响因素，应采取切实有效的措施保障口腔卫生。

11）能部分经口进食的患者服用药片或胶囊时，可选择凝胶（如常用的和药顺）包裹后送服，以确保药物的治疗作用与进食安全。

12）为达到共同的目标，小组成员间必须充分沟通与交流。沟通方式有很多种，包括面对面的会诊制度、定期病例讨论、电话及微信等一切有效的沟通方式。实际上沟通质量更重要，团队中各位成员必须尊重对方的专业，用简便、快速的方式与对方沟通。

3. 心肺功能

参照心肺诊疗技术质控要求。

4. 消化系统功能测定

（1）胃轻瘫：胃轻瘫是腹部手术，尤其是胃癌根治术和胰十二指肠切除术后常见并发症之一，是指腹部手术后继发的非机械性梗阻因素引起的以胃排空障碍为主要征象的胃动力紊乱综合征，胃轻瘫一旦发生，常持续数周甚至更长时间，目前尚缺乏有效治疗方法。

腹部超声通过以下几个特定的参数对胃排空障碍进行功能评定。

1）胃排空半衰期：一半的测试餐（流质/半流质/固体）从胃部排空的时间点。

2）胃排空时间：餐后测量的胃窦面积返回到基础值的时间点。

3）胃排空率：[（进餐后 1 分钟胃窦面积 –15 分钟后胃窦面积）/1 分钟后胃窦面积] × 100。

4）胃窦收缩频率：在进食后 9 分钟内每 3 分钟间隔一次的胃窦收缩数。

5）胃窦收缩幅度：（放松面积 – 收缩面积）/ 放松面积 × 100。

6）动力指数：平均胃窦收缩幅度 × 收缩频率。

推荐意见：胃轻瘫的饮食管理应包括小颗粒饮食，以增加症状缓解的可能性并增强胃排空；胃电刺激可考虑作为人道主义使用设备来控制胃轻瘫症状；单纯针刺或针刺联合促动力药可能有利于胃轻瘫患者的症状控制；针灸不能被推荐为对胃轻瘫的其他病因有益。

（2）排便功能：排便功能障碍是指各种因素导致大便失禁或排便困难的功能状态。排便功能评定项目：

1）排便次数：排便次数因人而异，正常成人每天排便 1～3 次，每次大便间隔时间基本固定。

2）排便量：正常每天排便 100～300 g。进食低纤维、高蛋白质食物排便量少；进食粗纤维、蔬菜和水果时排便量较多。

3）粪便性状：正常人的粪便为成形软便。便秘时粪便坚硬；腹泻时为稀便或水样便；直肠肛门狭窄或部分肠梗阻，粪便呈扁条状或带状；柏油样便为上消化道出血，白陶土样便为胆道梗阻；暗红色血便为下消化道出血。

4）每次大便消耗时间：正常人每次大便应在半小时内完成。便秘者消耗时间延长；腹泻者消耗时间少但排便次数增多。

5）括约肌功能：括约肌有无失能或失禁，即排便不受意识控制也不受场合和时间限制便自行自肛门溢出。符合以下评定条件可判定排便反射弧存在，中枢未受损伤，患者通过反射自动排便，缺乏主动控制能力。

评定：①局部刺激（如手指刺激/甘油栓剂等）能排出大便；②每次大便耗时多少及大便情况（每次排便通常应在半小时内完成，且量应适中），每次大便间隔时间基本固定。

6）肛门直肠指诊：肛门视诊和指诊非常重要，其检查结果具有重要的提示意义。观察有无粪便污染导致肛门直肠感染而引起的外痔栓塞、表皮息肉、直肠脱垂、肛裂、肛赘、表皮脱落或肛周瘙痒等；指检时感觉过高的肛门括约肌静息压可能是导致排空障碍的原因，随后嘱患者做排便动作，正常情况下，肛门括约肌和耻骨直肠肌处于松弛状态，会阴下降。如果在此过程中，出现肌肉矛盾收缩或没有会阴下降，这些都提示是盆底肌不协调收缩导致的排便障碍，肛门指检内容如下：

①肛门张力：将检查者的手指插入患者肛管，手指感觉直肠内压力；肛门外括约肌、耻骨直肠肌的张力和控制能力；球海绵体反射及肛门皮肤反射情况。肛门局部刺激有无大便排出：反射性大肠由于排便反射弧正常故能排出大便；弛缓性大肠由于内、外括约肌功能丧失，局部刺激也不能排出大便。同时评估直肠有无粪嵌塞。

②肛门反射：即划动肛周皮肤后出现肛门收缩。这是检查上运动神经元病变（如高位脊髓损伤）的最好办法。

③自主收缩：自主性的肛提肌收缩可以增加肛门括约肌的压力。如果一个女性患者在阴道检查时不能收缩阴道周围肌肉，她的肛门也会有类似病变。这时指导患者进行适当的肌肉锻炼以恢复盆底组织的正常功能。

7）肛门直肠测压法：直肠肛管测压法是诊断先天性巨结肠病的重要辅助手段之一，对肛门失禁程度、内括约肌功能及鉴别便秘的原因、了解治疗肛门失禁手术后肛门直肠功能的恢复等甚有价值。

（3）排便障碍治疗：推荐意见如下。

1）首先应进行保守治疗。保守治疗包括消除导致排便障碍的因素、改变排便方式、改善饮食。

2）其次肛门直肠生物反馈治疗是治疗排便障碍的基石。

3）对于保守治疗和生物反馈疗法无效的排便障碍患者，可行MRI或钡剂排粪造影以排除是否存在结构性障碍，考虑行外科手术和微创手术。

5.膀胱功能障碍

（1）病史：全面了解患者一般情况和排尿情况，如尿频、尿急、日/夜排尿次数、排尿中断、尿失禁和尿潴留等；还要了解既往史，如肾脏疾病、泌尿系感染、神经系统疾病、代谢性疾病、遗传性及先天性疾病史；外伤史和排便情况、性生活史等；既往治疗史，特别是用药史、相关手术史等；还包括生活方式及生活质量的调查，了解吸烟、饮酒、药物成瘾等情况，评估下尿路功能障碍对生活质量的干扰程度等。

（2）体格检查：高度推荐进行全面而有重点的体格检查，体格检查中应重视神经系统检查，尤其是会阴部鞍区感觉及肛门检查。

1）一般体格检查：注意患者精神状态、意识、认知、步态、生命体征等。

2）泌尿及生殖系统检查：注意腰腹部情况，男性应常规进行肛门直肠指诊，女性要注意是否合并盆腔器官脱垂等。

3）神经系统检查

①脊髓损伤患者应检查躯体感觉平面、运动平面、脊髓损伤平面，以及上下肢感觉运动功能和上下肢关键肌的肌力、肌张力。

②神经反射检查：包括膝腱反射、跟腱反射、提睾反射、肛门反射、球海绵体肌反射、各种病理反射（Hoffmann 征和 Babinski 征）等。

③会阴部/鞍区及肛诊检查：高度推荐，以明确双侧 S2～S5 节段神经支配的完整性。

（3）实验室和影像学检查：高度推荐的辅助检查有尿常规、肾功能、尿细菌学检查、泌尿系超声、泌尿系 X 线片、膀胱尿道造影检查。推荐的辅助检查有静脉尿路造影、核素检查。

1）尿分析：尿液标本检查包括尿常规、镜检和细菌培养。

2）放射学检查：每个患者都应该做腹部及盆腔的平片，较复杂的病例应做 CT 扫描、MRI 检查。

3）静脉尿路造影：如果存在血尿或平片异常发现应速做静脉尿路造影。

4）排尿期膀胱尿道造影：是先将造影剂注入膀胱，然后嘱患者排尿，同时在适当的阶段拍下一系列照片。

5）内镜检查：包括膀胱镜和尿道镜检查。

6）超声波检查：可代替腹部平片作为主要的筛选性检查。

（4）复合尿动力学检查：影像尿动力学检查越来越普遍地用于膀胱尿道功能失常，特别是复杂患者的检查。影像动力学检查参数包括膀胱压力、直肠压力、逼尿肌压力、尿流率和肌电图，采用点拍摄方式录制同步透视影像。尿路影像学检查可得到以下信息。

1）充盈、松弛状态下膀胱容积、形状、轮廓（如憩室、小梁）等。

2）紧张、腹压加大和咳嗽时评价膀胱基底下降的程度和膀胱颈功能。

3）排尿时膀胱颈开放的速度、范围、尿道形状、性能、尿道狭窄和扩张的部位、憩室、膀胱输尿管反流情况等。

4）尿道自主闭合机制的速度和程度。

5）排尿后的残余尿量。

（5）治疗可参见脊髓损伤神经源性膀胱管理。

6. 残疾评定

肿瘤残疾评估采用 Raven 癌症残疾分类法，从患者的肿瘤是否得到治疗、控制与残疾情况，将与癌症有关的残疾分为以下四类：

1级：肿瘤已控制，无残疾，正常生活。

2级：肿瘤已控制，但遗留由于治疗引起的残疾，生活质量好。

3级：肿瘤已控制，因肿瘤而出现残疾。

4级：肿瘤未控制，因肿瘤与治疗而出现残疾，生活质量较差，生存期有限。

（五）生活自理能力

通常推荐采用 Barthel 指数来评估日常生活自理能力，Barthel 指数可用于评定肿瘤患者治疗前后的功能状况，可以预测肿瘤治疗的效果及预后，是目前应用最广泛的日常生活能力评定量表。具体评分标准见表 4-20。

表 4-20 Barthel 指数评分标准

| 序号 | 项目 | 得分 | 评分标准 |
| --- | --- | --- | --- |
| 1 | 进食 | 10 | 使用必要装置，在适当时间内独立进食 |
| | | 5 | 需要帮助（切割食物，搅拌食物） |
| 2 | 洗澡 | 5 | 独立 |
| 3 | 修饰 | 5 | 独立洗脸、梳头、刷牙、剃须 |
| 4 | 穿衣 | 10 | 独立系鞋带、扣扣子、穿脱支具 |
| | | 5 | 需要帮助，在适当时间内至少做完一半的工作 |
| 5 | 大便 | 10 | 不失禁，如需要能使用灌肠剂或栓剂 |
| | | 5 | 偶尔失禁或需要器具帮助 |
| 6 | 小便 | 10 | 不失禁，如需要能使用集尿器 |
| | | 5 | 偶尔失禁或需要器具帮助 |
| 7 | 如厕 | 10 | 独立用厕所或便盆、穿脱衣裤、擦净、冲洗 |
| | | 5 | 在穿脱衣裤或使用卫生纸时需要帮助 |

续表

| 序号 | 项目 | 得分 | 评分标准 |
|---|---|---|---|
| 8 | 床椅转移 | 15 | 独立从轮椅到床，再从床到轮椅 |
|  |  | 10 | 最小的帮助和监督 |
|  |  | 5 | 能做，但需要最大的帮助才能转移 |
| 9 | 行走 | 15 | 能在水平路面上行走45 m，可以用辅助装置 |
|  |  | 10 | 在帮助下行走45 m |
|  |  | 5 | 如不能行走，能使用轮椅行走45 m |
| 10 | 上下楼梯 | 10 | 独立，可以用辅助装置 |
|  |  | 5 | 需要帮助和监督 |

## （六）癌症相关躯体症状

### 1. 癌痛

癌痛是肿瘤患者尤其是中晚期肿瘤患者最常见也最痛苦的症状之一，整合评估癌痛症状是处理的第一重要环节。因此，无论疼痛程度如何，都需要对患者进行心理社会评估。主要评估患者的心理痛苦水平；目前的精神状况，如是否存在精神障碍（如焦虑、抑郁障碍）；患者获得家庭和社会支持的程度；患者既往的精神病史；疼痛控制不佳的风险因素，如药物滥用史、神经病理性疼痛等。

推荐意见：需要对癌痛患者进行心理-生理-社会多维度的评估。合理使用精神科药物和心理社会干预作为多模式镇痛的一部分。

### 2. 肿瘤相关性疲乏

肿瘤相关性疲乏是一种痛苦而持续的主观感受，是由肿瘤本身或肿瘤相关治疗引起的包括躯体、情感和（或）认知上的疲乏或耗竭感，且与近期活动量不符，可影响患者的日常功能。疲乏的干预措施首先应考虑改善导致疲乏的潜在因素，如改善疼痛、焦虑、抑郁、睡眠紊乱等症状，同时纠正贫血，改善营养不良，调整加重疲乏的药物等。药物治疗不作为首选，但评估患者躯体状况及药物风险后可尝试中枢兴奋剂、抗抑郁药、中药制剂等。推荐用非药物干预方法提供支持，如患者教育、运动疗法、心理社会干预等。

推荐意见：推荐在肿瘤患者初次就诊时筛查肿瘤相关性疲乏，快速评估可使用NRS量表。药物治疗不作为首选，推荐用非药物干预方法提供支持，如患者教育、运动疗法、心理社会干预等。

3. 预期性恶心呕吐

预期性恶心呕吐是一种肿瘤化疗常见的不良反应，是化疗所致的恶心呕吐中一种比较特殊的类型。一旦预期性恶心呕吐发生，常规镇吐治疗如 5- 羟色胺 3 受体拮抗剂昂丹司琼几乎起不到缓解作用。系统脱敏广泛被用于缓解预期性恶心呕吐，系统脱敏疗法中会使用到渐进性肌肉放松训练及引导想象的技术。系统性综述报告催眠能显著缓解化疗引起的恶心呕吐，目前催眠疗法常被用于儿童和青少年患者，因为青少年更易被催眠。

推荐意见：预防预期性恶心呕吐最好的方法是最大限度控制急性和延迟性恶心呕吐。推荐使用苯二氮䓬类药物降低预期性恶心呕吐的发生率。对接受高致吐性化疗的患者，推荐使用奥氮平预防预期性恶心呕吐的发生。行为治疗，特别是渐进性肌肉放松训练、系统脱敏、催眠可用于治疗预期性恶心呕吐。

4. 厌食和恶病质

厌食和恶病质会影响患者的治疗并增加治疗不良反应，降低患者的生活质量。对于厌食和恶病质患者，可根据预期生存期的不同给予不同的治疗指导，其中推荐早期和多模式干预。

推荐意见：推荐使用糖皮质激素改善肿瘤患者厌食和恶病质。推荐使用米氮平、奥氮平改善肿瘤恶病质患者的食欲和体重。推荐使用心理治疗改善恶性肿瘤患者厌食和恶病质的情况。

（七）运动功能障碍康复治疗

1. 运动处方

（1）运动前准备：在开始实施运动方案之前，患者应做全面体检，有血常规异常（如白细胞降低、出血倾向等）或有相应严重并发症时，如上呼吸道感染、发热、腹泻等，不建议立即开始运动。40 岁及 40 岁以上男性、50 岁及 50 岁以上女性、患有慢性疾病的和已被确认有心血管疾病风险的人群，需要在开始进行剧烈运动前咨询医师。

（2）运动原则：科学训练，量力而行，循序渐进，贵在坚持。

（3）常见运动类型

1）有氧运动：是以糖和脂肪有氧代谢方式提供能量的运动。运动时心率在 120～150 次/分，大强度的有氧运动心率也会超过 150 次/分，而且会有无氧代谢参与部分供能，如健步走、跑步、游泳、骑自行车、慢跑等。

推荐意见：癌症患者每周进行 3～5 次中等强度有氧运动，每次维持运动时长＞30 分钟。运动强度可采用心率或 RPE 来评估和监测，中等强度运动即运动过程中需维持 65% ~ 75% 的最大心率或 RPE 波动在 13 ~ 15 分。

2）抗阻运动：也称为抗阻训练或力量训练，通常指身体克服阻力以达到肌肉增长和力量增加的过程，如举哑铃或沙袋、使用阻力带等。

推荐意见：抗阻运动每周不少于 2 次（每次训练之间需间隔 24 ~ 48 小时），推荐阻力强度为 60% ~ 80% 的 1 次最大重复次数，应根据患者耐受程度逐渐递增负荷重量。每次运动应包括全身主要大肌群（包括上下肢和躯干肌肉，6 ~ 10 组肌群），每组休息间歇时间 > 60 秒，每次运动时间 10 ~ 15 分钟。

3）柔韧性运动：癌症患者柔韧性运动的目标是提高关节活动范围和提高韧带的稳定性和平衡性，通常安排在有氧运动或抗阻运动后的整理活动中。

推荐意见：柔韧性运动方案通常为静力性牵伸。原则上全身主要肌肉都应进行柔韧性运动，针对运动目标，可重点进行肩部、胸背部和下肢肌肉的牵伸。每个牵伸动作重复 2 ~ 4 次，累计不超过 60 秒，每周至少进行 2 ~ 3 天，鼓励每天规律训练。

4）神经肌肉功能训练：包括平衡、协调、步态、灵活性和本体感觉控制技能等，癌症患者神经肌肉功能训练的主要目标是预防跌倒。癌症患者适宜的神经肌肉功能具体运动处方目前尚无统一结论。

推荐意见：在专业康复治疗师指导下进行，一般每周 2 ~ 3 次，每次 20 ~ 30 分钟。

5）整合运动方案：太极、八段锦、气功、瑜伽等整合运动方式能安全有效地改善癌症患者躯体和情志相关症状，是癌症患者适宜的综合运动方式。

6）高强度间歇性运动是一种快速提高体能的新兴运动方式，包括重复一组短时间的高强度运动，中间间隔休息，是提高心肺功能和减脂的一种高效方法。目前尚无研究发现高强度间歇性运动比中等强度有氧训练更具优越性。

推荐意见：该方案仅适用于健康状态良好的癌症患者运动方案的进阶阶段，且需在运动医学专家评估授权后的监督下进行。

（4）靶心率及运动强度：靶心率是指通过有氧运动提高心血管循环系统的功能时有效而安全的运动心率。靶心率范围在 60% ~ 80% 最大心率之间。它是判断有氧运动的重要依据（表 4-21、表 4-22）。

靶心率的计算公式：[（220- 年龄）- 静态心率] × （60% ~ 80%） + 静态心率

220 - 年龄 = 最大心率

最大心率 - 静态心率 = 心率储备

表 4-21 运动目标与靶心率区

| 靶心率区 /% | 运动强度 | 跑步运动目标 |
|---|---|---|
| 80～100 | 高强度 | 巅峰状态 |
| 70～80 | 中强度 | 促进心脏健康 |
| 60～70 | 低强度 | 促进体态健美 |

表 4-22 有氧运动强度分级

| 运动强度 | 运动方式 | 代谢方式 | 供能物质 | 心率/(次/分) | 呼吸情况 |
|---|---|---|---|---|---|
| 低 | 步行 | 有氧 | 脂肪和糖 | ＜120 | 容易 |
| 中 | 慢跑 | 有氧 | 糖和脂肪 | 120～150 | 轻松交谈 |
| 高 | 跑 | 有氧/无氧 | 糖和脂肪 | ＞150 | 讲话困难 |

为了安全和简便起见，中老年或慢性病人群，靶心率大致控制在（170-年龄）～（180-年龄）。对刚刚开始采用运动干预的患者，心率应控制在90%靶心率左右。如果有条件，事先通过运动试验，得到针对个人的有氧运动靶心率数据，更安全有效。每次有氧运动中维持适宜心率时间应该超过10分钟，最好能够持续30分钟以上，而且至少隔天运动1次，每周5～7次，才会产生良好的累积效应。

2. 物理因子治疗

物理因子治疗包括高频电疗（短波、超短波）、冷疗、蜡疗、局部温水浴、激光、皮神经电刺激疗法、中频电疗、超声波等治疗。视病情需要和治疗条件，可选用2～3种安全、有效、简便、价廉的物理因子综合治疗。即使在家中自行应用物理因子治疗者，也必须在康复专业技术人员指导下规范进行，保证安全。

以上各种运动强度，以患者身体能够耐受，不引起局部关节疼痛、肿胀为限。

3. 矫形器及辅具

必要时，需要在专业人员指导下，选择和使用矫形器、助行器、拐杖或手杖，以调整关节力线及负载，增加关节的稳定性，减轻受累关节负重。

（1）对于膝关节骨关节炎患者，可以佩戴护膝保护膝关节。

（2）骨关节炎患者行走时应酌情使用拐杖或手杖，以减轻关节的负担。

（3）矫形器适用于髋或膝骨关节炎患者步行时下肢负重引起的疼痛或肌肉无力、负重困难者。矫形器可以减轻患肢负重并调整力线，缓解症状，同时可以增加关节稳定性，保护局部关节。急性期使用可以相对限制关节活动，缓解疼痛。

（4）轮椅适用于髋、膝关节负重时疼痛剧烈、不能行走的患者。

**4. 中医治疗**

中医治疗可减少术后、放化疗后的不良反应，调节患者免疫功能和体质状况，提高生活质量及延长生存期。

（1）推拿、按摩能够促进局部毛细血管扩张，使血管通透性增加，血液和淋巴循环速度加快，从而改善躯体的血液循环，降低炎症反应，改善症状。应用推、拿、揉、捏等手法和被动活动，可以防止骨、关节、肌肉、肌腱、韧带等组织发生萎缩，松解粘连，防止关节挛缩、僵硬，改善关节活动度。

（2）针灸治疗：根据不同证型对相应穴位进行针灸、穴位埋线等治疗。

（3）中药治疗：根据肿瘤的部位及辨证结果，确定方剂，可选中药外敷或内服。

**5. 肿瘤患者锻炼注意事项**

（1）肿瘤患者应选择相对较为和缓的方式运动。

（2）有氧运动对早期肿瘤患者的生存有益，不适合有恶病质且预期生存期很短的患者。

（3）肿瘤患者一般以全身运动为主，对于局部截肢或伴有脑血管病的患者，还应配合相应的局部运动和功能锻炼。

（4）循序渐进，逐渐加大运动量。特别是长期卧床的肿瘤患者，要想恢复原来的体力活动，一般需要经过相当长一段时间。

（5）运动对肿瘤的康复具有一定效果，但亦并非一日之功，只有长期坚持才能收到预期效果。

（6）对于接受化疗或放疗的癌症生存者，需要降低锻炼强度。

（7）免疫力低下的肿瘤患者，在血细胞计数未恢复到正常水平之前，应避免到公共体育场所锻炼。

（8）对于接受过放射治疗的肿瘤生存者，应避免长期到含有氯化物消毒剂的游泳池锻炼。

（9）骨转移患者运动要注意骨折风险，需要医师提供高度专业化的建议。

（10）运动时注意保持身体平衡，避免跌倒。

**6. 癌症相关性症状运动康复**

（1）癌症相关性疲乏：推荐每周3次中等强度有氧运动，持续至少12周，每次运动时间超过30分钟，或每周2~3次中等强度有氧运动联合中等强度抗阻运动。当有氧运动总量超过150分钟/周时，对减轻疲乏的效果会降低，应避免过度运动。

（2）情感障碍：推荐每周3次中等强度有氧运动，持续至少12周，或每周2次有氧运动加抗阻运动，持续6~12周。

（3）癌因性疼痛：每周3次超过60分钟的有氧运动加抗阻运动，持续12周，可有效缓解癌因性疼痛的强度，降低疼痛对患者日常生活的影响程度。

推荐意见：在病因性治疗和缓解症状的药物治疗基础上，将有氧运动和抗阻运动纳入综合症状干预和管理的方案中，并严密监测疼痛改善程度。

（4）肌肉和关节问题：每周150分钟中等强度有氧运动可以改善化疗所导致的肌少症，联合每周2~3次抗阻运动效果更加显著。持续12周针对特定肌群的渐进性抗阻训练可以有效改善头颈部肿瘤患者肩痛及上肢功能。每周150分钟的有氧运动联合每周2次的抗阻运动可以缓解芳香化酶抑制剂治疗相关的关节疼痛。但肌肉和关节问题通常需要个体化评估和进行物理治疗，因此，临床实践中应联合或转诊至康复医学专科进行包括运动在内的综合物理治疗。

（5）骨骼健康：鉴于癌症患者合并骨质疏松或骨转移的风险较高，应在运动前充分评估者的骨骼情况，骨骼健康状态较好者可推荐在监督下持续1年的中等强度抗阻运动和高冲击性训练，维持和改善骨骼健康。对于已存在骨转移和骨质疏松者，则应以预防跌倒、提高局部肌肉能力、改善体能和日常生活能力的综合神经肌肉功能运动康复为主，更优于单项运动方式，并能有效预防废用综合征继发的骨质下降。

（6）淋巴水肿：共识推荐在医学监督下，在常规综合消肿治疗方案（手法消肿、绷带缠绕和穿戴压力衣）的基础上进行渐进抗阻运动，从低强度开始，每周2~3次可改善乳腺癌患者上肢淋巴水肿症状，且不会诱发淋巴水肿。

（7）二便障碍：共识推荐以步行为主的有氧运动改善便秘症状，可从每周60分钟逐渐增加至150分钟，此外，普适性有氧运动方案也同样有效。造口术后患者推荐可在术后3~4天即开始下腹部和核心练习，以轻微加强腹部肌肉，降低腹部胀气风险，同时帮助尽早恢复肠道功能。针对局部神经损伤或瘢痕组织形成导致的逼尿肌功能障碍，表现为尿失禁或排尿困难者，推荐围手术期即开始启动运动康复治疗（包括盆底肌肉抗阻训练、核心肌群肌力训练、脊柱稳定性训练和有氧运动），对术后减少尿失禁和排尿困难很重要。推荐临床尽早联合或转诊至康复医学科进行评估和采取综合盆底和膀胱功能训练。

（8）心肺功能下降：中高强度有氧运动可提高癌症患者心肺功能，尤其是患者的峰值摄氧量。然而，不同运动处方对提高心肺耐力的反应也存在相当大的差异，因此，针对存在心肺耐力问题的癌症患者，推荐尝试复制心脏康复模式，在癌症不同临床阶段采取结构化的综合运动干预模式。

（9）神经系统症状：化疗诱导的周围神经病变（chemotherapy-induced peripheral neuropathy，CIPN）是常困扰患者日常生活的主要并发症之一，每次60分钟的中等强度有氧运动联合抗阻运动，每周 2~3 次，可改善 CIPN 所致的麻木、刺痛、冷热感觉异常，且可预防 CIPN 进一步加重。对于老年患者，每天中低等强度有氧运动和中低等强度抗阻运动也可有效改善 CIPN 症状。然而，CIPN 的潜在风险是可能损害患者的感知功能，尤其当累及下肢时，易导致平衡能力下降，存在跌倒风险。因此，推荐临床实践中，应联合或转诊至康复医学专科进行评估和监督下的综合神经功能康复训练。

（10）睡眠障碍：共识推荐合并睡眠障碍癌症患者每周进行 3~4 次中等强度有氧运动（尤其是步行），每次 30~40 分钟，持续 12 周以上。

（11）性功能：普适性运动方案可有效改善癌症患者的性功能障碍。有研究认为，每周 2 次规律高强度有氧运动和抗阻运动可以辅助前列腺癌去势治疗患者维持性功能；每周 3 次、持续 12 个月的有氧运动可有效改善乳腺癌患者激素治疗后的性功能障碍。尽管尚无统一的运动方案，但仍推荐将运动作为性功能康复的方案之一。

## （八）康复护理

### 1. 心理支持

护理人员应对患者的心理体验进行适时回应，从而产生情感共鸣，因为建立在共鸣、理解基础上的交流会更加顺畅与和谐，也能够使患者的沟通积极性被充分调动起来。另外，护理人员还应及时指出患者潜在的不良心理及可能造成的不良影响，积极引导患者发现生活中的美好事物，肯定患者的优点，促进患者的正性改变，并坚定对治疗的信心，提高其配合度和依从性。为缓解患者的不良情绪，还应积极帮助患者转移其注意力。护理人员可通过播放轻音乐等方式缓解患者的焦虑、抑郁心理，并根据患者的个人喜好对音乐进行选择。此外，若患者爱好听戏、下棋等，护理人员也应适时地将其穿插于患者的护理过程中。

### 2. 临床护理建议

（1）筛查：针对各类并发症高危人群，密切观察，及时介入。

（2）健康宣教：有效的健康宣教不仅可以告知患者对疾病的正确认识，还有利于各种并发症的积极预防。健康宣教贯穿于疾病预防、治疗、护理的整个过程。

（3）常规护理：包括生命体征的监测、手术及放化疗后不良反应和并发症，如呼吸困难、静脉血栓、腹泻、恶心呕吐、口腔溃疡、压疮及颅内压增高等的常规护理等。

（4）康复宣教：包括饮食管理、二便管理、体位摆放、床上活动、床旁运动等康复护理的指导。如对于有手术创口的患者，可进行术口保护支撑下咳嗽，避免皮肤的过度牵拉、震动，从而减少疼痛的发生，并提高咳嗽的效率。同时鼓励患者尽早开始下床活动，避免长期卧床。

# 第五章

# 康复治疗质量控制管理

## 第一节 康复治疗质量控制基本要求

1. 训练场所宜光线充足，室内整洁，地面平整防滑，各种治疗仪器应保持性能完好（完好率＞90%），安放有序。

2. 各治疗室的面积应该按照国家规定执行。按照卫医政发的〔2011〕47号文件为各治疗室备齐基本设备和仪器。

3. 熟悉患者一般情况（包括症状、体征、主要实验室检查结果和影像学资料等）及康复特点（包括功能的水平、障碍的性质和程度、残疾的范围、患者对残疾的适应情况和分析康复要解决的问题）。

4. 先评定后治疗（包括有助于康复治疗的药物使用）。制定治疗方案前明确注意事项和禁忌证。选择治疗项目须有针对性。制定近期及远期目标，并制定个体化康复治疗方案。

5. 康复治疗前要先三查六对二注意（查患者姓名、性别、年龄，核对项目、部位、方法、时间、各仪器处于正常状态、理疗需加剂量，注意再次排除禁忌证、开机前输出置于"0"位）。

6. 治疗期间加强观察与保护。对非一对一治疗者，加强巡视，注意治疗安全。科内应备有急救物品如橡皮手套、木棍、抢救药品等。每次治疗结束后必须做好相关记录，每间隔10次治疗后再评定，酌情修改治疗方案。

7. 有规范公示告知制度，如患者植入有心脏起搏器、体内有金属异物等情况为局部某些理疗的禁忌证。治疗前或治疗中如有发热、疼痛加重等异常情况要及时发现和处理等。

8. 在以上各项基础上，完成病史书写及完整的康复治疗处方书写。各项记录客观、真实、准确、及时、完整。做好病史资料保管收集与总结。

9. 治疗项目的收费按政府物价规定执行。以下各类康复治疗须参照上述要求执行。

## 第二节　运动治疗管理制度与工作流程

### 一、基本要求

1.选择恰当的评定方法，对患者的运动、感觉、日常生活能力等做出相应的评定。

2.运动治疗基本要求以一对一训练为主，运动强度由小到大、治疗期间休息时间由长到短，根据患者病情，合理安排治疗时间，每天可以做1~2次治疗。

3.预先告知患者每次治疗前或治疗中如有发热、疼痛加重、不适等异常情况发生需及时告知治疗师。

4.治疗中动作应轻柔，忌暴力，防止产生剧烈疼痛。治疗中应密切观察患者的面部表情，以便及时发现患者是否有不良事件发生。站立、行走训练时要有保护，防止跌倒。

5.训练中应结合言语交流，取得患者良好合作，并给予心理支持，帮助患者树立（战胜疾病）信心。

### 二、各单项运动疗法质控要求

#### （一）肌力训练

在肌力训练中，采取不同策略。0~1级肌力宜采用被动运动、电刺激等方法；1~2级肌力宜采用助力运动、免负荷运动或肌电生物反馈电刺激等方法；3~4级肌力时宜进行抗阻或渐进抗阻训练，分别可采用等长抗阻、等张抗阻和等速抗阻训练。无论是哪种肌力训练方法都应在无痛或轻痛范围内进行，并注意用力时可能出现的心血管不适反应，不宜过度疲劳。

#### （二）有氧训练

有氧训练应选择适合的运动方式，采用中等强度的运动训练，每次训练时间逐步达到靶心率强度，并维持20~30分钟，每周3~5次。每次训练前应有热身运动，有氧训练后应有放松活动，大寒大热天气要降低运动量，空腹及饭后均不宜做有氧运动。在观察运动中心率的变化时，要关注某些药物的服用可能引发心率变化。鼓励患者有氧训练宜持之以恒，坚持才有效。

### （三）关节活动度训练

关节活动度训练包括主动、主动-辅助、被动关节活动度训练，每一个动作重复 10～30 次，每日 2 次或 3 次。

1. 主动关节活动度训练

（1）主动运动时动作宜平稳缓慢，尽可能达到最大幅度，改善关节活动度的训练以引起轻度疼痛为最大限度。

（2）关节的各方向依次进行运动。

2. 主动-辅助关节活动度训练

（1）治疗师或患者健侧肢体通过徒手或借助棍棒、绳索和滑轮等装置帮助患肢主动运动。

（2）训练时，助力可提供平滑的运动；助力常加于运动的开始和终末，并随病情好转而逐渐减少。

（3）训练中应以患者主动用力为主，并做最大努力；任何时间均只给予完成动作的最小助力，以免助力替代主动用力。

（4）关节的各方向依次进行运动。

3. 被动关节活动度训练

（1）患者取舒适、放松体位，肢体充分放松。

（2）固定肢体近端，托住肢体远端，避免替代运动。

（3）动作缓慢、柔和、平稳、有节律，避免冲击性运动和暴力操作。

（4）操作在微动范围内进行，活动范围逐渐增加，以免引起损伤。

（5）从单关节开始，逐渐过渡到多关节；不仅有单方向，而且应有多方向的被动活动。

### （四）四肢关节功能牵引法

1. 根据各种关节功能障碍程度的不同，选用相应的支架或特制的牵引器。

2. 将所需牵引的关节近端的肢体固定于牵引器上。

3. 关节的远端肢体施加牵引力量，并使牵引力作用点准确落在被牵拉组织的张力最大点上。

4. 牵引力量应稳定而柔和，因人因病而异，并以患者的局部肌肉有一定紧张或轻度疼痛、但患者主观感觉可忍受且不引起反射性肌痉挛为宜。

5. 牵引时间为 10～20 分钟，使挛缩的肌肉和受限的关节缓慢地被牵伸。

6.不同关节、不同方向的牵引可依次进行,每日2次或3次。在牵引前或牵引中,对挛缩、粘连的软组织做热疗更宜。

（五）连续被动运动

连续被动运动主要用于防止术后的关节粘连和挛缩。

1.一般情况下,开始训练的时间应在术后即刻进行,即便手术部位敷料较厚时,也应在术后3天内开始训练。

2.将要训练的肢体放置在训练器械的托架上,并予以固定。

3.选择活动范围、运动速度和训练时间,下面介绍活动范围和训练时间。

（1）关节活动范围：通常在术后常用20°～30°的短弧范围内训练,关节活动范围可根据患者的耐受程度和病情逐渐增大,直至达到最大关节活动范围。

（2）训练时间：根据不同的程序,训练时间的不同,每次训练1小时,也可连续训练更长时间。根据患者的耐受程度选定,每日1～3次。

（六）关节松动术

1.先充分放松该关节周围的肌肉,根据问题主次,选择针对性治疗的手法。

2.注意松动动作应轻柔、熟练,忌暴力。

3.条件允许下先做关节部位热疗,治疗中要不断询问患者的感觉,根据患者的反馈来调节手法强度。

4.年龄大、病程长的关节粘连患者,宜先确诊及治疗骨质疏松症。

5.关节僵硬的患者在关节松动术后,建议予以冷疗。

（七）颈椎、腰椎电动牵引或机械牵引

1.确认牵引钢丝在滑槽内,无断裂。

2.牵引前做好相应准备工作：腰椎牵引者特别注意,上下两截衣服应分开,松解皮带,上部牵引可分为下胸或腋下,后者必须注意防止臂丛神经损伤。

3.对严重的骨质疏松症及妊娠、有严重的高血压和心脑血管疾病、脊柱结核、强直性脊柱炎、脊柱恶性肿瘤的患者应禁做牵引,脊髓型颈椎病慎做颈牵。

4.颈椎牵引时嘱患者尽量放松,坐或卧姿舒适自然,根据病情需要调节牵引角度。腰椎牵引通常采用卧位牵引,根据需要,髋或膝的位置可在全伸展位至90°屈曲范围内调节。

5.牵引重量因人因病而异,一般根据患者的体重计算,颈椎牵引一般从3 kg开始，逐渐增加，最大重量可达 15 kg。腰椎牵引重量一般从体重的 40% 开始，逐渐增加重量，可达到体重，并将治疗量记录在卡上。

6. 牵引过程中注意观察患者的脸色、脉搏、呼吸及自觉症状。如有异常应立即减轻重量或停止治疗。

7. 颈椎行牵引治疗时，适当调整老年和体形消瘦者下颌部及后枕部所垫海绵垫或棉垫，以减轻局部疼痛和不适。

8. 每次治疗时间设定为 20 ~ 30 分钟，每日 1 ~ 3 次。

### （八）神经肌肉促进疗法

神经肌肉促进疗法是在神经发育学、神经生理学等基础学科发展的基础上，针对脑损伤后运动控制障碍的康复治疗技术与方法。其典型代表有 Bobath 技术、Rood 技术、Brunnstrom 技术、神经肌肉本体感觉促进技术和运动再学习技术。这些治疗技术根据人类神经发育规律和神经生理特点，采用促进和抑制相结合的方法来改善中枢神经系统损害造成的功能障碍，已经广泛应用于康复医学临床实践中。

1. 根据患者神经损害特点，结合患者功能障碍状态、年龄等因素，针对患者神经功能恢复的不同阶段，制定个体化的治疗方案。

2. 按照个体发育的正常顺序，通过对外周（躯干、肢体与五官）的各种浅、深和复合感觉的良性刺激，抑制异常的病理反射和病理运动模式，引出并促进正常的反射和建立正常的运动模式。

3. 在训练过程中，通过患者的各种神经反射，如各种原始反射、联合反应和连带运动等，先诱导出肢体运动，再经过训练促进分离动作产生，最终改善患者运动功能。

4. 把治疗与功能活动特别是日常生活活动能力结合起来，在治疗环境中学习动作，强调以功能为导向的治疗过程，在实际环境中使用已经掌握的动作进一步发展技巧性动作。

## 第三节　物理因子治疗管理制度与工作流程

### 一、理疗质控基本要求

1. 只有符合本专业资质要求并熟悉仪器性能者方可使用。
2. 遵守操作规范。

3. 遵守康复治疗室质量管理制度、安全防护制度、差错事故预防处理制度、仪器维护保养制度和消毒隔离制度等。

4. 遵照各项康复治疗质量控制基本要求。

5. 选择理疗治疗项目须有适应证，注意同一部位多次重复同一类治疗项目。

6. 每一种治疗设备必须配有保养、输出剂量、定期检测等措施及相应记录。应定期检测仪器的绝缘电阻、漏电流、接地线电阻、接地系统的接地电阻四个指标。定期检查仪器各项指标是否达到额定值。

7. 检查电线是否完整，有无漏电的可能。检查治疗仪器工作状态是否稳定，光疗治疗灯是否具有特别稳定的底座。

8. 治疗前所有设备各项输出旋钮均置于"0"位。

9. 让患者取恰当体位，需要时脱去衣服和敷料，充分暴露治疗部位。

10. 治疗师应在治疗前向患者说明不得自行操作仪器，以及治疗的正常感觉，如出现异常感觉或过热等不正常情况时应及时告知治疗师。

11. 治疗师应在治疗前检查患者治疗部位皮肤的完整性，若有皮损，局部应用绝缘隔垫（按皮损形状剪一块绝缘塑料片贴敷局部）。

12. 治疗前检查治疗局部是否有感觉障碍、瘢痕、供血不良，若有感觉障碍，则治疗剂量不能按患者感觉给予，而应严格按照治疗电极面积计算剂量。

13. 治疗过程中加强巡视，观察治疗中所用仪器设备输出是否稳定。

14. 治疗结束后，检查治疗区域表皮是否有异常（包括是否有灼伤）。治疗完毕关闭电源（指输出开关恢复到"0"位或恢复到预热状态），撤除治疗电极（光疗后应先移开光源，以免患者起身时触及光源的高温部分），撤除覆盖与遮挡物品，让患者穿好衣服，协助患者坐起或站起。交代患者治疗后的注意事项，如皮肤保护等。

## 二、各单项理疗质控要求

### （一）直流电疗仪

1. 仪器外壳无漏电，输出正、负极应有不同颜色区分，并有定性测试记录，各档位区分标记清楚，输出电量平稳且连续可调。

2. 配有各种大小的标准治疗用厚衬垫且区分正、负极专用。

3. 防止直流电灼伤。直流电药物离子导入需注意药物极性。

## （二）低、中频电疗仪（包括肌电生物反馈治疗仪）

1. 有定性测试记录，各档位区分标记清楚，输出电量平稳且连续可调。
2. 配有各种大小的标准治疗电极，以及相应薄衬垫或采用一次性导电粘胶电极。
3. 中频治疗仪在放置电极前必须先将开关打开。
4. 低、中频电疗二次调节治疗剂量，注意患者治疗中的反应。

## （三）高频电疗仪（包括短波、超短波治疗仪）

1. 输出电量平稳。
2. 配有各种大小的标准治疗电极，配有不同厚度的隔离垫。
3. 输出电量氖管测试与输出毫安数相符。
4. 妊娠期女性不宜进行该项治疗。

## （四）微波治疗仪

1. 有定性测试记录，输出电量平稳，仪器外壳无漏电。
2. 配有护目眼罩。防止高频电烧伤。
3. 不得在眼部、睾丸、小儿骨骺部位进行治疗。

## （五）紫外线治疗仪

1. 输出的紫外线辐射量强度稳定。配有护目眼镜。
2. 有平均生物剂量测试记录（冷光源除外）。

## （六）红外线治疗仪（包括频谱治疗仪、TDP治疗仪、纳米波治疗仪等）

1. 输出平稳。执行光疗时，注意保护患者的眼睛和面部。
2. 红外线治疗时，使灯对准患处，如无护罩，灯具则不宜置于患者的正上方，而应斜照于患处。
3. 防止红外线烫伤。

## （七）超声波治疗仪

1. 超声波治疗仪需有专用接触剂。
2. 有定性测试记录，输出声强档位标记相符。
3. 超声治疗时要注意散射和反射的超声波作用于治疗人员，为了防护，超声声头握柄上要用网套保护或操作者可戴纱网手套。

4. 注意头部和脊髓部位剂量控制。

5. 孕妇的腹部和腰骶部、小儿骨骺端不得进行治疗。

### （八）磁疗仪（包括骨质疏松治疗仪）

输出磁强档位标记清楚，有定性测试记录。

### （九）温热治疗仪（包括场效应治疗仪、磁热治疗仪等）

输出温度档位标记清楚，有定性测试记录。

### （十）高压静电治疗仪

1. 输出温度档位标记清楚，有定性测试记录。
2. 有治疗隔离区域。

## 三、理疗常见问题处理

1. 直流电灼伤

（1）停止治疗，保持局部清洁，防止感染。

（2）根据灼伤性质：碱性（负极烧伤）或酸性（正极烧伤）分别给予对症处理。

（3）轻伤亦可每日用酒精局部轻擦拭，必要时可进行局部抗菌药物应用，外加消毒敷料包扎，尽可能保持伤口干燥。

2. 高频电烧伤：停止治疗。

3. 表皮灼伤：视局部伤情给予对症处理。

4. 深部损伤：有深部脏器损伤时，应及时联系相关专科，给予对症处理。

5. 红外线灼伤：停止治疗，保持局部清洁，防止感染。根据灼伤情况给予必要处理。

# 第四节 作业治疗管理制度与工作流程

## 一、作业治疗质控基本要求

1. 选择恰当的评定方法对患者的运动功能、日常生活活动能力、感知认知功能及生活环境进行相应的评价，分析和发现问题并制定长期和短期目标，以便确定相应的作业治疗项目。

2. 作业治疗中患者的体位选择根据其全身的功能状态可以是卧位或坐位或站位。

3. 治疗师服装整洁、言语贴切，能清楚地向患者讲解训练项目的各项要点、目的和作用。

4. 所选择的作业治疗项目需能积极调动患者的主动参与性，必须根据患者的性别、年龄、体力、病情、文化程度、个人兴趣、生活和工作的需要选择。治疗中注意语言交流，激发患者参与训练的兴趣。

5. 对所选择的作业治疗项目进行动作分解分析，确定难度递增分级，同时注明完成此项活动时的注意事项。

6. 选择的作业治疗项目的难度以患者能完成 80% 以上的任务为宜。

7. 作业治疗方式根据患者的情况选择一对一或小组的形式。

8. 作业治疗的要求从低难度的动作开始，由简到繁，治疗时间由短渐长。

9. 作业治疗次数可以根据患者的病情设定在每日 1~2 次，时间每次 30 分钟左右。

10. 对老人、行动不便者和小儿尤其需注意加强保护，防止意外发生。

11. 治疗期间要求定期评定，根据病情的变化及时调整治疗处方。

12. 治疗师详细记录患者的作业治疗项目及治疗进展。

13. 治疗师根据患者的病情和功能帮助患者选择恰当的自助器具，使其能完成作业治疗的目标。

14. 正确指导患者选择和使用拐杖和轮椅。

15. 患者须用压力衣和低温塑板治疗时，应由经过培训的专业医务人员操作。

## 二、各项作业治疗质控要求

（一）增强运动能力的作业治疗

1. 增强上下肢肌力的作业训练。
2. 增强手部肌力的作业训练。
3. 维持关节活动度的作业治疗。
4. 改善协调及平衡能力的作业训练。
5. 增强全身耐力的作业治疗。

（二）眼手及上下肢协调的作业训练

1. 可选择捡拾珠子或豆子、捏黏土或橡皮泥、和面、捏饺子、木刻、打结、编织、刺绣、插钉、弹琴、脚踏缝纫机、砂磨等 1 项或 2 项以上的作业活动来达到上述目标。

2. 在作业治疗师地指导下进行各项活动。

3. 木工作业时防止跌倒及木屑进入眼中，电器设备按操作常规使用。

4. 黏土或橡皮泥作业时使用手套，防止黏土或橡皮泥与手黏合。

5. 认知障碍、视力低下、感觉障碍及精神障碍者，禁止做有电器、刀具等的作业活动。

（三）感觉恢复的作业治疗

1. 感觉再训练：让患者判断刺激的位置和感觉并加以训练。

2. 感觉敏感性训练：让患者触摸不同质地的实物，训练患者对物体软硬程度的识别；刺激患者的本体感觉和平衡觉；分辨声源等。

3. 感知觉训练：训练患者定位感、方向感和空间感。

4. 感觉替代练习：如利用听、触觉替代视觉，视觉代偿保持身体的平衡等。

5. 治疗师根据患者感觉障碍的问题，选取上述一种或两种以上的方法，对患者进行反复多次的训练。

6. 训练中注意安全，防止摔倒、扎伤等意外的发生。

（四）日常生活活动能力的训练

1. 床上训练和转移

（1）包括床上正确体位的摆放、床上翻身训练、卧位到坐起训练及转移训练。

（2）偏瘫患者转移训练，轮椅与床成 45° 左右的角度，轮椅与坐厕成 30°～40° 的角度，以健腿为轴转动躯干。

（3）截瘫患者转移训练，轮椅与床成直角或成 30° 角或与床平行，后二者需除去轮椅近床侧扶手。

（4）转移至浴缸中时，注意安全，防止跌倒。

2. 进食训练。

3. 洗漱动作训练。

4. 穿衣训练等。

5. ADL 训练的效果受记忆障碍、严重的感觉性失语、定向障碍、意念性失用及焦虑等的影响。因此，有上述问题的患者暂时不适合接受 ADL 训练，待功能改善后再开始进行。

6. 患者接受 ADL 康复训练的需求程度取决于患者的动机和对于不同独立水平的需要。因此，训练内容应与患者的需求相结合，提高患者主动参与的积极性，提高疗效。

7. 为了提高患者的独立性，治疗师还需要对环境的适应和改造提出建议。

### （五）知觉功能训练的作业治疗

1. 失认症功能恢复训练

（1）包括单侧忽略、疾病失认、Gerstmann 综合征、失语、失写等。

（2）治疗中以给予正面刺激为宜，可以多次反复进行并记录每次完成的情况。

2. 失用症功能恢复训练

（1）包括结构性失用、运动失用、穿衣失用、意念性失用等。

（2）应记录每次训练的结果，是否能顺利完成及完成的快慢程度等，及时修改训练内容的难易程度，注意安全，避免烫伤或刺伤等意外的发生。

### （六）认知功能恢复的作业治疗

1. 包括自知力、注意力、记忆力和思维障碍的恢复训练等。

2. 每次训练前应根据对患者的评定及上次训练的反应，制订具体的训练计划。预先准备好训练用品，应尽量减少患者视野范围内的物品，并避免杂乱摆放及摆放不必要的物品。

3. 治疗师应充分理解患者，尊重患者人格，使患者对自身障碍有正确认识。注意正确引导，避免直接否定患者，以增强患者的自信心，提高训练欲望。

4. 每日可选择 2～3 项进行训练，根据患者的耐受程度和反应而定。

## 第五节　言语与吞咽障碍治疗管理制度与工作流程

1. 治疗者必须是接受过言语治疗技术培训的康复专业人员。

2. 早期开始，病情允许的情况下则越早开始越好。但若全身状况不佳、处于病情进展期或体力不支、意识障碍、严重痴呆者则不宜进行训练治疗。

3. 训练室应为独立房间，最好有隔音设施，室内布置要求简洁明亮、安静舒适，尽量避免视觉和听觉上的干扰，注意训练期间限制人员出入。

4. 采用恰当的言语及吞咽功能评定，并将其贯穿于整个治疗过程中，根据测评结果不断完善治疗方案。

5. 言语障碍治疗原则是根据构音器官及构音检查的评估结果确定障碍的部位及治疗顺序，然后结合其言语表现进行针对性治疗。

6. 言语训练优先选用日常用语，尽量选用患者感兴趣、与职业或爱好有关的内容，训练中所选内容应设计在患者成功完成率70%～90%的水平上。

7. 训练原则上以一对一为主，以利于制定针对性的治疗方案。也可进行集体训练，能增加患者信心和兴趣，改善由于言语障碍导致的心理或情绪等问题。

8. 治疗师训练前后要洗手，训练物品要定期消毒，直接接触患者口腔或皮肤的检查和（或）训练物品应尽量使用一次性医疗用品，重复使用的物品必须消毒处理。

9. 吞咽障碍治疗应先进行筛选，必要时进一步行影像学检查，明确障碍部位，以此确定更具针对性的治疗方案。

10. 治疗时间应因人而异，先短后长。一般治疗时间为20分钟/次，治疗过程中要注意观察患者是否出现异常反应和疲劳表情，不可勉强训练，必要时可缩短治疗时间。

11. 正确选择食物避免吸入和咽塞。

12. 注重患者心理治疗。应多与患者交流，充分理解尊重患者，注意正面引导，避免直接否定，给予适当的鼓励与表扬，以取得患者更好的配合，提高训练欲望，让患者对自身障碍有正确的认识。

13. 与患者家属及时交流沟通并提供指导，协助患者重视自我训练，并完成针对患者情况而制订的家庭训练计划，有效强化训练内容。

14. 确保交流手段畅通。尤其对于部分重度交流障碍患者，可采用交流板辅助系统，通过简单的图片或文字解决患者的0日常沟通交流问题。

## 第六节　康复工程室管理制度与工作流程

### 一、管理制度

1. 严格遵守医疗机构和康复医学的伦理规范，保护患者的安全和隐私。

2. 建立医疗记录和康复评估系统，记录患者相关病历资料和配合康复辅具康复计划执行的情况等信息，以便于跟踪康复效果。

3. 配备专业技术人员、管理人员和安全人员，确保康复辅具服务的安全性、有效性和规范性。聘请专业康复辅具制作厂家或代理商，以确保康复辅具的品质和规范性。

4. 严格执行采购和库存管理规定，确保康复工程科的物品、设备、耗材等的质量和合法性。

5. 建立康复工程科的应急预案，确保在不同情况下，康复工程科能够及时响应患者的需求和解决问题。

6. 开展康复辅具发放的须知宣传教育，让患者充分了解康复辅具的用途，并告知患者康复辅具的使用方法和注意事项。

7. 常规对康复辅具进行检查和保养，确保康复辅具的安全性和有效性。加强对患者随身携带康复辅具的检查，以及对康复辅具使用情况的监督和管理。

8. 与医院其他科室保持协作与沟通，形成良好的医疗联合、协同效应，实现更好的康复效果。

9. 完善投诉处理和意见反馈机制，促进康复辅具室工作的持续改进和创新。

10. 及时总结康复辅具室工作经验和存在的问题，形成改进措施，不断优化康复辅具室的工作流程，提高服务水平。

## 二、工作流程

1. 患者初步评估：患者来到康复工程科后，康复医师和康复辅具师对其健康状况进行初步评估，包括身体检查、问诊及病史的了解。

2. 治疗目标制定：根据初步评估的结果，康复医师和康复辅具师制定个性化的治疗目标。包括提高身体功能、恢复健康、减少痛苦等。

3. 康复方案制定：在制定康复方案的时候，康复医师和康复辅具师结合患者的病情和治疗目标，制定适合患者的个性化康复方案。这个方案需要综合运动、康复器械、矫正及被动动作、功能训练、康复辅具介入等多种康复方式和治疗手段。

4. 治疗执行：在治疗执行的过程中，康复辅具师和医师根据制定的康复方案，帮助、引导和监督患者进行康复训练和治疗等。在治疗执行的过程中，康复辅具师和医师需要持续关注，及时检查效果，并及时引导和调整康复辅具功能和治疗方案。

5. 疗效监测和调整：治疗周期中，康复辅具师和医师需要对患者进行定期评估和监测，以确保对治疗效果及时、准确评估，对康复方案进行调整，提高治疗效果。

6. 沟通交流：康复辅具师和医师需要与患者保持良好的沟通和交流，帮助患者了解康复辅具的使用、维护及治疗进展和可能出现的问题。增强患者对康复的信任感，更好地配合治疗。

7. 结束治疗和健康指导：治疗结束后，康复辅具师和医师需要总结治疗效果，制定适当的健康指导方案，让患者了解如何在日常生活中保持健康，达到良好的治疗效果。

## 第七节　心理康复治疗管理制度与工作流程

1. 治疗者须具有卫生专业执业资格，且通过国家或湖南省有关行政部门指定的专业培训考核，并获得心理咨询师或心理治疗师资格证书。
2. 具备单独的心理治疗专用室。
3. 建立心理治疗工作的管理制度。
4. 建立求询者的登记制度。
5. 建立求询者资料的保密制度。
6. 做好告知制度，包括初诊告知、诊疗告知、心理测评告知等。
7. 对需精神药物治疗的初诊求询者，应做相应的体格检查和实验室检查。
8. 治疗师必须真正做到以不批评、不包办代替和中立的态度对待患者。
9. 对患者要真诚地理解、尊重和认同，得到患者信任，与患者建立一种具有治疗意义的亲密关系。
10. 心理治疗每次一般不少于 40 分钟。

## 第八节　传统康复治疗管理制度与工作流程

### 一、治疗者需具有中医师资质及针灸推拿专业资质

（一）针灸治疗

1. 要体现中医辨证施治的特点。中医师施术，在书写首次病历时，要有望、问、闻、切及辨证的内容，取穴有主次，针法要明了，用灸有方法和壮数。治疗要记录取穴、针和灸的方法，以及治疗反应。使用电针，必须记录电流量、频率及时间。
2. 采用一次性针具，使用后，根据预防院内感染的要求，集中处理。如用重复使用的针具，必须严格消毒；使用前要检查，如针头有毛糙、针身有折痕，必须弃用。
3. 如针刺后留针，要检查针刺前后的针具数，防止针刺结束后，有针遗留在患者的身体上。
4. 在应用灸法和火罐时，除一些需发疱的治疗方法外，要注意患者的皮肤反应，防止灼伤感染。使用有烟灸法，室内必须有排气装置。火罐必须使用医用罐具，而不能使用生活用品的玻璃器皿。

## （二）推拿治疗

1. 根据不同的疾病，要体现不同的推拿治疗特点。对于运动系统和神经系统方面的疾病，要体现推拿被动的手法治疗和主动的功能锻炼相结合的特点；对于心脑血管系统和消化系统疾病，在取穴、施术部位、手法等方面，要体现中医辨证施治的特点。施术结束，要记录所采用的手法、功法及治疗反应。

2. 应用膏摩，必须采用有批准文号的油膏制剂和经批准的自制制剂；在病历上，要记录所采用的膏摩制剂的名称和种类。应用后，要注意是否有皮肤反应，并及时记录。

3. 治疗人员每治疗一次患者后，必须进行手消毒。

# 第九节　康复评估室管理制度与工作流程

1. 康复评定室应保持安静，光线明亮，室温保持在 22～24 ℃。

2. 凡康复科新入院患者，24 小时内确定主管治疗师并由主管治疗师将患者课程安排表交于家属。

3. 康复评定由主管治疗师通知相关治疗人员，康复医师主持康复评定会议：1 周内完善患者康复档案，制订近期、远期康复目标和康复训练计划。

4. 参加评定会人员：主管医师、主管治疗师、康复护士、PT 治疗师、OT 治疗师、言语治疗师、患者或亲属等。

5. 评定过程中，应同一体位、同一测量部位，先测健侧，后测患侧，同一评估量表，以便于比较。

6. 避免在按摩、运动及康复治疗活动结束后立即检查关节活动范围。

7. 器械测量时需要先行校准，以保证测试结果的可靠性。

8. 测量时应先告知患者如何正确地按照要求配合测试，测试中应给予适当鼓励的指示，提高患者用力的兴奋性，以便获得最大肌力。

9. 有心血管疾病者，进行肌力测试时，应注意避免屏气用力。

# 第六章

# 湖南省康复医学科病历书写要求

## 第一节　门诊病历书写要求

### 一、初诊门诊病历书写要求

（一）初诊门诊病历书写内容

初诊门诊病历应包含"五有一签名"（主诉、病史、体格检查、初步诊断、处理意见和医师签名）。

1. 主诉

患者就诊时最主要的症状、体征、功能障碍的致因和表现，以及持续时间。

2. 病史

应包括现病史、既往史及与疾病有关的个人史，如婚姻、月经、生育史、家族史等。

3. 体格检查

应记录主要阳性体征和有鉴别诊断意义的阴性体征。

4. 初步诊断

初步确定的或可能性最大的疾病诊断名称分行列出，尽量减少使用"待查""待诊"等字样。同时，明确功能障碍。

5. 处理意见

应分行列举所用药物及康复治疗方法、进一步检查的项目、生活中注意事项、休息方法及期限，必要时记录预约门诊日期及随访要求等。

（二）初诊门诊病历书写要求

初诊门诊病历撰写力求内容完整、重点突出、术语规范、文字清晰精炼。

1. 病史

包括发病过程及功能障碍、与本次疾病有关的既往史，特别是以往出院诊断和相关康复治疗过程。

2. 康复评定和体检

针对存在的功能障碍予以相应的评定和体检、辅助检查。

3. 诊断（包括功能障碍诊断）

应按主次排列。

4. 康复目标

包括短期目标及长期目标。

5. 处理意见

（1）提出可进一步检查的项目。

（2）康复治疗处方及注意事项。

（3）随机会诊、立即会诊、约定会诊申请或建议。

（4）其他医嘱。

（5）病休医嘱。

6. 医师签名

要求签署与处方权留迹相一致的全名。

## 二、复诊门诊病历书写要求

应重点记述前次就诊后各项诊疗结果和病情演变情况。体检时可有所侧重，对上次的阳性发现应重复检查，并比较康复评估结果，注意新发现的体征。补充必要的辅助检查及特殊检查，及时评价康复疗效。对不能确诊或康复疗效不佳的患者，接诊医师应请上级医师诊视。与上次不同的疾病，一律按首诊患者书写病历。

1. 复诊病史的必需项目与撰写要求原则上与初诊病史一致，同一疾病相隔3个月以上复诊者原则上按初诊患者处理，但可适当简化（如可在一开始即提明原先确定的诊断）。

2. 一般复诊病史须写明下列一项或数项。

（1）上次康复治疗后，患者的症状、体征和病情变化情况（包括治疗后的不良反应）及疗效。

（2）初诊时各种辅助检查结果的反馈（转录）。

（3）对患者进行再评定，根据评定结果提出进一步的康复治疗措施。

### 三、门诊会诊及转住院病历书写要求

#### （一）门诊会诊病历书写要求

门诊患者请求其他科室会诊时，应将请求会诊目的、要求及本科初步意见在病历上填清楚，并由本科高年资医师签名。被邀请的会诊医师（本院高年资医师）应在请求会诊病历上填写检查所见、诊断和处理意见。

#### （二）门诊患者转住院病历书写要求

门诊患者需要住院检查和治疗时，由医师填写住院证（或入院通知书）。门诊医师对转诊的患者应填写病历摘要，法定传染病应注明疫情情况并按相关传染病分类在规定时间内按程序上报，每次就诊均应填写就诊日期。

## 第二节　住院病历书写要求

病历书写规范参照卫生部 2010 年颁布的《病历书写基本规范》书写。电子病历按照卫计委《电子病历应用管理规范（试行）》（国卫办医发〔2017〕8 号）执行，重点结合康复医学科等特点完成。包括病历首页、入院病历、首次病程记录、病程记录、出院记录、医嘱与临时医嘱、康复评定记录、康复治疗单等内容。

### 一、康复医学科入院病历

1. 患者往往有精神、躯体、言语、社会四个方面的功能障碍或其中之一，因此，康复病历中应有相关功能障碍的描述和评定的记录。患者往往难于独立而需依赖他人，必要时需较详细地记录患者家属或有关人员的情况。

2. 患者在生活中常需借助轮椅、假肢等辅助用品，因而对这些用品用具的使用情况也需加以记录。

3. 康复评定和辅助检查（可写入专科检查）。

4. 应制订阶段治疗计划（包含近期目标和远期目标）。

（1）近期目标是患者入院后 2～4 周内的康复计划及达到的目标，部分变化较快的病情，可以根据具体情况增加评定次数，修改近期目标。

（2）远期目标是康复治疗 3 个月后达到的目标。

（3）病程记录应该体现康复治疗措施选择的依据、康复疗效评价及对康复效果的分析。体现出康复诊疗的动态变化及依据。

5. 住院及治疗期间需要注意的问题也应该写入病程记录。

## 二、康复治疗单（包括治疗师记录）

1. 康复治疗单应由康复医师书写，康复医师应协调小组成员安排好康复治疗，治疗师应及时记录康复治疗情况、评估结果、疗效评价及治疗方案变更情况及缘由。

2. 治疗记录包括日期、项目、部位、剂量（理疗）、方法、时间、治疗反应、治疗者签名；建议每10次进行一个疗效小结（康复评定）。

## 三、病案首页

（1）体现康复医学特点，必须有功能障碍诊断。
（2）有康复疗效评估结果。

## 四、住院病历要求

患者一般情况包括姓名、住址、性别、年龄、民族、婚姻状况、职业、籍贯、入院时间、记录时间、病史陈述者、病史可靠性等。

### （一）主诉

主诉是指促使患者就诊的主要症状（或体征）及持续时间。

### （二）现病史

1. 记录发病时间、地点、起病缓急、前驱症状、可能原因或诱因。按发生的先后顺序描述主要症状的部位、性质、持续时间、程度、缓解或加剧因素及演变发展情况。记录伴随症状，描述伴随症状与主要症状之间的相互关系。记录患者发病后到入院前，在院内、外接受检查与治疗的详细经过及效果。记录发病后功能障碍情况及发生发展经过，对功能障碍的康复治疗情况及康复疗效进行描述。对患者提供的药名、诊断和手术名称需加引号（""）以示区别。

2. 记录发病以来的一般情况，包括患者发病后的精神状况、睡眠、食欲、体重等情况。发病以来日常生活能力描述，包括进食、穿衣、修饰、洗澡、二便控制、如厕、转移、行走、上下楼梯及轮椅操作（代替步行）等情况。该部分内容将导出日常生活活动能力的诊断。

3. 对过去存在的疾病且目前仍继续用药治疗的，如"高血压""糖尿病""高脂血症""高尿酸血症"等，须在现病史中最后另提行说明。

（三）既往史

既往史是指患者过去的健康和疾病情况。内容包括既往一般健康状况、疾病史、传染病史、预防接种史、手术外伤史、输血史、食物或药物过敏史等。

（四）个人史

1. 记录出生地及长期居留地，生活习惯及有无烟、酒、药物等嗜好，职业与工作条件及有无工业毒物、粉尘、放射性物质接触史，有无冶游史。

2. 记录内容包括两方面内容，即环境因素和个人因素。环境因素又包括个体层面（家庭、工作场所、学校、家人、熟人、同行和陌生人等）和社会层面（组织和服务机构、社区活动、政府机构、通讯、交通、法律、条例、规定、态度和意识形态等）的内容。

3. 个人因素包括性别、种族、年龄、其他健康情况、生活方式、习惯、教养、应对方式、社会背景、教育、职业、经历、行为方式、性格类型、个人心理和其他特征等内容。患者如果是脑瘫患儿，应记录患儿出生情况、喂养情况、生长发育情况等。该部分作为ICF的应用和编码资料的支持。

（五）婚育史、月经史

婚姻状况、结婚年龄、配偶健康状况、有无子女等。女性患者记录初潮年龄、行经期天数、间隔天数、末次月经时间（或闭经年龄）、月经量、痛经及生育等情况。

（六）家族史及遗传病史

父母、兄弟、姐妹健康状况，有无与患者类似的疾病，有无家族遗传倾向的疾病。

（七）体格检查

应当按照系统顺序进行书写。记录内容包括体温、脉搏、呼吸、血压等一般情况，皮肤、黏膜、全身浅表淋巴结、头部及其器官、颈部、胸部（胸廓、肺部、心脏、血管）、腹部（肝、脾等）、肛门、外生殖器、脊柱、四肢等。

（八）专科情况

应当根据专科疾病特点重点记录专科特殊情况。某病没有出现症状和体征不必填写，一律用斜杠在空格处封闭，不能漏项。如骨科患者不出现神经系统疾病的特征则不填相关项目。具体说明如下。

1. 高级脑功能及颅神经功能按序填写。

2. "运动"项下"肌张力"处：对患者肢体肌张力情况（如降低、正常、增高）进行填写，如增高可自行选择改良Ashworth量表等进行文字描述。

3. "运动"项下"肌力"处：自行选择量表如徒手肌力测定等对患者肢体肌力情况进行文字描述，如肩前屈、肩外展、屈肘、伸腕、屈髋、伸膝、踝背伸等肌力。对于周围神经的病损，要按肌群详细填写。

4. "运动"项下"关节活动度"处：对患者各个关节活动情况自行描述。如颈椎、腰椎、肩、肘、腕、指、髋、膝、踝、趾关节等。

5. "运动"项下"其他骨、关节、肌肉、皮肤情况"处：涉及骨科、手外科、脊柱外科等其他检查内容，如颈椎、腰椎、躯干、四肢、关节、肌肉、皮肤等特殊检查方式，可在此处文字描述，如颈椎间孔挤压试验、臂丛牵拉试验、直腿抬高试验、"4"字试验、仰卧挺腹试验、股神经牵拉试验、Tinel征、Thomas征、手术瘢痕、肌肉情况等。

6. "运动"项下"Brunnstrom分期"处：如患者为单侧偏瘫，填写一侧即可；如患者为多次脑卒中或脑干卒中，表现为双侧偏瘫或交叉瘫，则双侧均填写。

7. "运动"项下"手功能"处：分为废用手、辅助手C、辅助手B、辅助手A、实用手B、实用手A。

8. "运动"项下"平衡能力、步行能力"处：如"步行能力"处，评定标准如Holden步行功能分级0～5级。

0级：不能步行或需2人及以上的协助；

1级：需要1人连续不断地帮助才能行走；

2级：需1人在旁以间断地接触身体帮助行走，步行不安全；

3级：需1人在旁监护或用言语指导，但不接触身体；

4级：在平地上独立步行，在楼梯或斜坡上行走需帮助；

5级：任何地方都能独立步行。

9. "反射"项：浅反射填写方法（-表示消失，+表示正常）；深反射填写方法（-表示消失，+表示减弱，++表示正常，+++表示活跃，++++表示亢进），病理反射填写方法（-表示阴性，±表示可疑，+表示阳性）。

10. "反射"项下"其他反射"处：根据患者情况填写，如掌颌反射、下颌反射等内容。

11. 其他未提到的内容按顺序填写即可。

12. 按病历质量管理要求，所有空格须填写，没有内容或病情特点不需要填写者，一律划斜杠。

（九）辅助检查

辅助检查指入院前所做的与本次疾病相关的主要检查及其结果。应分类按检查时间顺序记录检查结果，如系在其他医疗机构所做检查，应当写明该机构名称及检查号。

（十）入院诊断

入院诊断是指经治医师根据患者入院时情况，综合分析做出的诊断。如初步诊断为多项时，应当主次分明。对待查病例应列出可能性较大的诊断。注意疾病诊断书写在前，功能诊断书写在后。ADL 能力、脊髓损伤 ASIA 分级等内容也在此填写。举例如下。

1. 脑梗死（左侧基底节，恢复期）

→右侧肢体偏瘫

→混合性失语

→ ADL 部分依赖

2. 高血压（3 级很高危）

这样描述符合病历书写对诊断的通用规则和一贯原则，也便于在卫生统计时对疾病谱和一段时间住院患者疾病构成比的准确统计，也能明确引起某种障碍的疾病及数量。涉及神经系统疾病诊断时除定性外，注意定位、定侧，有条件者描述责任血管状况。

其他诊断的列举根据对患者的影响程度逐条列出。住院期间发现的其他疾病须另行在入院纪录末尾补充诊断，并签名，如书写入院记录的医师签名、上级医师签名。使用单位在每一页病历页眉内加填床位号、住院号、费用性质等内容。

## 五、康复医学科住院病历书写基本内容

（一）主诉

参照 2010 版《病历书写基本规范》的要求和内容：患者就诊时主要症状（或体征）及持续时间。

## （二）现病史

参照 2010 版《病历书写基本规范》的要求和内容：患者本次功能障碍及疼痛等的发生、演变、诊疗等方面的详细情况（按时间顺序书写），要求围绕主诉。内容包括：

1. 引起功能障碍、疼痛的疾病的发病情况。
2. 主要功能障碍、疼痛的特点及发展变化情况。
3. 与鉴别诊断有关的阳性或阴性资料。
4. 与疾病相关的主要并发症。
5. 康复治疗经过和结果。
6. 功能障碍及疼痛对患者日常生活和社会生活产生的影响。
7. 患者就诊目的。
8. 一般情况。

## （三）既往史

参照 2010 版《病历书写基本规范》的要求和内容：既往一般健康状况，有无患过传染病、地方病及其他疾病，发病日期及诊疗情况；预防接种、外伤、手术史，药物、食物及其他接触物过敏史。

## （四）个人史

参照 2010 版《病历书写基本规范》的要求和内容：出生地、居住地、重要疫区居留经历、生活习惯、个人生活的重大变化。患者生活环境因素（包括居住楼层、是否有电梯，交通环境是否方便，家庭陪护情况，患者目前康复积极性，政府支持程度），文化程度，个人爱好，娱乐活动。

## （五）婚育史

参照 2010 版《病历书写基本规范》的要求和内容：婚育史，女性患者月经史。

## （六）家族史

参照 2010 版《病历书写基本规范》的要求和内容：与本病无关联的重大阳性家族史，与本病有关联的阴性家族史。

## （七）体格检查

参照 2010 版《病历书写基本规范》的要求和内容：按系统循序渐进书写，包括：

营养发育、神志、精神、情感、行动方式、体位、合作程度、皮肤、黏膜、淋巴结、头部及其器官、颈部、胸部、腹部、脊柱、四肢、神经系统、肛门及外生殖器检查。

（八）专科检查

根据康复医学科需要记录与本病相关的阳性及阴性体征，以及与本病间接相关的阳性体征（专科检查与一般体格检查内容不重复）、必要的功能评估结果（身体结构与功能、个体活动、社会参与等三个维度）。

（九）诊断

1.记录与本次主诉密切相关的疾病及诊断依据。增加功能障碍诊断及其分级情况。
（1）身体结构与功能。
（2）个体活动。
（3）社会参与，建议使用 WHODAS。
2.次要诊断及其导致的功能障碍。

## 六、康复医学住院记录基本格式

（一）入院记录

入院记录由床位医师书写，其内容和要求原则上与住院病历相同，但应简明扼要，重点突出。格式及内容如下。

姓名：×××　　　职业：××
性别：×　　　　　工作单位：××××××
年龄：××岁　　　住址：×××××××
婚姻：××　　　　病情陈述者（注明与患者关系）：××
出生地：××××××　入院日期：×年×月×日×时×分
民族：××　　　　记录日期：×年×月×日×时×分

（二）主诉

主诉系指促使患者就诊的最主要原因，包括主要功能障碍的致因和表现，以及持续时间。

## （三）现病史

现病史系指患者本次功能障碍的发生、演变、诊疗等方面的详细情况（按时间顺序书写）。内容包括：引起主要功能障碍的疾病的发病情况，主要功能障碍的特点及其发展变化情况，与疾病相关的主要并发症，发病后诊疗经过及结果，康复治疗经过（包括核心康复治疗的类型）及结果，功能障碍对患者日常生活和社会生活方面产生的影响，患者就诊目的，睡眠、饮食等一般情况的变化，以及与鉴别诊断有关的阳性或阴性资料。与本次患病有密切关联的其他疾病情况，以及虽与本次患病无关联但确需治疗的其他疾病情况，都可在现病史后另起一段予以记录。

## （四）既往史

记录患者过去的与本病无关联的重大阳性病史，以及与本病有关联的阴性病史。包括既往一般健康状况、疾病史、传染病史、预防接种史、手术史、外伤史、输血史、药物过敏史等。

## （五）个人史

个人史包括出生地、居住地、重要疫区居留经历，生活习惯，个人生活的重大变化等。

## （六）婚育史、女性患者的月经史

婚育史包括婚姻状况、结婚年龄、配偶健康状况、有无子女等。月经史记录初潮年龄、行经天数、间隔天数、末次月经时间（或闭经年龄）、月经量、痛经及生育等情况。

## （七）家族史

家族史包括与本病无关联的重大阳性家族史，与本病有关联的阴性家族史。

## （八）体格检查

T：×℃、P：×次/分、R：×次/分、BP：×/mmHg。按系统顺序进行书写，包括：营养发育，神志、精神、情感、行动方式、体位、合作程度、皮肤、黏膜、全身浅表淋巴结，头部及其器官，颈部，胸部（胸廓、肺、心、血管），腹部（肝、脾、肿块等），脊柱、四肢，神经系统，肛门及外生殖器。

## （九）专科情况

应当根据专科需要记录与本病直接相关的阳性及阴性体征，以及与本病间接相关的阳性体征。包含：脑高级功能（神志、精神、语言、认知、情绪，包括量表得分），运动及感觉功能，内脏功能，膀胱与直肠功能，神经反射，活动与参与功能。专科检查与一般体格检查内容无须重复记录。

## （十）实验室及器械检查

记录与诊断相关的实验室和器械检查及其结果，应注明检查医院名称、检查日期及报告的编号或片号。

## （十一）诊断

1. 初步诊断包括病因病理诊断（主要功能障碍及其分级）。
2. 次要功能障碍包括主要并发症、主要合并症。
3. 医师签名。

# 七、首次病程记录

## （一）首次病程记录内容

首次病程记录是指患者入院后由经治医师或值班医师书写的第一次病程记录，应当在患者入院8小时内完成。首次病程记录的内容包括病例特点、拟诊讨论（诊断依据及鉴别诊断）、诊疗计划等。

1. 病例特点

应当在对病史、体格检查和辅助检查进行全面分析、归纳和整理后写出本病例特征，包括阳性发现和具有鉴别诊断意义的阴性症状和体征等。

2. 拟诊讨论（诊断依据及鉴别诊断）

根据病例特点，提出初步诊断和诊断依据；对诊断不明的写出鉴别诊断并进行分析；并对下一步诊治措施进行分析。

3. 目前患者存在的功能障碍问题

按照功能障碍程度的轻重排序记录。

4. 康复目标

按照短期目标、长期目标记录。

5. 诊疗计划

提出具体的检查及治疗措施安排。

6. 康复注意事项

包括入院宣教，告知患者家属及陪护员注意患者安全，防止滑倒、摔伤及其他意外事故出现，应用康复治疗仪器、器械时的注意事项等。

## （二）首次病程记录格式

---

**首次病程记录**

姓名：×× 性别：× 年龄：×× 入院时间：×× × 主诉：××××

1. 病例特点

（1）现病史：起病情况，主要症状的特点，主要症状的变化或新症状的出现，伴随症状，诊治过程，康复功能障碍及其治疗情况，功能转归情况，病程中的一般情况。

（2）既往史：如果有导致功能障碍的疾病史，须描述功能障碍情况。

（3）入院体格检查：内科情况、康复专科情况、辅助检查。

2. 临床诊断

（1）诊断：诊断依据、康复功能诊断如身体结构与功能、个体活动、社会参与。

（2）鉴别诊断。

3. 诊疗计划

（1）临床诊疗计划。

（2）康复诊疗计划。

（3）近期目标及康复方案。

（4）远期目标。

---

## 八、病历其他内容书写说明

### （一）日常病程记录

日常病程记录是指对患者住院期间诊疗过程的经常性、连续性记录。对病危者应当根据病情变化随时书写病程记录，每天至少1次，记录时间应当具体到分钟。对病重患者，至少2天记录一次病程记录。对病情稳定的患者，至少3天记录一次病程记录。

### （二）上级医师查房记录

上级医师查房记录是指上级医师查房时对患者病情、诊断、鉴别诊断、功能障碍评估、当前治疗措施疗效的分析及下一步诊疗意见、康复方案制定/调整、注意事项等的记录。

1. 主治医师首次查房记录应当于患者入院 48 小时内完成。包括查房医师的姓名、技术职称、补充的病史和体征、诊断依据与鉴别诊断的分析及诊疗计划等。

2. 主治医师日常查房记录间隔时间视病情和诊疗情况确定，内容包括查房医师的姓名、专业技术职称、对病情的分析和诊疗意见等。

3. 科主任或具有副主任医师以上专业技术职务任职资格医师的查房记录，内容包括查房医师的姓名、专业技术职务及对病情的分析、鉴别和诊疗意见等。

### （三）康复评定

初期在患者入院后 72 小时内完成；对于住院时间较长的患者，建议 2 周评定一次作为中期评定记录，出院前再行终期评定。对于住院时间不足 2 周的患者，可缩短中期评定和终期评定间隔。统一应用综合医院康复医学科各类伤病残患者住院期间使用的评定量表。在主管康复医师发出评定通知后，各相关康复亚专业即做出评价记录，给出康复治疗计划。康复医师综合各亚专业治疗师的意见，写出评定总结，纳入病程记录。

### （四）阶段小结

阶段小结是指患者住院时间较长，由经治医师每月做出病情及诊疗情况总结。阶段小结的内容包括入院日期、小结日期和患者姓名、性别、年龄、主诉、入院情况、入院诊断、诊疗经过、目前情况、目前诊断、诊疗计划、康复目标及医师签名等。建议使用评定记录代替阶段小结，反映患者病情变化、功能障碍、康复治疗效果及调整等情况。

### （五）转科记录

转科记录是指患者住院期间需要转科时，经转入科室医师会诊并同意接收后，由转出科室和转入科室医师分别书写的记录，包括转出记录和转入记录。转出记录由转出科室医师在患者转出科室前书写完成（紧急情况除外）；转入记录由转入科室医师于患者转入后 24 小时内完成。转科记录内容包括入院日期、转出或转入日期，转出、转入科室，患者姓名、性别、年龄、主诉、入院情况、入院诊断、诊疗经过、目前情况、目前诊断、转科目的及注意事项或转入诊疗计划、医师签名等。重在体现转入康复医学科后的功能诊断及具体障碍描述。

（六）出院病程记录

患者一般情况，描述症状、体征、辅助检查变化等临床医学治疗结果，出院带药、随诊等内容，出院诊断；出院当天康复评估，康复疗效及其分析，出院后的中远期康复目标，康复宣教内容。

（七）医嘱单

分为长期医嘱单和临时医嘱单。

1. 长期医嘱单的内容包括患者姓名、科别、住院病历号（或病案号）、页码、起始日期和时间、长期医嘱内容、停止日期和时间、医师签名、执行时间、执行护士签名。临时医嘱单内容包括医嘱时间、临时医嘱内容、医师签名、执行时间、执行护士签名等。

2. 医嘱内容及起始、停止时间应当由医师书写。医嘱内容应当准确、清楚，每项医嘱应当只包含一个内容，并注明下达时间，应当具体到分钟。医嘱不得涂改。需要取消时，应当使用红色墨水笔标注"取消"字样并签名。

3. 康复治疗长期医嘱应由具备资质的治疗师签字执行。在综合医院康复医学科的康复病历中，建立专门的长期康复医嘱单，和治疗师的评价记录单独集中管理，集中记账。在患者出院时，康复医嘱最后连同评价报告纳入归档病历中。

（八）病历首页背页内容问题

建议加入康复医学的治疗项目费用。

（九）住院病案首页填写规范（要求）

1. 疾病编码指患者所罹患疾病的标准编码，目前按照全国统一的 ICD-10 编码执行。使用疾病诊断相关分组（DRGs）开展医院绩效评价的地区，应当使用临床版 ICD-10。

2. 出院诊断是指患者出院时，临床医师根据患者所做的各项检查、治疗、转归以及门诊、急诊诊断、手术情况、病理诊断等综合分析得出的最终诊断，包括主要诊断和其他诊断。

（1）主要诊断是指经研究确定的导致患者本次住院就医主要原因的疾病（或健康状况）。一般指对患者身体健康危害最大，花费医疗资源最多，住院时间最长的疾病诊断。

（2）其他诊断是指除主要诊断以外在本次住院期间需要治疗的、影响本次诊疗计划的、促使住院日延长的，以及本次诊疗过程中新发生的诊断或情况，包括并发症、合并症、医院感染名称、在院内发生的任何医疗不良事件等。

（3）主要诊断选择正确率/主要诊断编码正确率是住院病案首页数据质量管理与控制指标之一；正确选择主要诊断并正确编码是解决问题的关键。

（十）其他

1. 本说明中未提及的病历书写内容按照卫生部2010版《病历书写基本规范》执行。

2. 康复治疗记录和康复登记记录要求负责治疗师定时书写。

## 第三节　康复处方基本格式

### 一、基本资料区

患者的姓名、性别、年龄、住院号。

### 二、病历摘要

简要的病史概要、必要的功能评估。

### 三、临床诊断、功能障碍诊断

临床诊断指疾病诊断、病因诊断；功能障碍诊断围绕患者的功能障碍情况做出相应诊断。

### 四、康复处方

1. 运动疗法
治疗项目、治疗部位/目的、治疗强度（时间）、治疗频率。

2. 作业疗法

治疗项目、治疗部位/目的、治疗强度（时间）、治疗频率。

3. 言语治疗

治疗项目、治疗部位/目的、治疗强度（时间）、治疗频率。

4. 物理因子治疗

治疗项目、治疗部位、电极/探头放置位置和（或）方式、剂量、治疗强度（时间）、治疗频率。

5. 针灸

治疗项目、治疗部位、治疗强度（时间）、治疗频率。

6. 推拿

治疗项目、治疗部位、治疗强度（时间）、治疗频率。

7. 心理治疗

治疗目的、治疗任务、治疗疗程、治疗技术、影响疗效等。

8. 其他

康复工程等。

## 五、治疗情况

记录每日患者治疗完成情况及需要说明的情况，如损伤等。

## 六、会诊意见基本格式

1. 患者主诉及康复需求。

2. 患者目前的情况。

3. 体格检查，重点专科检查情况。

4. 简要的功能评估。

5. 诊断（功能障碍）。

6. 处理意见及康复治疗方案。

## 七、康复医疗同意书的基本要求

1. 基本资料

包括但不限于患者的姓名、性别、年龄、住院号。

2. 病历摘要，如简要的病史概要、必要的功能评估结果。
3. 临床诊断、功能障碍诊断。
4. 诊疗计划，如治疗项目及目的、治疗费用情况。
5. 诊疗过程出现的损伤、不良反应等。
6. 其他注意事项如有疑问时，正确的沟通渠道和解决办法。
7. 家属意见必须明确。
8. 医师/治疗师签名。
9. 签署时间。

## 第四节　康复治疗记录单基本要求

### 一、首次康复治疗记录

患者基本情况，是否有康复治疗禁忌；康复近期目标及康复方案；评估内容及评估结果分析；具体的康复治疗措施；注意事项；康复治疗同意书签署情况。

### 二、日常康复治疗记录

患者一般情况，康复治疗完成情况，是否出现新的功能障碍或康复问题，评估计划；康复治疗计划是否调整。

### 三、上级治疗师查房记录

患者一般情况，患者康复依从性情况，患者康复治疗完成情况；功能障碍评估/康复疗效分析；康复调整方案；注意事项。

### 四、康复治疗登记基本要求

1. 基本资料区，包括患者的姓名、性别、年龄、住院号、病史和体征、临床诊断、功能障碍诊断（以 ICF 的模式书写），确认有无治疗禁忌或注意事项。
2. 康复目标/目的。
3. 康复处方（列出康复医师处方）：PT、OT、ST、针灸、理疗项目、推拿等。
4. 康复治疗完成情况，如治疗时间、治疗强度、治疗情况。

5. 治疗疗效，如痊愈、好转、无效、不良反应。

6. 改进措施或调整治疗方案情况。

## 五、康复评估记录（评定会）基本格式

（一）初期

1. 基本资料区

患者的姓名、性别、年龄、发病的日期、本次住院的日期、临床诊断、功能障碍诊断（以ICF的模式书写）；参加人员。

2. 康复目标

患者及家属期望；根据患者及家属期望制定的短期目标。

3. 功能评价

（1）身体结构与功能

1）认知。

2）言语。

3）吞咽。

4）运动感觉。

5）精神心理。

6）大小便。

7）疼痛。

8）平衡。

（2）个体活动

1）步态及步行。

2）ADL。

3）其他。

（3）社会参与

1）生活质量。

2）WHODAS。

3）其他。

4. 治疗计划及具体措施

各专业对评定结果分析及治疗计划；康复医师确定针对目标制定的治疗方案，包括治疗目的及治疗的项目、频率、强度、时间；实施治疗方案时应该注意的因素。

## （二）中期

**1. 基本资料区**

患者的姓名、性别、年龄、发病的日期、本次住院的日期、临床诊断、功能障碍诊断（以 ICF 的模式书写）。

**2. 康复目标**

患者及家属期望；根据患者及家属期望制定的短期目标。

**3. 功能评价**

与初期评估体现动态变化，反应新的功能障碍。

（1）身体结构与功能

1）认知。

2）言语。

3）吞咽。

4）运动感觉。

5）精神心理。

6）大小便。

7）疼痛。

8）平衡。

（2）个体活动

1）步态及步行。

2）ADL。

3）其他。

（3）社会参与

1）生活质量。

2）WHODAS。

3）其他。

**4. 治疗计划及具体措施**

各专业对评定结果分析及治疗计划；康复医师确定针对目标制定的治疗方案，包括治疗目的及治疗的项目、频率、强度、时间；实施治疗方案时应该注意的因素。

## （三）末期

**1. 基本资料区**

患者的姓名、性别、年龄、发病的日期、本次住院的日期、临床诊断、功能障碍诊断（以 ICF 的模式书写）；参加人员。

2. 康复目标

患者及家属期望；根据患者及家属期望制定的短期目标。

3. 功能评价

与初、中期评估体现动态变化，反应新的功能障碍。

（1）身体结构与功能

1）认知。

2）言语。

3）吞咽。

4）运动感觉。

5）精神心理。

6）大小便。

7）疼痛。

8）平衡。

（2）个体活动

1）步态及步行。

2）ADL。

3）其他。

（3）社会参与

1）生活质量。

2）WHODAS。

3）其他。

4. 治疗计划及具体措施

疗效分析，下阶段康复方案及建议，包括患者出院后的训练指导、患者的远期治疗目标。

## 第五节　康复医学科各亚专科入院病历书写示范

康复科各专业入院病历的书写按康复医学科入院病历书写要求。各专业另需强调的重点如下。

## 一、脑卒中康复

记录起病过程、疾病进展及临床诊疗情况，昏迷及持续时间，大小便失禁及恢复情况，气管切开及拔管情况，进食、饮水呛咳情况，肢体抽搐、疼痛情况，患者感知觉、认知，过去脑卒中史及其后遗功能障碍。

专科检查内记录脑高级功能、颅神经功能，偏瘫侧肢体综合运动能力评级或评分，关节活动范围、疼痛、肌力、肌张力、感觉、腱反射及阵挛、病理征、活动及参与功能。

## 二、脑外伤康复

现病史内记录受伤原因及时间，头部着力部位，有无头痛、呕吐及意识状态，有无抽搐、大小便失禁及五官出血，伤后处理情况，气管切开及拔管情况，进食、饮水呛咳情况，感知觉、认知情况，其他系统损伤情况。

专科检查内记录脑高级功能，头部外观、颅神经功能，瘫痪肢体综合运动能力评分，关节活动范围、疼痛、肌力、肌张力、感觉、腱反射及阵挛、病理征、活动及参与功能。

## 三、脊髓损伤康复

现病史内记录造成受伤的原因，身体受暴力部位、方向；高处坠落者应记录其高度，臀部有无着地、有无骨盆骨折；肢体功能障碍的内容、性质及程度、诊疗情况，其他系统损伤及处理；脊髓炎应说明发病前有无感染、预防接种等诱因，发病过程及临床诊疗过程；大小便情况（包括有无尿潴留或失禁，膀胱充盈时有无尿意，是否可自行排尿或建立排尿反射，每次的排尿量、残余尿量，有无漏尿及什么情况下漏尿；排便是否需要辅助，排便频次）；呼吸情况及自主神经功能紊乱表现。

专科检查内记录脊柱情况，肢体运动功能（运动平面，平面以下关键肌肌力，运动评分），腹胸部呼吸运动，肢体感觉功能（感觉平面，平面以下关键点轻触觉及针刺觉，感觉评分），膀胱与直肠功能，神经反射（球–肛门反射，平面以下腹壁和腱反射），活动与参与功能。

## 四、骨折及骨关节病康复

骨折应叙述受伤原因、时间，身体着地或受暴力的部位，临床处理情况。骨关节病应描述患病诱因、时间、病情进展情况，详细记录疼痛、跛行、畸形、肿胀、关节僵硬、无力、发热和功能障碍的特点、演变过程、治疗经过及效果等。疼痛应注明以下几个方面。

1. 起病情况。
2. 部位（局部痛、放射痛及游走性疼痛）。
3. 性质（胀痛、酸痛、跳痛等）。
4. 时间（持续性或间歇性发作等）。
5. 程度（轻、重、较前减轻或加重）。
6. 特点及相关因素（晨起重、活动后好转，夜间或白天重，咳嗽及打喷嚏加重，时重时轻，可完全缓解或呈进行性加重等）。记录伴随症状之间及伴随症状与主要症状之间的相互关系和必要的鉴别诊断资料。
7. 专科检查，先由患者"自查"（指出痛点或异常部位等），后由医师检查。

（1）望诊：观察患者的姿势、畸形、步态与动作，患部的肿胀、皮肤色泽、创面、窦道及瘢痕等。

（2）触诊：触骨、关节、肌肉、肌腱、韧带等是否有异常（如畸形、肿块、绞锁感、浮髌征、韧带断裂有空虚感等），压痛部位、程度、范围、深浅及放射痛等；患部皮肤温度和动脉搏动。

（3）动诊：查静态和动态肌肉收缩，关节主动和被动活动。

（4）量诊：测量肢体的长度与周径、关节活动范围、肌力、感觉障碍区等，并测量对侧肢体对称部位，分别记录。

### 五、内脏疾病康复

以导致主要功能障碍的内脏疾病作为主要疾病进行描述，针对引起主要功能障碍的原因、时间、病情演变经过、治疗及其效果等，具体参见各临床专科病历书写要求。

1. 示范一

**神经康复病历入院记录示范**

姓名：张某　　　　　　　出生地：湖南省长沙市
性别：男　　　　　　　　民族：汉族
年龄：59岁　　　　　　　职业：工人
婚姻：已婚　　　　　　　住址：湖南省长沙市××路××号
入院时间：××年×月×日×时×分　记录时间：××年×月×日×时×分

联系电话：×××××　　　　　　入院方式：轮椅推送

病史陈述者：患者家属。

主诉：左侧肢体活动不利伴言语不清、饮水呛咳28天。

现病史：患者于28天前凌晨起床时，突感左侧下肢活动不利，不能行走，遂渐加重，约2小时后左上肢不能抬起，左下肢完全不能活动，右下肢较前沉重，伴头晕、言语不清、饮水呛咳及吞咽困难。无头痛、呕吐、视物旋转、耳鸣耳聋及肢体抽搐等症状，被送当地医院行头颅CT检查，示"左侧基底核区小片状低密度灶，未见高密度灶"，诊断为急性脑梗死（右侧颈内动脉系统可能性大），陈旧性脑梗死（左侧基底节，左大脑中动脉供血区），予以控制血压、改善循环、营养神经等药物治疗。经针灸及肢体被动活动等康复措施，左侧肢体可动，饮水呛咳较前改善，言语欠清，不能自行坐起及站立，翻身、进食、洗漱、更衣等日常生活动作不能自理，为进一步康复入院。

既往史：患者7年前突发右侧肢体活动不利，以"脑梗死"住院治疗，无明显后遗症状。5年前再次因突发右侧肢体活动不利以"脑梗死"住院，遗留右侧上肢欠灵活，右手尚可执笔写字但笨拙，可独立步行但自觉右下肢力量稍弱，生活可自理。高血压病史30余年，不规律口服降压药物，血压波动于（150～160）/（70～90）mmHg。否认糖尿病、高脂血症、冠心病等病史。

个人史：生于湖南省长沙市，久居本地，饮酒20余年，每周约饮白酒半斤，否认吸烟史，否认特殊环境及毒物接触史，预防接种史不详。

婚育史：结婚20余年，育有一子，儿子及配偶体健。

家族史：其母亲患有高血压，死于"脑血管意外"。父亲已故，死因不详。有兄弟姐妹5人，均患有高血压，其中1人患有糖尿病。

**体格检查**

T：36.5 ℃，P：72次/分，R：20次/分，BP：140/80 mmHg。

发育正常，营养良好，慢性病容，神清，对答切题，全身皮肤、黏膜未见黄染，全身浅表淋巴结未触及肿大，头颅无畸形，双眼睑无水肿，眼球活动自如，无外突，结膜无充血及水肿，巩膜无黄染，角膜透明，双侧瞳孔等大等圆，对光反射灵敏。耳郭无畸形，外耳道无溢脓，乳突无压痛，外鼻无畸形，鼻通气良好，无鼻翼翕动，鼻旁窦区无压痛。唇无发绀，口腔黏膜无出血点，伸舌不能配合。颈软无抵抗，无颈静脉怒张，甲状腺无肿大，无血管杂音，气管居中，肝颈静脉回流征阴性。胸廓无畸形，双侧呼吸动度对称，语颤无增强，双肺叩诊清音，双肺呼吸音粗，未闻及干湿啰音和胸膜摩擦音。心前区无隆起，心尖冲动位于第五肋间锁骨中线内0.5 cm，未触及震颤，心界无扩大，心率72次/分，律齐，心音正常，各瓣膜听诊区未闻及病理性杂音。腹部平软，未见腹壁静脉曲张，无胃肠型及蠕动波，全腹无压痛及腹肌紧张，未触及腹部包块，肝、脾肋缘下未触及，墨菲征阴性，肝及肾区无叩击痛，腹部移动性浊音阴性，双肾区无叩击痛。肠鸣音正常。关节无红肿，无杵状指，双下肢无水肿，双下肢无皮肤色素沉着。

专科情况：神清，对答切题，构音障碍，MMSE 25 分（文化程度中学），偏侧空间忽略筛查阴性。双瞳孔等大等圆，直径 3 mm，直接、间接对光反射灵敏，眼动充分、自如，双侧额纹对称，左侧鼻唇沟浅，示齿口角右偏，张口欠充分，闭唇力弱不能抗阻，咽反射减弱，舌各方向运动幅度小，伸舌左偏，构音障碍，洼田饮水试验Ⅲ级，余脑神经查体未见异常。各关节活动度正常。肌张力左上肢低，左下肢略偏低，右上下肢正常。Brunnstrom 分期：左上肢Ⅱ，左手Ⅱ，左下肢Ⅲ，右上肢Ⅴ，右手Ⅴ，右下肢Ⅵ。手的实用性：左手废用手，右手实用手 B。双侧针刺觉对称存在，双侧关节位置觉、运动觉正常。双侧肱二头肌腱反射、膝腱反射活跃。双侧掌颏反射阳性，双侧 Hoffmann 征阳性，双侧 Babinski 征阳性。颈抵抗阴性。左肩关节半脱位一横指，左手肿胀，左手皮温略高于右侧。改良巴氏 ADL 指数评定 35 分。

**辅助检查**

头颅 MRI（2023 年 4 月 25 日，外院）：双侧基底节区多发长 T1 长 T2 信号，右基底节区病灶呈高弥散信号。

**入院诊断**

1. 脑梗死恢复期

左侧肢体运动障碍

构音障碍

吞咽障碍

平衡障碍

左肩关节半脱位

左侧肩手综合征一期

日常生活能力重度依赖

2. 高血压 3 级很高危

医师签名：黄××

## 2. 示范二

**心脏康复病历入院记录示范**

姓名：蔡某某　　　　　　职业：专业技术人员

性别：男　　　　　　　　入院日期：×年×月×日×时×分

年龄：46 岁　　　　　　 病历书写日期：×年×月×日×时×分

婚姻：已婚　　　　　　　籍贯：湖南省××市

民族：汉族　　　　　　　　地址：湖南省××县××小区

联系电话：×××××　　　　入院方式：步行/轮椅入院

主诉：PCI 术后 1 个月，反复气促，拟行心脏病康复。

现病史：患者×年×月×日因"胸闷 2 小时"于××县人民医院就诊，经肌钙蛋白及心电图检查诊断为"急性前壁心肌梗死"，入院后急诊冠脉造影提示：①冠状动脉分布：右冠优势型；②左冠状动脉：a.左主干：未见明显狭窄性病变，TIMI 血流 3 级；b.前降支：中段完全闭塞，TIMI 血流 0 级；c.左回旋支：近段狭窄 25%，TIMI 血流 3 级；③右冠状动脉：近中段交界处 60%，TIMI 血流 3 级。术中考虑前降支中段为靶血管，植入支架一枚，术后患者胸闷改善，于 2022 年 4 月 6 日出院，此后日常体力活动即感气促伴出汗，休息可逐渐缓解，现为进一步恢复心脏功能，门诊收住我科拟行"心脏病康复"。发病以来，患者精神、饮食、睡眠一般，大小便正常，体重近期无明显变化。

既往史：既往有慢性胃炎、慢性肠炎；有肝功能不全，自诉目前已恢复正常；无糖尿病病史。有陈旧性肺结核，否认肝炎、伤寒等传染病史。既往行肠息肉切除术，术后恢复可，无外伤史。无输血史。有青霉素过敏史。预防接种史具体不详。

个人史：生于原籍，无外地久居史。无疫水疫区接触史，无毒物接触史，无重大精神创伤史。生活起居有规律，无不良嗜好，生活环境可。不吸烟；既往饮酒 10 余年，2～3 次/周，每次约 1 斤半红薯酒，已戒酒 10 年。

婚育史：28 岁结婚，婚后生有 1 女。爱人及女儿均体健。

家族史：否认有家族性遗传性疾病史。

**体格检查**

T：36.6 ℃，P：84 次/分，R：20 次/分，BP：109/77 mmHg。

神志清楚，发育正常，营养中等，正常面容，步行入院，自动体位，对答切题，查体合作。全身皮肤及巩膜无出血点及黄染。全身浅表淋巴结未扪及。头颅、五官无畸形、压痛。双侧瞳孔等大等圆，对光反射灵敏，双眼球运动自如。外耳道无异常分泌物，无鼻翼翕动，鼻前庭无红肿及异常分泌物流出，双侧鼻唇沟对称，口角无歪斜，口唇无发绀，伸舌居中。咽不红，双侧扁桃体无红肿。颈软，气管居中，双侧颈静脉无怒张，双侧甲状腺未扪及。胸廓对称无畸形，呼吸运动双侧对称，双肺语颤对称，叩诊双肺清音，双肺呼吸音清，未闻及干湿啰音。心前区无异常隆起，心尖冲动位于第五肋间隙左锁骨中线内侧 0.5 cm，无震颤，心界无扩大，心率 84 次/分，律齐，各瓣膜听诊区未闻及杂音。腹部平坦，未见胃肠型及异常蠕动波，腹软，肝、脾肋下未扪及，全腹无压痛及反跳痛，肝区及双肾区无叩击痛，移动性浊音阴性，肠鸣音 2～3 次/分，音调不亢。肛门及外生殖器未查。脊柱四肢无畸形及压痛，活动自如。四肢肌力 5 级，四肢肌张力正常。双下肢无凹陷性水肿。双侧膝反射可以引出，克氏征及布氏征阴性，双侧 Babinski 征阴性。

专科查体：详见体格检查。

**辅助检查**

2022年4月20日于××县人民医院行胸部+上腹部CT：

1. 右肺上叶尖后段陈旧性肺结核（病灶以增殖纤维灶为主），请结合临床及相关检查。

2. 胆囊壁点状稍高密度影，胆囊小结石可疑，请结合临床及相关检查，建议超声复查。

我院第一次住院检查：

2022年4月22日心脏彩超：（AO 28 mm，LA 30 mm，LV 40 mm，PA 23 mm，RA 29 mm，RV 26 mm，IVS 10 mm，LVPW 10 mm，EF 56%，FS 29%）左室壁运动局限性减弱。二尖瓣轻度反流。左室顺应性减退，收缩功能测值正常范围内。

2022年5月6日心电图：窦性心律。异常Q波及ST段抬高，T波倒置，提示前间壁及前壁近期心肌梗死，不排除室壁瘤可能，请结合临床及心肌酶检查，心脏彩超检查。

2022年5月26日心脏彩超：（LA 35 mm，LV 56 mm，PA 19 mm，RA 28 mm，RV 31 mm，IVS 9 mm，LVPW 9 mm，EF 52%，FS 27%）左室稍大。左室壁运动前协调。二尖瓣轻度反流。左心功能测值正常范围内。

**入院诊断**

1. 心脏病康复
2. 前壁心肌梗死恢复期
3. 冠状动脉粥样硬化性心脏病
4. 冠状动脉支架植入后状态
5. 心功能Ⅱ级（NYHA分级）
6. 慢性胃炎
7. 慢性肠炎
8. 陈旧性肺结核

医师签名：张××

## 3. 示范三

### 肿瘤康复入院记录示范

| | |
|---|---|
| 姓名：刘某某 | 出生地：湖南省××市 |
| 性别：女 | 职业：职员 |
| 年龄：48岁 | 住址：湖南省××市××区 |
| 民族：汉族 | 入院时间：××年××月××日××时××分 |
| 婚姻：已婚 | 记录时间：××年××月××日××时××分 |

联系电话：××××× 　　　　　入院方式：步入病区

病史陈述者：患者本人 　　　　病史可靠程度：可靠

主诉：乳腺癌根治术后上肢水肿伴乏力疼痛××天。

现病史：患者与其家属共诉患者本人于××年×月×日行左侧乳腺癌根治术，术后愈合良好，住院5天后出现左上臂肿胀，无明显压痛，皮温不高，无畏寒发热，约3天后前臂及手指发生肿胀，并伴有上肢活动受限，持物乏力，后发生上肢疼痛，以左上臂外侧为甚，疼痛症状进行性加重，夜间入睡困难，约1周前始出现情绪低落，不愿与人交流，少语。完善血常规、炎性指标、D-二聚体及上肢血管超声检查均未见异常，予迈之灵改善水肿等对症治疗后症状无明显改善，遂请我科会诊，经家属同意，转我科康复治疗。

既往史：一般健康状况良好；有乳腺癌病史；无传染病史，无传染病接触史；预防接种史不详；有乳腺癌根治术史，无外伤史；无输血史；无药物过敏、食物过敏史。

个人史：出生于湖南省××市，生长于湖南省××市。从事职员工作。无冶游史。否认吸烟史；否认饮酒史；否认药物嗜好；否认疫水疫区接触史；无工业毒物、粉尘、放射性物质接触史。

月经史：××岁 $\dfrac{×\sim×\text{天}}{××\sim××\text{天}}$ ××××年××月××日，月经规律，经量中等，无痛经。

婚育史：已婚，25岁结婚，配偶健康状况良好，已育孩子，健康状况良好。

家族史：家族中否认类似患者，否认家族遗传病史。

**体格检查**

T：36.8℃，P：82次/分，R：20次/分，BP：107/72 mmHg，Wt：××kg，H：158 cm。

一般情况：发育正常，营养不良，神志清楚，辅助体位，表情痛苦，步入病区，对答切题。

皮肤黏膜：色泽正常，弹性良好，无皮疹，无出血点，无溃疡，毛发分布均匀。

浅表淋巴结：无肿大。

头部：头颅无畸形，大小正常，无头颅压痛，无头部肿块，毛发分布均匀。

眼：眼睑正常，双眼结膜正常，无巩膜黄染，角膜透明，双瞳等大等圆，左瞳孔直径3.0 mm，右瞳孔直径3.0 mm，对光反射灵敏，双侧眼球正常。

耳：耳郭正常，双耳外耳道无畸形，双耳无分泌物，双耳无乳突区压痛，双耳无听力粗试障碍。

鼻：外形正常，无鼻翼翕动，无鼻中隔偏曲，无鼻塞，无分泌物，无鼻旁压痛。

口：唇色红润，牙龈正常，牙齿整齐，伸舌居中，无咽喉充血，双侧扁桃体无肿大，双侧扁桃体无渗出。

颈部：颈软，气管居中，颈动脉正常搏动，颈静脉无充盈，无颈静脉怒张，颈静脉回流征阴性；双侧甲状腺无肿大。

胸部：左侧乳房缺如并术后瘢痕，无胸骨压痛。

肺脏：呼吸运动正常，肋间隙正常。触觉语颤对称，无胸膜摩擦感，无皮下捻发感。叩诊呈清音。听诊呼吸音清，语音传导正常，无皮下捻发音。

心脏：心前区无隆起，心尖冲动正常，心尖冲动位于第五肋间隙左侧锁骨中线内 0.5 cm 处。触诊抬举感无，无震颤。叩诊呈浊音。心率 82 次 / 分，律齐，无心包摩擦音，无杂音。

周围血管征：无异常血管征，无大血管枪击音，无水冲脉，无毛细血管搏动，足背动脉搏动正常。

腹部：腹部平坦，无腹壁静脉曲张，无胃肠蠕动波，无胃肠型，无腹式呼吸，脐外形正常，未见腹部陈旧性手术瘢痕，无腹纹。触软，无压痛，无反跳痛，无腹部肿块。肝肋下未触及。胆囊未触及。墨菲征阴性。脾肋下未触及。肾脏未触及。叩诊肝浊音界正常，肝上界位于右锁骨中线第五肋间，无肝区叩击痛，无肾区叩击痛，移动性浊音阴性。肠鸣音正常，无血管杂音，无振水音。

脊柱：脊柱正常，活动自如，无脊柱压痛。

四肢：左上肢关节活动受限，右上肢及双下肢正常，左上肢肿大，无肌肉萎缩，双下肢无水肿。无下肢静脉曲张，无杵状指（趾），四肢肌张力正常，关节正常。

神经系统：生理反射：肱二头肌反射存在，肱三头肌反射存在，膝反射存在。

病理反射：Babinski 征（右）：未引出，Babinski 征（左）：未引出；凯尔尼格征（右）：未引出，凯尔尼格征（左）：未引出；布鲁津斯基征：未引出。

专科情况：神清，精神可，理解能力好。眼球运动自如，无偏侧忽略，无复视，偏盲和眼睛震颤。两侧瞳孔等大等圆，直径 3 mm，对光反应灵敏。吞咽反射存在。营养不良。焦虑。左侧胸壁乳房缺如并见术后瘢痕，左侧腋窝未扪及肿大淋巴结；左肩关节屈 AROM 100°、PROM 120°，外展 AROM 90°、PROM 120°，右侧正常；患者上臂围度：左 38 cm，右 33 cm，左右相差 5 cm，中度水肿；右上肢肌力 5 级，左上肢肌力 3 级；左上肢疼痛 VAS 8 分，严重不适；ADL 75 分，生活基本自理，但存在修饰穿脱衣物困难等；汉密尔顿焦虑量表评分 40 分，严重焦虑；营养不良。

辅助检查结果：左上肢血管彩超显示淋巴管阻塞。

**入院诊断**

1. 乳腺癌术后上肢淋巴水肿
2. 上肢活动功能障碍

医师名：陈 × ×

4. 示范四

**骨科康复入院记录示范**

姓名：王××　　　　　　　出生地：××
性别：男　　　　　　　　　民族：汉族
年龄：34 岁　　　　　　　　职业：自由职业
婚姻：已婚　　　　　　　　住址：×××
入院日期：××年×月×时×分　记录日期：××年××月××时××分
病情陈述者：患者本人　　　入院方式：步行
主诉：腰部、右下肢胀痛伴麻木 1 月余。

现病史：患者××年×月×日因搬重物出现腰部及右下肢疼痛、麻木不适，呈间歇性胀痛。疼痛在咳嗽、打喷嚏及弯腰活动时加重，平卧休息后可缓解，无下肢乏力、踩棉花感、大小便失禁等症状。为求诊治，前往我院康复科门诊就诊，门诊以"腰椎间盘突出伴神经根病"收入我科住院治疗。患者发病以来，精神、饮食、睡眠、大小便正常，体重无明显改变。

既往史：否认肝炎、结核、疟疾病史，否认高血压、糖尿病、心脏病、脑血管疾病、精神疾病史，否认手术、外伤、输血史，否认食物、药物过敏史，预防接种史随当地计划免疫。

个人史：生于湖南省××市，久居本地，无外地长期居住史，否认血吸虫、疫水接触史，生活起居规律，无吸烟、饮酒史，否认毒物接触史。

婚姻史：已婚，××岁结婚，育有 1 子 1 女，配偶及子女体健。

家族史：父母体健，1 弟体健，否认家族性遗传病史。

**体格检查**

T：36.2 ℃，P：98 次 / 分，R：18 次 / 分，BP：105/73 mmHg。

发育正常，营养良好，神志清楚，自主体位，正常面容，查体合作，问答切题。全身皮肤、黏膜未见黄染，全身浅表淋巴结未触及肿大。头颅大小形态正常，双眼睑无水肿，眼球活动自如，无外突，结膜无充血及水肿，巩膜无黄染，角膜透明，双侧瞳孔等大等圆，对光反应灵敏。耳郭无畸形，外耳道无溢脓，乳突无压痛，听力正常。外鼻无畸形，鼻通气良好，无鼻翼翕动，鼻旁窦区无压痛。唇无发绀，口腔黏膜无出血点，伸舌居中，无震颤，咽部无充血，扁桃体无肿大，无脓性分泌物。颈部对称，活动自如，无颈静脉怒张，甲状腺无肿大，无血管杂音，气管居中，肝颈静脉回流征阴性。胸廓对称、无畸形，双侧呼吸动度对称，语颤无增强，双肺叩诊清音，双肺呼吸音清晰，未闻及干湿啰音和胸膜摩擦音。心前区无隆起，心尖冲动位于第五肋间左锁骨中线内 0.5 cm，未触及细震颤，心界无扩大，心率 98 次 / 分，律齐，心音无明显增强和减弱，各瓣膜听诊区未闻及病理性杂音。腹部平软，未见腹壁静脉曲张，无胃肠型及蠕动波，全腹无压痛及腹肌紧张，未触及腹部包块，肝、脾肋缘下未触及，墨菲征阴性，肝及肾区无叩击痛，腹部移动性浊音阴性，双肾区无叩击痛。肠鸣音正常。肛门、外生殖器未查。

专科检查：脊柱四肢无畸形，双下肢无水肿。腰椎生理曲度变直，下腰段叩击痛，L4/5、L5/S1棘突间及棘突旁压痛。右侧直腿抬高试验阳性，加强试验阳性。左侧直腿抬高试验阴性，加强试验阴性。双侧股神经牵拉试验阴性，双侧4字征阴性，梨状肌紧张试验阴性。四肢肌力5级，肌张力正常。双膝反射正常，右踝反射未引出，左踝反射正常，双侧髌阵挛、踝阵挛阴性，病理征阴性。NRS评分：0分，VAS评分：5分，ADL评分：100分。

实验室检查及其他特殊检查：

腰椎MRI（××年××月××日××医院）：L3/4、L4/5椎间盘轻度膨出；L5/S1椎间盘突出，继发椎管狭窄；L4/5、L5/S1椎间盘变性。

**入院诊断**

腰椎间盘突出伴神经根病

医师签名：××

## 5. 示范五

### 盆底康复病历书写示范

| | |
|---|---|
| 姓名：××× | 出生地：×× |
| 性别：女 | 民族：汉族 |
| 年龄：53岁 | 职业：公司职员 |
| 婚姻：已婚 | 住址：×× |
| 入院日期：××年××月××时××分 | 记录日期：××年××月××时××分 |
| 病情陈述者：患者本人 | 入院方式：步行 |

主诉：尿频、尿急漏尿1年余。

现病史：患者自述1年前开始无明显诱因出现咳嗽、打喷嚏时漏尿，漏尿量少，伴有尿频、尿急，每日小便10余次，夜间3~4次，不伴有发热、乏力、腰痛、尿痛等症状。患者自诉于当地医院行盆底康复治疗（具体不详），症状无明显缓解，于2023年2月24日就诊于我科。患者自发病以来食欲睡眠欠佳，大便正常，小便次数增多。

既往史：既往体健，无其他病史。

家族史：无异常。

查体：BMI 26.4 kg/m$^2$，腹部平坦，下腹部腹肌软，无压痛及反跳痛。消毒外阴妇查：外阴正常，阴道外口闭合，阴道口未扪及明显疼痛；会阴体变薄，下移；阴道括约肌的环抱力减弱，能容纳二指半。嘱患者做Vasalva动作后可见阴道前壁膨出阴道口外。肛门检查：无脱肛、肛裂、瘘管、痔疮，肛门括约肌指检未见明显异常，未发现肿物、狭窄、肿痛。

**辅助检查**

（1）白带常规、尿常规（2023年2月27日本院）：未见明显异常。

（2）泌尿系超声（2023年2月27日本院）：双肾输尿管膀胱未见明显异常声像。

（3）肾静脉彩超：双肾静脉彩超未见明显异常。

（4）子宫、会阴盆底超声（2023年2月27日本院）：子宫声像改变，考虑子宫腺肌病合并腺肌瘤，右侧卵巢无回声区，考虑出血性囊肿可能（OR-Ⅱ类）。前腔室：膀胱膨出（Ⅱ型）；中腔室：未见子宫脱垂声像；后腔室：未见直肠膨出声像；未见明显肛提肌及肛门括约肌断裂声像；肛提肌裂扩张。

（5）尿动力学检查（2023年2月27日本院）：膀胱感觉正常，逼尿肌稳定，膀胱容量正常，腹压增加有漏尿，VLPP：62 cmH$_2$O，符合压力性尿失禁表现，提示尿道括约肌关闭功能受损与尿道过度下移同时存在，排尿肌未见明显异常。

POP-Q分度相关数据如下：

| Aa −0.5 | Ba −0.5 | C −4 |
| --- | --- | --- |
| Gh 4 | Pb 2.5 | TVL 7 |
| Ap −1 | Bp −1 | D −5.5 |

肌力测试：深层：一类肌纤维0级；二类肌纤维0级。

浅层：一类肌纤维1级；二类肌纤维1级。

盆底肌力评估如下：

| 日期 | 一类肌纤维 | | 二类肌纤维 | | 肌电位 | 盆腹协调性 |
| --- | --- | --- | --- | --- | --- | --- |
| | 肌力 | 疲劳度 | 肌力 | 疲劳度 | | |
| 2023年3月2日 | 0 | −4% | 0 | −1% | 8μ | 可 |

OABSS评分：10分。

诊断：

混合性尿失禁（中度）

盆腔脏器脱垂：阴道前壁膨出，膀胱膨出，肛提肌裂孔扩张

阴道松弛

拟治疗方案：

控制体重，禁烟和咖啡；避免便秘，规律排便；膀胱训练；延迟排尿；控尿训练。

康复治疗：

针灸治疗（10次）：运用中医传统理论，刺激穴位补中益气，升提气血，同时刺激盆底肌。

低频电刺激＋生物反馈（10次）：激活及训练盆底肌。

运动训练（5次）：锻炼核心肌群及盆底肌，控尿训练。

射频（3次）：改善阴道松弛、盆腔循环，强化盆底肌肉、筋膜、韧带。

加强核心肌群及盆底肌训练。

定期排尿日记，随诊。

医师签名：李××

## 6. 示范六

### 儿童康复入院记录示范

姓名：李××　　　　　　　　性别：男

年龄：4岁　　　　　　　　　民族：汉族

职业：其他　　　　　　　　　出生地：湖南省××市××县

婚姻：未婚　　　　　　　　　住址：湖南省××市××县

入院日期：××年×月×时×分　　记录日期：××年××月××时××分

病史陈述者：患儿父母　　　　陈述者与患儿的关系：母亲

主诉：至今不能独站。

现病史：患儿系母G1P2，试管婴儿，双胎之小，母孕28周平产出生，出生体重1.1 kg，否认窒息抢救史，哭声响亮，Apgar评分不详，生后即送当地医院新生儿科住院治疗，诊断"1.新生儿重症肺炎；2.呼吸衰竭；3.新生儿呼吸窘迫综合征；4.新生儿败血症；5.极低出生体重儿；6.多脏器功能损伤；7.新生儿黄疸；8.化脓性脑膜炎；9.颅内出血；10.乙肝病毒感染（宫内）？11.巨细胞病毒感染（宫内）"，具体诊治经过不详。患儿早期喜打挺，生长发育落后于同龄儿，2个月会微笑，3个月能笑出声，6个月抬头，8个月翻身，12个月独坐，2岁能爬。患儿3岁时，仍不能独站，于2022年4月起间断至某市妇幼保健院予"运动训练、智力训练、低频电治疗、针灸"等综合康复治疗1年。现患儿4岁，仍不能独站、独走，来我科门诊就诊，诊断为"痉挛性脑瘫"，于2023年4月19日在我科门诊行肉毒毒素注射治疗，予双侧股内收肌、双侧小腿三头肌共18个点，总量200 U，治疗后为求进一步康复治疗，门诊以"痉挛性脑瘫"收入我科。出生至今否认倒退史。近期患儿无发热、咳嗽，精神、食纳可，大小便正常。

既往史：既往一般，健康状态一般。有高热惊厥，无外伤史，既往外院行左侧腹股沟斜疝手术史，无输血史。无食物、药物过敏史。无长期用药史。否认乙型肝炎、结核病等传染病史及接触史。

个人史与生长发育史：第1胎第2产，母孕龄30岁，出生体重1.1 kg，胎龄28周，试管双胎，母孕期有先兆流产保胎史，分娩方式顺产，胎盘正常，脐带无异常，Apgar评分不详，新生儿期有黄疸，具体不详。运动、智力发育情况见现病史。按国家计划已预防接种，具体不详。

喂养史：生后牛奶喂养，现普食。

脑损伤高危因素：母亲先兆流产、新生儿期病理性黄疸、早产、颅内出血、母亲孕早期服药、出生低体重、多胞胎妊娠、脑积水、母亲妊娠糖尿病。

早期症状：喜打挺。

家族史：父母体健，否认有血液病、免疫缺陷疾病和精神疾病、遗传性疾病等家族史。否认家族中类似疾病史。双胎之大，4岁，体质较差，生长发育同正常同龄儿童。

**体格检查**

T：36.3 ℃，P：115次/分，R：25次/分，WT：16.5 kg，BP：110/70 mmHg。

营养中等，正常面容，神志清楚，查体合作。全身皮肤、黏膜无黄染，弹性正常，温度正常，无皮疹、皮下出血、皮下结节，毛发分布正常，无溃疡。全身浅表淋巴结无肿大。头颅无畸形、压痛、包块，前囟已闭，前囟平软，无眼睑水肿，结膜正常，眼球正常，巩膜无黄染，瞳孔等大同圆，对光反射正常。口腔黏膜光滑。齿龈正常，咽部黏膜光滑，耳垂周围未扪及包块。颈软、无抵抗，气管居中，甲状腺无肿大，未扪及结节。胸廓正常，呼吸规整，双肺呼吸音清晰，无胸膜摩擦音。心前区无隆起，心率115次/分、心律齐、心音有力、无附加音、无心包摩擦音。腹平坦，无腹壁静脉曲张，腹部柔软，无压痛、反跳痛，腹部无包块。肝脏未触及，脾脏未触及，无移动性浊音。肠鸣音正常。左侧腹股沟区见0.5 cm手术瘢痕，肛门及外生殖器无异常。脊柱正常生理弯曲，下肢无静脉曲张及杵状指（趾），下肢无水肿。

专科情况：适应性欠佳，注意力欠持久，言语应答准确，完整句表达，吐词欠清，时间、空间概念差，记忆力、逻辑推理欠佳，可数1、2。能听懂并执行简单指令，不能分辨大小、前后、上下、左右，不能分清男女，能命名黄及黑色，余色不能区分，可完成图形匹配；双手拇、示、中指对捏欠灵活，拇指与其他指不能对捏，完成搭积木及隧道游戏，手操作灵活性及协调性欠佳，握拳拿勺吃饭，可缓慢脱袜，不能穿衣、穿鞋，可控制大小便。能翻身，稍加辅助可翻身坐起；喜"W"坐姿，不能直腿坐，可靠床沿坐片刻；四肢爬行协调性欠佳，下肢分离运动差；可扶墙站，蹲伏状，牵双手走有拖行、尖足、交叉步态，双足外翻。双上肢肌张力正常，双下肢肌张力增高，约Ⅰ级，双侧内收肌紧张，内收肌角双侧35°，双侧跟腱紧张，足背屈角（屈膝/伸膝）左侧60°/85°、右侧65°/75°，双膝反射可引出，双侧踝阵挛阴性。

| 辅助检查 | | |
|---|---|---|
| 检查日期 | 项目结果 | 检查单位 |
| ×年×月×日 | 头颅 MRI：早产儿脑部改变：1. 双侧侧脑室明显扩张，第三、四脑室稍扩张，建议随访；2. 陈旧性双侧室管膜下出血、侧脑室脉络丛和蛛网膜下腔出血 | 本院 |
| ×年×月×日 | 头颅 MRI：脑积水术后复查：①双侧侧脑室扩张程度大致同前；②SWI 示大脑纵裂左侧及左侧侧脑室后角小条片状低信号，考虑少量含铁血黄素沉着，建议随访 | 本院 |
| ×年×月×日 | 听性脑干反应检查：右侧各波潜伏期延长，V 波反应阈轻度增高；左侧大致正常；请结合临床考虑，定期复查 | 本院 |
| ×年×月×日 | 肌电图：双下肢神经传导及肌肉收缩目前未见明显异常 | 本院 |
| ×年×月×日 | 骨盆正位＋蛙式位 X 片：双侧股骨头骨骺小部位位于帕氏方格线外下方，请结合临床 | 本院 |
| ×年×月×日 | 心电图：窦性心动过速 | 本院 |
| ×年×月×日 | 脑电图：背景节律慢波稍多，全幅未见痫性波 | 本院 |
| ×年×月×日 | GMFM-88：总分 48 分。①卧位与翻身 46 分，90.2%；②坐位 39 分，65%；③爬与跪 26 分，61.9%；④站位 3 分，7.7%；⑤行走、跑、跳 11 分，48%。GMFCS Ⅲ级 | 本院 |
| ×年×月×日 | 表面肌电分析：①放松状态：双侧内收肌及腓肠肌肌电值均＜5 μV，提示：静息状态下双侧内收肌及腓肠肌肌张力未见明显异常；②被动牵伸：双侧内收肌及腓肠肌肌电值均＞10 μV，提示：双侧内收肌及腓肠肌肌张力均有增高；③患儿检查欠合作，请结合临床考虑 | 本院 |
| ×年×月×日 | S-S 语言发育迟缓评估：该患儿听指令较差，视线交流欠佳，指认图片欠合作，注意力较差，小动作多，语言理解 2 岁～2 岁 5 个月水平，表达 2 岁 5 个月水平 | 本院 |
| ×年×月×日 | Carroll 手功能评估：左手 36 分，Ⅱ级；右手 36 分，Ⅱ级 | 本院 |

| ×年×月×日 | Gesell 儿童发育检查：适应性 DA 25 个月，DQ 52 分；大运动 DA 46 周，DQ 22 分；精细动作 DA 26 个月，DQ 54 分；语言 DA 29 个月，DQ 60 分；个人-社交 DA 23 个月，DQ 48 分。患儿适应性相当于 25 个月小儿水平，DQ=52，为中度发育迟缓 | 本院 |
|---|---|---|
| ×年×月×日 | 血常规、电解质、肝肾功能、心肌酶阴性。<br>凝血全套：活化部分凝血活酶时间 70.6 秒，其余正常 | 本院 |

**入院诊断**

1. 痉挛性双侧脑瘫（GMFCS Ⅲ级）

2. 全面发育迟缓

3. 听功能障碍（右侧）

4. 左侧腹股沟斜疝术后

医师签名：×××

# 第七章

# 康复医疗服务能力与安全质量监测

## 第一节　康复医学科资源配置及质量控制指标

（一）资源配置与运行数据指标

1. 康复科开放床位数占医院开放床位数的比例（2%～5%）。
2. 康复科医师人数与康复科开放床位数比（≥0.25∶1）。
3. 康复科康复师人数与康复科开放床位数比（≥0.5∶1）。
4. 康复科护士人数与康复科开放床位数比（≥0.3∶1）。

（二）康复医学专业质量控制指标

1. 脑卒中患者早期康复介入率。
2. 脊髓损伤患者早期康复介入率。
3. 髋、膝关节置换术后患者早期康复介入率。
4. 日常生活活动能力（ADL）改善率。
5. 脊髓损伤患者 ADL 改善率。
6. 脑卒中患者 ADL 改善率。
7. 康复评定率：①脑卒中患者运动功能评定率；②脑卒中患者言语功能评定率；③脑卒中患者吞咽功能评定率；④脊髓损伤患者神经功能评定率；⑤髋、膝关节置换术后患者功能评定率。
8. 住院患者静脉输液使用率。
9. 并发症和不良事件发生率及预防实施率：①脑卒中后肩痛发生率；②脑卒中后肩痛预防实施率；③脊髓损伤患者泌尿系感染发生率；④脊髓损伤神经源性膀胱患者间歇性导尿实施率；⑤住院患者静脉血栓栓塞症发生率；⑥住院患者静脉血栓栓塞症规范预防率。

## 第二节　康复诊疗服务流程与临床路径管理

### 一、脑卒中恢复期康复临床路径表

适用对象：脑卒中患者。

患者姓名：　　　性别：　　　年龄：　　　门诊号：　　　住院号：

住院日期：　年　月　日　　出院日期：　年　月　日　　标准住院日：58～60天

| 日期 | 住院第1天 | 住院第2～3天 |
|---|---|---|
| 主要诊疗工作 | □询问病史及体格检查<br>□进行初期康复评定<br>□评阅既往影像学等资料，必要时复查和完善<br>□开具辅助检查项目<br>□明确诊断及康复治疗方案，签署各项检查和治疗同意书<br>□完成首次病程记录等病历书写<br>□必要时上级医师查房，指导治疗 | □上级医师查房<br>□书写上级查房及病情记录<br>□向患者及家属交代病情<br>□继续完成初期康复治疗评定，确定康复治疗方案 |
| 重点医嘱 | **长期医嘱：**<br>□康复科护理常规；Ⅰ/Ⅱ级护理<br>□饮食<br>□必要时生命体征监测<br>□根据病情予二级预防、改善循环、护脑、营养神经等治疗<br>□患者既往基础用药<br>**临时医嘱：**<br>□血常规、尿常规、大便常规及便潜血<br>□肝功能、肾功能、电解质、心肌酶、凝血功能、D-二聚体、血糖、血脂、乙肝及丙肝病毒相关检查、HIV、梅毒抗体<br>□心电图、24小时动态血压、头部CT/MRI、双下肢静脉彩超、胸部CT<br>□康复评定、日常生活能力评定<br>□相关科室会诊（针灸科、高压氧科、营养科） | **长期医嘱：**<br>□申请康复治疗，下达康复医嘱（PT、OT、ST、物理因子治疗）<br>□根据病情下达临床药物及其他治疗<br>**临时医嘱：**<br>□必要时复查异常检查结果<br>□其他医嘱 |
| 护理与健康教育 | □介绍病房环境、设施、设备及主管医师、责任护士、护士长<br>□告知患者的权力、义务及院内科内规章制度<br>□进行入院护理评估<br>□动脉、静脉取血（如有急查项目）<br>□指导患者及家属做好康复治疗前的准备<br>□指导家属或其他陪护人员良肢位摆放及体位转换、移乘的辅助方法<br>□安全宣教<br>□告知患者及家属相关检查科室的位置，必要时护送 | □观察病情变化<br>□按时评估病情，相应护理措施到位 |

续表

| 日期 | 住院第 4 ~ 7 天 | 住院第 8 ~ 14 天 |
|---|---|---|
| 主要诊疗工作 | □康复训练<br>□根据患者情况及检查结果及时调整康复治疗方案和检查项目<br>□及时与患者及家属沟通，向患者和家属介绍病情及相关检查结果<br>□住院医师完成病程记录<br>□根据病情酌情请相关科室会诊 | □康复训练<br>□上级医师查房<br>□住院医师完成病程记录<br>□根据患者病情调整康复及药物治疗方案和检查项目<br>□与患者家属沟通目前病情与康复情况 |
| 重点医嘱 | □康复治疗<br>□根据检查结果及患者症状调整用药 | □康复治疗<br>□必要时复查血常规、生化和其他异常检查结果<br>□根据病情下达 |
| 护理与健康教育 | □观察病情变化<br>□按时评估病情，相应护理措施到位 | □观察病情变化<br>□按时评估病情，相应护理措施到位 |
| 日期 | 住院第 15 ~ 21 天 | |
| 主要诊疗工作 | □康复训练<br>□书写病程记录<br>□根据患者病情调整治疗方案和检查项目<br>□完成出院前评定及出院前康复指导，书写出院记录<br>□根据患者病情拟定出院后治疗方案和需要定期复查的项目<br>□办理出院手续 | |
| 重点医嘱 | □康复评定、日常生活能力评定<br>□出院带药 | |
| 护理与健康教育 | □观察病情变化<br>□按时评估病情，相应护理措施到位<br>□办理出院 | |

## 二、颅脑损伤亚急性状态康复临床路径表

适用对象：颅脑损伤亚急性状态，已行或未行手术治疗。

患者姓名：　　性别：　　年龄：　　门诊号：　　住院号：

住院日期：　年　月　日　出院日期：　年　月　日　标准住院日：58 ~ 60 天

| 时间 | 住院第 1 日 | 住院第 2 日 |
|---|---|---|
| 主要诊疗工作 | □采集病史、体格检查<br>□评定既往辅助检查结果，确定复查时间<br>□完善辅助检查<br>□入院病情康复评定<br>□确定初步临床诊断、功能诊断及治疗方案<br>□签订相关医疗文书及项目实施协议<br>□完成首次病程记录、入院记录等病历书写<br>□入院宣教及护理评定记录、康复护理、执行医嘱、观察病情变化等 | □主任/副主任医师查房<br>□追访检查结果<br>□书写病程记录<br>□完成上级医师查房记录<br>□完成初期康复评定并记录<br>□密切观察病情，维持生命体征稳定<br>□康复评价会，制定近期和远期康复目标，制订康复治疗计划<br>□申请相应康复治疗项目并签订治疗知情同意书<br>□继续观察病情变化，并及时与患者家属沟通<br>□康复训练<br>□执行医嘱、康复护理、观察病情变化等 |
| 重点医嘱 | **长期医嘱：**<br>□重症康复科护理常规，Ⅰ级护理，病危/病重，心电监护测，测呼吸、血压、脉搏、神志、瞳孔<br>□陪护、留置胃管/空肠管、留置尿管、流质饮食、计 24 小时出入量<br>□口腔护理、会阴抹洗、气管切开护理、动静脉置管护理、波动式防褥疮气垫<br>□氧气吸入、呼吸机辅助呼吸+呼吸功能监测、高流量湿化治疗<br>□血糖监测<br>□基础疾病用药（降压、护心、降糖、调脂等）<br>□神经系统用药（促醒、脱水护脑降颅压、改善循环）<br>□其他用药依据病情下达（护胃、抗凝/抗板、抗癫痫、肠内营养剂等）<br>**临时医嘱：**<br>□血常规、尿常规、大便常规及隐血<br>□肝肾功能、血糖血脂、电解质、凝血功能及 D-二聚体、心肌酶谱、降钙素原、B 型钠尿肽前体、超敏 C 反应蛋白、血气分析、胃液隐血<br>□痰培养及药敏、血培养及药敏、尿培养及药敏<br>□抗癫痫药物血药浓度监测（奥卡西平、丙戊酸钠、左乙拉西坦等） | **长期医嘱：**<br>□重症康复科护理常规，Ⅰ级护理，病危/病重，心电监护测，测呼吸、血压、脉搏、神志、瞳孔<br>□陪护、留置胃管/空肠管、留置尿管、流质饮食、计 24 小时出入量<br>□口腔护理、会阴抹洗、气管切开护理、动静脉置管护理、波动式防褥疮气垫<br>□氧气吸入、呼吸机辅助呼吸+呼吸功能监测、高流量湿化治疗<br>□基础疾病用药（降压、护心、降糖、调脂等）<br>□神经系统用药（促醒、脱水护脑降颅压、改善循环）<br>□其他用药依据病情下达（护胃、抗凝/抗板、抗癫痫、肠内营养剂等）<br>□康复治疗医嘱（床旁运动、理疗、呼吸康复、中医传统康复等）<br>**临时医嘱：**<br>□抢救性用药（血管活性药物、镇痛镇静、抗癫痫、胰岛素等）<br>□必要的辅助检查及复查：头颅 CT 及 CTA/头颅 MRI＋MRA＋DWI/SWI、气管三维 CT、肺部 CT 及 CTA<br>□依据病情需要下达 |

续表

| 时间 | 住院第 1 日 | 住院第 2 日 |
|---|---|---|
| 重点医嘱 | □（床旁）心电图、（床旁）心脏彩超、（床旁）四肢静脉彩超及颈动脉彩超、头颅 CT 及 CTA/ 头颅 MRI ＋ MRA ＋ DWI/SWI、气管三维 CT、肺部 CT 及 CTA<br>□动态脑电图、经颅多普勒、诱发电位、事件相关电位<br>□平衡功能评定（静态、Berg 平衡评定）<br>□抢救性用药（血管活性药物、镇痛镇静、抗癫痫等）<br>□其他临时医嘱（血型、输血等） | |
| 护理工作 | □介绍病房环境、设施、设备<br>□入院护理评估、护理计划<br>□指导饮食及喂养方法<br>□执行入院后医嘱<br>□随时观察病情变化（按照护理常规的内容）<br>□静脉取血，用药指导，辅助器具指导<br>□健康教育<br>□协助指导患者及家属完成辅助检查和各项评估 | □观察患者一般情况及病情变化<br>□加强家庭康复训练指导<br>□加强日常生活动作指导<br>□进行相关健康教育 |
| 病情变化记录 | □无　　□有，原因<br>1.<br>2. | □无　　□有，原因<br>1.<br>2. |
| 护士签名 | | |
| 医师签名 | | |
| 时间 | 住院第 3 日 | 住院第 4 ~ 7 日 |
| 主要诊疗工作 | □主任 / 副主任医师查房<br>□追访检查结果<br>□书写病程记录<br>□完成上级医师查房记录<br>□密切观察病情，维持生命体征稳定<br>□向患者及家属介绍病情及相关检查结果<br>□相关科室会诊<br>□康复训练<br>□执行医嘱、康复护理、观察病情变化等 | □主任 / 副主任医师查房<br>□追访检查结果<br>□书写病程记录<br>□完成上级医师查房记录<br>□密切观察病情，维持生命体征稳定<br>□向患者及家属介绍病情及相关检查结果<br>□相关科室会诊<br>□康复训练<br>□执行医嘱、康复护理、观察病情变化等 |

续表

| 时间 | 住院第 3 日 | 住院第 4~7 日 |
|---|---|---|
| 重点医嘱 | **长期医嘱：**<br>□重症康复科护理常规，Ⅰ级护理，病危/病重，心电监护测，测呼吸、血压、脉搏、神志、瞳孔<br>□陪护、留置胃管/空肠管、留置尿管、流质饮食、计 24 小时出入量<br>□口腔护理、会阴抹洗、气管切开护理、动静脉置管护理、波动式防褥疮气垫<br>□氧气吸入、呼吸机辅助呼吸+呼吸功能监测、高流量湿化治疗<br>□基础疾病用药（降压、护心、降糖、调脂等）<br>□神经系统用药（促醒、脱水护脑降颅压、改善循环）<br>□其他用药依据病情下达（护胃、抗凝/抗板、抗癫痫、肠内营养剂等）<br>□康复治疗医嘱（床旁运动、理疗、呼吸康复、中医传统康复等）<br>**临时医嘱：**<br>□抢救性用药（血管活性药物、镇痛镇静、抗癫痫、胰岛素等）<br>□必要的辅助检查及复查：电解质及血气分析、脑电图、经颅多普勒、诱发电位、事件相关电位<br>□依据病情需要下达 | **长期医嘱：**<br>□重症康复科护理常规，Ⅰ级护理，病危/病重，心电监护测，测呼吸、血压、脉搏、神志、瞳孔<br>□陪护、留置胃管/空肠管、留置尿管、流质饮食、计 24 小时出入量<br>□口腔护理、会阴抹洗、气管切开护理、动静脉置管护理、波动式防褥疮气垫<br>□氧气吸入、呼吸机辅助呼吸+呼吸功能监测、高流量湿化治疗<br>□基础疾病用药（降压、护心、降糖、调脂等）<br>□神经系统用药（促醒、脱水护脑降颅压、改善循环）<br>□其他用药依据病情下达（护胃、抗凝/抗板、抗癫痫、肠内营养剂等）<br>□康复治疗医嘱（床旁运动、理疗、呼吸康复、中医传统康复等）<br>**临时医嘱：**<br>□抢救性用药（血管活性药物、镇痛镇静、抗癫痫、胰岛素等）<br>□必要的辅助检查及复查：电解质及血气分析、头颅及肺部 CT<br>□依据病情需要下达 |
| 主要护理工作 | □观察患者一般情况及病情变化<br>□加强家庭康复训练指导<br>□加强日常生活动作指导<br>□进行相关健康教育 | □指导办理出院手续<br>□指导家庭训练及生活护理<br>□指导复查时间及注意事项<br>□预约挂号复诊 |
| 病情变化记录 | □无　　□有，原因<br>1.<br>2. | □无　　□有，原因<br>1.<br>2. |
| 护士签名 | | |
| 医师签名 | | |

续表

| 时间 | 住院第 8 ~ 14 天 | 住院第 15 ~ 28 天 |
|---|---|---|
| 主要诊疗工作 | □主任/副主任医师查房<br>□追访检查结果<br>□书写病程记录<br>□完成上级医师查房记录<br>□密切观察病情，维持病情稳定<br>□向患者及家属介绍病情及相关检查结果<br>□康复训练<br>□执行医嘱、康复护理、观察病情变化等 | □主任/副主任医师查房<br>□追访检查结果<br>□书写病程记录<br>□完成上级医师查房记录<br>□密切观察病情，维持病情稳定<br>□向患者及家属介绍病情及相关检查结果<br>□康复训练<br>□执行医嘱、康复护理、观察病情变化等 |
| 重点医嘱 | 长期医嘱：<br>□重症康复科护理常规，Ⅰ级护理，病危/病重，心电监护测，测呼吸、血压、脉搏、神志、瞳孔<br>□陪护、留置胃管/空肠管、留置尿管、流质饮食、计 24 小时出入量<br>□口腔护理、会阴抹洗、气管切开护理、动静脉置管护理、波动式防褥疮气垫<br>□氧气吸入、高流量湿化治疗<br>□基础疾病用药（降压、护心、降糖、调脂等）<br>□神经系统用药（促醒、脱水护脑降颅压、改善循环）<br>□其他用药依据病情下达（护胃、抗凝/抗板、抗癫痫、肠内营养剂等）<br>□康复治疗医嘱（床旁运动、理疗、呼吸康复、中医传统康复等）<br>临时医嘱：<br>□必要的辅助检查及复查：电解质及血气分析、头颅及肺部 CT<br>□依据病情需要下达 | 长期医嘱：<br>□重症康复科护理常规，Ⅰ级护理，病危/病重，心电监护测，测呼吸、血压、脉搏、神志、瞳孔<br>□陪护、留置胃管/空肠管、留置尿管、流质饮食、计 24 小时出入量<br>□口腔护理、会阴抹洗、气管切开护理、动静脉置管护理、波动式防褥疮气垫<br>□氧气吸入、高流量湿化治疗<br>□基础疾病用药（降压、护心、降糖、调脂等）<br>□神经系统用药（促醒、脱水护脑降颅压、改善循环）<br>□其他用药依据病情下达（护胃、抗凝/抗板、抗癫痫、肠内营养剂等）<br>□康复治疗医嘱（床旁运动、理疗、呼吸康复、中医传统康复等）<br>临时医嘱：<br>□必要的辅助检查及复查：电解质及血气分析、头颅及肺部 CT<br>□依据病情需要下达 |
| 主要护理工作 | □观察患者一般情况及病情变化<br>□加强家庭康复训练指导<br>□加强日常生活动作指导<br>□进行相关健康教育 | □观察患者一般情况及病情变化<br>□加强家庭康复训练指导<br>□加强日常生活动作指导<br>□进行相关健康教育 |
| 病情变化记录 | □无 □有，原因<br>1.<br>2. | □无 □有，原因<br>1.<br>2. |
| 护士签名 | | |

续表

| 时间 | 住院第 8 ~ 14 天 | 住院第 15 ~ 28 天 |
|---|---|---|
| 医师签名 | | |
| 时间 | 住院第 29 ~ 57 天 | 住院第 59 ~ 60 天 |
| 主要诊疗工作 | □主任/副主任医师查房<br>□追访检查结果<br>□书写病程记录<br>□完成上级医师查房记录<br>□密切观察病情<br>□向患者及家属介绍病情及相关检查结果<br>□中期评价，康复训练<br>□执行医嘱、康复护理、观察病情变化等 | □主任/副主任医师/主治医师查房<br>□复查异常结果，完成末期评定，评估转科<br>□书写病程记录<br>□完成上级医师查房记录<br>□密切观察病情<br>□向患者及家属介绍病情、相关检查结果及转科<br>□康复训练<br>□执行医嘱、康复护理、观察病情变化等 |
| 重点医嘱 | **长期医嘱：**<br>□重症康复科护理常规，Ⅰ级护理，病危/病重，心电监护测，测呼吸、血压、脉搏、神志、瞳孔<br>□陪护、留置胃管/空肠管、留置尿管、流质饮食、计24小时出入量<br>□口腔护理、会阴抹洗、气管切开护理、动静脉置管护理、波动式防褥疮气垫<br>□氧气吸入、高流量湿化治疗<br>□基础疾病用药（降压、护心、降糖、调脂等）<br>□神经系统用药（促醒、脱水护脑降颅压、改善循环）<br>□其他用药依据病情下达（护胃、抗凝/抗板、抗癫痫、肠内营养剂等）<br>□康复治疗医嘱（床旁运动、理疗、呼吸康复、中医传统康复等）<br>**临时医嘱：**<br>□必要的辅助检查及复查：血常规、肝肾功能电解质及血气分析、头颅及肺部CT<br>□中期康复评定及评价会，调整康复治疗方案<br>□依据病情需要下达 | **长期医嘱：**<br>□重症康复科护理常规，Ⅰ级护理，病危/病重，心电监护测，测呼吸、血压、脉搏、神志、瞳孔<br>□陪护、留置胃管/空肠管、留置尿管、流质饮食<br>□口腔护理、会阴抹洗、气管切开护理、动静脉置管护理、波动式防褥疮气垫<br>□氧气吸入<br>□基础疾病用药（降压、护心、降糖、调脂等）<br>□神经系统用药（促醒、脱水护脑降颅压、改善循环）<br>□其他用药依据病情下达（护胃、抗凝/抗板、抗癫痫、肠内营养剂等）<br>□康复治疗医嘱（床旁运动、理疗、呼吸康复、中医传统康复等）<br>**临时医嘱：**<br>□必要的辅助检查及复查：血常规、肝肾功能电解质及血气分析、头颅及肺部CT<br>□末期康复评定及评价会，调整康复治疗方案<br>□依据病情需要下达，拟转普通康复专科病房 |

续表

| 时间 | 住院第 29 ~ 57 天 | 住院第 59 ~ 60 天 |
|---|---|---|
| 主要护理工作 | □观察患者一般情况及病情变化<br>□加强家庭康复训练指导<br>□加强日常生活活动作指导<br>□进行相关健康教育 | □转普通康复专科病房<br>□观察患者一般情况及病情变化<br>□加强家庭康复训练指导<br>□加强日常生活活动作指导<br>□进行相关健康教育 |
| 病情变化记录 | □无　　□有，原因<br>1.<br>2. | □无　　□有，原因<br>1.<br>2. |
| 护士签名 | | |
| 医师签名 | | |

## 三、脑性瘫痪康复临床路径表单

适应对象：第一诊断为脑性瘫痪。

患儿姓名：　　　性别：　　　年龄：　　　科室：　　　门诊号：　　　住院号：

住院日期：　　年　月　日　出院日期：　　年　月　日　标准住院日：28 ~ 30 天

| 时间 | 住院第 1 ~ 7 日 | 住院期间 8 ~ 27 日 |
|---|---|---|
| 主要诊疗工作 | □询问病史及体格检查<br>□进行病情初步评估<br>□上级医师查房<br>□评定障碍情况进行康复诊疗<br>□开出检查项目、完成病历书写<br>□指导家庭康复训练 | □上级医师查房<br>□检查辅助检查结果是否有异常<br>□中期病情评估<br>□修订康复诊疗计划<br>□住院医师病程记录的书写<br>□家庭康复训练的督查及指导 |
| 重点医嘱 | 长期医嘱：<br>□儿童康复治疗护理常规<br>□二级护理<br>□饮食：◎普食◎半流食◎流食◎其他<br>□运动疗法<br>□感觉统合训练<br>□认知训练<br>□语言训练<br>□手功能训练 | 长期医嘱：<br>□儿童康复治疗护理常规<br>□二级护理<br>□饮食：◎普食◎半流食◎流食◎其他<br>□运动疗法<br>□感觉统合训练<br>□认知训练<br>□语言训练<br>□手功能训练 |

续表

| 时间 | 住院第 1~7 日 | 住院期间 8~27 日 |
|---|---|---|
| 重点医嘱 | □仪器训练［减重步态训练、自动肌力训练（上肢、下肢）、踝关节训练仪训练、体感训练仪、语言训练仪、认知功能训练仪］<br>□水疗<br>□中药蒸汽浴治疗<br>□针灸（体针、穴位注射、电针、头针、按摩）<br>□电疗（低频脉冲电治疗仪、慢性小脑电刺激术、经颅磁刺激治疗仪、声频共振耳聋治疗系统、痉挛肌治疗仪、中频电治疗仪、周围神经损伤治疗仪、肌兴奋治疗仪、肌电生物反馈仪、吞咽障碍治疗仪、其他）<br>□高压氧治疗<br>□改善脑功能药物（健脑益智合剂、神经节苷脂、赖氨酸、脑苷肌肽、左卡尼汀、醒脑静、小牛血去蛋白提取物注射液、神经生长因子、其他）<br>**临时医嘱：**<br>□三大常规<br>□肝功能<br>□肾功能<br>□头颅 MRI<br>□ EEG<br>□ BAEP<br>□眼科检查<br>□智力测试<br>□ GMFM+GMFCS<br>□手功能评定（MAS）<br>□儿童语言评定（语迟、构音）<br>□残疾儿童功能评定<br>□ ADL 评定<br>□足底压力分析<br>□平衡功能评定（静态、Berg 平衡评定）<br>□表面肌电检查<br>□必要时病因学检查（染色体、遗传代谢检查）<br>□其他 | □仪器训练［减重步态训练、自动肌力训练（上肢、下肢）、踝关节训练仪训练、体感训练仪、语言训练仪、认知功能训练仪］<br>□水疗<br>□中药蒸汽浴治疗<br>□针灸（体针、穴位注射、电针、头针、按摩）<br>□电疗（低频脉冲电治疗仪、慢性小脑电刺激术、经颅磁刺激治疗仪、声频共振耳聋治疗系统、痉挛肌治疗仪、中频电治疗仪、周围神经损伤治疗仪、肌兴奋治疗仪、肌电生物反馈仪、吞咽障碍治疗仪、其他）<br>□高压氧治疗<br>□改善脑功能药物（健脑益智合剂、神经节苷脂、赖氨酸、脑苷肌肽、左卡尼汀、醒脑静、小牛血去蛋白提取物注射液、神经生长因子、其他）<br>**临时医嘱：**<br>□肉毒毒素注射治疗<br>□对症治疗<br>□复查必要的检查项目 |
| 护理工作 | □介绍病房环境、设施、设备<br>□入院护理评估、护理计划<br>□指导饮食及喂养方法<br>□执行入院后医嘱 | □观察患儿一般情况及病情变化<br>□加强家庭康复训练指导<br>□加强日常生活动作指导<br>□进行相关健康教育 |

续表

| 时间 | 住院第 1~7 日 | 住院期间 8~27 日 |
|---|---|---|
| 护理工作 | □随时观察病情变化（按照护理常规的内容）<br>□静脉取血，用药指导，辅助器具指导<br>□健康教育<br>□协助指导患儿家长完成辅助检查和各项评估 | |
| 病情变化记录 | □无　□有，原因<br>1.<br>2. | □无　□有，原因<br>1.<br>2. |
| 护士签名 | | |
| 医师签名 | | |
| 时间 | 出院前 3 天 | 住院第 30 天（＜3 岁）或 90 天（＞3 岁） |
| 主要诊疗工作 | □上级医师查房<br>□评估治疗效果<br>□确定出院后治疗方案<br>□指导出院后家庭训练内容<br>□完成上级医师查房记录 | □完成出院小结<br>□向患儿交代出院后注意事项<br>□预约挂号，确定复诊日期 |
| 重点医嘱 | 长期医嘱：<br>□儿童康复治疗护理常规<br>□二级护理<br>□饮食：◎普食◎半流食◎流食◎其他<br>□运动疗法<br>□感觉统合训练<br>□认知训练<br>□语言训练<br>□手功能训练<br>□仪器训练［减重步态训练、自动肌力训练（上肢、下肢）、踝关节训练仪训练、体感训练仪、语言训练仪、认知功能训练仪］<br>□水疗<br>□中药蒸气浴治疗<br>□针灸（体针、穴位注射、电针、头针、按摩）<br>□电疗（低频脉冲电治疗仪、慢性小脑电刺激术、经颅磁刺激治疗仪、声频共振耳聋治疗系统、痉挛肌治疗仪、中频电治疗仪、周围神经损伤治疗仪、肌兴奋治疗仪、肌电生物反馈仪、吞咽障碍治疗仪、其他）<br>临时医嘱：<br>□家庭训练指导<br>□中期或末期评定<br>□复查必要的功能检查和其他辅助检查 | 出院医嘱：<br>□出院带药<br>□家庭训练指导<br>□门诊随诊<br>□预约挂号 |

续表

| 时间 | 出院前 3 天 | 住院第 30 天（＜3 岁）或 90 天（＞3 岁） |
|---|---|---|
| 主要护理工作 | □观察患儿一般情况<br>□观察疗效，各种药物作用和不良反应<br>□日常生活动作指导及心理指导<br>□出院准备指导 | □指导办理出院手续<br>□指导家庭训练及生活护理<br>□指导复查时间及注意事项<br>□预约挂号复诊 |
| 病情变化记录 | □无　　□有，原因<br>1.<br>2. | □无　　□有，原因<br>1.<br>2. |
| 护士签名 | | |
| 医师签名 | | |

### 四、全面发育迟缓康复临床路径表单

适应对象：第一诊断为全面发育迟缓。

患儿姓名：　　性别：　　年龄：　　科室：　　门诊号：　　住院号：

住院日期：　年　月　日　出院日期：　年　月　日　标准住院日：28～30 天

| 时间 | 住院第 1～3 日 | 住院期间 3～10 日 |
|---|---|---|
| 护理工作 | □介绍病房环境、设施、设备<br>□入院护理评估、护理计划<br>□指导饮食及喂养方法<br>□执行入院后医嘱<br>□随时观察病情变化<br>□静脉取血，用药指导<br>□健康教育<br>□协助患儿完成辅助检查<br>□录好医保资料 | □观察患儿一般情况及病情变化<br>□进一步观察患儿专科情况<br>□协助并指导家属家庭康复训练<br>□协助并指导日常生活动作训练<br>□针对患儿情况进行健康教育 |
| 病情变化记录 | 无　　□有，原因<br>1.<br>2. | 无　　□有，原因<br>1.<br>2. |
| 护士签名 | | |

续表

| 时间 | 住院第 20 ～ 27 日 | 出院前 3 天 |
|---|---|---|
| 护理工作 | □观察患儿一般情况及病情变化<br>□日常生活动作指导及心理指导<br>□查看患儿家属家庭训练掌握情况<br>□针对患儿情况进行健康教育 | □针对患儿情况进行健康教育<br>□观察患儿一般情况及病情变化<br>□了解患儿出院去向、家庭环境，指导改造家庭设施<br>□观察疗效，各种药物作用和不良反应<br>□出院准备指导 |
| 病情变化记录 | □无　□有，原因<br>1.<br>2. | □无　□有，原因<br>1.<br>2. |
| 护士签名 | | |
| 时间 | 出院当日 | |
| 护理工作 | □交代出院后注意事项<br>□预约挂号，确定复诊日期<br>□指导办理出院手续<br>□完成出院 | |
| 护士签名 | | |

## 五、脊髓损伤康复临床路径表单

适用对象：第一诊断为脊髓损伤。

患者姓名：　　　性别：　　　年龄：　　　门诊号：　　　住院号：

住院日期：　　年　月　日　出院日期：　　年　月　日　标准住院日：28 ～ 30 天

| 时间 | 住院第 1 天 |
|---|---|
| 主要诊疗工作 | □询问病史及体格检查<br>□完成病历书写<br>□完善辅助检查<br>□上级医师查房与入院康复评定<br>□初步确定诊断及治疗方案<br>□病情告知<br>□二级预防常识宣教<br>□签订相关医疗文书及项目实施协议 |

续表

| 时间 | 住院第 1 天 | | |
|---|---|---|---|
| 重点医嘱 | **长期医嘱：**<br>□脊髓损伤康复护理常规；Ⅰ/Ⅱ级护理<br>□褥疮防治护理<br>□体位护理<br>□饮食<br>□基础药物治疗及合并症用药、其他用药<br>**临时医嘱：**<br>□血常规、尿常规、大便常规<br>□血肝肾功能、血糖、血脂、电解质、凝血功能<br>□乙肝五项、抗 HCV、抗 HIV、梅毒抗体<br>□心电图、损伤部位 X 线<br>□肌电图<br>□脊髓 CT 或脊髓 MRI（平扫＋增强）<br>□请相关科室会诊 | | |
| 主要护理工作及健康宣教 | □入院宣教：介绍病房环境、设施和设备<br>□入院护理评估<br>□定时测量体温 | | |
| 病情变异记录 | □无　□有，原因：<br>1.<br>2. | | |
| 护士签名 | | | |
| 医师签名 | | | |
| 时间 | 住院第 2 天 | 住院第 3 天 | 住院第 4～7 天 |
| 主要诊疗工作 | □上级医师查房<br>□继续完善相关检查<br>□根据化验和相关检查结果，排除康复治疗禁忌证并予以对症支持治疗<br>□全面康复评定，制定个性化康复训练方案<br>□注意防治并发症<br>□开始康复治疗 | □上级医师查房<br>□完成康复评定，调整康复治疗方案<br>□向患者及家属交代病情及相关治疗方案、检查结果<br>□复查结果异常的化验检查<br>□康复治疗<br>□防治并发症 | □上级医师查房<br>□修订系统康复治疗方案<br>□相关科室会诊<br>□完善临床检验<br>□康复治疗<br>□防治并发症 |

续表

| 时间 | 住院第 2 天 | 住院第 3 天 | 住院第 4～7 天 |
|---|---|---|---|
| 重点医嘱 | 长期医嘱：<br>□脊髓损伤康复护理常规<br>□褥疮防治护理<br>□体位护理<br>□运动疗法<br>□作业治疗<br>□中医治疗<br>□针灸治疗<br>□呼吸训练<br>□物理因子治疗<br>□高压氧治疗<br>□药物治疗<br>临时医嘱：<br>□复查异常化验<br>□拟定初期康复评价<br>□依据病情需要下达 | 长期医嘱：<br>□脊髓损伤康复护理常规<br>□褥疮防治护理<br>□体位护理<br>□运动疗法<br>□作业治疗<br>□中医治疗<br>□针灸治疗<br>□呼吸训练<br>□物理因子治疗<br>□高压氧治疗<br>□药物治疗<br>临时医嘱：<br>□复查异常化验<br>□依据病情需要下达 | 长期医嘱：<br>□脊髓损伤康复护理常规<br>□褥疮防治护理<br>□体位护理<br>□运动疗法<br>□作业治疗<br>□中医治疗<br>□针灸治疗<br>□呼吸训练<br>□物理因子治疗<br>□高压氧治疗<br>□药物治疗<br>临时医嘱：<br>□复查异常化验<br>□依据病情需要下达<br>□初期康复评定医嘱 |
| 主要护理工作 | □正确执行医嘱<br>□每日护理评估<br>□心理与生活护理 | □正确执行医嘱<br>□每日护理评估<br>□心理与生活护理 | □正确执行医嘱<br>□每日护理评估<br>□心理与生活护理 |
| 病情变异记录 | □无 □有，原因：<br>1.<br>2. | □无 □有，原因：<br>1.<br>2. | □无 □有，原因：<br>1.<br>2. |
| 护士签名 | | | |
| 医师签名 | | | |
| 时间 | 住院第 8～19 天 | 住院第 20～27 天<br>（出院前日） | 住院第 21～28 天<br>（出院日） |
| 主要诊疗工作 | □各级医师查房<br>□观察病情变化，调整治疗方案<br>□完成中期康复评价，调整康复治疗方案<br>□落实康复治疗<br>□相关科室会诊 | □上级医师查房，完成末期康复评定，明确是否出院<br>□完成出院记录、病案首页、出院证明书等<br>□指导出院后康复训练方法，向患者交代出院后的注意事项<br>□如果患者不能出院，在"病程记录"中说明原因和调整治疗方案 | □再次向患者及家属介绍出院后注意事项，出院后治疗及家庭保健<br>□患者办理出院手续，出院 |

续表

| 时间 | 住院第 8 ~ 19 天 | 住院第 20 ~ 27 天（出院前日） | 住院第 21 ~ 28 天（出院日） |
|---|---|---|---|
| 重点医嘱 | **长期医嘱：**<br>□脊髓损伤康复护理常规<br>□褥疮防治护理<br>□体位护理<br>□运动疗法<br>□作业治疗<br>□中医治疗<br>□针灸治疗<br>□呼吸训练<br>□物理因子治疗<br>□高压氧治疗<br>□药物治疗<br>**临时医嘱：**<br>□中期康复评定<br>□依据病情需要下达 | **长期医嘱：**<br>□脊髓损伤康复护理常规<br>□褥疮防治护理<br>□体位护理<br>□二级护理<br>□基础疾病用药<br>□依据病情下达<br>**出院医嘱：**<br>□出院前康复指导<br>□出院带药：神经营养药物<br>□明日出院<br>□门诊复查时间 | **出院医嘱：**<br>□通知出院<br>□依据病情给予出院带药及出院康复指导<br>□出院带药 |
| 主要护理工作 | □正确执行医嘱<br>□每日护理评估<br>□心理与生活护理 | □指导患者办理出院手续<br>□出院宣教及康复指导<br>□综合满意度测评 | □出院带药服用指导<br>□康复护理指导<br>□告知复诊时间和地点 |
| 病情变异记录 | □无 □有，原因：<br>1.<br>2. | □无 □有，原因：<br>1.<br>2. | □无 □有，原因：<br>1.<br>2. |
| 护士签名 | | | |
| 医师签名 | | | |

## 六、腰椎间盘突出症康复临床路径表单

适用对象：第一诊断为腰椎间盘突出症。

患者姓名： 性别： 年龄： 门诊号： 住院号：

住院日期： 年 月 日 出院日期： 年 月 日 标准住院日：10 ~ 14 天

续表

| 时间 | 住院第 1 天 | 住院第 2 天 | 住院第 3 天 |
|---|---|---|---|
| 主要诊疗工作 | □询问病史及体格检查<br>□完成病历书写<br>□开化验单及相关检查单<br>□上级医师查房与初期康复评定<br>□签署康复治疗知情同意书、自费项目协议书等<br>□向患者及家属交代病情及康复治疗方案 | □上级医师查房<br>□继续进行相关检查<br>□根据化验和相关检查结果，排除康复治疗禁忌证<br>□口服非甾体抗炎药<br>□必要时请相关科室会诊 | □根据病史、体检、平片、CT/MRI 等，确定治疗方案<br>□根据患者情况，行物理因子治疗<br>□完成上级医师查房记录等病历书写 |
| 重点医嘱 | 长期医嘱：<br>□康复医学科护理常规<br>□一级护理<br>□饮食<br>□患者既往基础用药<br>□卧床休息<br>临时医嘱：<br>□血常规、尿常规、大便常规<br>□肝肾功能、电解质、血糖<br>□心电图<br>□腰椎平片、CT/MRI<br>□胸片、肺功能、超声心动图（根据患者情况选择） | 长期医嘱：<br>□康复医学科护理常规<br>□一级护理<br>□饮食<br>□患者既往基础用药<br>□非甾体抗炎药<br>□物理因子治疗<br>□卧床休息<br>临时医嘱：<br>□请相关科室会诊 | 长期医嘱：<br>□康复医学科护理常规<br>□一级护理<br>□饮食<br>□患者既往基础用药<br>□非甾体抗炎药<br>□物理因子治疗<br>□卧床休息<br>临时医嘱：<br>□根据患者病情，选择腰椎快速牵引/慢速牵引<br>□局部注射治疗（根据患者情况选择） |
| 主要护理工作 | □入院宣教及入院护理评定<br>□心理和生活护理 | □宣教<br>□观察患者病情变化<br>□心理和生活护理 | □宣教、牵引前准备<br>□观察治疗后反应 |
| 病情变异记录 | □无　□有，原因：<br>1.<br>2. | □无　□有，原因：<br>1.<br>2. | □无　□有，原因：<br>1.<br>2. |
| 护士签名 | | | |
| 医师签名 | | | |

续表

| 时间 | 住院第 4 ~ 8 天 | 住院第 9 ~ 13 天<br>（出院前日） | 住院第 10 ~ 14 天<br>（出院日） |
|---|---|---|---|
| 主要诊疗工作 | □上级医师查房与中期康复评定<br>□完成病程<br>□注意疼痛及神经功能变化<br>□向患者及家属交代病情及注意事项 | □上级医师查房，末期康复评定明确是否出院<br>□完成出院记录、病案首页、出院证明书等<br>□指导出院后康复训练方法，向患者交代出院后的注意事项，如日常生活中注意保护腰椎，避免引发腰痛复发的因素，返院复诊的时间、地点，发生紧急情况时的处理等<br>□如果患者不能出院，在"病程记录"中说明原因和继续治疗的方案 | □再次向患者及家属介绍出院后注意事项，出院后治疗及家庭保健<br>□患者办理出院手续，出院 |
| 重点医嘱 | 长期医嘱：<br>□康复医学科护理常规<br>□二级护理<br>□既往基础用药<br>□物理因子治疗<br>□手法治疗<br>□运动疗法<br>□针灸治疗<br>□非甾体抗炎药<br>□激素<br>□神经营养药物<br>□脱水（根据情况）<br>临时医嘱：<br>□其他特殊医嘱 | 长期医嘱：<br>□康复医学科护理常规<br>□二级护理<br>□基础疾病用药<br>□依据病情下达<br>出院医嘱：<br>□出院带药：神经营养药物、消炎止痛药<br>□明日出院<br>□2周后门诊复查<br>□如有不适，随时来诊 | 出院医嘱：<br>□通知出院<br>□依据病情给予出院带药及出院康复指导<br>□出院带药 |
| 主要护理工作 | □正确执行医嘱<br>□随时观察患者病情变化<br>□心理与生活护理 | □指导患者办理出院手续<br>□出院康复指导 | □出院带药服用指导<br>□康复护理指导<br>□告知复诊时间和地点 |
| 病情变异记录 | □无　□有，原因：<br>1.<br>2. | □无　□有，原因：<br>1.<br>2. | □无　□有，原因：<br>1.<br>2. |
| 护士签名 | | | |
| 医师签名 | | | |

## 七、颈椎病康复临床路径表单

适用对象：第一诊断为颈椎病（颈型、椎动脉型、神经根型、交感神经型、脊髓型、混合型）。

患者姓名：　　　性别：　　　年龄：　　　床号：　　　住院号：

入院日期：　　年　月　日　出院日期：　　年　月　日　标准住院日：10～14天

| 时间 | 住院第1天 | 住院第2天 | 住院第3天 |
|---|---|---|---|
| 主要诊疗工作 | □询问病史、体格检查、辅助检查，确定诊断，排除康复治疗禁忌证<br>□行初期康复评定，确定康复计划及康复目标<br>□向患者及家属告知病情和注意事项，签署知情同意书<br>□完成病历书写 | □上级医师查房<br>□完善辅助检查<br>□必要时请相关科室会诊<br>□完成病历书写 | □上级医师查房<br>□询问病史、体格检查等，进行病情分析及鉴别诊断<br>□根据病情调整康复目标及康复计划<br>□完成病历书写 |
| 重点医嘱 | **长期医嘱：**<br>□康复医学科护理常规<br>□一级护理<br>□饮食<br>□营养神经、非甾体抗炎药<br>□患者既往基础用药<br>□康复治疗（颈椎牵引、物理因子、手法治疗、运动疗法、传统中医治疗、注射疗法、药物治疗、健康教育）<br>**临时医嘱：**<br>□初期康复评定<br>□血常规、尿常规、大便常规、凝血功能<br>□肝肾功能、电解质、血糖<br>□感染性疾病筛查<br>□胸片、心电图<br>□颈椎正侧位片、MRI或CT<br>□颈椎动力位片（根据情况）<br>□请相关科室会诊 | **长期医嘱：**<br>□康复医学科护理常规<br>□一级护理<br>□饮食<br>□营养神经、非甾体抗炎药<br>□患者既往基础用药<br>□康复治疗<br>**临时医嘱：**<br>□临时用药（根据情况）<br>□辅助检查（根据情况）<br>□请相关科室会诊 | **长期医嘱：**<br>□康复医学科护理常规<br>□一级护理<br>□饮食<br>□调整用药<br>□调整康复治疗<br>**临时医嘱：**<br>□其他特殊医嘱 |
| 主要护理工作 | □入院宣教<br>□入院护理评定 | □颈椎病护理知识宣教<br>□观察病情变化<br>□心理和生活护理 | □执行医嘱<br>□观察病情变化<br>□心理和生活护理 |

续表

| 时间 | 住院第1天 | 住院第2天 | 住院第3天 |
|---|---|---|---|
| 病情变异记录 | □无 □有，原因：<br>1.<br>2. | □无 □有，原因：<br>1.<br>2. | □无 □有，原因：<br>1.<br>2. |
| 护士签名 | | | |
| 医师签名 | | | |
| 治疗师签名 | | | |
| 时间 | 住院第4～8天 | 住院第9～13天<br>（出院前日） | 住院第10～14天<br>（出院日） |
| 主要诊疗工作 | □上级医师查房与中期康复评定<br>□观察康复治疗后病情变化，调整治疗方案<br>□完成病历书写 | □上级医师查房，行末期康复评定，明确是否出院<br>□完成上级医师查房记录、出院记录、出院指导、诊断证明、病案首页等<br>□指导出院后康复训练方法，向患者交代出院后的注意事项，如日常生活中注意保护颈椎，避免引发颈椎病复发的因素，返院复诊的时间、地点，发生紧急情况时的处理等<br>□如果患者不能出院，在"病程记录"中说明原因和继续治疗的方案 | □向患者及家属交代出院注意事项，出院康复指导<br>□患者办理出院手续，出院 |
| 时间 | 住院第4～8天 | 住院第9～13天<br>（出院前日） | 住院第10～14天<br>（出院日） |

| 重点医嘱 | **长期医嘱：**<br>□康复医学科护理常规<br>□二级护理<br>□饮食<br>□调整康复治疗<br>□调整用药（根据情况）<br>**临时医嘱：**<br>□其他特殊医嘱 | **长期医嘱：**<br>□康复医学科护理常规<br>□二级护理<br>□饮食<br>□基础疾病用药<br>**出院医嘱：**<br>□出院带药：神经营养药物、消炎止痛药<br>□明日出院<br>□2周后门诊复查<br>□如有不适，随时来诊 | **出院医嘱：**<br>□出院带药 |
|---|---|---|---|
| 主要护理工作 | □执行医嘱<br>□观察病情变化<br>□心理和生活护理 | □指导患者办理出院手续<br>□出院康复指导 | □出院带药服用指导<br>□康复护理指导<br>□告知复诊时间和地点 |
| 病情变异记录 | □无 □有，原因：<br>1.<br>2. | □无 □有，原因：<br>1.<br>2. | □无 □有，原因：<br>1.<br>2. |
| 护士签名 | | | |
| 医师签名 | | | |
| 治疗师签名 | | | |

## 八、肩周炎康复临床路径表单

适用对象：第一诊断为肩周炎。

患者姓名： 　　性别： 　　年龄： 　　门诊号： 　　住院号：

住院日期： 　年　月　日　　出院日期： 　年　月　日　　标准住院日：10～14天

| 时间 | 住院第1天 | 住院第2天 | 住院第3天 |
|---|---|---|---|
| 主要诊疗工作 | □询问病史及体格检查<br>□完成病历书写<br>□开化验单及相关检查单<br>□上级医师查房与初期康复评定<br>□签署康复治疗知情同意书、自费项目协议书等<br>□向患者及家属交代病情及康复治疗方案 | □上级医师查房<br>□继续进行相关检查<br>□根据化验和相关检查结果，排除康复治疗禁忌证<br>□口服非甾体抗炎药<br>□必要时请相关科室会诊 | □根据病史、体检、平片、超声、CT/MRI等，确定治疗方案<br>□根据患者情况，行物理因子治疗<br>□完成上级医师查房记录等病历书写 |
| 重点医嘱 | 长期医嘱：<br>□康复医学科护理常规<br>□一级护理<br>□饮食<br>□患者既往基础用药<br>□休息<br>临时医嘱：<br>□血常规、尿常规、大便常规<br>□肝肾功能、电解质、血糖<br>□心电图<br>□肩关节X线平片、超声、CT/MRI<br>□胸片、肺功能、超声心动图（根据患者情况选择） | 长期医嘱：<br>□康复医学科护理常规<br>□一级护理<br>□饮食<br>□患者既往基础用药<br>□非甾体抗炎药<br>□物理因子治疗<br>□休息<br>临时医嘱：<br>□请相关科室会诊 | 长期医嘱：<br>□康复医学科护理常规<br>□一级护理<br>□饮食<br>□患者既往基础用药<br>□非甾体抗炎药<br>□物理因子治疗<br>□中药治疗<br>□休息<br>临时医嘱：<br>□局部注射治疗（根据患者情况选择） |
| 主要护理工作 | □入院宣教及入院护理评定<br>□心理和生活护理 | □宣教<br>□观察患者病情变化<br>□心理和生活护理 | □宣教、注射前准备<br>□观察治疗后反应 |
| 病情变异记录 | □无　□有，原因：<br>1.<br>2. | □无　□有，原因：<br>1.<br>2. | □无　□有，原因：<br>1.<br>2. |

续表

| 时间 | 住院第1天 | 住院第2天 | 住院第3天 |
|---|---|---|---|
| 护士签名 | | | |
| 医师签名 | | | |

| 时间 | 住院第4~8天 | 住院第9~13天（出院前日） | 住院第10~14天（出院日） |
|---|---|---|---|
| 主要诊疗工作 | □上级医师查房与中期康复评定<br>□完成病程<br>□注意疼痛及关节活动功能变化<br>□向患者及家属交代病情及注意事项 | □上级医师查房，末期康复评定明确是否出院<br>□完成出院记录、病案首页、出院证明书等<br>□指导出院后康复训练方法，向患者交代出院后的注意事项，如日常生活中注意保护肩关节，避免引发肩痛复发的因素，返院复诊的时间、地点，发生紧急情况时的处理等<br>□如果患者不能出院，在"病程记录"中说明原因和继续治疗的方案 | □再次向患者及家属介绍出院后注意事项，出院后治疗及家庭保健<br>□患者办理出院手续，出院 |
| 重点医嘱 | 长期医嘱：<br>□康复医学科护理常规<br>□二级护理<br>□既往基础用药<br>□物理因子治疗<br>□手法治疗<br>□运动疗法<br>□中药及针灸治疗<br>□非甾体抗炎药<br>□体外冲击波疗法<br>□激素（根据情况）<br>临时医嘱：<br>□其他特殊医嘱 | 长期医嘱：<br>□康复医学科护理常规<br>□二级护理<br>□基础疾病用药<br>□依据病情下达<br>出院医嘱：<br>□出院带药：神经营养药物、消炎止痛药<br>□明日出院<br>□2周后门诊复查<br>□如有不适，随时来诊 | 出院医嘱：<br>□通知出院<br>□依据病情给予出院带药及出院康复指导<br>□出院带药 |

续表

| 时间 | 住院第 4 ~ 8 天 | 住院第 9 ~ 13 天<br>（出院前日） | 住院第 10 ~ 14 天<br>（出院日） |
|---|---|---|---|
| 主要护理工作 | □正确执行医嘱<br>□随时观察患者病情变化<br>□心理与生活护理 | □指导患者办理出院手续<br>□出院康复指导 | □出院带药服用指导<br>□康复护理指导<br>□告知复诊时间和地点 |
| 病情变异记录 | □无 □有，原因：<br>1.<br>2. | □无 □有，原因：<br>1.<br>2. | □无 □有，原因：<br>1.<br>2. |
| 护士签名 | | | |
| 医师签名 | | | |

## 九、膝骨关节炎康复临床路径表单

适用对象：第一诊断为膝骨关节炎。

患者姓名： 性别： 年龄： 门诊号： 住院号：

住院日期： 年 月 日 出院日期： 年 月 日 标准住院日：10 ~ 14 天

| 时间 | 住院第 1 天 | 住院第 2 天 | 住院第 3 天 |
|---|---|---|---|
| 主要诊疗工作 | □询问病史及体格检查<br>□完成病历书写<br>□开化验单及相关检查单<br>□上级医师查房与初期康复评定<br>□签署康复治疗知情同意书、自费项目协议书等<br>□向患者及家属交代病情及康复治疗方案 | □上级医师查房<br>□继续进行相关检查<br>□根据化验和相关检查结果，排除康复治疗禁忌证<br>□口服对乙酰氨基酚或非甾体抗炎药<br>□必要时请相关科室会诊 | □根据病史、体检、平片、超声、CT/MRI等，确定治疗方案<br>□根据患者情况，行物理因子治疗<br>□完成上级医师查房记录等病历书写 |

续表

| 时间 | 住院第 1 天 | 住院第 2 天 | 住院第 3 天 |
|---|---|---|---|
| 重点医嘱 | **长期医嘱：**<br>□康复医学科护理常规<br>□一级护理<br>□饮食<br>□患者既往基础用药<br>□休息<br>**临时医嘱：**<br>□血常规、尿常规、大便常规<br>□肝肾功能、电解质、血糖、风湿<br>□心电图<br>□膝关节 X 线平片、超声、CT/MRI<br>□胸片、肺功能、超声心动图（根据患者情况选择） | **长期医嘱：**<br>□康复医学科护理常规<br>□一级护理<br>□饮食<br>□患者既往基础用药<br>□对乙酰氨基酚或非甾体抗炎药<br>□物理因子治疗<br>□休息<br>**临时医嘱：**<br>□请相关科室会诊 | **长期医嘱：**<br>□康复医学科护理常规<br>□一级护理<br>□饮食<br>□患者既往基础用药<br>□对乙酰氨基酚或非甾体抗炎药<br>□物理因子治疗<br>□中药治疗<br>□休息<br>**临时医嘱：**<br>□关节腔注射治疗（玻璃酸钠/富血小板血浆，根据患者情况选择） |
| 主要护理工作 | □入院宣教及入院护理评定<br>□心理和生活护理 | □宣教<br>□观察患者病情变化<br>□心理和生活护理 | □宣教、注射前准备<br>□观察治疗后反应 |
| 病情变异记录 | □无 □有，原因：<br>1.<br>2. | □无 □有，原因：<br>1.<br>2. | □无 □有，原因：<br>1.<br>2. |
| 护士签名 | | | |
| 医师签名 | | | |
| 时间 | 住院第 4～8 天 | 住院第 9～13 天<br>（出院前日） | 住院第 10～14 天<br>（出院日） |
| 主要诊疗工作 | □上级医师查房与中期康复评定<br>□完成病程<br>□注意疼痛及关节活动功能变化<br>□向患者及家属交代病情及注意事项 | □上级医师查房，末期康复评定明确是否出院<br>□完成出院记录、病案首页、出院证明书等<br>□指导出院后康复训练方法，向患者交代出院后的注意事项，如日常生活中注意保护肩关节，避免引发肩痛复发的因素，返院复诊的时间、地点，发生紧急情况时的处理等<br>□如果患者不能出院，在"病程记录"中说明原因和继续治疗的方案 | □再次向患者及家属介绍出院后注意事项，出院后治疗及家庭保健<br>□患者办理出院手续，出院 |

续表

| 时间 | 住院第 4～8 天 | 住院第 9～13 天（出院前日） | 住院第 10～14 天（出院日） |
|---|---|---|---|
| 重点医嘱 | **长期医嘱：**<br>□康复医学科护理常规<br>□二级护理<br>□既往基础用药<br>□物理因子治疗<br>□手法治疗<br>□运动疗法<br>□中药及针灸治疗<br>□对乙酰氨基酚或非甾体抗炎药<br>□激素（根据情况）<br>**临时医嘱：**<br>□其他特殊医嘱 | **长期医嘱：**<br>□康复医学科护理常规<br>□二级护理<br>□基础疾病用药<br>□依据病情下达<br>**出院医嘱：**<br>□出院带药：消炎止痛药<br>□明日出院<br>□2 周后门诊复查<br>□如有不适，随时来诊 | **出院医嘱：**<br>□通知出院<br>□依据病情给予出院带药及出院康复指导<br>□出院带药 |
| 主要护理工作 | □正确执行医嘱<br>□随时观察患者病情变化<br>□心理与生活护理 | □指导患者办理出院手续<br>□出院康复指导 | □出院带药服用指导<br>□康复护理指导<br>□告知复诊时间和地点 |
| 病情变异记录 | □无 □有，原因：<br>1.<br>2. | □无 □有，原因：<br>1.<br>2. | □无 □有，原因：<br>1.<br>2. |
| 护士签名 | | | |
| 医师签名 | | | |

## 十、肺癌术后康复临床路径表单

适用对象：第一诊断为肺癌，已行手术治疗。

患者姓名： 性别： 年龄： 门诊号： 住院号：

住院日期： 年 月 日 出院日期： 年 月 日 标准住院日：21～28 天

续表

| 时间 | 住院第 1 天 |
|---|---|
| 主要诊疗工作 | □采集病史，体格检查<br>□上级医师查房与入院病情康复评定<br>□完善辅助检查<br>□评定既往辅助检查结果，确定复查时间<br>□确定初步诊断及治疗方案<br>□签订相关医疗文书及项目实施协议<br>□完成首次病程记录、入院记录等病历书写 |
| 重点医嘱 | **长期医嘱：**<br>□康复医学科护理常规<br>□二级护理<br>□血压、血糖监测<br>□基础疾病用药<br>□术后抗癌用药<br>□其他用药依据病情下达<br>**临时医嘱：**<br>□康复评定<br>□血常规、尿常规、大便常规、肝肾功能、血电解质、血糖、凝血功能、血气分析、感染性疾病筛查<br>□心电图、胸部 CT、肺功能<br>□肿瘤部位 X 线片、CT 检查，包括强化或增强扫描<br>□全身核素骨扫描，必要时查超声心动图、PET-CT 检查、病理学检查<br>□其他临时医嘱 |
| 主要护理工作 | □入院宣教及护理评定记录<br>□呼吸道护理监测<br>□正确执行医嘱<br>□观察病情变化 |
| 病情变异记录 | □无　□有，原因：<br>1.<br>2. |
| 护士签名 | |
| 医师签名 | |

续表

| 时间 | 住院第 2 天 | 住院第 3 天 | 住院第 4～12 天 |
|---|---|---|---|
| 主要诊疗工作 | □主治医师查房<br>□追访检查结果<br>□书写病程记录<br>□完成上级医师查房记录<br>□申请相应康复治疗项目并签订治疗知情同意书<br>□继续观察病情变化，并及时与患者家属沟通<br>□康复训练 | □主任/副主任医师查房<br>□完成上级医师查房记录<br>□向患者及家属介绍病情及相关检查结果<br>□相关科室会诊<br>□复查结果异常的化验检查<br>□完成初期康复评定并记录<br>□制定近期和远期康复目标，制订康复治疗计划<br>□康复训练 | □三级医师查房<br>□评定患者神经功能状态及康复训练情况，调整治疗方案和检查项目<br>□完成上级医师查房记录<br>□相关科室会诊<br>□复查结果异常的化验检查<br>□康复训练 |
| 重点医嘱 | 长期医嘱：<br>□康复医学科护理常规<br>□术后抗癌药物<br>□基础疾病用药<br>□其他用药依据病情下达<br>□呼吸训练<br>□运动治疗<br>□物理因子治疗<br>□营养治疗<br>□传统康复治疗<br>□作业疗法<br>□心理疗法<br>临时医嘱：<br>□必要的辅助检查<br>□依据病情需要下达 | 长期医嘱：<br>□康复医学科护理常规<br>□术后抗癌药物<br>□基础疾病用药<br>□其他用药依据病情下达<br>□呼吸训练<br>□运动治疗<br>□物理因子治疗<br>□营养治疗<br>□传统康复治疗<br>□作业疗法<br>□心理疗法<br>临时医嘱：<br>□复查异常化验<br>□必要的辅助检查<br>□初期康复评定<br>□依据病情需要下达 | 长期医嘱：<br>□康复医学科护理常规<br>□术后抗癌药物<br>□基础疾病用药<br>□其他用药依据病情下达<br>□呼吸训练<br>□运动治疗<br>□物理因子治疗<br>□营养治疗<br>□传统康复治疗<br>□作业疗法<br>□心理疗法<br>临时医嘱：<br>□复查异常化验<br>□必要的辅助检查<br>□依据病情需要下达 |
| 主要护理工作 | □正确执行医嘱<br>□呼吸道护理监测<br>□观察病情变化<br>□生活与心理护理<br>□营养宣教 | □正确执行医嘱<br>□呼吸道护理监测<br>□观察病情变化<br>□生活与心理护理<br>□营养宣教 | □正确执行医嘱<br>□呼吸道护理监测<br>□观察病情变化<br>□生活与心理护理<br>□营养宣教 |
| 病情变异记录 | □无　□有，原因：<br>1.<br>2. | □无　□有，原因：<br>1.<br>2. | □无　□有，原因：<br>1.<br>2. |

续表

| 时间 | 住院第 2 天 | 住院第 3 天 | 住院第 4～12 天 |
|---|---|---|---|
| 护士签名 | | | |
| 医师签名 | | | |

| 时间 | 住院第 13～19 天 | 住院第 20～27 天<br>（出院前日） | 住院第 21～28 天<br>（出院日） |
|---|---|---|---|
| 主要诊疗工作 | □三级医师查房<br>□评定患者运动功能状态及康复训练情况<br>□完成上级医师查房记录<br>□向患者及家属介绍病情及相关检查结果<br>□康复训练<br>□完成中期康复评定 | □三级医师查房<br>□根据中期康复评定调整治疗方案<br>□完成上级医师查房记录<br>□康复训练<br>□完成末期康复评定<br>□完成出院康复指导，交代注意事项 | □再次向患者及家属介绍出院后注意事项，出院康复指导<br>□患者办理出院手续，出院 |
| 重点医嘱 | 长期医嘱：<br>□康复医学科护理常规<br>□术后抗癌药物<br>□基础疾病用药<br>□其他用药依据病情下达<br>□呼吸训练<br>□运动治疗<br>□物理因子治疗<br>□营养治疗<br>□传统康复治疗<br>□作业疗法<br>□心理疗法<br>临时医嘱：<br>□复查异常化验<br>□必要的辅助检查<br>□依据病情需要下达<br>□中期康复评定 | 长期医嘱：<br>□康复医学科护理常规<br>□术后抗癌药物<br>□基础疾病用药<br>□其他用药依据病情下达<br>□呼吸训练<br>□运动治疗<br>□物理因子治疗<br>□营养治疗<br>□传统康复治疗<br>□作业疗法<br>□心理疗法<br>临时医嘱：<br>□复查异常化验<br>□必要的辅助检查<br>□依据病情需要下达<br>□末期康复评定 | 临时医嘱：<br>□通知出院<br>□依据病情给予出院带药及出院康复指导<br>□出院带药 |

续表

| 时间 | 住院第 13 ~ 19 天 | 住院第 20 ~ 27 天<br>（出院前日） | 住院第 21 ~ 28 天<br>（出院日） |
|---|---|---|---|
| 主要护理工作 | □正确执行医嘱<br>□呼吸道护理监测<br>□观察病情变化<br>□生活与心理护理 | □正确执行医嘱<br>□呼吸道护理监测<br>□观察病情变化<br>□出院用药指导<br>□出院护理指导 | □出院带药服用指导<br>□康复护理指导<br>□告知复诊时间和地点 |
| 病情变异记录 | □无　□有，原因：<br>1.<br>2. | □无　□有，原因：<br>1.<br>2. | □无　□有，原因：<br>1.<br>2. |
| 护士签名 | | | |
| 医师签名 | | | |

## 第三节　社区康复医疗服务质量建设

社区康复医疗服务是以社区为基地，开展社区康复医疗，为伤残人士、急慢性疾病、老年人、创伤术后、心理障碍、行为障碍等人群提供基本的康复医疗服务，实现人人享有康复医疗服务，最大程度地提高他们的残存功能、生活能力及社会参与能力。

### 一、指导思想

坚持以习近平新时代中国特色社会主义思想为指导，全面贯彻落实党的精神及实施健康中国、积极应对人口老龄化的国家战略，以人民健康为中心，以社会需求为导向，健全完善社区康复医疗服务体系，加强社区康复医疗专业队伍建设，提高社区康复医疗服务能力，推进社区康复医疗领域改革创新，推动社区康复医疗服务高质量发展。

## 二、主要目标

促进康复医疗服务全面融入社区卫生基本服务，实现人人享有康复医疗服务的目标，全面提高社区康复医疗服务质量。逐步建立一支数量合理、素质优良的社区康复医疗专业队伍，每 10 万人口，康复医师达到 10 人、康复治疗师达到 12 人；社区康复医疗服务能力稳步提升，服务方式更加多元化；社区康复医疗服务领域不断拓展，人民群众享有全方位、全周期的康复医疗服务；社区康复医疗信息网络不断完善，使人民群众精准、及时、有效地获得社区康复医疗服务。

## 三、社区康复医疗服务质量建设内容

### （一）完善社区康复医疗机构建设

以专业康复机构为骨干，完善三级康复医疗服务建设，与上、下级医疗机构紧密协作；以社区卫生服务机构（中心、服务站、村卫生室）为基础，建设标准化社区康复医疗机构；以家庭为依托，强化家庭就业能力、日常生活能力，保障社会安全稳定，保障人人享有康复的权利。通过打造社区现代化康复医疗服务平台、完善人员结构、规范场地建设、完善基础设施设备来提高康复医疗技术水平、提高社区康复医疗服务能力、全面建设信息网络化服务、充分整合资源，从整体上完善社区康复医疗机构建设。

### （二）打造社区现代化康复医疗服务平台

建设标准化社区康复医疗中心，完善康复诊疗服务的设施设备，充分发挥现代化技术优势与社区康复医疗服务相结合，加强社区康复医疗服务信息化建设，提供功能齐全、诊疗便利、资源配置合理、技术先进合适、高质量服务的现代化医疗服务平台。

### （三）完善人员结构建设

完善社区康复人员结构，包括社区康复医疗服务领导小组、社区康复医疗专业工作者、社区康复医疗服务志愿者、功能障碍者及家属等，明确责任分工，层次分明。发挥社区康复医联体作用，引导上级医疗机构康复医师、中医类医师至社区多点执业，不断充实社区康复医疗人员队伍，丰富社区康复医疗服务供给。

社区康复领导小组人员由政府部门及三级医院共同组成，负责统筹规划，组织人才、技术培训等支持。社区康复医疗专业工作者应由康复医师、康复治疗师、康复护士组成，尽可能达到每 10 万人配有 10 名康复医师、12 名康复治疗师等。康复医师负责社区患者有关康复医疗的咨询、评估、治疗方案、转诊和支持工作，保存和整理医疗记录和病历档案；社区康复治疗师对社区患者开展康复教育和咨询、进行康复评定、明确功能障碍，合理应用康复器具并针对性地开展康复服务工作；康复护士应做好基础护理、预防并发症，对患者进行耐心细致的心理护理。其他志愿者及家属等通过接受培训和自身专业知识，在社区康复服务中为社区功能障碍者提供支持。

（四）场地规范化建设

社区康复医疗的场地建设应该以专业康复机构为骨干、以社区为基础、以家庭为依托，场地建设内容主要包括康复医疗场地和非康复医疗场地建设两大部分。在整体上需要布局合理、功能齐全、分工明确、干净整洁、温馨等环境建设。医疗场地建设应该设置独立的康复诊疗和康复病房场地，设立能够开展以功能促进及残疾评定为目的的功能评测项目，能够开展神经系统、骨科系统、老年慢性病等社区康复诊疗服务，提供简单的相关急救医疗措施、能够开展简单的物理治疗等康复医疗服务。非医疗场地建设应该分为公共场地、行政管理场地和后勤辅助场地三部分。

（五）设施设备基础建设

社区康复医疗服务主要包括康复常见病的康复医疗及运动疗法、作业疗法、物理疗法、传统治疗、心理治疗等康复治疗，因此，按照国家印发的社区康复医疗的基本标准和建设管理规范，结合当地康复治疗的实际需求，提供合理的、完善的基础设施设备。

如常见的 PT 训练床、平行杠、体操垫、主被动训练仪、CPM、肌力训练器、肋木、训练用阶梯、倾斜台、助行器、轮椅等；作业相关器材有圆棍插板、螺丝和螺母、套圈板、手指阶梯及一些日常生活用品等；物理治疗相关仪器，如电脑中频治疗仪、低频治疗仪、红外线治疗仪、紫外线治疗仪等；其他治疗设施，如针具、电针仪、推拿床、牵引机、器械柜等基础康复医疗设施设备。

（六）常规康复医疗技术建设

常规康复医疗技术以改善患者功能为目标，促进患者回归社会为目的，最终整体提升社区患者的生活质量。主要包括运动疗法技术和物理因子技术，以及传统的针灸推拿康复治疗技术等。患者可以根据功能障碍的不同来选择相应的治疗技术，因人而异，从而达到治疗目的。

### （七）提高服务能力建设

社区康复医疗服务的核心在于切实保障人人享有康复医疗服务的权利，使其更好地生活并融入社会。统筹规划现有的康复资源开展社区康复服务；健全需求表达机制，实施康复医疗动态管理；依托城镇社区服务网络；充实社区康复医疗服务内容，采用健康科普、随访及上门服务等方式提高社区康复医疗服务。其次建立医联体、对口支援、远程培训等方式，发挥优质康复医疗资源辐射和带动作用，提高社区康复医疗服务能力和水平；建立康复医疗联合团队，定点帮扶，提升社区康复医疗能力；鼓励上级康复医师到社区康复医疗机构多点执业，为群众提供便捷、专业的康复医疗服务；以患者、家属、社会群众"三满意"为原则，多方参与，加大投入，以全方位地提升社区康复医疗服务能力建设。

### （八）信息网络化建设

建立体系网络，完善三级康复医疗服务网络，保障社区康复医疗服务；充分借助云计算、大数据、物联网、智慧医疗、移动互联网等信息化技术，大力推进康复医疗信息化建设，创新发展社区康复医疗服务新模式，优化康复医疗服务流程，提高康复医疗服务效率；建立信息网络，建立居民电子健康档案和康复医疗服务记录档案。为社区医院等基层医疗机构开展社区和居家康复医疗服务提供支持与帮助。

## 四、社区康复医疗服务质控要求

### （一）基本要求

**1. 明确责任主体**

质量控制是保障项目成功实施、健康发展的前提条件，质量控制责任主体是社区康复办公室，办公室直接对各社区康复质量进行把关负责，办公室应根据项目具体情况组织起质量管理小组或专职质量检查管理人员，负责项目质量监督、检查指导和成果验收。

**2. 质量目标分解落实**

由办公室依据项目实施具体情况，将总质量控制目标分解成若干小目标，落实责任到具体小组、具体岗位、具体个人。

3. 点面结合

质量把控要充分体现因时因地因人制宜的"三因原则",在全面把控质量的前提下,针对项目某些重要流程、关键环节、实施内容,在一定的时间和条件下进行重点控制和管理,使其始终保持在良好的控制状态下,这是保证项目顺利进展的必要前提。

### (二)主要内容

1. 制度管理

每季度由办公室召开一次小组代表大会,充分倾听各方面意见,全面归纳分析季度取得的成绩及面临的困境,找出影响项目质量的规律性问题和主要矛盾,进行全面和有重点的管理。

2. 社区康复医疗人员结构

项目的实施质量关切到每个组成人员的工作质量,管理医师、治疗师、护士的职业素养对项目质量起着关键作用。为了保证和提高项目质量,必须加强对各岗位人员的素质培养。相关人员必须证件齐全,且经过岗位要求相关专业培训。

3. 康复医疗设备

康复设备是康复治疗的前提,是项目质量的保证。保证设备按质、按量供应和使用是项目质量控制的重要内容。对设备控制应采用"三把关,四检验"制度。所有进入社区项目的设备及配件必须具有产品合格证、检测报告、技术说明书,凡是没有产品出厂合格证和检验不合格的,不得投入使用。检验人员对其质量检查合格后,方予以签署验收证明并投入使用。

4. 医疗环境

安全是康复的首要前提,所有康复项目均应在安全可靠的环境下进行,针对项目可能存在的各项安全隐患定期开展排查并及时整改。

5. 诊疗技术规范

要严格执行诊疗计划和相关技术标准。诊疗计划和技术标准是质量控制的基础和前提条件,项目质量控制就是检查施工中实际发生情况与预定诊疗计划、技术标准相比较是否存在偏差,偏差是否在允许范围内,是否应采取整改措施及应采取哪些整改措施。因此,严格执行诊疗计划和技术标准是项目质量控制的重要准则。

# 第八章
# 医疗机构康复医疗质量控制检查与评价

## 第一节 医疗机构康复医疗质控检查制度

### 一、省和市康复医学科质控中心

1. 原则上，省级、市级康复医学科质量控制中心应将全省康复医疗质量督查工作每年开展1次。

2. 各级医院康复医学科要按照质控要求，在专家组实地检查前，应进行年度自检。

3. 质控检查坚持属地化原则和专家回避制度，被检查科室可提交要求回避的专家名单（不超过2名）。质控专家组成员从省、市级康复医学会专家库中遴选。质控专家组不参加本科室或有利益关系科室的质控检查。

4. 各市康复医学科质控中心应在省质控中心指导下开展质控工作；原则上各市质控中心可以制定符合当地实情的质控评分表及其评分标准，但是评分表内容设计不能少于省质控中心制定的内容，且评分标准不能低于省质控中心要求（表8-1）。

### 二、医疗机构康复医学科

1. 各级医院康复医学科须设置质控员，负责本科室的康复医学质量控制。定期开展科室质量安全与分析讨论，对不规范、不完善、不良的康复医疗行为进行整改，建立持续整改制度。

2. 经质控中心专家组共同审议确定，年度质控检查不合格的科室要在15个工作日内给出改进书面报告，提交至省市级康复医学质量控制中心，质控中心要在7个工作日内提出修改意见，作为整顿和持续改进的目标。

3. 质控检查坚持可追溯性原则，任何涉及康复质控的文字、影像材料都必须及时留存备查。质控检查和考核评分表后附科室总体情况说明及扣分缘由，由质控专家组联合署名。结果由省级康复质量控制中心专家委员会审定后公布。各康复医学科如对质控结果有异议，有权向质控中心提出复核申请。

4.由科室申请，省市级康复医学科质量控制中心指定至少2名质控专家，针对性地帮助不合格科室进行整改和过程控制，专家组要每2个月提交1份整改报告。参与整改的专家不可以参加下一年度该科室的质控检查。

5.质控检查专家组负责对需检查科室整改结果进行验收。如验收不合格，将向卫生行政部门提交报告。

表8-1  湖南省康复医学科医疗质控指标和评分办法

| 项目 | | 总分（650分） | 内容及评分（390分为及格） | 得分 |
| --- | --- | --- | --- | --- |
| 科室设置 | 科室定位 | 10 | 为一级学科，独立设置门诊和病区 | |
| | 病床设置 | 20 | 三级医院应为医院总床位数的2%~5%，每床使用面积不少于6 $m^2$，床间距不少于1.2 m。<br>二级医院至少为医院床位数的2.5%，但不得少于10张床，每床使用面积不少于6 $m^2$，床间距不少于1.2 m。以医院医务处和医院办公室证明为依据。<br>总床位数最低5%扣2分。每床使用面积减少1 $m^2$，扣5分；少于4 $m^2$扣10分 | |
| | 功能分区 | 10 | 至少设置具备临床康复评定功能的物理治疗室、作业治疗室、言语治疗室、传统康复治疗室、康复工程室等。临床常用矫形器、辅具配置可在作业治疗室。<br>缺1项扣2分。开展心理康复者加5分 | |
| | 治疗面积 | 20 | 三级医院不少于1000 $m^2$。<br>二级医院不少于500 $m^2$。<br>每少50 $m^2$扣2分 | |
| 人员配置 | 基本要求 | 20 | 康复医师、康复治疗师由康复医学科统一管理，其他科室不得聘用康复医师或康复治疗师从事康复医疗。<br>满足要求得分，否则此项不得分 | |
| | 医师 | 10 | 康复医师要具有相应执业资质。<br>三级医院每床至少配备0.25名医师，其中至少有2名具有副高以上专业技术职务任职资格的医师；1名具备中医类别执业资格的执业医师。<br>二级医院每床至少配备0.25名医师，其中至少有1名具有副高以上专业技术职务任职资格的医师；1名具备中医类别执业资格的执业医师。<br>缺高级职称医师1名扣5分，每缺医师1名扣2分 | |

续表

| 项目 | | 总分（650分） | 内容及评分（390分为及格） | 得分 |
|---|---|---|---|---|
| 人员配置 | 治疗师 | 10 | 康复治疗师要具有相应执业资质。<br>每床至少每床配备0.5名康复治疗师。<br>每少1人扣2分 | |
| | 护士 | 10 | 护士要具有相应执业资质。<br>有康复护士培训过程。<br>康复医学科每病床至少配备0.3名护士。<br>每少1人扣2分 | |
| | 质控员 | 10 | 设立医师质控员、治疗师质控员各1名，每周有质控记录。<br>没有设置岗位不得分，设置不全扣2分，无质控记录扣2分 | |
| | 归口管理 | 10 | 康复医师和治疗师归口康复医学科管理。<br>满足要求得分，否则此项不得分 | |
| 设备配置 | 急救设备 | 5 | 至少配备简易呼吸器、供氧设备、抢救车。<br>缺1扣2分 | |
| | 治疗设备 | 30 | 三级医院：<br>1.运动治疗：至少配备训练用垫、肋木、姿势矫正镜、平行杠、楔形板、轮椅、训练用棍、沙袋和哑铃、墙拉力器、划船器、手指训练器、肌力训练设备、肩及前臂旋转训练器、滑轮吊环、电动起立床、治疗床及悬挂装置、功率车、踏步器、助行器、连续性关节被动训练器、训练用阶梯、训练用球、平衡训练设备、运动控制能力训练设备、功能性电刺激设备、生物反馈训练设备、减重步行训练架。<br>2.物理因子治疗：至少配备直流电疗设备、低频电疗设备、中频电疗设备、高频电疗设备、光疗设备、超声波治疗设备、磁治疗设备、传导热治疗设备、冷疗设备、牵引治疗设备、气压循环治疗设备等。<br>3.作业治疗：至少配备日常生活活动作业设备、手功能作业训练设备、模拟职业作业设备等。<br>4.言语、吞咽、认知疗法：至少配备言语治疗设备、吞咽治疗设备、认知训练设备、非言语交流治疗设备等。<br>5.传统康复治疗：至少配备针灸、推拿、中药熏（洗）蒸等中医康复设备。<br>6.康复工程：至少配备临床常用矫形器、辅助器具制作设备。<br>6大类中，每缺一样扣5分，例如运动治疗中肋木没有，其他都有，扣5分 | |

续表

| 项目 | | 总分（650分） | 内容及评分（390分为及格） | 得分 |
|---|---|---|---|---|
| 设备配置 | 治疗设备 | 30 | 二级医院：<br>1. 运动治疗：至少配备训练用垫、肋木、姿势矫正镜、平行杠、楔形板、轮椅、训练用棍、沙袋和哑铃、墙拉力器、肌力训练设备、前臂旋转训练器、滑轮吊环、电动起立床、功率车、治疗床（含网架）、连续性关节被动训练器、训练用阶梯、训练用球、踏步器、助行器、平衡训练设备、运动控制能力训练设备、功能性电刺激设备、儿童运动训练器材等。<br>2. 物理因子治疗：至少配备直流电治疗设备、低频电治疗设备、中频电治疗设备、高频电治疗设备、光疗设备、超声波治疗设备、传导热治疗设备、牵引治疗设备等。<br>3. 作业治疗：至少配备日常生活活动作业设备、手功能作业训练设备、模拟职业作业设备等。<br>4. 言语、吞咽、认知疗法：至少配备言语治疗设备、吞咽治疗设备、认知训练设备、非言语交流治疗设备等。<br>5. 传统康复治疗：至少配备针灸、推拿、中药熏（洗）蒸等中医康复设备。<br>6. 康复工程：至少配备临床常用矫形器、辅助器具制作设备。<br>6大类中，每缺一样扣5分。每缺1设备扣1分 | |
| | 功能评定设备 | 20 | 三级医院：至少独立配备（6类）运动心肺功能评定设备、肌电图与临床神经电生理设备、作业评定设备检查设备、肌力和关节活动评定设备、平衡功能评定设备、认知语言评定设备。<br>二级医院：至少独立配备（4类）肌力和关节活动度评定设备、平衡功能评定设备、语言评定设备、作业评定设备等。<br>每缺一类1项扣2分 | |
| | 信息设备 | 5 | 至少配备1台能够上网的电脑。<br>无信息化设备不得分 | |
| | 设备安全 | 5 | 科室有设备安全管理规范、康复治疗设备管理与培训责任人并有相关记录。设备完好率＞90%。<br>有规范者得2分，有责任人得1分，设备完好率达要求者得2分 | |
| | 归口管理 | 10 | 所有康复仪器设备均需归口康复医学科统一管理。<br>满足要求得10分 | |

续表

| 项目 | | 总分（650分） | 内容及评分（390分为及格） | 得分 |
|---|---|---|---|---|
| 设备配置 | 诊疗项目 | 90 | 评估各种评定和治疗设备和技术是否具备，是否规范。物理治疗技术25分（声、光、电磁、运动、冷热各5分）、作业治疗技术25分（日常生活活动训练、功能性作业治疗、手支具及压力衣、环境及辅助技术、职业康复各5分），每缺一项扣5分；言语吞咽治疗技术5分，认知疗法技术5分，传统康复治疗技术10分，康复工程技术10分，心理治疗技术10分。每缺1项扣掉该项分值 | |
| | 专科病种 | 30 | 能独立诊治本专科主要病种，如脑卒中、颅脑损伤、缺血缺氧性脑病、脑性瘫痪、脊髓损伤、周围神经损伤、骨折术后、烧伤植皮术后、手外伤术后、关节置换术后、颈椎病、腰椎间盘突出症、肩周炎、骨性关节炎、骨质疏松、心肺疾病等。缺1个病种扣1分 | |
| | 门诊诊疗 | 5 | 至少开设神经康复、骨科康复及疼痛康复三个专科门诊，且每天至少有2人上门诊。满足要求得5分，缺一项均不得分 | |
| | 规范化诊疗方案 | 30 | 专科制定规范化的康复诊疗方案。缺1个病种扣1分 | |
| | 临床康复一体化建设 | 20 | 走访神经内外科、骨科、ICU、呼吸科等科室并查阅病历，确认是否实施早期床旁康复。有实施者得7分，有与相关科室病例讨论记录或康复科高级职称医师会诊确定诊疗方案得3分 | |
| | 疑难病例诊疗 | 10 | 疑难复杂病例诊疗方案记录完整、体现康复特色。有康复诊断（主要功能障碍）得1分，有康复目标得1分，有康复计划得1分，有具体康复方案得2分，有诊疗效果评价者得1分 | |
| | 质量安全管理 | 30 | 有医师诊疗指南2分，有治疗师评定及治疗操作规范4分，有专科护理操作规范2分，有康复出入院流程2分，康复评定制度2分，康复治疗流程2分，应急预案2分。有医师、治疗师及护士岗位职责2分；有医疗安全管理规范3分，有5年学科建设规划3分，有人才培养规划3分，有院感管理规范2分。每缺1项扣该项分值 | |
| | 开展新技术 | 10 | 近5年均每年有新技术项目＞5项得10分，3～4项得8分，1～2项得6分，没有不得分 | |

续表

| 项目 | | 总分（650分） | 内容及评分（390分为及格） | 得分 |
|---|---|---|---|---|
| 学科建设 | 学会任职 | 5 | 三级医院：全国主委5分，副主委4分，常委3分，委员2分；省主委4分，副主委3分，常委2分，委员1分。<br>二级医院：省主委5分，副主委4分，常委3分，委员2分；市主委4分，副主委3分，常委2分，委员1分。<br>一人担任数职，以最高学术职务登记一次。可累积计分，总分不超过标准分 | |
| | 主办学术会议 | 5 | 三级医院：国际性学术会议5分，全国性学术会议4分，省级学术会议3分，市级学术会议2分。<br>二级医院：国际性学术会议6分，全国性学术会议5分，省级学术会议4分，市级学术会议3分。<br>可累积计分，总分不超过标准分 | |
| | 科学研究 | 20 | 共性部分：专科有2~3个稳定、明确的临床研究方向，且与临床工作密切相关、有项目及相关论文得5分；专科有1个稳定、明确的研究方向，且与临床工作密切相关、研究内容系统具体得3分。<br>个性部分：三级医院，有2项（含下列重大项目）以上且项目排名在前3名的得5分；在以下项目中有一项担任第1负责人的得5分：973、863、国家重点攻关课题、国家支撑、科技部或卫健委重大专项、国家自然科学基金项目、重大国际合作项目或国家杰出青年基金项目。国家级一等奖1项得5分，二等奖1项得4分；部（省）级一等奖得4分，二等奖得3分；部（省）级三等奖得3分；市级一等奖2分，二等奖1分。SCI收录每篇得3分；中华医学会系列杂志每篇得2分；统计源期刊每篇得1分。二级医院，如果达到三级医院所列明的情况，在三级医院所赋予分值基础上加1分。可累积计分，总分不超过标准分 | |
| | 教学 | 10 | 共性部分：5年内参加过教育部、卫健委教材编写，主编5分、副主编4分、参编2分。可累积计分，总分不超过标准分。至少每周有1次专题讲座得5分；无临床授课扣5分；无定期实习生扣5分。得分与扣分累计均不超过标准分。<br>个性部分：三级医院，研究生、本科生见习及实习轮转安排合理、到位，得5分；二级医院：本科生、专科生、中专生见习及实习轮转安排合理、到位，得5分；未承担者不得分 | |

续表

| 项目 | | 总分（650分） | 内容及评分（390分为及格） | 得分 |
|---|---|---|---|---|
| 学科建设 | 继续教育 | 5 | 三级医院：国家级1项次得5分，省级1项次得3分，市级1项次得2分；举办培训班1次2分；有住院医师、住院治疗师培训基地，规范化医师、治疗师培养合格率＞95%，得5分；每低5%，扣1分。无基地扣5分。每年总人数（5分），5人以上得5分；3～5人得2分；3人以下不得分。进修人员覆盖的省份（5分），3个以上得5分，2～3个得3分，无进修人员不得分。<br>二级医院：省级1项次得5分，市级1项次得4分；举办培训班1次2分。以上可累积计分，总分不超过标准分。进修人员每年总人数（5分），3人以上得5分；1～3人得2分；1人以下不得分。进修人员覆盖的市县（5分），3个以上得5分，1～3个得3分，无进修人员不得分 | |
| 业务管理 | 康复医疗评价 | 80 | 三级医院：需要康复诊疗的患者能及时得到有关康复医疗服务；经康复治疗的患者中，≥90%以上的患者有效；患者对康复诊疗的满意率≥90%；医疗事故发生率为0；年技术差错率≤1%；病床使用率≥90%；平均住院床日≤50天；药品比率≤38%。有医师、护士、治疗师组成的院感小组，同时手卫生达标得5分。反之扣5分。<br>二级医院：需要康复诊疗的患者能及时得到有关康复医疗服务；经康复治疗的患者中，≥80%的患者有效；患者对康复诊疗的满意率≥90%；医疗事故发生率为0；年技术差错率≤1%；病床使用率≥85%；平均住院床日≤55天；药品比率≤33%。有医师、护士、治疗师组成的院感小组，同时手卫生达标得5分。反之扣5分 | |
| | 病历书写质量 | 20 | 符合病历书写规范，得5分，否则扣5分。<br>病历体现康复特点：有康复诊断（主要功能障碍）得2分，有康复目标得2分，有康复计划得2分，有具体康复方案得2分；病历合格率≥90%得2分。每缺1项扣2分。<br>有专科护理记录得5分，护士有专病护理亚专业得5分。每缺1项扣5分 | |
| | 质量持续改进 | 5 | 科室成立了康复质量与安全管理小组，有质量持续改进制度，且至少每月召开会议一次，有记录得5分。反之扣5分 | |
| | 随访 | 5 | 建立患者随访制度，且随访率＞50%得5分 | |
| | 满意度 | 10 | 满意度≥90%得10分，每下降1%扣1分，发生一起医疗事故扣10分 | |

续表

| 项目 | | 总分（650分） | 内容及评分（390分为及格） | 得分 |
|---|---|---|---|---|
| 康复医疗网络建设 | 医联体 | 10 | 建立或参与医联体建设，参加一个得5分，每增加1个加2分，但不高于基础分 | |
| | 双向转诊 | 10 | 建立双向转诊合作并运行通畅得10分；向社区提供康复技术支持和建立社区网络得5分 | |
| | 信息网络建设 | 5 | 参与信息化建设。参加一个得5分，每增加1个加2分，但不高于基础分 | |

## 第二节　康复医学专业医疗质量控制指标

说明：来源于国家康复医学专业医疗质量控制中心2022年发布的《康复医学专业医疗质量控制指标（2022年版）》。

### 一、康复医学科床位占比（REH-RES-01）

1. 定义

康复医学科开放床位数占同期医院开放床位数的比例。

2. 计算公式

$$康复医学科床位占比 = \frac{康复医学科开放床位数}{同期医院开放床位数} \times 100\%。$$

3. 意义

反映康复医学科床位资源配置情况。

### 二、康复医学科医师床配比（REH-HR-01）

1. 定义

康复医学科每张实际开放病床配备的康复医师数量。

2. 计算公式

$$康复医学科医师床配比 = \frac{康复医学科医师人数}{同期康复医学科病房开放床位数}。$$

3. 说明

康复医师指在本医疗机构注册，专门从事康复医疗工作的执业医师。

4. 意义

反映康复医学科医师资源配置情况。

## 三、康复医学科护士床配比（REH-HR-02）

1. 定义

康复医学科平均实际开放病床配备的护士数量。

2. 计算公式

$$康复医学科护士床配比 = \frac{康复医学科护士人数}{同期康复医学科病房开放床位数}。$$

3. 意义

反映康复医学科护士资源配置情况。

## 四、康复医学科治疗师床配比（REH-HR-03）

1. 定义

康复医学科每张实际开放病床配备的治疗师数量。

2. 计算公式

$$康复医学科治疗师床配比 = \frac{康复医学科治疗师人数}{同期康复医学科病房开放床位数}。$$

3. 意义

反映康复医学科治疗师资源配置情况。

## 五、脑卒中患者早期康复介入率（REH-ER-01）

1. 定义

单位时间内，接受早期康复介入的住院脑卒中患者数占同期住院脑卒中患者总数的比例。

2. 计算公式

$$脑卒中患者早期康复介入率 = \frac{单位时间内接受早期康复介入的住院脑卒中患者数}{同期住院脑卒中患者总数} \times 100\%。$$

3. 说明

（1）统计范围包括医疗机构内所有符合相关条件的住院患者，下同。

（2）脑卒中早期康复介入首次诊疗时间应当在患者生命体征稳定、神经功能缺损症状稳定后 48 小时内。

4. 意义

早期康复介入对脑卒中患者功能转归具有重要意义。

## 六、脊髓损伤患者早期康复介入率（REH-ER-02）

1. 定义

单位时间内，接受早期康复介入的住院脊髓损伤患者数占同期住院脊髓损伤患者总数的比例。

2. 计算公式

$$脊髓损伤患者早期康复介入率 = \frac{单位时间内接受早期康复介入的住院脊髓损伤患者数}{同期住院脊髓损伤患者总数} \times 100\%。$$

3. 说明

脊髓损伤早期康复介入首次诊疗时间应当在临床专科处置完成后 48 小时内。

4. 意义

早期康复介入对脊髓损伤患者功能转归具有重要意义。

## 七、髋、膝关节置换术后患者早期康复介入率（REH-ER-03）

1. 定义

单位时间内，接受早期康复介入的住院髋、膝关节置换术后患者数占同期住院髋、膝关节置换术后患者总数的比例。

2. 计算公式

$$髋、膝关节置换术后患者早期康复介入率 = \frac{单位时间内接受早期康复介入的住院髋、膝关节置换术后患者数}{同期住院髋、膝关节置换术后患者总数} \times 100\%。$$

3. 说明

髋、膝关节置换术后患者早期康复介入首次诊疗时间应当在关节置换术后 24 小时内。

4. 意义

早期康复介入对髋、膝关节置换术后患者功能转归具有重要意义。

## 八、日常生活活动能力改善率（REH-ADL-01）

1. 定义

单位时间内，ADL 改善的康复医学科住院患者数占同期康复医学科住院患者总数的比例。

2. 计算公式

$$ADL\ 改善率 = \frac{单位时间内\ ADL\ 改善的康复医学科住院患者数}{同期康复医学科住院患者总数} \times 100\%。$$

3. 说明

ADL 评定包括但不限于 Barthel 指数、改良 Barthel 指数等。

4. 意义

反映康复治疗后患者功能改善情况。

## 九、脊髓损伤患者 ADL 改善率（REH-ADL-02）

1. 定义

单位时间内，ADL 改善的康复医学科住院脊髓损伤患者数占同期康复医学科住院脊髓损伤患者总数的比例。

2. 计算公式

$$脊髓损伤患者\ ADL\ 改善率 = \frac{单位时间内\ ADL\ 改善的康复医学科住院脊髓损伤患者数}{同期康复医学科住院脊髓损伤患者总数} \times 100\%。$$

3. 说明

ADL 评定包括但不限于 Barthel 指数、改良 Barthel 指数、脊髓功能独立性评定等。

4.意义

反映康复治疗后脊髓损伤患者功能改善情况。

## 十、脑卒中患者 ADL 改善率（REH-ADL-03）

1.定义

单位时间内，ADL 改善的康复医学科住院脑卒中患者数占同期康复医学科住院脑卒中患者总数的比例。

2.计算公式

$$脑卒中患者 ADL 改善率 = \frac{单位时间内 ADL 改善的康复医学科住院脑卒中患者数}{同期康复医学科住院脑卒中患者总数} \times 100\%。$$

3.说明

ADL 评定包括但不限于 Barthel 指数、改良 Barthel 指数等。

4.意义

反映康复治疗后脑卒中患者功能改善情况。

## 十一、康复评定率

### （一）脑卒中患者运动功能评定率（REH-EVA-01）

1.定义

单位时间内，进行运动功能评定的康复医学科住院脑卒中患者数占同期康复医学科住院脑卒中患者总数的比例。

2.计算公式

$$脑卒中患者运动功能评定率 = \frac{单位时间内进行运动功能评定的康复医学科住院脑卒中患者数}{同期康复医学科住院脑卒中患者总数} \times 100\%。$$

3.说明

运动功能评定包括但不限于 Brunnstrom 分期、Fugl-Meyer 运动功能评分、上田敏偏瘫功能评价、Rivermead 运动指数评分等。

4. 意义

运动功能评定对判断脑卒中患者运动功能损伤严重程度、制定治疗方案、评定康复疗效及判断预后有重要意义。

## （二）脑卒中患者言语功能评定率（REH-EVA-02）

1. 定义

单位时间内，进行言语功能评定的康复医学科住院脑卒中患者数占同期康复医学科住院脑卒中患者总数的比例。

2. 计算公式

$$脑卒中患者言语功能评定率 = \frac{单位时间内进行言语功能评定的康复医学科住院脑卒中患者数}{同期康复医学科住院脑卒中患者总数} \times 100\%。$$

3. 说明

言语功能评定包括但不限于失语症筛查表、BDAE、WAB、Frenchay 评定等。

4. 意义

言语功能评定对判断脑卒中患者言语功能损伤严重程度、制定治疗方案、评定康复疗效及判断预后有重要意义。

## （三）脑卒中患者吞咽功能评定率（REH-EVA-03）

1. 定义

单位时间内，进行吞咽功能评定的康复医学科住院脑卒中患者数占同期康复医学科住院脑卒中患者总数的比例。

2. 计算公式

$$脑卒中患者吞咽功能评定率 = \frac{单位时间内进行吞咽功能评定的康复医学科住院脑卒中患者数}{同期康复医学科住院脑卒中患者总数} \times 100\%。$$

3. 说明

吞咽功能评定包括但不限于洼田饮水试验、容积-黏度吞咽测试、吞咽造影检查、纤维内镜吞咽功能检查等。

4. 意义

吞咽功能评定对判断脑卒中患者吞咽功能损伤严重程度、制定治疗方案、评定康复疗效及判断预后有重要意义。

(四) 脊髓损伤患者神经功能评定率（REH-EVA-04）

1. 定义

单位时间内，进行神经功能评定的康复医学科住院脊髓损伤患者数占同期康复医学科住院脊髓损伤患者总数的比例。

2. 计算公式

$$脊髓损伤患者神经功能评定率 = \frac{单位时间内进行神经功能评定的康复医学科住院脊髓损伤患者数}{同期康复医学科住院脊髓损伤患者总数} \times 100\%。$$

3. 说明

神经功能评定是指进行神经损伤平面（NLI）和 ASIA 损伤分级（AIS）评定。

4. 意义

NLI 和 AIS 评定对判断脊髓损伤严重程度、制定治疗方案、评定康复疗效及判断预后有重要意义。

(五) 髋、膝关节置换术后患者功能评定率（REH-EVA-05）

1. 定义

单位时间内，进行术后功能评定的康复医学科住院髋、膝关节置换术后患者数占同期康复医学科住院髋、膝置换术后患者总数的比例。

2. 计算公式

$$髋、膝关节置换术后患者功能评定率 = \frac{单位时间内进行术后功能评定的康复医学科住院髋、膝关节置换术后患者数}{同期康复医学科住院髋、膝关节置换术后患者总数} \times 100\%。$$

3. 说明

评定包括但不限于 HHS 评分、HSS 评分、Knee Score 评分等。

4. 意义

髋、膝关节置换术后康复评定对判断髋、膝关节置换术后患者肢体功能、制定治疗方案、评定康复疗效及判断预后有重要意义。

## 十二、住院患者静脉输液使用率（REH-IVG-01）

1. 定义

单位时间内，接受静脉输液治疗的康复医学科住院患者数占同期康复医学科住院患者总数的比例。

2. 计算公式

$$住院患者静脉输液使用率 = \frac{单位时间内接受静脉输液治疗的康复医学科住院患者数}{同期康复医学科住院患者总数} \times 100\%。$$

3. 意义

静脉输液治疗的不合理使用存在安全隐患，增加不必要的医疗成本，需要进行监测。

## 十三、并发症和不良事件发生率及预防实施率

### （一）脑卒中后肩痛发生率（REH-AE-01）

1. 定义

单位时间内，发生肩痛的康复医学科住院脑卒中患者数占同期康复医学科住院脑卒中患者总数的比例。

2. 计算公式

$$脑卒中后肩痛发生率 = \frac{单位时间内康复医学科住院期间发生肩痛的住院脑卒中患者数}{同期康复医学科住院脑卒中患者总数} \times 100\%。$$

3. 说明

脑卒中后肩痛包括复杂性区域疼痛综合征（肩手综合征）、肩部软组织疾病或损伤等。

4. 意义

反映脑卒中患者康复质量。

## (二) 脑卒中后肩痛预防实施率 (REH-AE-02)

1. 定义

单位时间内,进行脑卒中后肩痛预防的康复医学科住院脑卒中患者数占同期康复医学科住院脑卒中患者总数的比例。

2. 计算公式

$$脑卒中后肩痛预防实施率 = \frac{单位时间内进行脑卒中后肩痛预防的康复医学科住院脑卒中患者数}{同期康复医学科住院脑卒中患者总数} \times 100\%。$$

3. 意义

脑卒中后肩痛严重影响患者上肢功能预后,予以规范的预防可有效降低其发生率。

## (三) 脊髓损伤患者泌尿系感染发生率 (REH-AE-03)

1. 定义

单位时间内,发生泌尿系感染的康复医学科住院脊髓损伤患者数占同期康复医学科住院脊髓损伤患者总数的比例。

2. 计算公式

$$脊髓损伤患者泌尿系感染发生率 = \frac{单位时间内康复医学科住院期间发生泌尿系感染的脊髓损伤患者数}{同期康复医学科住院脊髓损伤患者总数} \times 100\%。$$

3. 意义

泌尿系感染是脊髓损伤康复期常见并发症,应当予以重点关注。

## (四) 脊髓损伤神经源性膀胱患者间歇性导尿实施率 (REH-AE-04)

1. 定义

单位时间内,康复医学科住院脊髓损伤神经源性膀胱患者中进行间歇性导尿的人数占同期康复医学科住院脊髓损伤神经源性膀胱患者总数的比例。

2. 计算公式

$$\text{脊髓损伤神经源性膀胱患者间歇性导尿实施率} = \frac{\text{单位时间内进行间歇性导尿的康复医学科住院脊髓损伤神经源性膀胱患者数}}{\text{同期康复医学科住院脊髓损伤神经源性膀胱患者总数}} \times 100\%$$

3. 意义

间歇性导尿是神经源性膀胱处理的首选技术，可减少泌尿系感染的发生率。

(五) 住院患者静脉血栓栓塞症发生率（REH-AE-05）

1. 定义

单位时间内，发生静脉血栓栓塞症的康复医学科住院患者数占同期康复医学科住院患者总数的比例。

2. 计算公式

$$\text{住院患者静脉血栓栓塞症发生率} = \frac{\text{单位时间内发生静脉血栓栓塞症的康复医学科住院患者数}}{\text{同期康复医学科住院患者总数}} \times 100\%。$$

3. 说明

静脉血栓栓塞症包括深静脉血栓形成和肺血栓栓塞症。

4. 意义

静脉血栓栓塞症是康复医学科常见并发症，严重者可导致患者非预期死亡，应当予以关注。

(六) 住院患者静脉血栓栓塞症规范预防率 （REH-AE-06）

1. 定义

单位时间内，进行静脉血栓栓塞症规范预防的康复医学科住院患者数占同期康复医学科住院患者总数的比例。

2. 计算公式

$$\text{住院患者静脉血栓栓塞症规范预防率} = \frac{\text{单位时间内进行静脉血栓栓塞症规范预防的康复医学科住院患者数}}{\text{同期康复医学科住院患者总数}} \times 100\%。$$

3. 意义

静脉血栓栓塞症是康复医学科常见并发症，严重者可导致患者非预期死亡，予以规范预防可以降低其发生率。

# 参考文献

[1] 中华人民共和国卫生部.医疗机构管理条例实施细则[EB/OL].（1994-08-29）[2022-02-21] https://www.gov.cn/zhengce/1994-08/29/content_5713748.htm.

[2] 中华人民共和国国家卫生和计划生育委员会.医疗质量管理办法[EB/OL].（2016-09-25）[2023-11-01]http://www.nhc.gov.cn/wjw/c100022/202201/922894b1072d4a8a91249407fea2471e.shtml.

[3] 中华人民共和国卫生部.医疗质量控制中心管理办法（试行）[EB/OL].（2009-06-08）[2024-05-21]http://www.nhc.gov.cn/bgt/s9510/200906/f78673e7ffcc44ff8144b9341f744325.shtml.

[4] 中华人民共和国国家卫生和计划生育委员会.康复医疗中心、护理中心基本标准和管理规范（试行）[EB/OL].（2017-11-08）[2023-12-05]http://www.nhc.gov.cn/yzygj/s3577/201711/fac102fd386a41f1ab545315d7c26045.shtml.

[5] 中华人民共和国卫生部.综合医院康复医学科建设与管理指南[EB/OL].（2011-05-06）[2024-05-21]http://www.nhc.gov.cn/wjw/gfxwj/201304/c13a4d15fa1946418cb8d423785455eb.shtml.

[6] 广东省卫生健康委员会.广东省加强综合医院康复医学科管理指导意见[EB/OL].（2009-08-25）[2024-03-12]https://wsjkw.gd.gov.cn/zwyw_bmwj/content/post_1942264.html.

[7] FAN B, WEI Z, YAO X, et al.Microenvironment imbalanceof spinal cord injury[J].Cell Transplant, 2018, 27（6）: 853–866.

[8] GUO X D, FENG Y P, SUN T S, et al.Clinical guidelines for neurorestorative therapies in spinal cordinjury（2021 China version）[J].Neurorestoratol, 2021, 9: 31-49.

[9] 章薇, 李金香, 娄必丹, 等.中医康复临床实践指南·不完全性截瘫[J].康复学报, 2021, 31（5）: 358-363.

[10] 李建军, 杨明亮, 杨德刚, 等."创伤性脊柱脊髓损伤评估、治疗与康复"专家共识[J].中国康复理论与实践, 2017, 23（3）: 274-287.

[11] 烈虎，牛丰，张文财，等．创伤性脊柱脊髓损伤康复治疗专家共识（2020版）[J]．中华创伤杂志，2020（5）：385-392．

[12] 崔尧，张春佳，胥鑫，等．脊髓损伤康复治疗临床实践指南[J]．中国老年保健医学，2022，20（5）：8-15．

[13] 中华预防医学会脊柱疾病预防与控制专业委员会脊柱脊髓损伤疾病预防与控制学组，中国康复医学会脊柱脊髓专业委员会基础研究学组．急性脊柱脊髓损伤围术期管理临床指南[J]．中华创伤杂志，2019，35（7）：577-587．

[14] 刘宏炜，王方永，高炜，等．创伤性脊柱脊髓损伤的系统管理及常见并发症处理专家共识（2022版）[J]．中国老年保健医学，2022，20（4）：10-15．

[15] HUANG H, YOUNG W, SKAPER S, et al.Clinical neurorestorative therapeutic guidelines for spinal cord injury （IANR/CANR version 2019）[J]. Orthop Translat，2019，20：14-24．

[16] 中国康复医学会脊柱脊髓专业委员会．《新鲜下颈段脊柱脊髓损伤评估与治疗》的专家共识[J]．中国脊柱脊髓杂志，2015，25（4）：378-384．

[17] 王程灵，徐菁菁，邓韵，等．周围神经损伤居家康复指南[J]．中国康复医学杂志，2022，37（4）：433-442．

[18] 朱谦，樊碧发，张达颖，等．周围神经病理性疼痛诊疗中国专家共识[J]．中国疼痛医学杂志，2020，26（5）：321-328．

[19] 王秀阁，倪青，庞国明．糖尿病周围神经病变病证结合诊疗指南[J]．中医杂志，2021，62（18）：1648-1656．

[20] 李贝贝，白跃宏．周围神经损伤评定的研究进展[J]．中国康复，2017，32（5）：421-424．

[21] 廖利民．神经源性膀胱诊断治疗指南[M]．那彦群，叶章群，孙颖浩，等．中国泌尿外科疾病诊断治疗指南．北京：人民卫生出版社，2014：267-329．

[22] 蔡文智，孟玲，李秀云．神经源性膀胱护理实践指南（2017年版）[J]．护理学杂志，2017，32（24）：1-7．

[23] 廖利民．神经源性膀胱尿路功能障碍的全面分类建议[J]．中国康复理论与实践，2010，16（12）：1101-1102．

[24] 廖利民．神经源性膀胱治疗现状和进展[J]．中国康复医学杂志，2011，26（3）：201－205．

[25] 龚德，王颖敏，钟丽容，等．神经源性膀胱功能障碍评估与管理相关指南的整合研究[J]．护理学报，2021，28（3）：27-33．

[26] 朱黎婷，朱毅.脊髓损伤神经源性肠道功能障碍的诊断、评价和康复治疗现况 [J]. 中国康复医学杂志，2013，28（12）：1163-1167.

[27] 赖建华，陈舜喜.脊髓损伤的神经源性肠的研究进展 [J].吉林医学，2020，41（12）：3012-3014.

[28] 吴超，于涛，王振宇，等.脊髓损伤后神经源性肠功能障碍的发生机制 [J].中国临床神经外科杂志，2017，22（4）：282-285.

[29] 刘海杰，王秋，王春艳，等.脊髓损伤后神经源性肠道的康复研究进展 [J].中华物理医学与康复杂志，2014，36（5）：394-397.

[30] KURZE I, GENG V, BÖTHIG R.Guideline for the management of neurogenic bowel dysfunction in spinal cord injury/disease[J].Spinal Cord，2022，60（5）：435-443.

[31] 杨文晴，吴国艳，龙燕，等.脊髓损伤神经源性肠道功能障碍评估及非手术类管理的最佳证据总结 [J].护士进修杂志，2023，38（8）：717-740.

[32] BAGE，T，POWER，D M.Iatrogenic peripheral nerve injury：a guide to management for the orthopaedic limb surgeon[J].EFORT Open Rev，2021，6（8）：607-617.

[33] 袁慧书，李绍林，张晓东.周围神经MRI检查中国专家共识 [J].磁共振成像，2023，14（5）：1-7.

[34] 李伟，公维军，高磊，等.《欧洲帕金森病物理治疗指南》康复方案解读 [J].中国康复理论与实践，2020，5（26）：614-620.

[35] 中华医学会神经病学分会神经康复学组，中国微循环学会神经变性病专业委员会康复学组，中国康复医学会帕金森病与运动障碍康复专业委员会.帕金森病康复中国专家共识 [J].中国康复理论与实践，2018，7（24）：745-752.

[36] 邵明，陶恩祥.帕金森病康复指南 [M].北京：人民卫生出版社，2022.

[37] 陈怀红，修清玉.阿尔茨海默病创新药物临床试验中国专家共识 [J].中华老年病研究电子杂志，2016，3（1）：1-11.

[38] 中国微循环学会神经变性病专委会，中华医学会神经病学分会神经心理与行为神经病学学组，中华医学会神经病学分会神经康复学组.阿尔茨海默病康复管理中国专家共识（2019）[J].中华老年医学杂志，2020，39（1）：9-19.

[39] 中国老年医学学会认知障碍分会，认知障碍患者照料及管理专家共识撰写组.阿尔茨海默病患者日常生活能力和精神行为症状及认知功能全面管理中国专家共识（2019）[J].中华老年医学杂志，2020，39（1）：1-8.

[40] 徐俊，石汉平.阿尔茨海默病脑健康营养干预专家共识 [J].中国科学：生命科学，2021，51（12）：1762-1788.

[41] 中国老年保健协会阿尔茨海默病分会，解放军总医院国家老年疾病临床医学研究中心，解恒革，等.阿尔茨海默病与帕金森病步态分析的中国专家共识[J].中华老年心脑血管病杂志，2021，23（11）：1141–1145.

[42] 田金洲，解恒革，王鲁宁，等.中国阿尔茨海默病痴呆诊疗指南（2020年版）[J].中华老年医学杂志，2021，40（3）：269–283.

[43] 周宗科，翁习生，曲铁兵，等.中国髋、膝关节置换术加速康复——围术期管理策略专家共识[J].中华骨与关节外科杂志，2016，9（1）：1–9.

[44] 张启栋，曹光磊，何川，等.膝关节单髁置换术围手术期管理专家共识[J].中华骨与关节外科杂志，2020，13（4）：265–271.

[45] 国家卫生健康委员会公益性行业科研专项《关节置换术安全性与效果评价》项目组，中国老年保健医学研究会老年骨与关节病分会专家组.中国人工肩关节置换术加速康复围手术期管理策略专家共识[J].中华肩肘外科电子杂志，2021，9（2）：97–102.

[46] 童培建.髋膝关节置换围手术期加速康复专家共识[J].实用骨科杂志，2021，27（11）：961–965.

[47] 北京医学会骨科专业委员会关节外科学组，中华医学会骨科学分会关节外科学组.中国全膝关节置换术围手术期疼痛管理指南（2022）[J].协和医学杂志，2022，13（6）：965–985.

[48] 姚新苗.中医骨伤科临床诊疗指南·人工髋关节置换围手术期康复专家共识[J].康复学报，2017，27（4）：1–6.

[49] JETTE D U, HUNTER S J, BURKETT L, et al.American physical therapy association. physical therapist management of total knee arthroplasty[J].Phys Ther，2020，100（9）：1603–1631.

[50] BULLOCK G S, GARRIGUES G E, LEDBETTER L, et al.A systematic review of proposed rehabilitation guidelines following anatomic and reverse shoulder arthroplasty[J]. Orthop Sports Phys Ther，2019，49（5）：337–346.

[51] DOMÍNGUEZ-NAVARRO F, IGUAL-CAMACHO C, SILVESTRE-MUÑOZ A, et al.Effects of balance and proprioceptive training on total hip and knee replacement rehabilitation: a systematic review and meta-analysis[J].Gait Posture，2018，62：68–74.

[52] 李莉，王梓，尹梦虹，等.膝关节置换后早期强调步态训练对患者功能恢复的影响[J].中国组织工程研究，2017，21（27）：4288–4293.

[53] 陈宇，罗春梅，汪涓，等.膝关节置换术后病人家庭康复治疗有效性的Meta分析[J].

护理研究，2018，32（1）：102-107.

[54] 中华医学会骨科学分会关节外科学组，中国医师协会骨科医师分会骨关节炎学组，国家老年疾病临床医学研究中心（湘雅医院），等.中国骨关节炎诊疗指南（2021年版）[J].中华骨科杂志，2021，41（18）：1291-1314.

[55] 陈世益，胡宁，贾岩波，等.骨关节炎临床药物治疗专家共识[J].中国医学前沿杂志（电子版），2021，13（7）：32-43.

[56] 许学猛，刘文刚，詹红生，等.肌肉训练康复治疗膝痹（膝骨关节炎）专家共识[J].按摩与康复医学，2020，11（19）：1-4.

[57] ZHANG Z, HUANG C, JIANG Q, et al.Guidelines for the diagnosis and treatment of osteoarthritis in China（2019 edition）[J].Ann Transl Med，2020，8（19）：1213.

[58] BANNURU R R, OSANI M C, VAYSBROT E E, et al.OARSI guidelines for the non-surgical management of knee, hip, and polyarticular osteoarthritis[J].Osteoarthritis Cartilage，2019，27（11）：1578-1589.

[59] 王波，余楠生.膝骨关节炎阶梯治疗专家共识（2018年版）[J].中华关节外科杂志（电子版），2019，13（1）：124-130.

[60] 李锋，宋跃明，方忠，等.脊柱小关节骨关节炎诊治专家共识[J].骨科，2018，9（6）：417-422.

[61] ZHANG W, MOSKOWITZ R W, NUKI G, et al.OARSI recommendations for the management of hip and knee osteoarthritis, Part II：OARSI evidence-based, expert consensus guidelines[J].Osteoarthritis Cartilage，2008，16（2）：137-62.

[62] MCALINDON T E, BANNURU R R, SULLIVAN M C, et al.OARSI guidelines for the non-surgical management of knee osteoarthritis[J].Osteoarthritis Cartilage，2014，22（3）：363-388.

[63] 中华医学会物理医学与康复学分会，中国老年学和老年医学学会骨质疏松康复分会.原发性骨质疏松症康复干预中国专家共识[J].中华物理医学与康复杂志，2019，41（1）：7.

[64] 马远征，王以朋，刘强，等.中国老年骨质疏松诊疗指南（2018）[J].中国老年学杂志，2019，39（11）：2557-2575.

[65] 袁涛，王忠太.骨质疏松症康复指南（上）[J].中国康复医学杂志，2019，34（11）：1265-1272.

[66] 石秀娥，方国恩，杨克虎，等.骨质疏松症康复指南（下）[J].中国康复医学杂志，2019，34（12）：1511-1519.

[67] 王茜茜，沈睿，王俊杰，等．绝经后骨质疏松症患者运动干预的最佳证据总结[J]．中国全科医学，2023，26（9）：1151-1158．

[68] 中华医学会儿科学分会神经学组，中国医师协会神经内科分会儿童神经疾病专业委员会．儿童智力障碍或全面发育迟缓病因诊断策略专家共识[J]．中华儿科杂志，2018，56（11）：806-810．

[69] 李晓捷．实用儿童康复医学［M］．北京：人民卫生出版社，2006．

[70] 金星明，静进．发育与行为儿科学［M］．北京：人民卫生出版社，2014．

[71] 中华医学会，中华医学会心血管病学分会康复学组．冠心病心脏康复基层指南（2020年）[J]．中华全科医师杂志．2021.20（2）：150-165．

[72] 中国医院协会心脏康复管理专业委员会．心脏康复分级诊疗中国专家共识（2022年）[J]．中国介入心脏病学杂志，2022，30（8）：561-572．

[73] 中华护理学会老年护理专业委员会，中国康复医学会心血管疾病预防与康复专业委员会．心脏康复护理专家共识（2022年）[J]．中华护理杂志，2022，57（16）：1937-1941．

[74] 周谋望，岳寿伟，何成奇，等．"腰椎间盘突出症的康复治疗"中国专家共识[J]．中国康复医学杂志，2017，32（2）：129-135．

[75] 中华医学会疼痛学分会脊柱源性疼痛学组．腰椎间盘突出症诊疗中国疼痛专家共识[J]．中国疼痛医学杂志，2020，26（1）：2-6．

[76] 中华医学会骨科学分会脊柱外科学组，中华医学会骨科学分会骨科康复学组．腰椎间盘突出症诊疗指南[J]．中华骨科杂志，2020，40（8）：477-487．

[77] 章薇，娄必丹，李金香，等．中医康复临床实践指南·腰痛（腰椎间盘突出症）[J]．康复学报，2021，31（4）：265-270．

[78] 中国康复医学会脊柱脊髓专业委员会基础研究与转化学组．腰椎间盘突出症诊治与康复管理指南[J]．中华外科杂志，2022，60（5）：401-408．

[79] 中华医学会物理医学与康复学分会．物理医学与康复学指南与共识[M]．北京：人民卫生出版社，2019：126-153．

[80] 莫文，袁文．脊髓型颈椎病中西医结合诊疗专家共识[J]．中国骨伤，2022，35（8）：790-798．

[81] 中国康复医学会颈椎病专业委员会，上海市社区卫生协会脊柱专业委员会．颈椎病牵引治疗专家共识[J]．中国脊柱脊髓杂志，2020，30（12）：1136-1143．

[82] 岳寿伟．肌肉骨骼康复学[M]．北京：人民卫生出版社，2018．

[83] 章薇，李金香，娄必丹，等．中医康复临床实践指南·项痹（颈椎病）[J]．康复学报，

2020, 30（5）：337-342.

[84] 王鹤玮, 贾杰. 全周期康复视角下的颈椎病康复相关指南及专家共识解读[J]. 中国医刊, 2021, 56（8）：825-829.

[85] 梁倩倩, 张霆. 肩周炎中西医结合诊疗专家共识[J]. 世界中医药, 2023, 18（7）：911-917.

[86] 无, 莫文. 中医骨伤科临床诊疗指南·肩关节周围炎[J]. 上海中医药杂志, 2022, 56（3）：1-5.

[87] 陈滢如, 杨金生, 王亮, 等.《肩周炎循证针灸临床实践指南》解读[J]. 中国针灸, 2017, 37（9）：991-994.

[88] 中华医学会骨科学分会关节外科学组. 中国骨关节炎诊疗指南（2021年版）[J]. 中华骨科杂志, 2021, 41（18）：1291-1313.

[89] 中华医学会骨科学分会关节外科学组. 中国骨关节炎疼痛管理临床实践指南（2020年版）[J]. 中华骨科杂志, 2020, 41（18）：469-476.

[90] 赵彦萍, 林志国, 林书典, 等. 骨关节炎诊疗规范[J]. 中华骨科杂志, 2020, 61（10）：1136-1143.

[91] 中国中西医结合学会骨伤科专业委员会. 膝骨关节炎中西医结合诊疗指南[J]. 中华医学杂志, 2018, 98（45）：6.

[92] 刘静. 中国老年膝关节骨关节炎诊疗及智能矫形康复专家共识[J]. 临床外科杂志, 2019, 27（12）：1105-1110.

[93] 周谋望, 岳寿伟, 何成奇, 等.《骨关节炎的康复治疗》专家共识[J]. 中华物理医学与康复杂志, 2012, 34（12）：3.

# 附录 1
# 湖南省康复医学质量控制中心工作指南

（2025 年版）

**总则** 康复医疗工作是卫生健康事业的重要组成部分。加快发展康复医疗工作对全面推进健康中国建设、实施积极应对人口老龄化国家战略、保障和改善民生具有重要意义。为贯彻落实党中央、国务院重要决策部署，增加康复医疗服务供给，提高应对重大突发公共卫生事件的康复医疗服务能力，现就加快发展湖南省康复医疗工作，制定本中心工作指南。

**总体要求** 全面贯彻落实中国共产党第十二届中央委员会第三次全体会议精神，以人民健康为中心，以社会需求为导向，健全完善康复医疗服务体系，加强康复医疗专业队伍建设，提高康复医疗服务能力，推进康复医疗领域改革创新，推动康复医疗服务高质量发展。

**背景** 本中心在湖南省卫生健康委员会医政处直接领导下，在挂靠单位湖南省人民医院支持下，在国家康复医学专业医疗质量控制中心业务指导下，在习近平新时代中国特色社会主义思想指引下开展工作。

**第一条** 为规范湖南省各级医院和康复医疗机构进行科学管理和开展康复医疗质量控制工作，提高康复医疗服务质量和医疗安全，满足人民群众对康复医疗服务日益增长的需求。参照有关文件、法律法规和《关于印发加快推进康复医疗工作发展意见的通知》（国卫医发〔2021〕19 号）制定本工作指南（以下简称指南）。

**第二条** 本指南旨在指导湖南省综合医院康复医学科、康复医院、专科医院康复医学科、康复医疗中心及其他康复医疗机构等的建设和管理，是各级康复医疗机构进行医疗质量管理和开展康复医疗质控工作的参考和依据。

**第三条** 湖南省各市（州）康复医疗质量控制中心，除接受市（州）卫生健康委员会医政医管处（科）直接领导外，还接受湖南省康复医疗质量控制中心业务指导。

**第四条** 综合医院康复医学科及各级康复机构应成立康复医疗质量控制小组，质控小组组长由科室负责人担任，成员由康复医师质控员、康复治疗师质控员、康复护理质控员等组成。负责制定本小组康复医疗质量控制管理办法，并组织实施。科室质控员有责任对康复医疗质控情况定期监督并协助开展医疗质控工作，持续改进和提高康复医疗质量。质控小组每月至少开展一次康复医疗质控工作会议，并向本单位行政领导汇报质控工作。质控员要定期参加本单位或上级质控部门组织的康复医疗质控培训。

**第五条** 各级医疗机构开展康复医疗临床工作必须具备由卫生行政部门颁发的医疗机构执业许可证且核准的诊疗科目，才可以开展康复医疗工作，非医疗机构不得开展康复医疗业务。

**第六条** 康复医学科是一级临床学科，是针对病、伤、残、慢性病和老年人的功能障碍进行治疗和研究，促进其功能恢复、生活自理，以最大限度减少残疾、残障并早日重返社会为目的的一门医学学科。

（一）二级及以上综合医院康复医学全覆盖，应独立设置康复医学科，按医院总病床的3%~5%设置康复病床，开展康复医疗服务，科室名称统一为康复医学科。

（二）康复医学是跨学科性的专业，诊疗范围涉及神经系统疾病、骨关节肌肉系统疾病、内科系统疾病、老年性疾病、慢性疼痛等，与神经内外科、骨科、妇儿科、老年医学科等尤其密切，必须依靠多专业、多学科、多部门的协作才能实现康复目标。

**第七条** 综合医院康复医学科是在康复医学的理论指导下，应用功能评估、各种医疗检查和治疗手段及专业康复治疗技术，如物理治疗、作业治疗、言语治疗、心理治疗、康复工程及传统康复技术等，并与各相关临床科室密切协作，使患者在身体、心理和社会功能上得到最大限度的恢复，以提高其生活质量和社会适应能力的临床科室，是综合医院的重要组成部分。

**第八条** 康复医院是在康复医学理论指导下，主要以疾病、损伤导致的躯体功能与结构障碍、个体活动及参与能力受限的患者为服务对象，提供专业、综合的康复治疗，并具备相关疾病的一般诊疗、处置能力和急诊急救能力的医疗服务机构。主要应用各类临床诊疗技术、功能评定和物理治疗、作业治疗、言语治疗、心理康复、传统康复治疗、康复工程及智能康复等开展康复医疗工作。

**第九条** 康复医疗中心是独立设置的，为有功能障碍的各种慢性病、老年病及疾病治疗后恢复期、需要长期康复训练的患者提供医学康复咨询和服务，促进功能恢复或改善，或为身体功能（包括精神、心理、认知功能）障碍人员提供以功能锻炼为主，辅以基础医疗措施的基本康复诊断评定、康复医疗和残疾预防等康复服务，协助患者尽早恢复自理能力、回归家庭和社会的医疗机构。

**第十条** 综合医院康复医学科、康复医院、专科医院康复医学科、康复医疗中心、社区卫生服务中心与乡镇卫生院康复治疗室等康复专业机构，应按照建立三级康复医疗服务体系的原则进行规划设置，合理确定各级各类医疗机构的康复功能定位。

（一）三级综合医院康复医学科和专科医院康复医学科应以疾病或损伤早期康复介入、急危重症的康复等为主，与相关临床科室积极配合、充分融合，提供早期、专业的康复医疗服务。公立三级医院要承担辖区内康复医疗学科建设、人才培训、技术支持、研究成果推广等任务，发挥帮扶和带动作用。

（二）二级综合医院康复医学科、二级康复医院、康复医疗中心等主要为疾病稳定期/恢复期患者提供专业、综合等康复医疗服务，康复医疗服务的对象主要以功能仍需要缓慢恢复或进一步稳定，虽不需要大量医疗护理照顾，但又不宜直接回归家庭者为主。并具备临床常见病的一般诊疗能力和急诊急救能力。

（三）社区卫生服务中心、康复治疗站和乡镇卫生院康复治疗科/治疗室、康复护理中心等主要为疾病恢复期/后遗症期患者提供基本康复医疗服务，有条件的可以提供居家的康复指导、家庭病床、巡诊等上门康复服务，以更好地恢复患者家庭和社会的日常生活、社会实践能力，并逐步将居民康复医疗服务信息纳入居民健康档案信息系统。

**第十一条** 完善康复医疗服务网络，依托湖南省康复医疗质量控制中心平台，成立湖南省康复医疗联盟，建立不同医疗机构之间定位明确、分工协作、上下联动的康复医疗服务网络。按照分级诊疗要求，结合功能定位，按需分类，各级康复医疗机构之间建立有效的双向转诊制度，并逐步建立健全各级康复医疗机构之间的服务信息网络系统，使患者在疾病/伤病的各个阶段均能得到连续、适宜的和远程医疗等多种形式的康复医疗服务。

**第十二条** 康复医疗机构应鼓励和运用中医药技术和方法开展传统康复医疗服务。

**第十三条** 各级康复医疗机构的建筑格局和设施需符合国家无障碍设计标准要求。门诊和病房设置参照综合医院建设标准，方便患者就诊。康复治疗科室符合专科化和专业化服务要求，科室设置分区，光线充足，室内整洁，地面平整防滑，并配有适当的保护性装置或工具。

**第十四条** 二级及以上综合医院应当按照《综合医院康复医学科基本标准》《综合医院康复医学科与管理指南》的要求，高标准规范建设康复医学科，科学合理地安排康复评估室、物理治疗室、作业治疗室、言语和吞咽治疗室、物理因子治疗室、传统康复治疗室、康复工程评估与治疗室等。专科医院康复医学科可参照《综合医院康复医学科基本标准》来设置；保障康复医学科病床、人员、场地、设备、技术等配置全面达标。

（一）二级及以上综合医院康复医学科的科室设置、床位、人员、设备配置等应当符合《综合医院康复医学科基本标准》，并根据科室发展和规模，不断完善。

（二）挂牌"省重点专科"的综合医院康复医学科应符合湖南省重点专科的建设标准和要求。

（三）挂牌"住院医师规范化培训基地"的综合医院康复医学科应符合康复医学规范化培训基地的有关规定。

**第十五条** 康复医院应当按照《康复医院基本标准（2012年版）》要求，具备与其功能和任务相适应的床位规模、科室设置、诊疗场所、专业人员、设备设施，建立相应的工作制度和专业流程，以保障康复医疗工作的安全性和有效性。康复医院应当按照《康复医院基本标准（2012年版）》要求，独立设置临床科室、治疗科室、评定科室、医技科室及职能科室。

**第十六条** 康复医疗中心应按照《康复医疗中心、护理中心基本标准和管理规范（试行）》的要求，设置床位和专业，其人员配置、基本设施、基本设备和专业设备等应全面达标。

**第十七条** 综合医院康复医学科的人员配置应符合《综合医院康复医学科基本标准》的要求，康复医疗从业人员的资质除应符合国家《执业医师法》和《护士条例》的要求外，还应具备康复医疗的从业资质，康复医师、康复治疗师和康复护士均应接受过相关专业和康复医学训练，掌握专科伤病和康复治疗的基本理论、基础知识和基本操作技能。原则上不允许非康复专业技术人员从事康复医疗工作，康复医疗从业人员应由康复医学科归口统一管理。

（一）综合医院康复医学科的从业人员是指在康复医学科从事康复诊疗工作的医师、治疗人员和护士等，从业人员可由康复医师、康复治疗师、康复护士及从事传统康复诊疗的中医师等构成，有条件的单位还可配备心理治疗师、社会工作者、矫形器或支具制作人员等。

（二）康复医学科医师应为国家正规医学院校毕业，专业方向为临床医学，学历为本科以上，并经过康复医学专业住院医师规范化培训，获得康复医学专业执业资格；经过康复医学专业知识和技能培训2年以上的非康复医学专业有执业资格的转岗人员，可以在康复医学科统一管理下开展康复诊疗工作。进修医师、规培医师和实习医师，在康复医师指导下开展康复诊疗工作。

（三）康复治疗人员的专业应为康复治疗技术专业，通过全国卫生专业技术资格考试并获得康复治疗技术认证资格，方能从事康复治疗工作。未获得康复医学治疗技术资格者，应在有康复医学治疗技术资格者的指导下开展康复治疗工作。

（四）康复护理人员必须具备护士资格，并经康复护理培训后方可实施康复护理工作。

（五）康复工程师在经过学习和培训后，取得矫形师资格，方可制作康复矫形器和支具，并指导患者穿戴和使用。

（六）执业范围为中医的医师或治疗师，其专业方向不是临床医学或康复治疗技术专业，可在综合医院康复医学科开展传统康复治疗工作（如中医、针灸、推拿、手法治疗等）。

（七）综合医院康复医疗从业人员应由康复医学科归口统一管理，其他临床科室不应招聘康复医疗技术人员，因其他临床科室不具备康复医疗从业人员的培养、培训和考核资质。

（八）三级综合医院康复医学科应作为康复医疗从业人员进行专业技能培训和提高的责任科室，应作为康复医疗从业人员胜任力评估和考核科室。

第十八条 康复医院应当根据《康复医院基本标准（2012年版）》的要求，合理配备不同类别与数量的临床医学、护理和康复治疗专业技术人员，专业技术人员配置结构合理、层次清晰，保证康复诊疗工作的需要。

第十九条 康复医疗中心的人员配置应符合《康复医疗中心、护理中心基本标准和管理规范（试行）》的要求。有条件的康复医疗中心应至少聘有1名全职或兼职精神心理专业人员，保证每周提供不少于1天的精神心理康复服务。

第二十条 为实现"到2022年每10万人口康复医师达到6人、康复治疗师达到10人；到2025年，每10万人口康复医师达到8人、康复治疗师达到12人，人民群众享有全方位全周期的康复医疗服务"的目标，湖南省康复医疗质量控制中心将继续办好湖南省康复医师培训班、康复护士培训班，每期时间半年，理论学习和临床实践相结合，结业后发证，可从事康复医疗和康复护理工作。

（一）各级康复医疗机构均应当科学制订康复医学相关专业技术人才培养目标、培训计划及岗位培训计划，并组织实施和落实；开展继续医学教育，定期组织机构人员开展康复医疗新设备新技术学习与培训，定期组织各类康复医疗质控人员参与上级质控中心组织的康复医疗质控培训。

（二）各级康复医疗机构应充分认识到科研对推动学科发展和促进临床工作的重要作用，应制订科研计划或目标，加强康复医疗从业人员的科研能力培养，不断提高康复医学相关专业技术人员的业务素质和水平。

第二十一条 康复医疗机构的设备配置应与其功能、任务和规模相适应，应符合相应的基本标准，应加强加快引入，广泛应用先进康复评估治疗技术，并不断提高康复医疗设备的总价值和质量，有条件的机构可引进智能化康复设备和新技术，如引进康复训练机器人、脑机接口设备、智能化辅助器具、经颅磁导航与治疗仪、步态分析设备、等速肌力测试与训练系统等。

第二十二条　康复医疗机构使用的仪器必须三证齐全（即医疗器械生产企业许可证、医疗器械产品注册证和医疗器械经营企业许可证），并定期对仪器进行保养与维护，保证其性能良好。

第二十三条　具有康复医学诊疗特征的仪器设备应由康复医学科归口统一管理，以保证康复诊疗设备的安全，并避免资源浪费。康复医疗机构应加强对康复医疗仪器设备的技术培训、管理和维修保养，确保康复诊疗设备/仪器的良好运行和完好率，保证康复医疗安全和医疗质量。其他临床科室不应购买康复诊疗设备。

第二十四条　康复医疗机构应当保证各类康复诊疗设备/仪器维护良好，每3个月检查1次，并有相关记录，设备/仪器完好率＞90%。

第二十五条　康复医疗机构应当认真遵守有关法律、法规、标准，完善医院管理组织机构设置，完善规章制度和各级人员岗位职责，依法执业。严格执行诊疗护理指南、常规，建立健全康复医疗服务工作制度、核心制度、管理制度、医疗安全与质量管理制度等，制定康复医疗质量控制标准，并认真有效地组织实施，持续改进康复医疗服务质量。

第二十六条　康复医疗机构应当重视和加强住院患者的医疗安全管理，有效控制医院感染和预防并发症，尽可能减少二次损伤的发生。

第二十七条　二级及以上综合医院康复医学科应重视康复医技护一体化，以团队或康复小组的模式开展工作。

（一）康复医师作为康复团队/小组的领导者，总体管理患者的康复诊疗工作，履行康复医师岗位职责。主要负责患者日常康复诊疗工作、康复病历书写、临床康复会诊和组织实施临床康复一体化工作，召集和组织开展康复评估会议，制定康复医嘱、康复处方和诊疗方案等。

（二）康复治疗师应参与康复团队/小组工作，履行康复治疗师岗位职责，遵照执行康复医嘱，落实康复治疗方案，对患者进行细致评估，应做好康复评估记录、治疗记录和病情记录，规范合理使用康复医疗设备，并对康复医疗设备进行管理和维护，在康复医师的指导下，开展康复医技护一体化和临床康复一体化工作等。

（三）康复护士应遵照执行康复医嘱，履行康复护理岗位职责，在康复医师和康复治疗师的指导下，进行康复护理评估、主动康复护理，并做好康复护理登记、记录等。

（四）康复医学科应制订康复医技护一体化制度、实施方案或计划，定期举行康复

团队 / 康复小组工作会议，对存在的疑难病例、治疗方案与计划、康复评估、康复治疗效果、康复医疗质量与安全、康复治疗规程等以康复团队 / 小组的模式进行讨论、解决与实施，充分体现康复医技护一体化。

**第二十八条** 三级以上综合医院康复医学科应着力开展临床康复一体化工作，以相关伤病的早期临床康复为重点，同时开展急危重症、快速康复外科等康复医疗工作。

（一）综合医院康复医学科开展临床康复一体化符合国家卫生健康委员会的有关政策和文件要求，是促进伤病全面康复的重要举措，综合医院应正确引导、管理和规范康复医学科开展临床康复一体化工作。

（二）综合医院康复医学科是开展临床康复一体化的主体，只有康复医学科从业人员才具有开展临床康复一体化的资质，其他临床科室招聘康复治疗师、购买康复诊疗设备开展和进行有关治疗，并不是真正意义的临床康复一体化。

（三）临床康复一体化工作应加强康复医学科和相关临床科室之间的沟通与合作，并与相关临床科室共同组建康复医疗团队，以团队工作的模式开展工作，并前移至临床科室，为患者提供早期全面综合的康复诊疗服务。

（四）临床康复一体化应强调相关临床科室的医护人员与康复医学科共同制定早期康复诊疗方案，应明确早期康复介入的时机、实施计划和方案、医疗安全、康复目标和患者获益等情况。

（五）临床康复一体化应建立规范化的诊疗流程，开展规范化评估和合理有效的康复治疗。

**第二十九条** 禁止非康复医学科室和非康复从业人员开展康复医疗工作。

（一）其他科室购置康复设备和开展康复医疗，违反了国家卫生健康委员会有关文件的规定和《三级医院评审标准》的要求，造成了医疗资源的浪费和医院设备管理的混乱。

（二）康复医疗设备由非康复医学专业人员操作，存在明显的医疗安全隐患，无法保证康复医疗质量和患者安全，无法保证患者接受科学、系统、全面和连续的康复医疗服务。

（三）其他临床科室招聘康复治疗师，违反国家和省市卫生健康委员会的有关文件精神，不利于康复治疗人员的管理，不利于康复治疗人员的规范化培养和技术提高，不利于康复治疗人员的职称评定和不符其职业发展要求。国家和省级卫生健康委员会的有关文件和《三级医院评审标准》明确规定，康复治疗师作为康复医学科特有的治疗团队之一，其他临床科室没有培养、培训和考核康复治疗师的相应资质，应由康复医学科归口统一管理。

（四）其他临床科室购买康复医疗设备、招聘康复治疗人员并开展康复医疗，不利于医院临床科室的专业分工和学科建设，严重干扰了康复医学科的良性发展，也不利于康复医学科的规范管理、学科建设和进一步发展。

第三十条　综合医院应切实加强康复医学科的建设和管理，落实有关法律法规，建立健全康复医疗质量控制管理办法和康复医疗质控员的管理制度，并认真有效地组织实施，持续改进康复医疗服务质量和安全。

（一）综合医院应根据《综合医院康复医学科建设与管理指南》，加强对康复医学科的建设与管理。

（二）综合医院应重视康复医疗质控工作对于规范康复医疗服务和保证康复医疗质量的重要作用，切实加强康复医疗质控工作。

（三）综合医院应建立健全康复医疗质量控制管理制度，并认真有效地组织实施，康复医学科应成立康复医疗质控小组，定期开展康复医疗质控工作，设立康复医疗质控员（包括康复医师、康复治疗人员和康复护理质控员等），以协助科主任开展康复医疗质控工作，通过各种质控措施规范康复诊疗行为和提高康复医疗服务质量。

第三十一条　综合医院康复医学科应遵守有关康复诊疗标准、常规、路径、规程、指南、专家共识等，制定康复医疗质量控制管理办法，并认真有效地组织实施，持续改进康复医疗服务质量。

（一）三级以上综合医院康复医学科应设置康复医学亚专科，分别为神经康复、骨病康复、儿童康复、老年康复、心肺康复、重症康复、脊髓康复、肿瘤康复、疼痛康复等。湖南省质量控制中心将在医政医管处指导下制定亚专科标准。

（二）综合医院康复医学科应定期组织学习有关康复诊疗标准、常规、路径、规程、指南和专家共识等，进一步规范康复诊疗行为，提高康复医疗质量和服务水平。

（三）综合医院康复医学科应实施康复临床路径，为患者提供合理规范的康复诊疗服务。

第三十二条　康复医院应重视康复早期介入，建立规范的初、中和末期康复评定制度和业务流程，制订科学合理的康复目标和治疗计划，按照卫生部《常用康复治疗技术操作规范（2012年版）》规范各项康复治疗技术操作，制订科学合理的出院准备计划，提供重返社区的支持服务。

第三十三条　康复医院应当与综合医院、老年病院、慢性病院和护理院建立双向转诊关系，实现分层级医疗，分阶段康复，使患者在疾病的各个阶段均能得到适宜的医疗和康复服务，提高医疗资源利用效率。

第三十四条　康复医疗处方和康复病历等文书书写符合要求。应加强病历管理，除遵守《病历书写基本规范》外，病历书写应体现康复医学特点，能体现功能障碍改善情况，应及时和完整保存各类医学文书和信息资料。康复评定和治疗记录信息全面、规范，患者个人基本信息、功能情况、功能障碍程度和预后判断记录完整，康复计划表述清晰、目标明确，各项康复治疗项目、训练过程和持续时间记录完整清晰。

第三十五条 康复机构的康复诊疗活动应当达到以下指标。

（一）康复治疗有效率≥90%。

（二）年技术差错率≤1%。

（三）病历和诊疗记录书写合格率≥90%。

（四）住院患者康复功能评定率≥98%。

（五）三级综合医院康复医学科的平均住院日不应超过28天，二级综合医院康复医学科的平均住院日不应超过40天，康复医院的平均住院日不超过90天。

（六）开展医疗质量管理小组工作，每月至少开展一次。

第三十六条 本指南由湖南省卫生健康委员会医政医管处批准执行。

第三十七条 本指南由湖南省康复医学质量控制中心负责解释。

**湖南省康复医学质量控制中心**

## 附录 2
# 湖南省省级医疗质量控制中心管理办法

## 第一章 总 则

**第一条** 为加强全省医疗质量安全管理，完善全省医疗质量管理与控制体系，规范省级医疗质量控制中心（以下简称"质控中心"）建设，根据《中华人民共和国基本医疗卫生与健康促进法》《医疗机构管理条例》《医疗质量管理办法》以及《国家卫生健康委办公厅关于印发医疗质量控制中心管理规定的通知》（国卫办医政发〔2023〕1号）等法规和文件规定，结合我省实际，特制定本办法。

**第二条** 本办法所称质控中心，是指湖南省卫生健康委为提高全省医疗质量安全和医疗服务水平，促进医疗质量安全同质化，实现医疗质量安全持续改进，根据管理工作需要组建的无独立法人资格的医疗质量控制管理组织。

**第三条** 按照质控中心的专业领域和工作方向，质控中心分为临床类质控中心、技术类质控中心和管理类质控中心。

**第四条** 省卫生健康委负责省级质控中心的规划、设置、管理和考核。省级质控中心对市、县级质控中心具有指导职责。市级以下卫生健康行政部门负责本级质控中心的规划和相关管理工作，应当参照省级质控中心设置情况，设立相应质控中心。同时，每年度将本级质控中心设置和调整情况报上一级卫生健康行政部门备案，并向社会公布。

**第五条** 省卫生健康委设立省医疗质量控制专家委员会及管理办公室，挂靠在省卫生健康委医政医管处。省医疗质量控制专家委员会负责指导质控中心的规划、设置、评价、考核和管理，每年组织召开全省医院质量大会。

**第六条** 本办法所称质控工作，是指利用专业手段对医疗服务质量进行监测、分析、评估、预警和反馈等，持续改进医疗质量。

## 第二章 设 置

**第七条** 省级医疗质量控制中心专家委员会由知名度高、权威性大的专家担任主任，委员不超过 25 名。专家委员会委员任职条件：

（一）为医疗质量管理领域的权威专家或专业学术带头人，具有高级技术职务，在全国或省内有较高学术地位；

（二）具有丰富的质控管理经验，熟悉和热心质控管理、技术指南和卫生标准制定工作，掌握国内外卫生健康行业标准和本专业领域的新进展；

（三）遵守职业道德，能够认真、公正、诚实、廉洁地履行职责，身体健康，年龄不超过 70 岁。

**第八条** 质控中心的设置以医疗质量安全管理工作实际需要为基础，同一专业领域和专业方向原则上只设定一个本级质控中心。省卫生健康委可根据工作需要，新增、更名、撤销、整合相关质控中心。申请质控中心的单位和专业需符合下列条件：

（一）申请质控中心的单位原则上应当为省级三级甲等医院，少数功能、性质相对特殊的质控中心可挂靠其他具备条件的医疗卫生机构；

（二）申请专业综合实力较强，在全国或省内具有明显优势和影响力，学科带头人在全国或省内有较高的学术地位；

（三）具备指导全省各级医疗卫生机构开展相关专业质控工作的经验和能力；

（四）所申请专业有较完善的质控管理体系、诊疗技术规范、诊疗控制标准和良好的质量管理成效，三年内未发生重大医疗质量安全事件；

（五）具备开展工作所需的办公场所、设施设备、经费和必要的专（兼）职人员，有条件承担省卫生健康委交办的质控工作任务。

**第九条** 质控中心的设置采取自主申报的形式，申请单位根据设置条件，综合评估自身在该专业领域的实力和影响力，结合全省本学科发展需要，向省卫生健康委医政医管处提出设置申请。（如本专业同为国家质控中心挂靠单位，原则上挂靠单位与国家质控中心一致）。申请单位应提交以下材料：

（一）《医疗机构执业许可证》或其他相关资质证明材料（如放射诊疗许可证）复印件；

（二）质控中心设置申请书，内容包括：

1. 申请单位和相应学科基本情况介绍；

2. 申请学科的学术地位、人员配备、设施设备、医疗服务能力与水平情况；

3. 本单位相关专业质控工作开展情况，承担质控中心工作的优势；

4. 所申请质控中心的工作计划、预期目标、质控要求、工作程序及相关规章制度等；

5. 质控中心主任资质条件，拟定的质控中心成员名单及基本信息；

6. 开展质控工作所需的办公场所、设备设施、经费等相关保障情况承诺书。

**第十条** 质控中心的组织架构，设主任1名，副主任2～4名（其中挂靠单位人数不超过1名），秘书1名，可酌情设顾问1名。成员总数（含主任、副主任和秘书，不含顾问）原则上不超过15人，特殊情况可酌情增加，最多不超过20人。其中，挂靠单位人员总数原则上不超过4人（不含顾问）。每个省级质控中心可根据工作实际，增加市州质控专员配合开展相关工作（如该质控中心已成立市州质控中心，则该质控中心的市州质控专员由市州质控中心主任担任）。分支学科较多，覆盖专业方向较广的质控中心可以根据工作需要，向省卫生健康委医政医管处申请组建亚专业质控小组。每个亚专业质控小组设组长1人，副组长1～2人，成员若干名，总人数不超过10人。

**第十一条** 质控中心主任的任职条件：

（一）原则上为本专业学术带头人，在全国或省内有较高学术地位，担任（含曾经担任）中华医学会相关专业委员会委员以上职务，或省医学会相关专业委员会主任委员、副主任委员，或与本人专业密切相关的其他学术团体相应职务。

（二）原则上由挂靠单位相应科室（部门）主任或以上领导职务的具有正高级职称人员担任；有较强的组织协调能力，为人正直，秉公办事，乐于奉献；

（三）遵守职业道德，有较强的事业心和责任感，在职在岗，年龄一般不超过60岁，身体健康，能够胜任本专业质控工作；

（四）热心医疗质量管理工作，熟练掌握医疗质量管理的业务知识和评价技能，熟练掌握医疗质量管理的有关法律法规、规章和技术规范等；

（五）三年内未因违纪违规受到上级相关部门处罚；

（六）符合省卫生健康委规定的其他条件；

（七）副主任的任职条件比照主任任职条件。

**第十二条** 质控中心成员应符合以下要求：

（一）具备相应专业正高级职称，特殊专业或其他特殊要求可以放宽为副高职称；

（二）在专业和地域方面应具有代表性，原则上从省级三甲医疗机构相关专业中产生；

（三）成员名单由挂靠单位推荐，报省卫生健康委审定后确定。

## 第三章　职　责

**第十三条**　省级质控中心专家委员会职责：

在省卫生健康委领导下，根据省医疗质量控制管理办公室的具体要求，提出临床诊疗与质量管理政策专家意见；审核论证各专业质控中心制定的专科质量控制标准、技术指南、临床路径等规范性文件；协助制定对各医疗质量控制中心的评价和考核标准；承担新增质控中心答辩评审、专科建设和省级医疗新技术等评审评价；承担省卫生健康委交办的其他任务。

**第十四条**　省级质控中心职责：

（一）分析研究本专业领域国内外医疗质量安全现状，制定（修订）相关专业的质控指标、专科建设标准、技术规范、诊疗指南、质量安全管理要求等；有国家质控标准和管理规范的，在国家质控要求基础上，结合实际细化具体实施；

（二）负责全省本专业领域专科建设标准、技术规范、诊疗指南的培训、考核；指导全省本专业的学科设置、布局、制度建设、人员要求和发展规划、设备配置及技术应用等工作开展，提出相关意见建议；

（三）负责本专业全省医疗质量信息收集、统计、分析和评价，并对质控信息真实性进行抽查复核，整理年度本专业医疗服务与质量控制工作报告（年报）并报省卫生健康委医政医管处；定期发布经审核的本专业质控信息；主动与本专业国家质控中心联系，做好国家级质控工作的承接；

（四）落实医疗质量安全管理与控制工作要求，结合本专业特点制定年度检查和专项督导方案，经省卫生健康委授权后开展年度督导检查，落实质控效果，掌握医疗卫生机构和本专业存在的问题及质量控制情况；追踪复查整改落实情况，对医疗机构整改落实工作不力和质控过程中发现的违法违规情形及时报省卫生健康委；

（五）承担省卫生健康委交办的其他工作任务。根据需要，参与省卫生健康委交办的医疗卫生机构人员培训、评审评价、现场校验、诊疗科目准入验收、重点专科评审等事项。

**第十五条**　质控中心挂靠单位的主要职责：

（一）明确1名分管院领导具体分管质控中心工作，及时研究、解决质控中心遇到的问题和困难；加强对挂靠在本单位的质控中心的指导、监督和管理，将质控中心及主任履职情况纳入医院年度考核内容；

（二）配备专（兼）职人员，保障工作正常运转，并加强相关专科的能力建设，培养专业人才，提高质控水平；根据省卫生健康委统筹安排，按计划遴选工作人员协助全省质控日常工作；

（三）保障质控中心工作场所和设施设备；加强工作经费保障，加大资金投入（每个质控中心每年不少于10万元）；制定经费使用和目标管理考核办法，专款专用，提高资金使用效益。

## 第四章 运 行

**第十六条** 各质控中心要明确工作内容，制定本专业质控工作规划，每年12月底前向省卫生健康委报送本年度工作总结及下年度工作计划，包括拟定质控指标、标准、培训、调研、督查计划等，经审定后按计划开展年度质控工作。计划外或临时性重要工作，报省卫生健康委审核后方可开展。

**第十七条** 各质控中心拟印发的文件（包括会议、督查、调研等通知），拟定文稿内容后报省卫生健康委医政医管处审核印发。未经授权不得以质控中心的名义盖章发文。

**第十八条** 各质控中心应定期召开质控会议，每半年至少组织召开一次本专业质控中心成员工作会议，重点围绕质控中心工作，包括本专业年度质控工作总结与计划，讨论本专业质控重要工作事项，部署质控工作任务，交流质控工作经验。每年度开展不少于1次质控培训，全面提高本专业诊疗规范化、同质化水平。严禁以质控中心名义召开与质控工作无关的会议。

**第十九条** 各质控中心每年应参加省卫生健康委组织的医疗质量集中综合督导检查，做到科学、客观、公正、专业，并及时向受检单位反馈督导检查过程中发现的问题，督促整改落实和追踪核查并形成督导报告，在检查结束后1个月内以书面形式报至省卫生健康委。对各专科建设标准和医疗质量的日常督查以质控指标监测为主，不影响被检查单位的正常工作，非必要不开展临时性督导检查。质控结论、质控工作报告将作为医院等级评审的重要依据。

**第二十条** 强化质控中心内涵建设，各质控中心负责制定本专业医疗质量管理与控制的规划、方案、具体措施和办法，负责指导市、县级质控中心和医疗机构开展医疗质量安全管理与控制工作，完善本专业质控体系。新增质控中心成立后，应当在3个月内完成本专业质控指标、标准、质量考核方案的制定、审核和发布。

**第二十一条** 鼓励各质控中心利用信息化手段开展质控工作，提升质控工作信息化、精细化、科学化水平。根据工作需要，质控中心可向省卫生健康委申请获取国家和省相关信息系统数据资源。各质控中心要落实数据资源安全责任制，确保数据资源使用安全；应当在规定范围内使用数据资源，围绕质控工作开展分析研究，不得用于与质控工作无关的其他研究；应当严格控制数据资源获取和使用权限，未经省卫生健康委同意不得向第三方传输、公开、披露数据资源。质控中心挂靠单位主要负责人和质控中心主任是数据资源安全管理的主要责任人和直接责任人。

## 第五章 管 理

**第二十二条** 省卫生健康委为省级质控中心开展工作提供必要支持。医疗机构应当积极配合各级质控中心依法依规开展质控工作。

**第二十三条** 省卫生健康委对质控中心及其成员履职情况进行监督管理，每年度对各质控中心年度工作、质控中心挂靠单位、质控中心主任进行考核（考核细则详见附件），考核结果分为优秀、良好、合格和不合格4个等次。对检查或考核结果不合格的，作出限期整改或取消相应资格等处理。

**第二十四条** 省卫生健康委印制"湖南省省级医疗质量控制中心专用章"，统筹归口管理全省质控中心的日常工作。专科质控中心不设印章。质控中心实行主任负责制，质控中心发生以下情况之一的，责令整改：

（一）未经省卫生健康委审核同意，以质控中心名义开展与质控工作无关的活动；

（二）未经省卫生健康委审核同意，以质控中心名义违规颁发各类证书或者专家聘书；

（三）未按照质控工作计划完成工作任务或无正当理由不参加年度考核；

（四）以质控中心名义委托或以合作形式违规变相委托其他单位和个人开展质控活动；

（五）以质控中心名义违规使用企业赞助或其他社会渠道来源的经费开展工作，并为企业推介产品，直接或间接从事商业活动等；

（六）以质控中心名义违规主办或者参与向任何单位、个人收费的营利性活动；

（七）违规刻制印章、违规以质控中心名义印制红头文件；

（八）违规将医疗质量安全数据资源用于与质控工作无关的其他研究，或利用医疗质量安全数据资源进行营利性、违反法律法规的活动；

（九）质控中心所在专业领域发生重大医疗质量安全事件；

（十）质控中心成员发生违规违纪违法行为，受到上级部门行政处罚；

（十一）省卫生健康委认定的其他严重违纪违规行为。

**第二十五条** 省卫生健康委负责对质控中心挂靠单位、主任及成员进行动态管理。质控中心发生第二十四条有关情况且情节严重，或同一年度被责令整改2次及以上，或连续2个年度考核不合格的，免去该质控中心主任职务并撤销单位挂靠资格，另行组织遴选质控中心主任和挂靠单位。

（一）质控中心主任每届聘期4年，原则上连任不超过两届；

（二）聘期届满后，省卫生健康委根据聘期内年度考核结果决定是否重新遴选质控中心挂靠单位和主任；

（三）质控中心主任履职期间因故不能继续履职的，可由挂靠单位在一个月内重新推荐，报省卫生健康委批准确定，如挂靠单位推荐人选仍不符合质控中心主任任职条件或无法承担相应职责的，由省卫生健康委重新组织遴选质控中心挂靠单位及主任；

（四）质控中心可根据实际工作需要申请对质控中心成员进行调整，由挂靠单位报省卫生健康委审定，质控中心人员调整时，应优先考虑经验丰富的专家。

第二十六条　质控中心挂靠单位变更时，相关质控管理工作及资料应于省卫生健康委发布变更结果后1个月内妥善完成交接。质控工作相关资料由质控中心妥善保存，纸质资料须转换成电子版进行保存。质控中心挂靠单位变更时，原挂靠单位应当封存质控工作相关纸质资料和电子版资料，并按照省卫生健康委规定的时限，将电子版资料副本以及质控管理网络、信息化平台、管理权限和质控数据等一并转交新挂靠单位，确保本专业质控工作有序、无缝衔接。

## 第六章　附　则

第二十七条　中医类医疗机构的质控工作由省中医药局负责。

第二十八条　本办法实施前已经设立的质控中心，根据工作开展情况和实际需要，依照本办法适时进行调整。

第二十九条　各市州质控中心管理，可参照此管理办法实施。

第三十条　本办法由省卫生健康委负责解释。

第三十一条　本办法自公布之日起施行。原《湖南省省级医疗质量控制中心管理办法》（湘卫医发〔2021〕71号）同时废止。

附件：湖南省省级医疗质量控制中心年度考核细则

附件

## 湖南省省级医疗质量控制中心年度考核细则

| 考核项目 | 考核内容 | 分值 | 实际得分 | 备注 |
|---|---|---|---|---|
| 组织保障（10分） | 1. 挂靠单位明确1名分管院领导分管质控中心工作，制定有经费使用和管理考核办法，年度内拨付有专款支持，支持10万元以上者记满分。 | 10 | | |
| 质控标准（30分） | 2. 建立有本专业的专科建设质控标准、质控指标和评估方法，质控指标应体现结构指标、过程指标和结果指标并形成年度报告。 | 15 | | |
| | 3. 制定有本专业相关诊疗技术规范、诊疗控制标准，有年度监测并取得较好的质量管理成效。 | 15 | | |
| 质控培训（20分） | 4. 每年组织召开1次以上质控中心成员工作会议。每年组织举办1次以上针对专科建设标准与评估、专科诊疗技术规范与质控标准的培训，或培训国家相关指南并在省内推广的要求与评估。根据培训次数、效果与参与人数赋分。 | 20 | | |
| 质控督导（20分） | 5. 每年度受省卫生健康委医政医管处委托组织开展1次以上全省本专业质控督查，追踪整改，形成督查报告，上报督查情况。每次质控检查中发现不达标情况，严重偏离标准医疗机构，及时预警反通报，形成督促整改清单，有追踪结果。 | 10 | | |
| | 6. 受省卫生健康委医政医管处委派参与质控中心工作等。比、调研、会议及指导市县质控中心工作等。根据次数与人数赋分。 | 10 | | |
| 质控通报（20分） | 7. 每年整理、分析、统计本专业质控数据，撰写本专业年度质控报告（年报），根据数据变化与改进效果及年报质量赋分。 | 20 | | |
| 总分 | | 100 | | |

## 一票否决指标项

1. 不能落实好国家卫生健康委或其委托的国家级质控中心、省卫生健康委医政医管处等上级部门指定任务。

2. 不能按要求完成本质控中心的工作任务。或没有授权开展的检查督导与培训，未经同意以质控中心名义颁发各类证书或者聘书，违规刻制印章，违规以质控中心名义印制红头文件。或质控数据不真实，以质控中心名义开展工作无关营利性活动，以质控中心名义为企业推介产品，或违反廉政纪律要求等。

| 考核说明 | 1. 共计7项考核指标，其中一票否决项，有一项不符，则直接判定为不合格。<br>2. 1—7项考核项目中：实际得分≥80分，评为"优秀"；实际得分70—80分，评为"良好"；实际得分60—70分，评为"合格"；实际得分<60分，评为"不合格"。 |
|---|---|
| 考核结论 | 优秀（ ）；良好（ ）；合格（ ）；不合格（ ）。 |